全国中医药行业高等教育"十三五"规划教材

全国高等中医药院校规划教材（第十版）

天然药物化学

（新世纪第二版）

（供药学、护理学等专业用）

主　编

尹　莲（南京中医药大学）

副主编

吴锦忠（福建中医药大学）　　　　周洪雷（山东中医药大学）

郭　玫（甘肃中医药大学）　　　　宋小妹（陕西中医药大学）

邓雁如（天津中医药大学）

编　委（以姓氏笔画为序）

王先友（河南大学药学院）　　　　王举涛（安徽中医药大学）

危　英（贵阳中医学院）　　　　　刘　洋（北京中医药大学）

何细新（广州中医药大学）　　　　陈　杰（江西中医药大学）

陈　勇（南京中医药大学）　　　　陈建真（浙江中医药大学）

昝俊峰（湖北中医药大学）　　　　原红霞（山西中医药大学）

黄　维（成都中医药大学）

中国中医药出版社

·北　京·

图书在版编目（CIP）数据

天然药物化学/尹莲主编．—2版．—北京：中国中医药出版社，2017.7（2019.12重印）

全国中医药行业高等教育"十三五"规划教材

ISBN 978-7-5132-4209-7

Ⅰ．①天… Ⅱ．①尹… Ⅲ．①生物药-药物化学-高等学校-教材 Ⅳ．①R284

中国版本图书馆CIP数据核字（2017）第109716号

中国中医药出版社出版

北京经济技术开发区科创十三街31号院二区8号楼

邮政编码 100176

传真 010 64405750

廊坊市祥丰印刷有限公司印刷

各地新华书店经销

开本 850×1168 1/16 印张 26 字数 648千字

2017年7月第2版 2019年12月第2次印刷

书号 ISBN 978-7-5132-4209-7

定价 73.00元

网址 www.cptcm.com

社 长 热 线 010-64405720

购 书 热 线 010-89535836

侵 权 打 假 010-64405753

微信服务号 zgzyycbs

微商城网址 https://kdt.im/LIdUGr

官 方 微 博 http://e.weibo.com/cptcm

天猫旗舰店网址 https://zgzyycbs.tmall.com

如有印装质量问题请与本社出版部联系（010 64405510）

全国中医药行业高等教育"十三五"规划教材

全国高等中医药院校规划教材（第十版）

专家指导委员会

名誉主任委员

王国强（国家卫生计生委副主任　国家中医药管理局局长）

主 任 委 员

王志勇（国家中医药管理局副局长）

副主任委员

王永炎（中国中医科学院名誉院长　中国工程院院士）

张伯礼（教育部高等学校中医学类专业教学指导委员会主任委员
　　　　天津中医药大学校长）

卢国慧（国家中医药管理局人事教育司司长）

委　　　　员（以姓氏笔画为序）

王省良（广州中医药大学校长）

王振宇（国家中医药管理局中医师资格认证中心主任）

方剑乔（浙江中医药大学校长）

左铮云（江西中医药大学校长）

石　岩（辽宁中医药大学校长）

石学敏（天津中医药大学教授　中国工程院院士）

卢国慧（全国中医药高等教育学会理事长）

匡海学（教育部高等学校中药学类专业教学指导委员会主任委员
　　　　黑龙江中医药大学教授）

吕文亮（湖北中医药大学校长）

刘　星（山西中医药大学校长）

刘兴德（贵州中医药大学校长）

刘振民（全国中医药高等教育学会顾问　北京中医药大学教授）

安冬青（新疆医科大学副校长）

许二平（河南中医药大学校长）

孙忠人（黑龙江中医药大学校长）

孙振霖（陕西中医药大学校长）

严世芸（上海中医药大学教授）

李灿东（福建中医药大学校长）

李金田（甘肃中医药大学校长）

余曙光（成都中医药大学校长）

宋柏林（长春中医药大学校长）

张欣霞（国家中医药管理局人事教育司师承继教处处长）

陈可冀（中国中医科学院研究员　中国科学院院士　国医大师）

范吉平（中国中医药出版社社长）

周仲瑛（南京中医药大学教授　国医大师）

周景玉（国家中医药管理局人事教育司综合协调处处长）

胡　　刚（南京中医药大学校长）

徐安龙（北京中医药大学校长）

徐建光（上海中医药大学校长）

高树中（山东中医药大学校长）

高维娟（河北中医学院院长）

唐　　农（广西中医药大学校长）

彭代银（安徽中医药大学校长）

路志正（中国中医科学院研究员　国医大师）

熊　　磊（云南中医药大学校长）

戴爱国（湖南中医药大学校长）

秘　书　长

王　　键（安徽中医药大学教授）

卢国慧（国家中医药管理局人事教育司司长）

范吉平（中国中医药出版社社长）

办公室主任

周景玉（国家中医药管理局人事教育司综合协调处处长）

李秀明（中国中医药出版社副社长）

李占永（中国中医药出版社副总编辑）

全国中医药行业高等教育"十三五"规划教材

编审专家组

组　长

王国强（国家卫生计生委副主任　国家中医药管理局局长）

副组长

张伯礼（中国工程院院士　天津中医药大学教授）

王志勇（国家中医药管理局副局长）

组　员

卢国慧（国家中医药管理局人事教育司司长）

严世芸（上海中医药大学教授）

吴勉华（南京中医药大学教授）

王之虹（长春中医药大学教授）

匡海学（黑龙江中医药大学教授）

王　键（安徽中医药大学教授）

刘红宁（江西中医药大学教授）

翟双庆（北京中医药大学教授）

胡鸿毅（上海中医药大学教授）

余曙光（成都中医药大学教授）

周桂桐（天津中医药大学教授）

石　岩（辽宁中医药大学教授）

黄必胜（湖北中医药大学教授）

前　言

为落实《国家中长期教育改革和发展规划纲要（2010-2020年）》《关于医教协同深化临床医学人才培养改革的意见》，适应新形势下我国中医药行业高等教育教学改革和中医药人才培养的需要，国家中医药管理局教材建设工作委员会办公室（以下简称"教材办"）、中国中医药出版社在国家中医药管理局领导下，在全国中医药行业高等教育规划教材专家指导委员会指导下，总结全国中医药行业历版教材特别是新世纪以来全国高等中医药院校规划教材建设的经验，制定了"'十三五'中医药教材改革工作方案"和"'十三五'中医药行业本科规划教材建设工作总体方案"，全面组织和规划了全国中医药行业高等教育"十三五"规划教材。鉴于由全国中医药行业主管部门主持编写的全国高等中医药院校规划教材目前已出版九版，为体现其系统性和传承性，本套教材在中国中医药教育史上称为第十版。

本套教材规划过程中，教材办认真听取了教育部中医学、中药学等专业教学指导委员会相关专家的意见，结合中医药教育教学一线教师的反馈意见，加强顶层设计和组织管理，在新世纪以来三版优秀教材的基础上，进一步明确了"正本清源，突出中医药特色，弘扬中医药优势，优化知识结构，做好基础课程和专业核心课程衔接"的建设目标，旨在适应新时期中医药教育事业发展和教学手段变革的需要，彰显现代中医药教育理念，在继承中创新，在发展中提高，打造符合中医药教育教学规律的经典教材。

本套教材建设过程中，教材办还聘请中医学、中药学、针灸推拿学三个专业德高望重的专家组成编审专家组，请他们参与主编确定，列席编写会议和定稿会议，对编写过程中遇到的问题提出指导性意见，参加教材间内容统筹、审读稿件等。

本套教材具有以下特点：

1. 加强顶层设计，强化中医经典地位

针对中医药人才成长的规律，正本清源，突出中医思维方式，体现中医药学科的人文特色和"读经典，做临床"的实践特点，突出中医理论在中医药教育教学和实践工作中的核心地位，与执业中医（药）师资格考试、中医住院医师规范化培训等工作对接，更具有针对性和实践性。

2. 精选编写队伍，汇集权威专家智慧

主编遴选严格按照程序进行，经过院校推荐、国家中医药管理局教材建设专家指导委员会专家评审、编审专家组认可后确定，确保公开、公平、公正。编委优先吸纳教学名师、学科带头人和一线优秀教师，集中了全国范围内各高等中医药院校的权威专家，确保了编写队伍的水平，体现了中医药行业规划教材的整体优势。

3. 突出精品意识，完善学科知识体系

结合教学实践环节的反馈意见，精心组织编写队伍进行编写大纲和样稿的讨论，要求每门教材立足专业需求，在保持内容稳定性、先进性、适用性的基础上，根据其在整个中医知识体系中的地位、学生知识结构和课程开设时间，突出本学科的教学重点，努力处理好继承与创新、理论与实践、基础与临床的关系。

4. 尝试形式创新，注重实践技能培养

为提升对学生实践技能的培养，配合高等中医药院校数字化教学的发展，更好地服务于中医药教学改革，本套教材在传承历版教材基本知识、基本理论、基本技能主体框架的基础上，将数字化作为重点建设目标，在中医药行业教育云平台的总体构架下，借助网络信息技术，为广大师生提供了丰富的教学资源和广阔的互动空间。

本套教材的建设，得到国家中医药管理局领导的指导与大力支持，凝聚了全国中医药行业高等教育工作者的集体智慧，体现了全国中医药行业齐心协力、求真务实的工作作风，代表了全国中医药行业为"十三五"期间中医药事业发展和人才培养所做的共同努力，谨向有关单位和个人致以衷心的感谢！希望本套教材的出版，能够对全国中医药行业高等教育教学的发展和中医药人才的培养产生积极的推动作用。

需要说明的是，尽管所有组织者与编写者竭尽心智，精益求精，本套教材仍有一定的提升空间，敬请各高等中医药院校广大师生提出宝贵意见和建议，以便今后修订和提高。

国家中医药管理局教材建设工作委员会办公室

中国中医药出版社

2016 年 6 月

编写说明

　　本教材是根据国务院《中医药健康服务发展规划（2015-2020 年）》《教育部等六部门关于医教协同深化临床医学人才培养改革的意见》（教研〔2014〕2 号）的精神，在国家中医药管理局教材建设工作委员会宏观指导下，以全面提高中医药人才的培养质量、积极与医疗卫生实践接轨、为临床服务为目标，依据中医药行业人才培养规律和实际需求，由国家中医药管理局教材建设工作委员会办公室组织建设的，由全国开设天然药物化学的高等院校联合编写的全国中医药行业高等教育"十三五"规划教材。

　　根据《天然药物化学》课程的培养目标及教学大纲的规定，本书内容主要以各类天然药物的化学成分为对象，着重介绍各重要类型化学成分的结构特征、理化性质、提取分离、纯化精制以及主要类型化学成分的结构鉴定的基本理论、基本知识和基本技能。结合中医药院校的特点，内容上注意突出中医药特色，体现中药及其理论。提取分离、结构鉴定的研究实例主要列举常用的、重要的中药例子。同时，针对本书主要为药学、药物制剂、制药工程等药学类专业使用，为培养应用型人才的目标，力求体现实用性，注意教材内容与实际工作相结合，加强了天然药物化学成分提取、分离技术方面的内容，将提取分离、结构研究方法单列一章，较详细地概述了天然药物化学成分提取分离鉴定的基本方法和近年来该领域的一些新技术、新发展，并在多数章节编写了提取分离实例；各类成分代表性药物介绍涵盖执业药师资格考试指南知识点，并介绍了 2015 年版《中华人民共和国药典》（以下简称《中国药典》）中相应的指标成分及其检识方法。

　　全书共十三章。第一章绪论，介绍天然药物化学的基本知识、研究现状与发展趋势；第二章介绍天然药物化学成分的提取、分离和结构研究方法，增加了现代提取分离的新方法、新技术以及结构修饰、生物转化方法；第三章至第十二章分别讨论各主要类型化学成分的结构特点、物理化性质、检识方法、提取分离方法，增加了代表性药物的研究实例介绍；第十三章讨论天然药物研究与开发的一般程序与方法，为开发新药打下一定的基础。

　　本教材的编写队伍由长期工作在教学、科研一线的多位教授、副教授组成。具体分工为：第一章由尹莲编写，第二章由邓雁如、陈勇编写，第三章由刘洋、吴锦忠编写，第四章由宋小妹编写，第五章由原红霞编写，第六章由何细新编写，第七章由黄维、昝俊峰编写，第八章由危英编写，第九章由陈建真编写，第十章由郭玫编写，第十一章由王举涛编写，第十二章由陈杰编写，第十三章由周洪雷编写，附录由王先友编写。

　　本书可作为全国高等医药院校药学类各专业本科生的教学用书，中药学类各专业本科生的教学辅助用书，还可供执业药师资格考试及广大医药工作者参考。

　　在本书编写过程中，得到了各位编委和相关院校的大力支持；参考了吴立军教授主编的《天然药物化学》（人民卫生出版社出版）、匡海学教授主编的《中药化学》（中国中医药出版社出版）以及董小萍教授主编的《天然药物化学》（新世纪全国高等中医药院校规划教材，中国中医药出版社出版），在此一并表示衷心的感谢！

　　限于编者水平和能力，教材中若有不当及谬误之处，敬请读者提出宝贵意见，以便再版时修订提高。

《天然药物化学》编委会

2017 年 3 月

目　录

第一章 绪 论

大纲提示：

1. 了解天然药物化学学科的研究内容、任务及其在本专业中的地位。
2. 了解本学科的发展概况、主要研究方法及发展趋势。
3. 了解天然药物各类成分及其与生物合成途径的关系。

第一节 概 述

天然药物化学是运用现代科学理论、技术和方法研究天然药物中化学成分（主要是活性成分）的化学结构特征、理化性质、提取分离方法、结构鉴定、生物合成途径及结构修饰等的一门学科。天然药物指动物、植物和矿物等自然界中存在的具有药理活性的天然产物。在中国，天然药物又称为中草药，是祖国传统医药学的宝贵遗产及中华民族的文化瑰宝。我国天然药物资源丰富，为天然药物化学研究提供了良好的平台。

一、天然药物化学的研究对象

天然药物来自于植物、动物、矿物、微生物和海洋生物等，并以植物来源为主，是目前我国新药研究和开发的重点。东汉时的《神农本草经》，全书载药 365 种，其中植物药 252 种，动物药 67 种，矿物药 46 种。隋唐时期的《新修草本》收药 844 种药材，分为玉石、草、木、兽禽、虫、鱼、果菜、米谷等 9 类。明朝李时珍在《本草纲目》中载药 1892 种，清朝赵学敏在《本草纲目拾遗》中又补充药物 1021 种，1993 年出版的《中华药海》载药 8000 多种。我国 1994 完成的天然药物资源普查已确认我国现有天然药物约 12807 种，药用植物 11118 种，并以双子叶植物为主，药用动物 1574 种。此外，占地球表面积 2/3 的海洋里生活着约 400000 种生物，在其生长和代谢过程中，产生大量具有特殊化学结构并具有特殊生理活性的物质，是开发新型天然药物的重要资源。

天然药物中能发挥防治疾病、有特定生理活性的单体成分称为有效成分。如麻黄 *Ephedra sinica* 中含有左旋麻黄素（*l*-ephedrine）、右旋伪麻黄素（*d*-pseudoephedrine）等生物碱，还含挥发油、鞣质、纤维素、叶绿素、草酸钙等其他成分，其中麻黄素、伪麻黄素具平喘、解痉的作用，被认为是麻黄的有效成分。没有活性、不能起到防病治病作用的成分则被称为无效成分或者杂质，如麻黄中的鞣质、纤维素、叶绿素等成分。以麻黄制成的制剂，其质量以左旋麻黄素、右旋伪麻黄素为指标成分进行质量控制，在加工过程中应尽量除去无效成分，富集有效成

NOTE

分。麻黄素盐酸盐目前已作为正式药品收载于许多国家的药典中。近年来，我国从天然药物中研究发现了一批具有消炎、抗癌、抗病毒及治疗心脑血管疾病功效的天然活性成分，如甲基莲心碱、人参皂苷、紫杉醇、紫草素等。

麻黄素

有效部位是指从天然药物中提取的经动物及临床试验证明有效的一类化学组分。天然药物中至少是由一类或几类化学成分组成，可将其看作一个"天然复方化学药"。如枳实 *Citrus aurantium L.* 含挥发油类、黄酮苷类、生物碱类等化学成分，挥发油有镇静和镇痛作用，黄酮苷类对离体肠平滑肌有收缩抑制作用，生物碱类有明显升血压作用。因此，挥发油、黄酮苷类和生物碱类分别为枳实的镇静和镇痛、抑制肠平滑肌收缩及升血压有效部位。德国用于治疗阿尔茨海默症的植物药银杏叶制剂，其提取物（EGb761）与原药材之比约为 50∶1，其中总黄酮苷占 22%～27%、萜类内酯占 5%～7%。

值得注意的是，经体外（in vitro）及体内（in vivo）药效试验或生物活性试验评价的成分，是对机体具有一定生理活性的成分，不一定是真正代表天然药物临床疗效的有效成分。此外，有效成分（或生理活性成分）与无效成分（或非生理活性成分）的划分是相对的。以氨基酸、鞣质、蛋白质为例，在多数天然药物中被视为无效成分，并在加工过程中尽量除去，但鹧鸪菜 *Caloglossa leprieurii* 中的氨基酸是驱虫的有效成分，四季青 *Agrostisstolonifera* 中的鞣质是治疗烫伤、烧伤的有效成分，天花粉中的蛋白质是引产的有效成分。随着科学技术的进步，及对天然药物化学成分研究的逐步深入，原来被认为是无效成分的化合物，有的已被证明具有生理活性。如西洋参中的多糖具有增强人体免疫功能的作用，麝香的抗炎活性成分不是过去认为的麝香酮而是多肽等。

二、天然药物化学的研究内容

1. 天然药物成分的提取分离和结构鉴定　发现并确证天然药物化学成分的结构是天然药物化学的重要任务，即根据天然药物中成分的结构和性质差异，提取分离获得具有活性的有效成分并鉴定结构。常用的提取分离方法包括传统的技术（如溶剂提取、水蒸气蒸馏、酸碱提取、水提醇沉、重结晶等）和微量、高效的现代提取技术（如各种色谱技术、二氧化碳超临界萃取技术等）。结构鉴定常采用紫外光谱（UV）、红外光谱（IR）、核磁共振谱（NMR）、质谱（MS）、圆二色谱（ORD）等技术分析鉴定成分的结构。此外，有效部位是天然药物药效物质基础，采用合理的方案提取精制供药物研发也是天然药物研究的重要内容之一。

不少天然药物的有效成分含量很低。如云南红豆杉 *Taxus yunnanensis* 中所含的抗癌活性成分紫杉醇（taxol）含量仅为 0.01%～0.08%，因此，既要设计出合理的提取分离方案，还要采用核磁共振、质谱以及 X 射线单晶衍射等技术对微量成分进行结构鉴定。

紫杉醇

2. 建立和完善中药材生产的规范化及质量评价标准 中草药中有效成分的生物合成、积累受原料的品种、产地、采收季节、加工方法、贮存条件等多种因素的影响。如麻黄中平喘、发汗的有效成分麻黄碱在春季含量较低，八九月含量最高。中药在国际市场上缺乏竞争力，年成交额在国际市场上仅占 3.3% 的份额，主要原因是大多数中药有效成分不清，质量不稳定。德国的植物药银杏、水飞蓟等能列出主要活性成分。WHO 编制的第三版国际药典中植物药的质量检验通则，对安全性检查要求更全面、细致。因此，应在明确中药材所含化学成分的基础上，对中药材的品种、产地、栽培、采收等各个环节建立质量评价标准，保证中药原料质量的安全、有效、稳定、可控。

3. 建立有效的生物活性评价体系 建立有效的生物活性评价体系是发现天然药物中有效成分或有效部位的前提。经过生物活性评价，才能确定天然药物发挥药效的有效成分或有效部位，并最终开发成新药。常用的生物评价方法包括体外细胞测试和动物体内试验的方法。目前，各种新型的快速、高效的生物化学方法，如酶、受体、PCR、细胞测试等分子水平的测试手段可对某些微量成分的活性进行测试，并提高筛选效率。但以动物或器官为基础的体内试验是不可替代的，它能较真实地反映生物技术测试与药物药理作用间的关系。

随着生命科学的进步、人体自身机能调节系统的不断阐明，许多内源性生物活性物质及靶点不断地发现，在此基础上运用细胞、受体等分子水平甚至基因调控建立起来的新的生物活性测试体系进行筛选，将会发现更多新的天然药物活性成分。天然药物化学研究工作的根本目的则是要和其他合成化学工作者、生物学工作者一起，积极推进自主创新药物现代化进程。

4. 利用结构修饰，开发创新新药 以天然药物活性成分为先导化合物，通过结构修饰提高活性、降低毒性、改善生物利用度，是天然药物化学的研究内容之一。大部分天然药物成分的有效成分因毒性太大，或活性不够高，或生物利用度不高，不能直接研发药物。基于天然药物原有的基本化学母核结构，通过对母核及取代基的结构改变，使其在生理环境下根据机体组织在酶、受体、pH 等条件，改善原有天然药物的理化性质、生物活性，达到降低毒性、提高药效的目的。如从罂粟 *Papaver somniferum* 的浆果中分离得到的生物碱吗啡（morphine），具有强烈的镇痛作用，但有成瘾性、呼吸抑制等毒副作用，保留其基本药效结构，进行结构优化，合成得到的哌替啶（meperidine）大大降低了其毒副作用。从黄花蒿 *Artemisia annua* L. 中筛选得到的治疗疟疾的先导物青蒿素（artemisine），口服吸收差，水和油均不溶，临床复发率较高，而经结构修饰得到的蒿甲醚（artemether）、青蒿琥酯（artesunate），抗疟作用更为显著、临床复发率降低。

青蒿素   蒿甲醚   青蒿琥酯

吗啡   哌替啶

三、天然药物化学的任务和意义

天然药物化学研究的对象是天然药物中防治疾病的物质基础，主要包括天然药物中的有效成分和活性成分的结构类型、理化性质、提取分离、结构测定等的研究。由于天然产物化学结构的复杂性和生物活性的多样性，天然药物中化学成分的提取、分离和精制、结构鉴定是一项艰巨而细致的工作。其主要任务是从中药及天然药物资源（包括民族药、民间药、海洋生物、微生物等）中，发现活性先导化合物，推进自主创新药物研究进程；采用现代科学方法对中药防治疾病的科学内涵做出科学的解释，推进中药现代化、国际化进程。

1. 阐明天然药物发挥疗效的物质基础及作用机制   天然药物的成分非常复杂，目前完全弄清楚有效成分的品种很少，大多数是通过不同的药效试验或生物活性试验，包括体外和体内试验，来验证其对生物体具有一定的生理活性。许多复杂系统疾病，发病机制复杂，仅凭病理药理学研究不足以阐明其发生机理。以天然化合物为干预对象、定量构效关系及三维构效关系理论为指导，结合基因、蛋白质、生物酶等靶点的结构研究其发病机制，可阐明天然药物防治疾病的药效物质基础及作用机制。

2. 研发新药   天然药物中的先导化合物在药理筛选中的命中率高于化学合成成分，目前天然药物约占全部药物的30%。美国食品药品管理局（FDA）近十年批准的新药中，天然药物及其半合成品或类似物的比例接近40%。天然先导化合物的发现为新药的目标化合物提供了结构模式，天然药物化学研究的重要任务有以下几点。

（1）**直接研制出新药**   一些从天然药物中直接分离出的有效成分疗效好、毒副作用小，在植物中含量高，可直接研制出新药，如麻黄素、黄连素、阿托品等药物。此外，对一些传统药物进行再研究、再评价，可发现过去未知的微量活性成分，如大蒜的水溶性成分具有抗动脉粥样硬化的活性，可作为潜在的新药进行研究。

（2）**结构修饰先导化合物，研发新药**   从天然活性成分结构出发，经结构修饰、类似物的合成及系统的活性研究，总结结构与活性的相关性，作为设计新药目标化合物的基础，是国际上研究天然活性成分的主要思路和方法。从天然药物中分离出的先导物，经结构修饰可筛选出疗效更好、毒副作用更小的药物。如以具有抗疟活性的青蒿素为先导化合物，经结构修饰合成了抗疟新药蒿甲醚，其疗效比青蒿素高五倍，且毒性比青蒿素低。此外，目前非常重视对微量甚至超微量的活性成分及生物体内内源性生物活性物质的研究，以发现新的化合物或者新的先导物骨架类型，开发创新新药。

（3）用于工业合成、制备药物 一些从天然药物中分离出的结构简单的有效成分，可供工业合成，如麻黄素、阿托品、天麻素等。

3. 扩大药源 研究生药基原动物、植物、矿物和近缘物种化学成分，并探讨其生物活性的差异，开发新的药用资源，走可持续性利用之路也是天然药物化学需要解决的问题之一。如早期获得小檗碱的方法是从毛茛科植物黄连中提取分离，在后来的研究中发现，小檗科、防己科、芸香科和罂粟科等植物中也含有小檗碱，因而可作为获得小檗碱的新资源。此外，对于有效成分活性强、含量低及资源有限的天然药物，可通过研究其生物合成途径及生物转化方法，实现中药资源的可持续发展。如通过提取培养红豆杉中内生真菌可获得紫杉醇，利用植物细胞培养的方法可获得喜树碱等。

4. 仿生合成 根据天然化合物的亲缘性、生物合成途径及模拟生物酶催化机制，可进行仿生合成设计。生物合成和生物转化提供了许多常规化学方法不能或不易进行的化合物合成方法，包括合成和制备许多包括光学纯的医药产品及中间体在内的复杂的功能化合物。如氧腈酶是一类立体选择性酶，只作用于对映体中的一个，它可催化氰化氢加到醛上合成手性腈醇，从而得到 α-羟基酸和醛、乙醇胺、氨基醇、拟除虫菊酯杀虫剂、咪唑等重要的产物。

四、国内外天然药物化学研究进展与发展趋势

从古至今，人类在探索和开发自然界的过程中，就没有停止过对天然药物的研究。公元前1600年，埃及的《纸本草》及其后印度的《寿命吠陀经》中已有植物药的记载。中国现存最早的药学专著《神农本草经》约成书于秦汉之际。明代李挺的《医学入门》记载了用发酵法从五味子中得到没食子酸的过程，是世界上最早制得的有机酸。1769年瑞典的化学家舍勒（K. W. schelle）将酒石（主要成分为酒石酸氢钾）转化为钙盐，再用硫酸分解后制得酒石酸。后用类似方法从天然药物中得到了苯甲酸（1775年）、乳酸（1780年）、苹果酸（1785年）等有机酸物质。用升华法制备、纯化樟脑的过程记载最早见于1711年洪遵的《集验方》，后由马可波罗传至西方，欧洲直至18世纪下半叶才提取获得樟脑的纯品。

现代科学技术的进步推动着天然药物化学的进步，使天然化合物的分离手段和结构研究得到快速发展。18世纪后期随着自然科学的发展，其中有机化学的发展为天然药物化学、药理学的研究提供了物质基础，从植物药中不断提纯其活性成分，得到纯度较高的药物，如依米丁、奎宁、士的宁、可卡因等。测定化合物的结构常采用经典的化学降解法，或合成适当的衍生物进行对比推断其结构，因而对纯物质的量要求较多。在19世纪初期，法国化学家Derosne和德国化学家Sertuner从鸦片中分离出吗啡，直到20世纪中叶完成人工全合成，从它分离、纯化，到确证结构、人工合成一共花了约150年的时间。从20世纪30年代起，各种色谱分离技术和波谱技术的发展，可以满足低含量化合物研究的要求。如中压快速色谱、液滴逆流色谱、高效液相色谱和气相色谱等各种分离方法与技术可以用于分离各类化学成分，甚至可分离超微量的化合物。而紫外光谱、红外光谱、核磁共振、质谱、X-射线单晶衍射及凝胶电泳等技术在结构鉴定和纯度检测中的应用，推动了天然化学研究工作在速度、水平及深度等方面的显著进步。如利血平（reserpine）从发现、结构鉴定到人工合成仅用了几

年时间（1952～1956 年）。

利血平

20 世纪 70 年代以来西方掀起了"回归自然"的生活方式的热潮，其中也包括了对"绿色药物"的渴求。欧洲科学协会于 1997 年 6 月出版了《欧洲科学协会植物治疗专集》，共 5 卷，每卷收载 10 个品种，作为欧洲药典的补充。2001 年版的美国药典正式收载银杏、月见草油、卡瓦内酯、金丝桃素、人参、β-七叶皂苷等 20 多种药材及其制剂的质量标准。亚洲可以说是天然药物应用比较广泛的地区，特别是中国、印度、日本等。我国作为中药发源地，有着极为丰富的天然药物资源，已有可供药用的植物、动物、矿物药 12000 多种，数十万个中医经典药方，4000 多种中药制剂。麻黄素、芦丁、雷公藤内酯、番荔枝内酯等多种天然植物成分已逐渐开发成新药，广泛应用于临床。目前，我国天然药物化学的研究接近于国际水平，每年都可发现 200～4000 个新化合物，但我国自行发现的类似青蒿素这样疗效好、作用机制明确、得到国际公认的新药极少。

天然药物化学与药物分析、药物化学、生药学、分子生物学、生物工程、微生物学、药理学、毒理学等学科关系密切，天然药物化学研究的发展必须充分利用相关学科的理论、方法与技术。在现代生命科学取得的一切最新成就基础上，围绕新的靶标发现新的活性先导化合物；通过化学修饰以及生物学转化等技术不断丰富天然化合物的结构多样性；利用分子图形学及各种软件包、图形工作站系统等寻找分子活性部位、优化结构、优势构象、活性强弱不同的化合物间立体结构的共性与差异，及活性结构的拓扑特性、药效基团和活性规律，设计活性分子。

天然药物化学的研究须改进从天然药物资源中发现活性成分的方法和思路。以活性导向筛选天然药物有效成分的传统方法，虽在实践中得到大量成功的采用，但是工作效率较低。依据天然药物作用及来源的多样性，构建可持续发展的天然药物精细分离馏分样品库（fine fraction library），采用多靶标进行高通量、高内涵活性筛选，可提高发现活性成分的速度；以活性天然产物为模板，用组合化学的方法建立天然产物类似物库，运用高通量筛选的方法研究其构效关系，实现先导化合物的优化；基于天然药物化学成分的复杂性和治疗作用的整体性特点，采用选择性敲除策略辨识天然药物中的活性成分。如利用制备高效液相色谱选择性敲除红花 *Carthamus tinctorius* L. 中主要成分，比较敲除成分前后相关效应指标的变化，通过计算热图与主成分分析，发现红花活血化瘀作用的主要功效物质。

目前，天然药物化学的研究与开发向深入化、快速化、微量化发展，以获取安全、无毒、高效的天然活性成分服务于人类。我国天然药物化学研究可分为三个方面：第一，以阐明天然药物有效成分，获得具有新结构的化合物或具有生物活性的单体为目的，进行提取分离、结构鉴定、一般活性研究。第二，以解决自然资源有限的活性化合物或其前体的来源问题为目的，进行半合成及生物转化研究。第三，以获得高效低毒的创新药为目的，以天然活性化合物为先导物，合成一系列结构类似物进行构效关系研究。其中，创制新药是目前天然药物化学发展的主要方向之一。从天然产物，尤其从药用植物中寻找先导化合物是创新药物的关键，也是我国新药研究的优势和特色。如昆明植物所以发现的天然促智活性成分黄皮酰胺化合物为先导，设计合成了一系列吡咯烷酮类化合物，通过活性筛选成功地发现了比先导化合物活性更强的目标分子。

第二节　天然药物化学成分及生物合成简介

植物在生长过程中经系列的新陈代谢生物合成过程，形成和积累了多种化学成分。因此，天然药物所含化学成分复杂，有多种分类方法。如按物质在溶剂中的溶解性可分为非极性（亲脂性）、中极性、极性（亲水性）化合物，按物质的酸碱性可分为酸性、碱性、中性化合物，按分子大小可分为大分子、小分子化合物，按生物合成途径可分为一级代谢产物、二级代谢产物，按结构母核可分为醌类、苯丙素类、黄酮类、萜类、甾类等。在研究天然药物有效成分时，首先要了解该天然药物中含有哪些类型的化学成分。下面简单介绍天然药物中常见成分类型，详细内容可参见本书有关章节。

一、天然药物化学成分类型简介

1. 糖类与苷类　糖类在自然界中分布广泛，常占植物干重的80%～90%。糖类化合物分为单糖类、低聚糖类和多聚糖类及其衍生物。单糖多为无色晶体，有旋光性，味甜，易溶于水，难溶于无水乙醇，不溶于乙醚、苯等极性小的有机溶剂。低聚糖又称寡糖，是由2～9个分子的单糖脱水缩合而成的化合物。它们仍具有甜味和易溶于水的性质，但难溶或几乎不溶于乙醇等有机溶剂，故在含低聚糖的水提液中加入乙醇时，低聚糖可沉淀析出。多聚糖，即多糖由10个以上至上千个单糖脱水而形成的高聚物，水解后能生成相应数目的单糖。多糖已失去单糖的性质，没有甜味，大多不溶于水，有的即使溶于水，也只能生成胶体溶液。

苷类化合物由糖或糖的衍生物与另一非糖物质（称为苷元或配基）通过糖的端基碳原子连接而成。能溶于水，可溶于乙醇、甲醇，难溶于乙醚或苯，有些苷可溶于乙酸乙酯、三氯甲烷。而苷元则难溶于水，易溶于有机溶剂。

2. 生物碱　生物碱是一类存在于生物体内的含氮有机化合物，多具有生物活性，是天然药物中一类重要的化学成分。生物碱具有碱的性质，能与酸结合成盐。游离的生物碱大多不溶或难溶于水，能溶于乙醇、三氯甲烷、乙醚和苯等有机溶剂。生物碱盐尤其是无机酸盐和小分子有机酸盐易溶于水及乙醇，不溶或难溶于有机溶剂。

3. 醌类化合物　醌类化合物是一类分子中具有不饱和环二酮结构（醌式结构）或能转变成这样结构的化合物，主要分为苯醌、萘醌、菲醌和蒽醌四种类型。分子中多具有酚羟基，有一定的酸性。游离醌类化合物多溶于乙醇、乙醚、苯、三氯甲烷等有机溶剂，微溶或难溶于水。结合成苷后，易溶于甲醇、乙醇，在热水中也可溶解。

4. 苯丙素类化合物　苯丙素类化合物是一类分子中苯环与三个直链碳相连为基本骨架单位（C6‑C3）构成的一类化合物，其中香豆素和木脂素为其典型化合物。

（1）香豆素是邻羟基桂皮酸内酯，在稀碱溶液中内酯环可水解开环，生成能溶于水的顺邻羟桂皮酸盐，加酸后可环合为原来的内酯。游离香豆素溶于沸水、甲醇、乙醇和乙醚，香豆素苷类溶于水、甲醇、乙醇。

（2）木脂素是由苯丙素氧化聚合而成的一类成分。游离木脂素为亲脂性，难溶于水，能溶于苯、三氯甲烷、乙醚、乙醇等。木脂素苷类水溶性增大。

5. 黄酮类化合物　黄酮类化合物泛指具有两个苯环通过中间三碳链相互连结而成的一类化学成分。黄酮类化合物多具有酚羟基，显酸性。游离黄酮类化合物易溶于甲醇、乙醇、乙酸乙酯、乙醚等有机溶剂及稀碱溶液中。黄酮苷类化合物一般易溶于水、甲醇、乙醇、吡啶等极性溶剂中。

6. 鞣质及其他酚类　鞣质又称单宁或鞣酸，是一类能使蛋白质沉淀的多元酚类化合物。鞣质大多为无定形粉末，能溶于水、乙醇、丙酮、乙酸乙酯等极性大的溶剂，不溶于乙醚、三氯甲烷、苯、石油醚等极性小的有机溶剂。其水溶液可与蛋白质、多种生物碱盐类及重金属盐如醋酸铅、醋酸铜形成沉淀。

7. 萜类　萜类化合物是由甲戊二羟酸衍生、分子式符合 $(C_5H_8)_n$ 通式的衍生物。根据分子结构中异戊二烯单位的数目，分为单萜、倍半萜、二萜、三萜等。单萜和倍半萜多为有挥发性、可随水蒸气蒸馏出来的油状液体，或低熔点固体。二萜和二倍半萜多为结晶性固体。三萜多与糖结合成苷，其水溶液多具起泡性、溶血性，又称三萜皂苷。游离萜类亲脂性强，易溶于乙醇、三氯甲烷等亲脂性有机溶剂，难溶于水。萜苷类亲水性增强，能溶于热水、甲醇、乙醇等极性溶剂。

8. 挥发油　挥发油又称精油，是一类可随水蒸气蒸馏的与水不相混溶的油状液体。主要由萜类和芳香族化合物以及它们的含氧衍生物如醇、醛、酮、酸、酚、醚、内酯等所组成。此外，还包括含氮及含硫化合物。挥发油为无色或淡黄色的透明油状液体，具香味，常温下能挥发，在水中的溶解度极小，易溶于乙醇、乙醚、苯、石油醚等有机溶剂中。

9. 甾体类化合物　甾体类化合物是一类结构中具有环戊烷骈多氢菲甾核的化合物，包括植物甾醇、胆汁酸、C_{21}甾类、昆虫变态激素、强心苷、甾体皂苷、甾体生物碱、蟾毒配基等。甾体皂苷元多具有较好结晶，能溶于乙醚、三氯甲烷等亲脂性溶剂，不溶于水。甾体皂苷可溶于水，易溶于热水、稀醇，不溶于乙醚等有机溶剂。

10. 有机酸　常见的有机酸有苹果酸、草酸、琥珀酸等，它们在植物体内多与钾、钙、镁等金属离子或生物碱结合成盐。低级脂肪酸一般易溶于水、乙醇等，难溶于亲脂性有机溶剂。高级脂肪酸及芳香酸较易溶于乙醇、亲脂性有机溶剂，难溶于水。有机酸盐一般能溶于水而难溶于有机溶剂。氢氧化钡、氢氧化钙及醋酸铅等能使有机酸生成钡盐、钙盐和铅盐沉淀。

11. 树脂　树脂是存在于植物组织的树脂道中，当植物体受伤后分泌出来，在空气中干燥形成的一种无定形的固体或半固体物质，是一种化学组成较复杂的混合物。树脂不溶于水，能溶于乙醇、乙醚、二硫化碳、三氯甲烷等有机溶剂中，在碱液中能部分或完全溶解，酸化后又重新沉淀析出。药用树脂不多，如阿魏酸、苏合香等。绝大多数树脂无医疗价值，在植物中含量低，植物的醇提液回收乙醇后用水处理可将其中的树脂去除。

12. 植物色素 根据色素的溶解性可分为脂溶性色素和水溶性色素两大类。脂溶性色素主要有叶绿素、胡萝卜素类等；水溶性色素主要是黄酮类、花色素、蒽醌等成分。叶绿素不溶于水，难溶于冷甲醇，易溶于乙醇、丙酮、三氯甲烷、乙醚、苯等有机溶剂中。叶绿素在碱性溶液中可水解成水溶性的钠盐或钾盐。植物的乙醇提取液浓缩加等量水时，叶绿素可沉出去除。胡萝卜素不溶于水，难溶于甲醇和乙醇，易溶于乙醚、石油醚、苯等有机溶剂。

二、主要生物合成途径

（一）一次代谢及二次代谢产物

绿色植物及藻类通过光合作用将水和二氧化碳合成为糖类，进一步通过不同途径，生产植物中普遍存在的维持有机体正常生存的必需物质，即一次代谢产物（primary metabolites），如叶绿素、糖类、蛋白质等。以一次代谢产物，如乙酰辅酶A、丙二酸单酰辅酶A、莽草酸、甲戊二羟酸及一些氨基酸等作为原料或前体，进一步经历不同的代谢过程，生成的化合物称为二次代谢产物（secondary metabolites），如生物碱、萜类、黄酮等。植物中的二次代谢产物，可反映天然药物科、属、种的特征，大多具有特殊、显著的生理活性，为天然药物化学的主要研究对象。植物体内的物质与生物合成过程见图1-1。

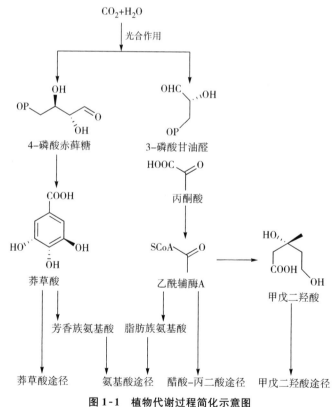

图1-1 植物代谢过程简化示意图

（二）主要的生物合成途径

自然界中的化合物虽总数多，结构复杂，但它们均由一定的基本结构单位按不同方式组合而成。常见的基本结构单位类型如下。

C_2单位（醋酸单位）：如脂肪酸、酚类、苯醌等聚酮类（polyketide）化合物。

C$_5$ 单位（异戊烯单位）：如萜类、甾类等。

C$_6$ 单位：如香豆素、木脂体等苯丙素类化合物。

氨基酸单位：如生物碱类化合物。

复合单位：由上述单位复合构成。

天然药物二次代谢产物的主要生物合成途径如下。

1. 醋酸-丙二酸途径（acetate-malonate pathway，AA-MA 途径）   脂肪酸类、酚类、醌类等化合物均由这一途径生成。

（1）**脂肪酸类**   天然饱和脂肪酸类均由 AA-MA 途径生成（图 1-2）。乙酰辅酶 A 为这一生物合成过程的起始物质，丙二酸单酰辅酶 A 起延伸碳链的作用。由缩合及还原两个反应交叉进行，生成各种长碳链的脂肪酸，得到的饱和脂肪酸均为偶数。如果起始物质为丙酰辅酶 A（propyonyl CoA），则产生碳链为奇数的脂肪酸。支链脂肪酸的起始物质则为异丁酰辅酶 A（isobutyryl CoA）、α-甲基丁酰辅酶 A（α-methylbutyryl CoA）及甲基丙二酸单酰辅酶 A（methylmalonyl CoA）等。

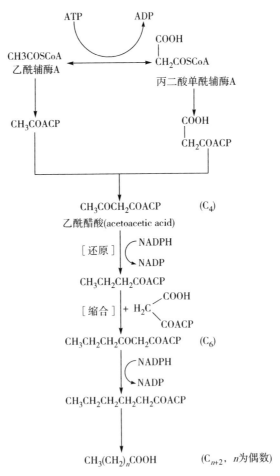

图 1-2   饱和脂肪酸生物合成途径

（2）**酚类**   这类物质的生物合成过程中只发生缩合反应（图 1-3）。乙酰辅酶 A 直线聚合后经不同途径环合生成各种酚类化合物。其特点是芳环上的含氧取代基（—OH、—CH$_3$）多互为间位。

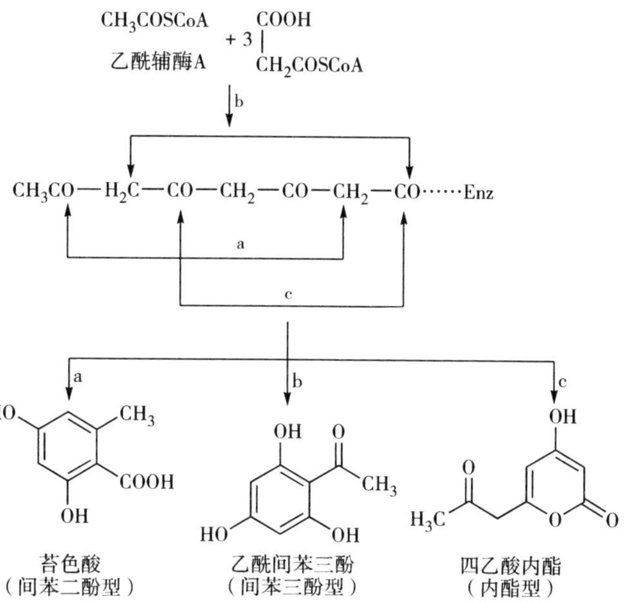

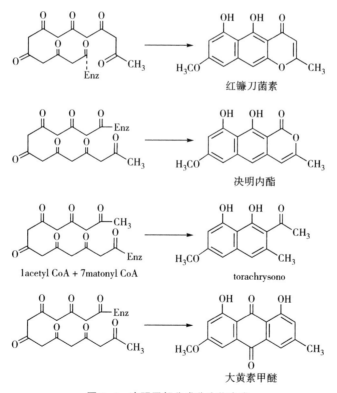

图 1-3 酚类生物合成途径

（3）醌类 在 AA-MA 途径中，由多酮环合生成各种醌类化合物或聚酮类化合物。如决明子中有效成分的生物合成（图 1-4）。

图 1-4 决明子部分成分生物合成

2. 甲戊二羟酸途径（mevalonic acid pathway，MVA 途径） 由乙酰辅酶 A 生成的甲戊二羟酸单酰辅酶 A，是天然药物体内生物合成各种萜类、甾类化合物的基本单位（见图 1-5）。

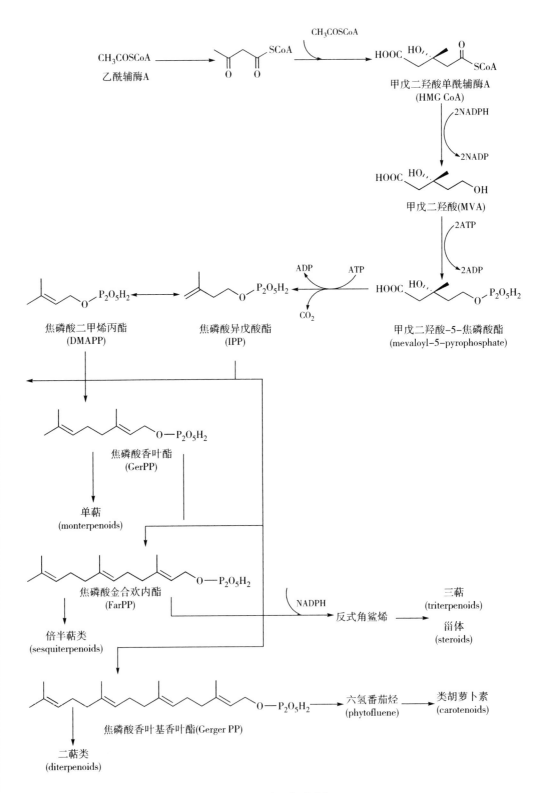

图1-5　甲戊二羟酸途径

3. 桂皮酸途径（cinnamic acid pathway） 具有 C_6-C_3 骨架的天然化合物均由苯丙氨酸（phenylalanine）经苯丙氨酸脱氨酶（phenylalanine ammonialyase，PAL）脱去氨后生成的桂皮酸而来（图 1-6），如苯丙素类（phenylpropanoids）、香豆素类（coumarins）、木质素类（lignins）、木脂素类（lignans）以及具有 C_6-C_3-C_6 骨架的黄酮类化合物（flavonoids）。苯丙素类经环化、氧化、还原等反应，还可生成 C_6-C_2，C_6-C_1 及 C_6 等类的化合物。

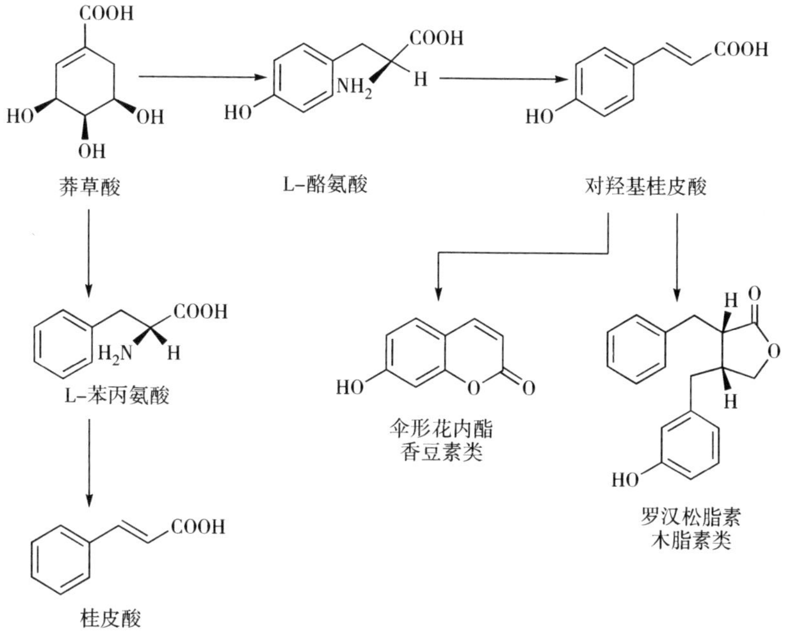

莽草酸   L-酪氨酸   对羟基桂皮酸

L-苯丙氨酸   伞形花内酯 香豆素类   罗汉松脂素 木脂素类

桂皮酸

图 1-6 桂皮酸途径

4. 氨基酸途径（amino acid pathway） 有些氨基酸，如鸟氨酸、赖氨酸、苯丙氨酸、酪氨酸及色氨酸（tryptophane）等，经脱羧成为胺类，再经过一系列化学反应（甲基化、氧化、还原、重排等）生成各种生物碱（见图 1-7）。天然产物中的大多数生物碱类成分均由此途径生成。

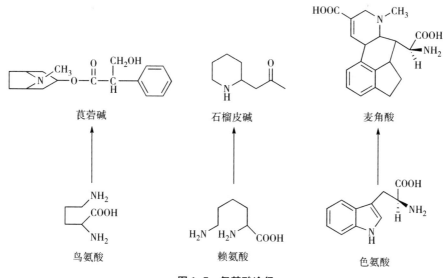

莨菪碱   石榴皮碱   麦角酸

鸟氨酸   赖氨酸   色氨酸

图 1-7 氨基酸途径

5. 复合途径 许多二级代谢产物分子中各个部分由上述生物合成的复合途径生成。如黄酮类化合物 A 环和 B 环分别由醋酸-丙二酸途径和桂皮酸途径复合生成（图 1-8）。一些萜类生物碱分别来自甲戊二羟酸途径及桂皮酸途径或醋酸-丙二酸途径。

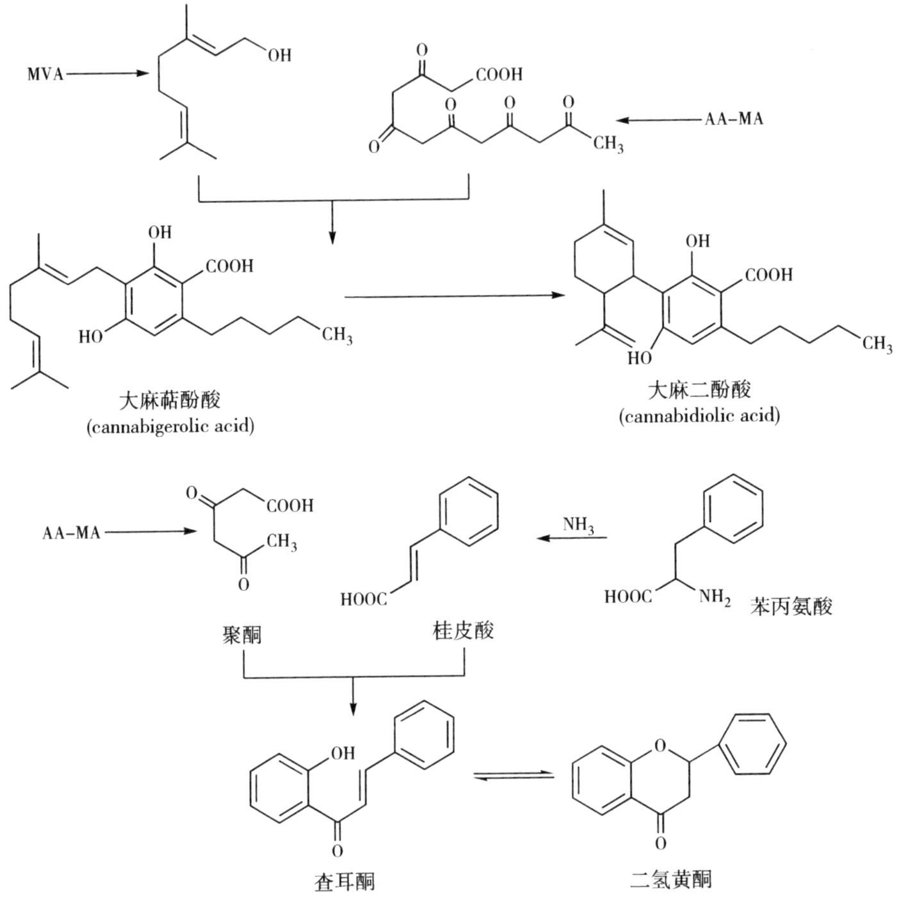
MVA
OH
COOH
AA-MA
CH_3
大麻萜酚酸
(cannabigerolic acid)
大麻二酚酸
(cannabidiolic acid)
HO
NH_3
HOOC
NH_2
苯丙氨酸
聚酮
桂皮酸
查耳酮
二氢黄酮

图 1-8 复合途径

第三节 生物转化研究进展

生物转化（biotransformation，bioconversion），也称生物催化（biocatalysis），是指利用植物离体培养细胞或器官、动物、微生物及其细胞器等对外源化合物进行结构修饰而获得有价值产物的生理生化反应，其本质是利用生物体系本身所产生的酶对外源化合物进行酶催化反应。生物转化反应具有选择性强、催化效率高、反应条件温和、反应种类多以及环境污染小等特点，并且往往可以用于催化有机合成中难以完成的化学反应。

现代生物转化研究始于巴斯德时代，但微生物转化技术的工业化则始于 20 世纪 50 年代人们利用微生物对甾体化合物的结构改造，此后取得了较快的发展。生物转化技术的发展一般分大规模膜分离、酶和细胞的固定化、重组 DNA 技术和双相生物催化系统的应用 4 个重要阶段。用于转化研究的生物体系主要有真菌、细菌、藻类、植物悬浮细胞、组织或器官以及动物细胞、组织等，其中应用最多的是植物细胞悬浮培养体系和微生物体系。利用生物体对底物作用的多样性，可以丰富天然药物活性化合物的结构，从中找到活性更好的先导化合物，从而进行新药的研究与开发。

天然药物资源丰富，种类繁多，但伴随着药物的开发利用，天然野生资源数量在不断减少，且药物中活性成分含量很低，如喜树碱、紫杉醇、人参皂苷 Rh_2、三尖杉酯碱等含量仅为万分之一或更低，利用结构修饰或化学合成方法生产的高活性新化合物，不但生产过程污染环境，且费时费力。以天然活性成分为先导化合物，生物转化其结构进行修饰，不仅提高了活性成分含量，而且衍生出了新的具有低毒高效生物活性的药物资源。如喜树 *Camptotheca acuminata Decne.* 中含有的天然抗肿瘤活性成分喜树碱（camptothecin，CPT）和 10 - 羟基喜树碱（10 - hydroxycamptothecin，HCPT），其中 HCPT 抗肿瘤活性比 CPT 好，且药理毒性低，但 HCPT 的天然含量仅为十万分之一。经微生物转化可将 CPT 转化为 HCPT，提高 HCPT 的含量。

	R_1	R_2	R_3	R_4
喜树碱	H	H	H	H
10-羟基喜树碱	H	OH	H	H

生物转化能选择性地改变天然产物成分基团，制备出高活性的成分，为先导物的发现、新药研发、药物代谢模型预测、结构修饰和定向合成提供一条新的研究途径。目前采用生物转化技术已经得到了大量结构新颖的化合物，这其中包括众多具有较好活性的天然产物的衍生物，为新药的研制提供了极有价值的先导化合物。青蒿素是含过氧基团的倍半萜内酯，过氧基团是抗疟活性基团。用链霉菌转化青蒿素，得到一系列含过氧基团的青蒿素衍生物，为进一步利用化学和生物方法对其结构进行改造，以寻找新的抗疟药物奠定了基础。

酶及酶体系能将许多天然化合物转化为具有较高生物活性的物质，定向获得目标产物，加快绿色中药产业发展。天然皂苷的分子状态并不能发挥其最佳的药理活性，微生物转化法能有效地改变皂苷的糖链结构，提高其生理活性。采用细胞培养、微生物和游离酶对天然化合物如人参皂苷、大豆皂苷等进行结构修饰的研究取得了一定的进展。人参皂苷在抗癌、抗氧化及抗衰老方面的疗效使其成为最有开发潜力的化合物之一。但含有不同糖链的人参皂苷生物活性和毒性不同，因此，利用 β-葡萄糖苷酶将人参中含量较高的皂苷 Rb、Rc 和 Rd 等原人参二醇类皂苷转化，得到具有高抗癌活性的人参皂苷 Rh_2。从土壤真菌 *Penicillium oxalicum sp.* 68 发酵液中提取分离的 β-葡萄糖苷酶可将人参皂苷 Rb_1、Rb_2、Rc 和 Rd 转化为活性更高的稀有人参皂苷 C-K，体现出微生物转化在制备高生物活性产物方面有着巨大的优势。此外，利用某些微生物体内的酶体系去除大豆皂苷的部分糖基，不仅可去除豆制品的豆腥味，而且还产生抗氧化、调血脂等特殊功效。

利用基因工程方法，如通过细胞株的选择、诱导、细胞通透性、射线、pH 值和渗透打击等使细胞培养物的生物转化能力达到最大。最好的方法是将编码催化生物合成反应的关键酶基因转入到真菌或细菌细胞中去增殖，然后再把这个克隆的基因转入植物当中，并在其中表达。植物转基因技术不但能够有效地产生和改造现有的生物转化过程，而且对于研究基因功能和生理性调节及其发展过程都是一个强有力的工具和手段。如重组大肠杆菌能够将天仙子胺转化为东莨菪碱，然后将该基因转入颠茄 *Atropa belladonna* L. 中并且进行表达。

固定化技术是一种将具有催化活性的酶或细胞固定在特定支持物上的技术，已被应用于前体的单步和多步生物转化生成目的产物以及生物合成次生代谢产物中，如利用嗜热固定化细胞系统可将糊精-麦芽糖复合剂转化为葡萄糖，转化率高达98％。

天然产物结构复杂，符合理想药用分子结构的少，有些药用成分人工无法合成或合成成本较高，而微生物转化是一种有效的工具，在活性化合物结构修饰、改造上有其独特的优势。近年来，在皂苷类、苯丙素类、醌类、生物碱类、鞣质类、萜类及挥发油类成分的生物转化方面取得了较大的进展，以期提高已有成分的活性、降低毒副作用、产生新的活性成分，制备化学合成难以生产的新型化合物。

知识点总结

细目	知识点
主要成分类型	结构特征、溶解性
	天然药物成分的提取分离和结构鉴定
	建立和完善中药材生产的规范化及质量评价标准
研究内容	建立有效的生物活性评价体系
	结构修饰，开发创新新药
	醋酸-丙二酸途径
	甲戊二羟酸途径
生物合成途径	桂皮酸途径
	氨基酸途径
	复合途径

思考题

1. 简述天然药物化学研究的对象及内容。

2. 简述天然药物化学各类成分的结构特征及溶解性。

主要参考文献

[1] 吴立军. 天然药物化学 [M]. 第5版. 北京：人民卫生出版社，2009.

[2] 杨秀伟. 天然药物化学发展的历史性变迁 [J]. 北京大学学报（医学版），2004（36）：9-11.

[3] 王珊珊，胡萍，余少文. 天然产物微生物转化的研究进展 [J]. 中国新药杂志，2016，25（1）：71-75.

[4] 马骁驰，果德安. 中药活性成分生物转化的研究思路与方法 [J]. 中国天然药物，2007，5（3）：162-168.

[5] Ji Y，Bi JN，Yan B，et al. Taxol-producing fungi：a new approach to industrial production of tax-

ol [J] . Chin J Biotechnol, 2006 (22): 1-6.

[6] Stierle A, Strobel G, Stierle D. Taxol and taxane production by Taxomyces andreanae, an endophytic fungus of Pacific yew [J] . Science, 1993 (260): 214-216.

[7] Wen Y, Fan Y, Zhang M, et al. Determination of camptothecin and 10-hydroxycamptothecin in humanplasma using polymer monolithic intube solid phasemicroextraction combined with high performance liquid chromatography [J] . Anal Bioanal Chem, 2005, 382 (1): 204-210.

[8] Lorence A, Nessler CL. Camptothecin, over four decades of surprising findings [J] . Phytochemistry, 2004 (65): 2735-2749.

[9] Liu W Z, Zhang A X, Reinscheid U M. Effect of camptothecin on growth of fungal endophytes from Camptotheca acuminata [J] . Acta Bot Boreal-Occident Sin , 2003, 23 (7): 1275-1278.

[10] Wiedenfeld H, Furmanowa M , Roeder E, et al. Camptothecin and 10-hydroxycamptothecin in callus and plantlets of Camptotheca acuminate [J] . Plant Cell Tissue Organ Culture, 1997 (49): 213-218.

[11] Cwikowska M, Pruchnik FP, Starosta R. Dinuclear Rh (Ⅱ) complexes with one polyptridyl ligand, structure, properties and antirumor activity [J] . Inorganica Chimica Acta, 2010, 363 (11): 2401-2408.

[12] Qu C, Wang LY, Lin H, et al. Hierarchical identification of bioactive components in a medicinal herb by preparative high-performance liquid chromatography and selective knock-out strategy [J] . Journal of Pharmaceutical and Biomedical Analysis, 2017 (135): 206-216.

第二章　天然药物化学成分的提取、分离和结构研究方法

大纲提示：

1. 掌握天然药物化学成分常用的提取、分离方法和基本原理。
2. 熟悉现代提取、分离技术在天然药物化学研究中的应用。
3. 了解天然药物化学成分结构鉴定的程序与方法。

天然药物大多来源于自然界的动植物，其化学成分十分复杂，往往多种有效成分和大量杂质共存，各成分的含量差别也较大，多则百分之十几，少则千万分之几甚至更少。因此，进行天然药物化学成分研究时，就必须首先将化学成分从天然药物中提取分离出来，得到单一化合物（单体），才能进一步进行结构鉴定、活性筛选、药效学、毒理学等研究，为研制新药奠定基础。所以，从天然药物中提取分离出有效成分的单体并进行化学结构鉴定，是天然药物化学研究的重要任务之一。天然药物有效成分的提取分离最好在生物活性指标跟踪下进行，以提高对有效成分研究的针对性和有效性。

在进行化学成分提取之前，需要进行原料的采集。由于天然药物化学成分受原料的种类（基原）、产地、药用部位、采集时间和方法等因素的影响，需要对这些因素进行考查和系统文献查阅，以充分了解、利用前人的经验。尤其重要的是，使用的原料需要请有经验的专家进行鉴定。另外，植物体内由于有水解酶共存，为了研究天然产物，必须采用适当的方法杀酶或抑制酶活性。如采集新鲜的原料，可迅速加热干燥、冷冻保存、用沸水或醇迅速提取等。

天然药物化学成分的提取分离方法，应根据被提取成分的主要理化性质和提取分离技术的原理和特点进行选择。

第一节　天然药物化学成分的提取方法

提取是指用适当的方法将天然药物化学成分从药材中抽提出来的过程。提取时要将所要的成分尽可能完全提出，而不需要的成分尽可能少地提出。但用任何方法提取而得到的提取物，仍然是包含多种化学成分和杂质的混合物，称总提取物，尚需进一步分离和精制。提取前，一般要将天然的药材切细或粉碎，以提高提取效率。有时为了方便提取分离工作，常对药材粉末进行一些预处理，如种子类药材常含有大量油脂，通常要进行脱脂处理，叶、茎类药材因含较多叶绿素，通常要先除去叶绿素等。

天然药物化学成分的常用提取方法有溶剂提取法、水蒸气蒸馏法和超临界流体提取法，此

外，还有升华法、压榨法和吸收法等提取方法。

一、溶剂提取法

溶剂提取法是根据天然药物中各种成分在溶剂中的溶解性质，选用对有效成分溶解度大，对不需要溶出成分溶解度小的溶剂，将有效成分从药材组织中溶解出来的方法。溶剂提取法是天然药物化学成分提取的最常用方法。当溶剂加入到经适当粉碎的药材中时，由于扩散、渗透作用，溶剂逐渐通过细胞壁透入到细胞内，溶解可溶性成分并造成细胞内外的浓度差，于是一方面细胞内的溶液不断向外扩散，另一方面溶剂又不断进入到药材组织细胞中，直至细胞内外溶液浓度达到动态平衡时，将溶液滤出，得到提取液。药渣继续加入新溶剂提取，如此反复多次，就可以把所需的成分近于完全或大部分溶出。合并各次提取液，回收溶剂便得到总提取物。

（一）溶剂的选择

溶剂提取法的关键在于合适溶剂的选择。合适的溶剂应是对有效成分溶解度较大，而对无效成分及其他成分溶解度小的溶剂。根据"相似相溶"的规律，亲脂性的化学成分易溶于亲脂性的溶剂，难溶于亲水性的溶剂；同样，亲水性的化学成分易溶于亲水性的溶剂，难溶于亲脂性的溶剂。化学成分的亲水性、亲脂性及其程度的大小，与分子结构直接相关。有机化合物分子结构中，如果亲水性基团多，则其极性大而难溶于亲脂性有机溶剂；反之如果亲水性基团少，则其极性小易溶于亲脂性有机溶剂而难溶于水。化合物的极性通常由分子中取代基的种类、数目及排列方式、碳链长短等综合因素所决定，判断化合物的极性有以下几种情况。

（1）取代基极性大小。在化合物母核相同或相近情况下，化合物极性大小主要取决于取代基极性大小，常见基团极性大小顺序如下：

R—COOH＞Ar—OH＞R—OH＞R—NH₂，R—NH—R′＞R—CHO＞R—CO—R′＞R—CO—OR′＞R—O—R′＞R—H

（2）化合物分子母核大小（碳数多少）。分子大、碳数多，极性小；分子小、碳数少，极性大。

（3）亲水性基团与极性成正比，亲脂性基团与极性成反比。如苷类成分分子中结合糖，其中羟基数目多，则亲水性强，而苷元属于亲脂性化合物。

（4）如分子中含有酸性或碱性基团，以游离型化合物存在时极性弱、具亲脂性，与碱或酸成盐后，以解离型（离解型）化合物存在时则极性强、具亲水性。如游离生物碱是亲脂性化合物，但生物碱盐是离子型化合物，有较强的亲水性。

溶剂的性质也与其分子结构有关，实验室常用的有机溶剂极性强弱顺序如下：

水＞甲醇＞乙醇＞异丙醇＞丙酮＞正丁醇＞乙酸乙酯＞乙醚＞三氯甲烷＞二氯甲烷＞苯＞甲苯＞四氯化碳＞环己烷＞石油醚

溶剂极性的大小可根据介电常数（ε）的大小进行判断。常见溶剂的介电常数及相关参数见表 2-1。

表 2-1   常用有机溶剂的介电常数及相关参数

溶剂	ε（20℃）	比重	沸点（℃）	水溶度（g/100g）*
水（Water）	81.0	1.000	100.0	
甲醇（Methanol）	31.2	0.792	64.6	
乙醇（Ethanol）	26.0	0.789	78.4	
丙酮（Acetone）	20.7	0.792	56.3	
正丁醇（n-Butanol）	17.8	0.810	117.7	7.81
乙酸乙酯（Ethyl acetate）	6.11	0.902	77.1	8.30
三氯甲烷（Chloroform）	5.20	1.484	61.2	0.81
乙醚（无水 Diethyl ether）	4.47	0.713	34.6	7.83
苯（Benzene）	2.29	0.879	80.1	0.17
环己烷（Cyclohexane）	2.02	0.778	80.7	

注 *：水溶度指 15～20℃时 100g 水中所能溶解的克数。

选择提取溶剂时，按照"相似相溶"规律，根据所需成分及其共存杂质的亲脂性和亲水性大小的差别，选择适当的溶剂，以使所需成分尽量多地提取出来而杂质尽量少地提取出来。同时，还要注意选择的溶剂不能与所需成分起化学反应，并尽可能经济易得、使用安全方便等。

常见的提取溶剂可分为 3 类：

（1）水   水是一种强极性溶剂，可用于提取亲水性强的天然药物化学成分，如苷类、生物碱盐、鞣质、氨基酸、有机酸盐等。为了增加某些成分的溶解度，也常采用酸水或碱水作为提取溶剂。用酸水提取时，可使生物碱等碱性物质与酸作用生成盐而被提出；用碱水提取时，可使有机酸、黄酮、蒽醌等酸性成分成盐而被提出。水提取液易发霉变质，不易保存，黏度大，滤过困难，且水的沸点高，水提取液蒸发浓缩时间较长，用水提取苷类时易产生酶解。但由于水有价廉易得、使用安全等特点，使其在工业上得到广泛应用。

（2）亲水性有机溶剂   指能与水混溶、有较强极性的有机溶剂，如甲醇、乙醇、丙酮等。以乙醇最为常用，乙醇对植物细胞穿透能力强，对许多不同类型成分的溶解性能好。植物中的亲水性成分除蛋白质、黏液质、果胶、淀粉和部分多糖外，大多数能在乙醇中溶解。大多数难溶于水的亲脂性成分，在乙醇中溶解度较大。还可以根据被提取成分的性质，采用不同浓度的乙醇进行提取。

乙醇提取还具有浓缩回收方便、毒性小、价格较便宜、提取液不易发霉变质、提取苷类不易产生水解等优点，是使用最广泛的提取溶剂。甲醇的性质与乙醇相似，且沸点较低（64℃），但毒性较大，使用受到限制。

（3）亲脂性有机溶剂   指不能与水混溶、极性较小的有机溶剂，如石油醚、苯、乙醚、三氯甲烷、乙酸乙酯等。这些溶剂可提出亲脂性成分，不能或不易提出亲水性成分，选择性强，且沸点低，浓缩回收方便。但这类溶剂挥发性大，多易燃，有毒，价格昂贵，不易透入植物组织，提取时间长，用量大。

（二）提取方法

用溶剂法提取时，常采用浸渍、渗漉、煎煮、回流提取及连续回流提取等操作方法。

1. 浸渍法   是在常温或微温的条件下，用适当的溶剂浸没药材以溶出其中有效成分的方法。将药材的粗粉或碎块装入容器中，加入适当的溶剂（一般用稀乙醇或水），以浸没药材稍过量为度，时常振摇或搅拌，放置一段时间后，滤出提取液，药渣另加新溶剂再进行同样操作，如此反复数次。合并提取液并浓缩即得提取物。本法适用于有效成分遇热不稳定或含大量淀粉、树胶、果胶、黏液质等药材的提取。此方法简单易行，但提取效率较低，提取时间较长，因此有时在浸渍时，采用加热温浸等方法以缩短提取时间，提高提取效率。用水作为溶剂浸渍时，应注意防止发生霉变。

2. 渗漉法　是将药材粉末润湿膨胀后装入渗漉器中，不断在药材粉末上添加新溶剂，使其自上而下渗透过药材粉末，从渗漉器的下端流出提取液的一种方法。本法提取时，由于药材和溶液之间保持了较大的浓度差，故提取效率较高，但溶剂用量较大，操作时间较长。

3. 煎煮法　是将药材切成小段、薄片或粉碎成粗粉装入容器中，加水浸没药材并充分浸泡后，加热煮沸将有效成分提取出来的方法。此法简便易行，但杂质溶出较多，且不宜用于遇热易被破坏或具挥发性成分的提取。

4. 回流提取法　此法是用有机溶剂提取时最常用的一种方法。采用回流加热装置，以免溶剂挥发损失。操作时将药材粗粉装入烧瓶中，再加溶剂浸没至药材表面，在水浴上加热回流提取一定时间后，滤出提取液，药渣加入新溶剂再次加热回流，如此提取数次，至有效成分基本提尽为止。合并各次提取液，回收溶剂即得提取物。大量提取时，一般使用有隔层的提取罐，用蒸气加热提取。此法提取效率较高，但溶剂用量较大，且含受热易被破坏有效成分的天然药物不宜用此法。

5. 连续回流提取法　实验室常用的连续回流提取装置为索氏提取器。将药材粗粉放入滤纸筒后再置于索氏提取器内，下端所接烧瓶内盛溶剂。在水浴上加热后，溶剂蒸发，通过上端的冷凝管使溶剂冷凝流入药粉内。当流入的溶剂达到一定高度，通过虹吸管流入下端的烧瓶内，如此反复，使原料中的有效成分不断被提出。该法所需溶剂量较少，提取也较完全，但由于成分受热时间较长，有效成分遇热不稳定的天然药物不宜采用此法。

（三）影响提取的因素

1. 药材的粉碎度　药材粉碎越细，比表面积越大，溶剂与化学成分接触越充分，越有利于提取。但粉碎过细，药材粉粒表面积过大，吸附作用增强，反而不利于化学成分的溶出。同时，一些杂质如蛋白质、糖类、鞣质等的溶出量也相应增加，不利于后续的分离工作。故药材的粉碎度宜适中，一般粉碎粒度以 20~60 目为宜。

2. 温度　一般温度越高，溶解度越大，扩散速度越快，提取效率越高。但提取对热不稳定的化学成分时温度不宜过高。

3. 浓度差　粉碎后的药材颗粒界面内外，提取溶剂中的有效成分的浓度差越高，提取效率越高。增大浓度差的方法有搅拌、换溶剂、渗漉等。

4. 提取时间　提取时间长，提出效率高，但是当溶液中有效成分达到饱和后，再延长时间也是无用的。一般用水加热提取 1 小时，乙醇加热每次 1~2 小时为宜。

二、水蒸气蒸馏法

水蒸气蒸馏法是指将含有挥发性成分的药材与水共蒸馏，使挥发性成分随水蒸气一并蒸馏，经冷凝后得到挥发性成分的提取方法。该法主要用于天然药物中的挥发油、某些小分子的生物碱和小分子酚性物质的提取。这些化学成分与水不相混溶或微溶于水，且在100℃时有一定蒸气压，当与水一起加热时，其蒸气压和水的蒸气压总和为一个大气压时，水蒸气将挥发性成分一并带出。馏出液往往分出油水两层，将油层分出即得挥发性成分，或将馏出液经盐析法并用低沸点溶剂（常用乙醚、三氯甲烷）将挥发性成分萃取出来，回收溶剂即得挥发性成分。

三、升华法

固体化学成分受热直接变成气态，遇冷后又凝固为固体的性质称为升华。有些天然药物化学成分具有升华的性质，利用升华的方法可将这些成分直接从药材粉末中提取出来，如茶叶中的咖啡因在178℃以上就可升华而不分解。此法简单易行，但具有升华性的天然药物化学成分较少，仅见于少数单萜类、生物碱、游离蒽醌、香豆素和小分子有机酸类成分。由于在加热升华过程中往往伴有热分解现象，另外还有升华不完全，产率低，升华物不纯时往往难于处理等缺点，使得本法应用范围非常有限。

四、现代提取方法

（一）超声波辅助提取法

超声波是频率大于20kHz的声波。超声波辅助提取法（ultrasonic‐assisted extraction）是利用超声波具有的机械效应、空化效应及热效应，通过增大溶剂分子的运动速度，增强溶剂的穿透力以提取中药有效成分的方法。机械效应是指超声波在介质中的传播可以使溶剂质点在其传播空间内产生振动，从而强化介质的扩散、传播；空化效应是指液体中的气泡在超声波的作用下产生振动，当声压达到一定值时，气泡由于定向扩散而增大，形成共振腔，然后瞬间闭合，即空化效应。这种气泡在闭合时会在其周围产生几千个大气压的压力，可造成植物细胞壁破裂，且整个破裂过程在瞬间完成，从而增大了分子运动频率和速度，增加了溶剂穿透力，加速药物有效成分的溶出；热效应则和其他物理波一样，超声波在溶剂中的传播过程也是一个能量的传播和扩散过程，即超声波在介质的传播过程中，其声能不断被溶剂吸收，溶剂将所吸收的能量全部或大部分转变成热能，从而导致溶剂本身和药材组织温度的升高，增大了药物有效成分的溶解速度。由于这种吸收声能引起的药物组织内部温度的升高是瞬间的，因此可以使被提取的成分的生物活性保持不变。另外，超声波的许多次级效应如乳化效应、扩散效应等也能加速天然药有效成分在溶剂中的溶解和扩散，有利于提取。

超声波提取的溶剂通常选用甲醇、乙醇、乙酸乙酯、水、酸水、碱水等溶剂。超声波提取与常规提取相比，具有时间短、产率高和不需要加热等优点。超声波提取的缺点是对容器壁的厚薄及容器放置位置要求较高，而且目前实验研究处于很小规模，要用于大规模生产，还有待进一步解决有关工程设备的放大问题。

（二）超临界流体提取法

超临界流体提取法（supercritical fluid extraction，SFE）是利用超临界流体来提取天然药物化学成分的一种新技术。

超临界流体（SF）是处于临界压力（Pc）和临界温度（Tc）以上，介于液体和气体之间的流体。超临界流体同时具有液体和气体的双重特性，它的扩散系数和黏度接近气体，而分子密度却几乎与液体接近。密度的增加使分子间相互作用力增大，对化合物的溶解能力增强，因此超临界流体的溶解性能类似液体，可以用来提取天然药物化学成分。

进行超临界流体提取最常用的流体物质是 CO_2，它具有临界条件好、无毒、安全、无污染等优点。CO_2 的最佳提取温度为 40℃，在这个温度条件下，改变压力即可有效地改变其密度和溶解特性。操作时，CO_2 在高于临界温度和临界压力的条件下，成为超临界流体，溶出天然药物原料中的化学成分，当将压力和温度恢复至常温和常压时，超临界流体又成为气体，对物质的溶解能力大大下降，溶解在超临界流体 CO_2 中的化学成分立刻与气态 CO_2 分开而析出，达到提取化学成分的目的。在此过程中，可通过控制不同的温度、压力以及不同种类与含量的夹带剂，使超临界流体有选择性地把极性大小、沸点高低和分子量不同的成分依次提取出来。

用于超临界流体提取的物质除了常用的 CO_2 以外，还有 N_2O、C_2H_6、CHF_3、NH_3 等，每种流体物质都有其最佳工作条件。由于 CO_2 为非极性分子，超临界 CO_2 流体萃取技术能有效萃取亲脂性和挥发油成分，在萃取极性较大的亲水性成分时，需加入少量某些溶剂，如甲醇、乙醇、丙酮等有机溶剂。这些溶剂的加入可以改善超临界流体的溶解性能，提高难挥发性成分的溶解度，这些溶剂通常称为夹带剂。夹带剂对提高溶解度、改善选择性和增加收率有重要作用。

超临界流体技术具有能耗低、无环境污染、提取率高、参数易控制等特点，已广泛应用于天然药物有效成分如萜类、挥发油、黄酮类、生物碱、醌类、苯丙素类、苷类及天然色素等的提取。

（三）微波提取法

微波是波长介于 1mm～1m（频率介于 $3\times10^6\,Hz$～$3\times10^5\,Hz$）的电磁波。微波在提取的过程中，植物细胞内的极性物质，尤其是水分子吸收微波能，产生大量热量，使细胞内温度迅速上升，水气化产生的压力将细胞膜和细胞壁冲破，形成微小的孔洞。进一步的微波加热导致细胞内部和细胞壁水分减少，细胞收缩，表面出现裂纹。小孔洞和裂纹的存在使细胞外溶剂容易进入细胞内，溶解出细胞内化合物并扩散到细胞外。此外，当样品与溶剂混合，并被微波辐射时，由于不同物质的结构不同，吸收微波的能力各异，因此，在某些天然药物细胞内的组分被微波选择性地加热，进入吸收微波能力较差的溶剂中。

常用于微波提取的溶剂有甲醇、乙醇、丙酮、乙酸乙酯、二氯甲烷、甲苯、己烷等有机溶剂，以及己烷 - 丙酮、二氯甲烷 - 甲醇、甲苯 - 水等混合溶剂。

（四）酶解提取法

酶解提取法是在溶剂提取前对药材增加酶解处理步骤，使目标成分的提取收率明显提高的方法。其原理是通过选用适当的酶进行温和的酶反应，将药材的植物细胞壁破坏，细胞内的有效成分比较容易从细胞内释放出来，使得天然药物有效成分的提取收率较大幅度提高。由于大部分药材的细胞壁主要由纤维素组成，因此，一般选用纤维素酶来酶解药材，也可用复合酶来进行酶解。酶解提取法提取条件温和、提取效果好、收率高、能耗低，有较广阔的应用前景。

近年来，出现了一些新的提取技术，如仿生提取法、组织破碎提取法、加压溶剂提取法、常温超高压提取法等。

第二节 天然药物化学成分的分离方法

天然药物的提取液或浓缩后得到的提取物通常仍是混合物，需要进一步分离才能得到化学成分的单体。天然药物化学成分的分离是根据提取物中各成分之间物理或化学性质的差异，运用一定的方法使各成分彼此分开，获得单一化合物的过程。当获得的化学成分有一定纯度，但仍有一些杂质时，进一步将杂质除去的分离过程习惯上称为纯化或精制。

天然药物化学成分的分离方法很多，分离原理通常是根据天然药物中各化学成分在溶解度、两相溶剂中分配系数、吸附性、解离程度和分子大小等性质上的差异进行分离。下面介绍天然药物化学成分分离的一些常用方法。

一、两相溶剂萃取法

（一）萃取法

利用混合物中各成分在两种互不相溶的溶剂中的分配系数不同而达到分离的方法称为萃取法。分配系数指在一定温度时，一种物质在互不相溶的两相溶剂中，溶解平衡后在两相溶剂中溶质浓度的比值。两种溶质在同一溶剂系统中分配系数的比值为分离因子（β）。

分离因子 β 值可表示分离的难易。一般情况下，$\beta \geqslant 100$，仅做一次简单萃取就可以实现分离；$100 > \beta \geqslant 10$，萃取 $10 \sim 12$ 次可实现基本分离；$\beta \leqslant 2$，须萃取 100 次以上才可实现基本分离；$\beta \approx 1$ 时，做任意次萃取也无法实现分离。

萃取操作时通常将水提取浓缩液或总提取物浸膏加少量水分散均匀后，在分液漏斗中用与水不相混溶的有机溶剂进行萃取。一般需要反复萃取数次，可使化学成分得到较好的分离。若有效成分是亲脂性的，一般多用石油醚、甲苯、三氯甲烷或乙醚等亲脂性有机溶剂进行萃取，亲脂性成分被有机溶剂萃取出来；若有效成分是偏亲水性的，则需用乙酸乙酯、正丁醇或戊醇等有机溶剂进行萃取。可根据预试验结果选择对有效成分溶解度好的溶剂，如游离生物碱常选用三氯甲烷萃取；黄酮类可用乙酸乙酯萃取；皂苷类成分一般选用正丁醇进行萃取。

当提取物中含有难溶于水的碱性或酸性成分时，可调节其 pH 进行分离。对于难溶于水的生物碱成分，可以加入无机酸与之成盐而溶于水，通过萃取，与难溶于水的其他成分分离；对于具有羧基、酚羟基难溶于水的酸性成分，可以加入碱与之成盐而溶于水，通过萃取，与难溶于水的其他成分分离；对于具有内酯或内酰胺结构的成分，可加入碱并加热皂化，使之成盐溶于水，与难溶于水的其他成分分离。

如果通过以上分离得到的酸性部分或碱性部分中，分别含有强度不同的酸性成分或碱性成分，可用 pH 梯度萃取法进一步分离。pH 梯度萃取法是利用不同成分的酸碱性强弱的差异，在不同 pH 条件下存在状态的不同，向提取物的水溶液中加适量的碱或酸，以有机溶剂将游离状态的成分萃取出来，而成盐的物质以离子状态存在于水相中而使得酸性或碱性强弱不同的成分依次得到分离。

天然药物中含有的一些成分如蛋白质、皂苷、树脂等都有一定的表面活性，是天然的乳化剂，因此萃取中常遇到乳化的难题。萃取操作时要尽量防止乳化。

（二）逆流分配法

在液-液萃取分离的过程中，如果混合物各成分在两相溶剂中分配系数相差较小而需要萃取多次，或萃取过程易发生乳化，可采用逆流分配法进行分离。

逆流分配法（counter current distribution，CCD）是一种多次、连续的液-液萃取分离过程，即混合物在一定量的两相溶剂中，经多次移位萃取分配而达到分离的方法。本法采用逆流分配装置进行，该仪器是由数十乃至数百只的管子组成。操作时，往盛有混合物溶液的管内加入另一种不相混溶的溶剂，振摇后放置，分成上、下两层，将上层转移到盛有下层新溶剂的下一管中，同时加入新的上层溶剂到原管内，振摇放置分层。如此反复操作数次或数十次甚至数百次，混合物几乎完全被分离开。逆流分配法具有很强的分离混合物各组分的能力，适用于分离性质非常近似的化合物。但是逆流分配操作比较麻烦，现已少用，更多使用的是分离原理相同的液滴逆流色谱（DCCC）及高速逆流色谱（HSCCC）等方法。

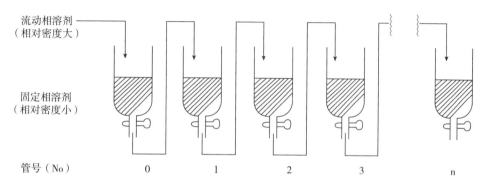

图 2-1　CCD 法的分离过程示意图

（三）系统溶剂萃取法

系统溶剂分离法是采用数种不同极性溶剂，对总提取物的化学成分依极性不同而分离的方法。这是常用的一种初步分离的方法。若配合药理，可确定有效部位，为进一步分离有效成分提供方便。选用的溶剂种类和数量可以根据各成分的溶解情况灵活取舍。该法有以下 3 种操作方式。

1. 溶解法　用 3～4 种不同极性的溶剂对总提取物的干燥粉末进行溶解处理，溶剂的极性由低到高，使总提取物中的各种成分依其在不同极性溶剂中溶解度的差异而分别溶解在不同溶剂中，如石油醚或乙醚可溶出油脂、叶绿素、挥发油、游离甾体及三萜类化合物等亲脂性成分，三氯甲烷或乙酸乙酯可溶出游离生物碱、有机酸及游离黄酮、香豆素等中等极性成分，丙酮或乙醇、甲醇可溶出苷类、生物碱盐及鞣质等亲水性成分，水可溶出氨基酸、蛋白质、糖类等水溶性成分，这样便将总提取物中的化学成分按照极性由小到大粗分成若干个部分。由于总提取物常为胶状物，难于均匀分散在低极性的溶剂中，使分离难以完全，这时可拌入适量的惰性填充剂，如硅藻土或纤维素粉等，低温干燥成粉末状，再用溶剂依次溶解分离。

2. 萃取法　将总提取物混悬在水中，然后用若干种极性不同且与水不相混溶的溶剂，按溶剂的极性由低到高依次进行萃取。常用的溶剂有石油醚、三氯甲烷、乙酸乙酯、正丁醇等，同样将总提取物中的化学成分按照极性由小到大粗分成相应的溶剂提取部分。

3. 柱色谱法　将总提取物与吸附剂拌样装柱，然后用若干种极性不同的溶剂按极性由低到高依次分别洗脱，可将总提取物的化学成分分成若干部分。此法还可采用两种溶剂的混合溶剂进行洗脱分离。

二、结晶法

结晶法是分离和精制固体化学成分最常用的方法之一，是利用混合物中各成分在某种溶剂中或某些混合溶剂中的溶解度不同以达到分离的方法。将处于非结晶状态的化合物促使其形成结晶状物质的过程称为结晶，将不纯的结晶制得较纯结晶的过程称为重结晶。

天然药物化学成分在常温下多数是固体物质，具有结晶化的通性，可用结晶法来达到分离，一旦获得结晶，就能有效地精制成单体。纯化合物的结晶有一定的熔点和结晶学特征，有利于化合物的鉴定。因此，获得结晶并纯化至单体是鉴定天然药物化学成分、研究其分子结构的重要途径。但值得注意的是，通常天然药物化学成分应先经过提取分离，得到较纯的组分时，才进行结晶操作。能结晶的成分大部分是较纯的化合物，但并不一定是单体，结晶有时也是混合物。另外，也有一些物质即使达到了很高的纯度，也不能结晶或不易结晶，只呈无定形粉末状。

（一）结晶法的操作

将需要结晶处理的固体物质或粗晶加热溶解在一定量的溶剂中，制成过饱和溶液，趁热过滤，以除去不溶性杂质，将滤液慢慢冷却放置，析出结晶，滤出结晶，干燥即得。

某些样品由于含少量有色杂质，可使结晶溶液呈色，因此在结晶前可加入适量的活性炭脱色。活性炭的用量视活性炭的活性、所用溶剂极性和所含杂质的量而定，常用量为固体样品量的 $1\% \sim 2\%$。

结晶操作中要注意，为了减少样品留在母液中而造成损失，加入溶剂的量应尽可能少。在这一过程中，一般是溶液浓度高，降温快，析出结晶的速度就快，但此时结晶的颗粒较小，杂质也可能较多。有时自溶液中析出的速度太快，超过了化合物晶核的形成和分子定向排列的速度，往往只能得到无定形粉末。有时溶液浓度过高，相应杂质的浓度或溶液的黏度也较大，反而阻碍结晶的析出。因此，在操作中使溶液浓度适当，缓慢降低温度，常常能析出较大和纯度较高的结晶。有时结晶的形成需较长的时间，往往需冷藏，放置数天或更长时间。

（二）结晶溶剂的选择

结晶法的关键是选择适宜的结晶溶剂。一般对结晶溶剂的要求包括对欲纯化的成分热时溶解度大，冷时溶解度小；而对杂质则冷热均不溶或冷热均易溶；溶剂的沸点适中；与欲结晶的成分不发生化学反应；尽可能安全、价廉、易得等。

常用的结晶溶剂有水、甲醇、乙醇、丙酮、乙酸乙酯、三氯甲烷、苯、石油醚等。有时也用二氧六环、二甲亚砜、二甲基甲酰胺、吡啶等。

有时单一溶剂不易得到结晶，可选择混合溶剂。混合溶剂一般由两种互溶的溶剂组成，其中一种对欲结晶的成分溶解度大，而另一种则溶解度小。先将欲结晶的样品加热溶解于尽可能少量的对其溶解度大的溶剂中，然后向热溶液中滴加溶解度小的第二种溶剂直至混浊，这时再滴加第一种易溶的溶剂使其溶解，溶液在该点达到饱和状态，当冷却时则析出结晶。

三、沉淀法

沉淀法是在提取液中加入某种试剂产生沉淀，以获得有效成分或除去杂质的方法。

（一）溶剂沉淀法

溶剂沉淀法是在含有混合成分的溶液中，加入某种溶剂或混合溶剂以改变溶液的极性，使得混合物中某些成分沉淀出来的分离方法。例如在水提取液中，加入一定量的乙醇，使含醇量达到80%以上，难溶于乙醇的成分如淀粉、树胶、黏液质、蛋白质等杂质将从溶液中沉淀出来，经过滤除去沉淀，即可达到有效成分与这些杂质相分离的目的（水提醇沉法）；或在乙醇提取液浓缩后加入一定量的水进行稀释，放置后难溶于水的树脂、叶绿素、植物蜡等杂质从溶液中沉淀出来，经过滤除去沉淀达到有效成分与这些杂质相分离的目的（醇提水沉法）；又如将粗制总皂苷溶于少量甲醇中，滴加乙醚、丙酮或乙醚和丙酮的混合溶剂，边加边摇匀，皂苷可沉淀析出，而脂溶性的成分则留在母液中，如此反复处理数次，可得到较纯的总皂苷（醇/醚法或醇/丙酮法）。

（二）酸碱沉淀法

酸碱沉淀法是利用酸性成分在碱中成盐而溶解（解离型）、在酸中游离而沉淀（游离型），而碱性成分在酸中成盐而溶解、在碱中游离而沉淀的性质，来进行分离的一种分离方法。如游离生物碱一般难溶于水，遇酸生成生物碱盐而溶于水，过滤除去水不溶性杂质，滤液再加碱碱化，则重新生成游离的生物碱，从水溶液中析出而与水溶性杂质相分离（酸溶碱沉法）；反之某些酸性成分如蒽醌、黄酮类化合物一般溶于碱水，过滤除去水不溶性杂质，滤液再加酸酸化，则重新生成游离的蒽醌、黄酮类，从水溶液中析出而与水溶性杂质相分离（碱溶酸沉法）；又如不溶于水的内酯类化合物，遇碱时开环（有时须加热），生成羟基羧酸盐类而溶于水，过滤除去水不溶性杂质，滤液再加酸酸化，则内酯环重新环合生成不溶于水的内酯类化合物，从溶液中沉淀析出，这样便与其他成分分离。

（三）专属试剂沉淀法

某些试剂能选择性与某类化学成分反应生成可逆的沉淀，借以与其他化合物分离。如水溶性生物碱可加入雷氏铵盐沉淀而分离；甾体皂苷可被胆甾醇沉淀；鞣质可用明胶沉淀等。但在使用该法时要注意，若用试剂来沉淀分离有效成分，则生成的沉淀应是可逆的，即得到的沉淀可用一定溶剂或试剂将其还原为原化合物。

四、膜分离法

膜分离法（membrane separation）是利用具有一定孔径的多孔滤膜对分子大小不同的化学成分进行筛分而达到相互分离的方法。根据分离的目的不同，可将膜分离法分为微滤、超滤、纳滤三种主要类型。

（一）微滤

采用多孔半透膜，截流 $0.02\sim10\mu m$ 的微粒，使溶液通过，除去悬浮的微粒。一般用作天然药物有效成分溶液的预处理。

（二）超滤

采用非对称膜或复合膜，截流 $0.001\sim0.02\mu m$ 的大分子溶质。一般用作除去溶液中的生物大分子杂质，得到较纯的分子量较小的天然药物有效成分溶液。常用于除去黄酮、生物碱、皂苷等天然药物有效成分提取液中的鞣质、多糖、树胶等大分子杂质。

（三）纳滤

采用复合膜，截流1nm以下的分子或高价粒子，一般用作除去溶液中的小分子和低价离子杂质，得到较纯的分子量较大的天然药物有效成分溶液。常用于除去皂苷、蛋白质、多肽、多糖等大分子有效成分溶液中的无机盐、单糖、双糖等小分子杂质。

膜分离法具有常温操作、多数过程无相变、能耗低、分离效率高等特点，在药物研究的许多领域获得广泛应用。

五、色谱法

色谱法（chromatography）是天然药物化学成分分离的最常用方法。对一些结构及理化性质相似的化合物，用经典的溶剂法、沉淀法和结晶法等难以达到分离目的时，用色谱法可以收到良好的效果，该法具有分离效能高、快速简便等特点。近年来，随着色谱技术的发展，色谱法也逐步向仪器化、自动化、高速化及与其他仪器的联用方向发展，成为天然药物化学成分最有效、应用范围最广、使用最多的分离方法。另外，色谱法亦是天然药物化学成分定性鉴定和定量分析的重要方法。

色谱法根据分离原理可分为吸附色谱法（absorption chromatography）、分配色谱法（partition chromatography）、离子交换色谱法（ion exchange chromatography）及凝胶色谱法（gel filtration chromatography，GFC）等。根据载体及操作条件，又可分为纸色谱法（paper chromatography）、薄层色谱法（thin layer chromatography）、柱色谱法（column chromatography）、高效液相色谱法（high performance liquid chromatography）及气相色谱法（gas chromatography）等。

（一）吸附色谱法

吸附色谱法（absorption chromatography）是以各种固体吸附剂为固定相，利用混合物中各成分的极性不同与吸附剂之间产生的吸附能力差异进行分离的一种方法。吸附剂的吸附作用主要有范德华力、氢键、络合作用和静电引力等，常用的吸附剂有硅胶、氧化铝、活性炭和聚酰胺等。色谱分离时吸附作用的强弱与被吸附成分的性质、吸附剂的吸附能力及流动相的解吸附能力有关。操作过程中，当流动相流经固定相时，化合物连续不断地发生吸附和解吸附，从而使混合物中各成分相互分离。

1. 极性吸附剂及吸附规律　常用的极性吸附剂有硅胶和氧化铝。在化合物的分离中，极性吸附剂对物质的吸附能力强弱及洗脱先后顺序遵循"相似者易相吸"的规律，即对极性大的物质亲和力大，吸附力强；对极性小的物质亲和力小，吸附力弱，当物质与极性吸附剂之间产生吸附后，在洗脱过程中，极性小的物质先被洗脱下来，极性大的物质后被洗脱下来。

在柱色谱中，流动相习惯上称为洗脱剂。洗脱剂对分离效果影响较大，通常对极性吸附剂而言，被分离的成分极性越大，吸附作用越强；而对洗脱剂而言，极性越大洗脱能力越强。吸附剂的吸附能力减弱，则洗脱剂的极性也要相应降低。

2. 非极性吸附剂和吸附规律　活性炭是常用的非极性吸附剂，其吸附能力与极性吸附剂相反，即对非极性物质具有较强的亲和力。在水中对物质的吸附能力强，当溶剂极性降低，则活性炭对物质的吸附能力随之降低。如用乙醇-水溶剂系统进行洗脱时，随着乙醇浓度的递增而洗脱力增加，即洗脱剂的洗脱能力随着溶剂的极性降低而增强。

活性炭常用于结晶及重结晶操作过程中的脱色（脂溶性色素如叶绿素、胡萝卜素等）、脱臭等。

3. 吸附柱色谱的应用 吸附柱色谱常用的吸附剂是硅胶和氧化铝，由于硅胶($SiO_2 \cdot xH_2O$)为一多孔性物质，分子中的硅醇基（—SiOH）易和碱性物质产生化学吸附，而氧化铝易和酸性物质产生化学吸附。因此，为避免发生化学吸附，酸性物质宜用硅胶、碱性物质易用氧化铝进行分离。在分离过程中，通常吸附剂的用量为样品的 30～60 倍，当被分离物质极性相差较小而不易分离时，可适当提高吸附剂的用量至 100～200 倍。

洗脱过程的洗脱剂多用混合溶剂，通过调节比例以改变极性，达到梯度洗脱分离成分的目的。实验室中常用的混合溶剂组成见表 2-2。

为防止洗脱过程产生拖尾现象，通常在分离酸性（或碱性）物质时，可在洗脱溶剂中加入适量醋酸（或氨、吡啶、二乙胺）。

表 2-2 吸附柱色谱常用混合洗脱溶剂

极性递增 ↓	己烷-苯
	石油醚-乙醚
	石油醚-乙酸乙酯
	三氯甲烷-丙酮
	三氯甲烷-甲醇
	丙酮-水
	甲醇-水

4. 聚酰胺 聚酰胺是含有丰富酰胺基的一类高分子化合物，其分离作用是由于酰胺键（—CO—NH—）与酚类、酸类、醌类、硝基化合物等形成氢键缔合而吸附（图 2-2），属氢键吸附。主要用于天然药物中的黄酮、蒽醌、酚类、有机酸和鞣质等酚性成分的分离。

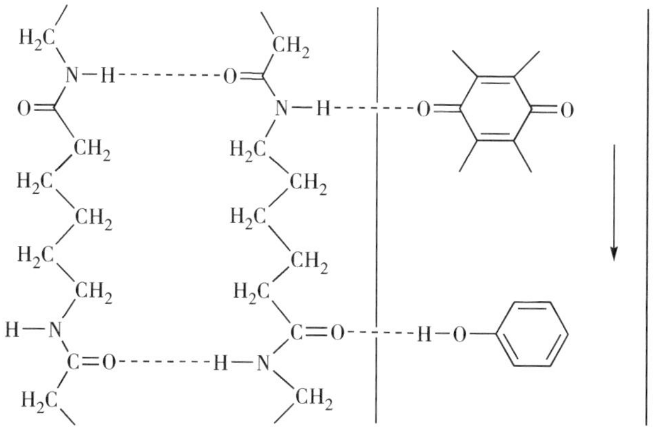

图 2-2 聚酰胺吸附色谱原理

聚酰胺对化合物的吸附能力强弱取决于化合物与之形成氢键缔合的能力，在含水溶剂中的吸附规律为：①形成氢键的基团越多，吸附能力越强；②成键位置对吸附力有影响，即易形成分子内氢键的化合物，在聚酰胺上的吸附相应减弱；③分子中芳香化程度高者，吸附性增强（图 2-3）。

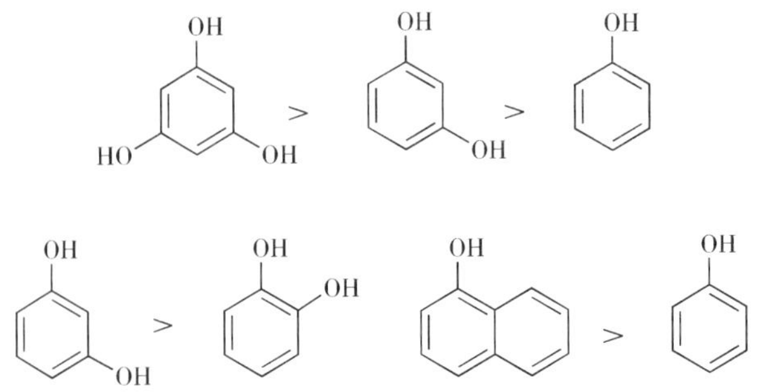

图 2-3　聚酰胺吸附规律

聚酰胺分子中既有非极性的脂肪键，又有极性的酰胺基团，具有"双重色谱"的性能：①用含水极性溶剂为流动相时，聚酰胺作为非极性固定相，其色谱行为类似反相色谱；②用非极性三氯甲烷-甲醇为流动相时，聚酰胺则作为极性固定相，其色谱行为类似正相色谱。如黄酮苷元与苷的分离，当用稀醇溶液作洗脱剂时，黄酮苷比其苷元先洗脱下来；当用三氯甲烷-甲醇为流动相时，黄酮苷元比苷类成分先洗脱下来。

在聚酰胺色谱过程中，溶剂可改变聚酰胺对溶质的氢键结合能力而影响吸附过程。常用洗脱剂的洗脱能力由小到大顺序为：

水＜甲醇或乙醇＜丙酮＜氢氧化钠水溶液＜甲酰胺＜二甲基甲酰胺＜尿素水溶液

聚酰胺与酚性成分形成氢键缔合的能力在水中最强，在含水醇中，随着醇浓度增加而随之减弱，在高浓度醇或其他有机溶剂中几乎不与酚性成分产生氢键缔合。因此，在聚酰胺柱色谱分离时，用水装柱，醇浓度由低到高洗脱。甲酰胺、二甲基甲酰胺、尿素水溶液分子中有酰胺基，可同时与聚酰胺及酚性成分形成氢键缔合，洗脱能力强。碱可破坏聚酰胺对溶质的氢键缔合，一般用于聚酰胺的精制与再生处理。

（二）分配色谱法

分配色谱法（partition chromatography）是利用混合物中各成分在固定相和流动相中分配系数的不同而达到分离的色谱法。其原理是利用混合物中各成分在固定相和流动相两种不相混溶的液体之间做连续分配，由于各成分在两相间的分配系数不同，从而达到相互分离的目的。按固定相与流动相的极性差别，分配色谱法又分正相分配色谱和反相分配色谱；若固定相的极性大于流动相的极性，称为正相分配色谱；若固定相的极性小于流动相的极性，则称反相分配色谱。按操作方法，分配色谱法可分为柱色谱、薄层色谱、纸色谱等。

1. 载体　色谱分离时，将作为固定相的溶剂吸附于某种惰性固体物质的表面，这些惰性固体物质主要起到支持和固定溶剂的作用，称为支持剂或载体。常用的载体有硅胶、硅藻土、纤维素粉等。如含水量在 17％以上的硅胶因失去了吸附作用，可作为分配色谱的载体，是使用较多的一种分配色谱载体。纸色谱是以滤纸的纤维素为载体，滤纸上吸着的水分为固定相的一种特殊分配色谱。

2. 固定相与流动相　在分配色谱中，固定相和流动相互不相溶，两者极性应有较大的差异，被分离物质在固定相中的溶解度应适当大于其在流动相中的溶解度。正相色谱常用的固定相是强极性溶剂如水、缓冲溶液等，流动相则是乙醚、三氯甲烷、乙酸乙酯等弱极性的有机溶剂，而反相色谱的固定相是亲脂性的硅油、石蜡油等，流动相用水或甲醇等强极性溶剂。为了提高固定相的稳定性，现在一般使用键合固定相材料，如常用的反相硅胶分配色谱填料系将普通硅胶经下列方式化学修饰，键合上长度不同的烃基（R），在载体硅胶上形成一层亲油性表面。

$$—Si—OH + X—Si—R \longrightarrow —Si—O—Si—R + HX \qquad (X=卤原子、烷氧基)$$

键合的烃基通常为乙基（$—C_2H_5$）、辛基（$—C_8H_{17}$）和十八烷基（$—C_{18}H_{37}$），分别命名为 RP（reverse phase）-2、RP-8 和 RP-18，它们的亲脂性强弱顺序为：RP-18＞RP-8＞RP-2。流动相常用甲醇-水或乙腈-水。

（三）　离子交换色谱法

离子交换色谱法（ion exchange chromatography）是基于混合物中各成分（酸性、碱性及两性物质）解离度不同与离子交换树脂等进行离子交换反应时，因交换平衡的差异或亲和力差异而达到分离的一种方法。

该法以离子交换树脂为固定相，用水或与水混合的溶剂为流动相，在流动相中存在的离子性成分与树脂进行离子交换反应而被吸附。离子交换色谱法主要适合离子性化合物的分离，如生物碱、有机酸、氨基酸、肽类、蒽醌、黄酮类成分。化合物与离子交换树脂进行离子交换反应的能力强弱，主要取决于化合物解离度的大小和带电荷的多少等因素，化合物解离度大（酸性或碱性强），则易交换在树脂上，而较难洗脱。因此，当具不同解离度成分的混合物被交换在树脂上时，解离度小的化合物先于解离度大的化合物被洗脱。

1. 离子交换树脂的类型　离子交换树脂是一种不溶性的高分子化合物，具有特殊的网状结构，网状结构的骨架是由苯乙烯通过二乙烯苯交联聚合而成，骨架上带有能解离的基团作为交换离子。根据交换离子的不同可将其分为阳离子交换树脂和阴离子交换树脂。

2. 离子交换树脂的选择　①被分离的物质为生物碱阳离子时，选用阳离子交换树脂；为有机酸阴离子时，选用阴离子交换树脂。②被分离的离子吸附性强（交换能力强），选用弱酸或弱碱型离子交换树脂，如用强酸或强碱型树脂，则由于吸附力过强而很难洗脱；被分离的离子吸附性弱，应选用强酸或强碱型离子交换树脂，如用弱酸或弱碱型离子交换树脂则不能很好地交换或交换不完全。③被分离物质分子量大，选用低交联度的树脂；分子量小，选用高交联度的树脂。如分离生物碱、大分子有机酸、多肽类，采用 2%～4%交联度的树脂为宜；分离氨基酸或小分子肽（二肽或三肽），则以 8%交联度的树脂为宜；制备无离子水或分离无机成分，需用 16%交链度的树脂。只要不影响分离的完成，一般尽量采用高交联度的树脂。④作分离色谱用的离子交换树脂颗粒要求较细，一般用 200 目左右；作提取离子性成分用的树脂，粒度可较粗，可用 100 目左右；制备无离子水用的树脂可用 16～60 目。但无论作什么用，都应选用交换容量大的树脂。

3. 离子交换基团　阳离子交换树脂主要有强酸型（$—SO_3^- H^+$）（结构图见图 2-4）和弱酸型（$—COO^- H^+$）两种，阴离子交换树脂主要有强碱型［$—N^+(CH_3)_3 Cl^-$］和弱碱性（$—NR_2$、$—NHR$、$—NH_2$）两种。

4. 洗脱剂的选择　由于水是优良的溶剂并具有电离性，因此，大多数离子交换树脂色谱都选用水为洗脱剂，有时亦采用甲醇-水混合溶剂。为了获得最佳的洗脱效果，经常需用竞争的溶剂离子，并同时保持恒定的溶剂 pH 值。为此，经常采用各种不同离子浓度的含水缓冲溶液。如在阳离子交换树脂中，常用醋酸、枸橼酸、磷酸缓冲液；在阴离子交换树脂中，则应用氨水、吡啶等缓冲液；对复杂的多组分则可采用梯度洗脱方法，即有规律地随时间而改变溶剂的性质，如 pH 值、离子强度等。

除了离子交换树脂外，还可用离子交换纤维和离子交换凝胶来进行分离。离子交换纤维和离子交换凝胶是在纤维素或葡聚糖等大分子的羟基上，通过化学反应引入能释放或吸收离子的基团制得的，如二乙氨乙基纤维素（DEAE - Cellulose）、羧甲基纤维素（CM - Cellulose）、二乙氨乙基葡聚糖凝胶（DEAE - Sephadex）、羧甲基葡聚糖凝胶（CM - Sephadex）等。这些类型的离子交换剂既有离子交换性质，又有分子筛的作用，对水溶性成分的分离十分有效，主要用于分离纯化蛋白质、多糖等水溶性成分。

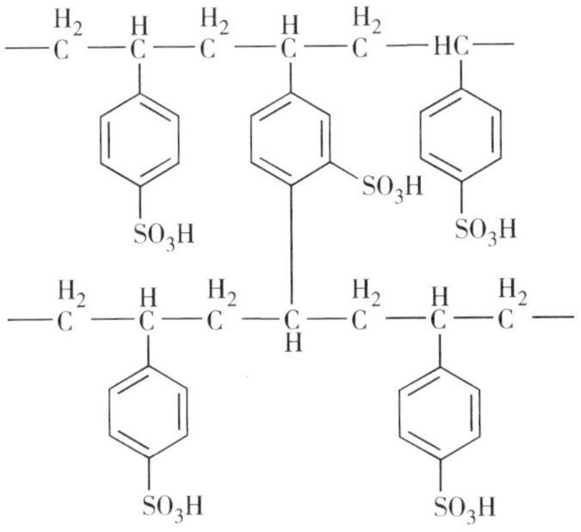

图 2-4　强酸型阳离子交换树脂的结构

（四）大孔树脂色谱法

大孔树脂色谱法是利用化合物与其吸附力的不同及化合物分子量大小的不同，在大孔树脂上经溶剂洗脱而达到分离的方法。大孔树脂（macroreticular resin）是一种没有可解离基团、具有大孔结构的固体高分子物质。一般为白色球形颗粒状，粒度多为 20～60 目。大孔树脂色谱是吸附和分子筛原理相结合的色谱方法，其吸附力以分子间范德华力为主，而分子筛作用是由其多孔性结构所决定。大孔树脂在水中吸附性强，故适用于从水溶液中分离和提纯化合物，因此，在天然药物化学成分的分离中，尤其是水溶性成分的提取分离中应用较为广泛。

大孔树脂根据孔径、比表面积和树脂结构可分为许多型号，如 AB-8、NKA-9、NKA-12、X-5、DA-101 等，以聚苯乙烯为核心的大孔树脂属于非极性大孔树脂，能吸附非极性化合物；以极性物质为核心的大孔树脂属于极性大孔树脂，能吸附极性化合物。在应用中，可根据实际要求和化合物性质选择合适的树脂型号和分离条件。欲取得满意的分离效果，须注意以下几方面因素的影响。

1. 化合物极性的大小　极性较大的化合物一般适于在极性大的大孔树脂上分离，而极性小的化合物则适于在极性小的大孔树脂上分离。

2. 化合物体积的大小　在一定条件下，化合物体积越大，吸附力越强。通常分子体积较大的化合物选择较大孔径的树脂，在合适的孔径情况下，比表面积越大，分离效果越好。

3. 溶液的 pH 值　一般情况下，酸性化合物在适当的酸性溶液中充分被吸附，碱性化合物在适当碱性溶液中较好地被吸附，中性化合物可在近中性的溶液中被较充分地吸附。根据化合物结构特点改变溶液 pH 值，可使分离工作达到理想效果。

大孔树脂用于天然药物化学成分的分离时，通常将混合物的水溶液通过大孔树脂后，依次用水、甲醇、乙醇、丙酮、乙酸乙酯等洗脱剂洗脱，可获若干部位。可根据吸附力的强弱选用不同的洗脱剂。对非极性大孔树脂来说，洗脱剂极性越小，洗脱能力越强；而对于极性大孔树脂来说，则洗脱剂极性越大，洗脱能力越强。也可用不同浓度的含水甲醇（或乙醇、丙酮）进行洗脱。根据实际情况，可采用不同极性梯度的洗脱液分别洗脱不同组分。

大孔树脂的再生处理比较方便，再生时用 1mol/L 盐酸和 1mol/L 氢氧化钠液顺次浸泡洗涤，最后用蒸馏水洗至中性，浸泡于甲醇或乙醇中贮存，临用前用蒸馏水洗尽醇即可使用。

（五）凝胶色谱法

凝胶色谱法（gel filtration chromatography）是一种以多孔物质为固定相、液体为流动相，根据分子大小和形状分离混合物的一种色谱技术。凝胶色谱法所用的固定相凝胶是具有许多孔隙的立体网状结构的高分子多聚体，而且孔隙大小有一定的范围。它们呈理化惰性，大多具有极性基团，能吸收大量水分或其他极性溶剂。将凝胶颗粒在适宜的溶剂中浸泡，使其充分溶胀，然后装入色谱柱中，加入样品溶液，再用洗脱剂洗脱。由于凝胶颗粒膨胀后形成的骨架中有许多一定大小的孔隙，当混合物溶液通过凝胶柱时，比凝胶孔隙大的分子不能进入凝胶内部，只能在凝胶颗粒的间隙移动，并随洗脱剂从柱底先行流出，而比凝胶孔隙小的分子可以自由进入凝胶内部，移动被滞留，随流动相走在后面。这样经过一段时间洗脱后，混合物中的各成分就能按分子由大到小的顺序先后流出并得到分离（见图 2-5）。这种分离方法又称分子筛色谱、排阻色谱、凝胶渗透色谱。

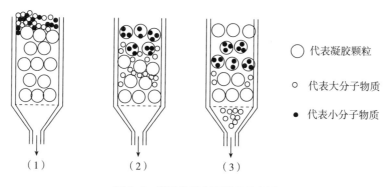

○ 代表凝胶颗粒

○ 代表大分子物质

● 代表小分子物质

图 2-5　凝胶色谱分离原理示意图

（1）待分离的混合物在色谱柱表面。（2）样品进入色谱柱，小分子进入凝胶颗粒内部，大分子随溶液流动。（3）大分子物质行程短，流出色谱柱。小分子物质仍在缓慢移动。

在天然药物化学成分的研究中，凝胶色谱主要用于蛋白质、酶、多肽、氨基酸、多糖、苷类、甾体以及某些黄酮、生物碱的分离。

商品凝胶的种类很多，不同种类凝胶的性质和应用范围有所不同，常用的有葡聚糖凝胶（Sephadex G）和羟丙基葡聚糖凝胶（Sephadex LH-20）。

1. 葡聚糖凝胶　葡聚糖凝胶（Sephadex G）是由葡聚糖和甘油基通过醚键（—O—CH$_2$—CHOH—CH$_2$—O—）相交联而成的多孔性网状结构物质。由于其分子内含大量羟基而具亲水性，在水中溶胀。凝胶颗粒网孔大小取决于制备时所用交联剂的数量及反应条件。加入交联剂越多，交联度越高，网状结构越紧密，孔径越小，吸水膨胀也小；交联度越低，则网状结构越稀疏，孔径就大，吸水膨胀也大。商品型号按交联度大小分类，并以吸水量（每克干凝胶吸水量×10）来表示，如 Sephadex G-25，表示该凝胶吸水量为 2.5mL/g，Sephadex G-75 的吸水量为 7.5mL/g。Sephadex G 系列的凝胶只适于在水中应用，不同规格的凝胶适合分离不同分子量的物质。

2. 羟丙基葡聚糖凝胶 羟丙基葡聚糖凝胶（Sephadex LH‑20）是在 Sephadex G‑25 分子中的羟基上引入羟丙基形成醚键（—OH→ —OCH₂CH₂CH₂OH）而成的多孔性网状结构物质。虽然分子中羟基总数未改变，但非极性烃基部分所占比例相对增加了，因此这种凝胶既有亲水性又有亲脂性，不仅可在水中应用，也可在多种有机溶剂中膨胀后应用。在分离过程中，Sephadex LH‑20 除了原有的分子筛功能外，还具有反相分配色谱作用。如果使用正相溶剂洗脱，如三氯甲烷、三氯甲烷与甲醇的混合液等，主要以凝胶过滤作用为主，即分子大的物质先被洗脱下来，分子小的物质后被洗脱出柱；而使用反相溶剂洗脱，如含水的醇类，如甲醇、乙醇等，Sephadex LH‑20 对物质分离除分子筛作用外还具有反相分配的作用，即极性大的物质先被洗脱下来，极性小的物质后被洗脱出柱。由于 Sephadex LH‑20 适用于不同类型物质的分离，现已广泛应用于天然药物的分离纯化与制备中。

（六）加压柱色谱

1. 高效液相色谱 高效液相色谱（high performance liquid chromatography，HPLC）是在经典的常规柱色谱的基础上发展起来的一种新型快速分离分析技术，其分离原理与常规柱色谱相同，包括吸附色谱、分配色谱、凝胶色谱、离子交换色谱等多种方法。高效液相色谱采用了微粒型填充剂（颗粒直径 5～20μm）和高压匀浆装柱技术，洗脱剂由高压输液泵压入柱内，并配有高灵敏度的检测器和自动描记及收集装置，从而使它在分离速度和分离效能等方面远远超过常规柱色谱，具有高效化、高速化和自动化的特点。而且高效液相色谱还保持了液相色谱对样品的适用范围广、流动相改变灵活性大的优点，对于难气化、分子量较高的成分或对热不稳定的成分都可应用。制备型的高效液相色谱还能用于较大量分离制备纯度较高的样品，因而在天然药物化学成分的分离、定性检识和定量分析等方面已占有越来越重要的地位。高效液相色谱常使用键合固定相材料。

2. 低压柱色谱和中压柱色谱 低压柱色谱（low pressure liquid chromatography，LPLC）和中压柱色谱（middle pressure liquid chromatography，MPLC）类似高效液相色谱，属于加压液相色谱。它们采用的填充剂的颗粒直径大小介于常规柱色谱和高效液相色谱之间（见表 2‑3）。在不同的压力下进行柱色谱，虽然低压、中压柱色谱的分离效果不及高效液相色谱，但比经典的常规柱色谱有显著提高，并具有设备简单、操作方便、分离快速等优点，适合于天然药物化学成分的分离。

表 2‑3 几种色谱方法的比较

色谱方法	填充剂颗粒直径	压力
常规柱色谱	100～200μm	常压
低压柱色谱	50～75μm	$0.5～5×10^5 Pa$
中压柱色谱	50～75μm	$5～20×10^5 Pa$
高效液相色谱	5～20μm	$>20×10^5 Pa$

（七）真空液相色谱法

真空液相色谱法（vacuum liquid chromatography，VLC）又称为减压柱色谱法。它是利用柱后减压，使洗脱剂迅速通过固定相，从而很好地分离样品。通常以吸附剂为固定相，常用的吸附剂为薄层色谱颗粒直径的硅胶或氧化铝，样品量与吸附剂用量比值为 1：30～200。吸附剂和洗脱剂可通过薄层色谱来选择。真空液相色谱法具有快速、简便、高效、价廉等优点，目前已成功地用于萜类、类脂、二萜、生物碱等复杂天然药物化学成分的分离。

（八）薄层色谱法

薄层色谱（thin layer chromatography，TLC）是一种简便、快速的色谱方法，常用薄层色谱按分离原理属吸附色谱，其固定相为吸附剂，而流动相习惯称为展开剂。薄层色谱主要用于化学成分的检识，也常作为柱色谱分离的检识手段，用于色谱条件的摸索、洗脱流分的归并、化学成分纯度的判定等。薄层色谱用于化学成分的分离时，称制备薄层色谱，在天然药物化学成分的分离中广泛应用。制备薄层色谱是将吸附剂均匀地铺在玻璃板上，把要分离的样品点于薄层板上，经合适的展开剂展开后，将分离后的谱带分别刮下，用溶剂洗脱后得到分离的化合物。一般情况下，一块 1mm 厚的 20cm×20cm 的制备薄层色谱板可分离 10～100mg 的样品。

薄层色谱中吸附剂和展开剂的选择原则和常规柱色谱相同。主要区别在于薄层色谱要求吸附剂的粒度更细，且粒度均匀。最常用的吸附剂是硅胶或加有石膏作黏合剂的硅胶 G，有时另加其他黏合剂如羧甲基纤维素钠加固薄层板面。对于某些性质特殊的化合物的分离与检出，有时需采用一些特殊薄层色谱方法。

1. 荧光薄层色谱　有些化合物本身无色，在紫外灯下也不显荧光，又无适当的显色剂时，则可在吸附剂中加入荧光物质制成荧光薄层进行色谱。展开后置于紫外光下照射，薄层板本身显荧光，而样品斑点处不显荧光，即可检出样品的色谱位置。常用的荧光物质有两种，一种是能在 254nm 紫外光激发下显出荧光的锰激活的硅酸锌；另一种为在 365nm 紫外光激发下发出荧光的银激活的硫化锌、硫化镉。

2. 络合薄层色谱　常用的有硝酸银薄层色谱，用来分离碳-碳双键数目和构型不同的一系列化合物。

3. 酸碱薄层色谱　分离碱性或酸性化学成分时，可改变吸附剂原来的酸碱性，在铺制薄层时采用稀酸或稀碱以代替水调制薄层板，有时能够提高分离效果。

4. 高效薄层色谱　高效薄层色谱（high performance thin layer chromatography，HPTLC）是在薄层色谱的基础上，采用粒度更小和粒度范围更窄的吸附剂，结合特殊的黏合剂发展起来的一种色谱方法。高效薄层色谱的吸附剂粒度为 5～7μm，理论塔板高度仅为 12μm，而一般薄层色谱的理论塔板高度约为 30μm。因此，高效薄层色谱的分离能力较薄层色谱提高 3 倍，检出灵敏度提高 1～2 个数量级，使用时展开距离短，斑点集中，分离效果好。且高效薄层板通常采用喷雾法预先制备，涂层均匀，重现性好。高效薄层色谱具有高效、微量、快速等特点，多用于天然药物化学成分的检识和定量分析。

（九）液滴逆流色谱法

液滴逆流色谱法（droplet counter current chromatography，DCCC）是一种在逆流分配法基础上改进的液-液分配技术。它要求流动相通过固定液相柱时能形成液滴。流动相形成的液滴在细的分配萃取管中与固定相有效地接触、摩擦，不断形成新的表面，促进溶质在两相溶剂中的分配，使混合物中的各化学成分在互不任意混溶的两相液滴中因分配系数不同而达到分离（图 2-6）。该法适用于各种极性较强的天然药物化学成分的分离，其分离效果往往比逆流分配法好。且不会产生乳化现象，用氮气压驱动流动相，被分离物质不会因遇到大气中氧气而氧化。但本法必须选用能生成液滴的溶剂系统，且处理样品量小，并需要有专门设备。

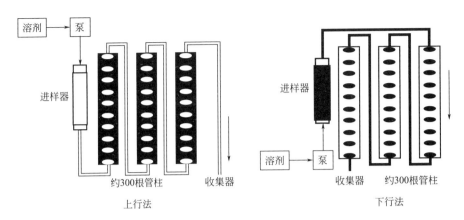

图 2-6　液滴逆流色谱法示意图

（十）高速逆流色谱法

高速逆流色谱法（high speed counter current chromatography，HSCCC）是一种液-液分配色谱方法。该法利用聚氟乙烯螺旋分离柱的方向性和在特定的高速行星式旋转器所产生的离心力作用，使无载体支持的固定相稳定地保留在分离柱中，并使样品和流动相单向、低速通过固定相，使互不相溶的两相不断充分地混合，随流动相进入螺旋分离柱的混合物中的各化学成分在两相之间反复分配，按分配系数的不同而逐渐分离，并被依次洗脱（见图 2-7）。在流动相中分配系数大的化学成分先被洗脱，反之，在固定相中分配系数大的化学成分后被洗脱。

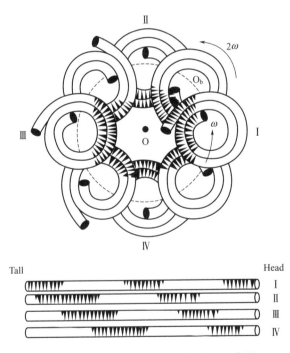

图 2-7　螺旋柱中两相溶剂运动及分配示意图

高速逆流色谱法由于不需要固体载体，克服了其他液相分配色谱中因采用固体载体所引起的不可逆吸附消耗、样品的变性污染和色谱峰畸形拖尾等缺点，样品可定量回收，还具有重现性好、分离纯度高和速度较快等特点，适用于皂苷、生物碱、酸性化合物、蛋白质和糖类等化合物的分离和精制工作。

（十一）亲和色谱法

亲和色谱法（affinity chromatography，AC）是基于分子间高亲和力与高专一性可逆结合原理的一种独特的色谱分离方法，通过模拟生物分子之间可逆的特异性相互作用，利用偶联了亲和配基的吸附介质为固定相来亲和吸附目标化合物，是吸附色谱的发展。该方法能从复杂的样品中选择性分离和分析特定化学成分。在亲和色谱中，先将能与目标化合物（配体）特异结合的配基固定于填料载体上制备色谱柱，再将含目标化合物的混合物通过色谱柱，只有与色谱柱中配基表现出亲和性的目标化合物才可与配基结合，保留在色谱柱上，最后被吸附的目标化合物通过改变流动相的组成被洗脱，从而与其他化学成分分离。

亲和色谱原来主要用于蛋白质，尤其是酶、抗原、抗体的分离与纯化。近年来，随着技术的不断发展，其应用范围也不断扩大，出现了分子烙印亲和色谱、免疫亲和色谱、细胞膜亲和色谱等多种新型的亲和色谱。

1. 分子烙印亲和色谱　分子烙印亲和色谱（molecular imprinting affinity chromatography，MIC）是利用具有分子识别能力的聚合物材料——分子烙印聚合物（molecular imprinted polymer，MIP）作为亲和色谱固定相，来分离、筛选、纯化目标分子的技术。近年来发展非常迅速，MIP在有机溶剂中更能表现出其分子识别能力，它不仅对模板分子具有很高的亲和性，而且对与模板分子结构类似的化合物也表现出较高的结合能力，因而得到了越来越广泛的应用。如果与质谱联用，可以快速有效地分离鉴定天然药物中的活性成分。

2. 免疫亲和色谱　免疫亲和色谱（immunity affinity chromatography，IAC）是利用抗原和抗体间的可逆结合作用，高效选择性分离和纯化复杂体系中微量成分的方法。将抗体固定到固相载体上，可用于从复杂的样品中分离得到所需的目标化合物。

3. 细胞膜亲和色谱法　细胞膜亲和色谱法（cell membrane chromatography，CMC）是将活性组织细胞膜固定在特定载体表面，制备成细胞膜固定相，用液相色谱的方法，根据化合物与固定相上细胞膜及膜受体的相互作用，分离并筛选天然药物中的有效成分。

亲和色谱具有高选择性、高活性回收率和高纯度等特点，利用它从粗提物中经过一些简单的处理便可得到所需的高纯度活性物质。由于亲和配基往往是目标化合物的作用靶点，因此亲和色谱不仅能选择性分离，而且可同时进行活性的初步筛选，因此非常适合天然药物中有效成分的分离和筛选。

六、其他分离方法

（一）分馏法

分馏法是利用液体混合物中各组分沸点的差别，通过反复蒸馏来分离液体成分的方法。在天然药物化学成分研究中，分馏法用于挥发油和一些液体生物碱的分离。液体混合物中所含的每种成分都有各自固定的沸点，在一定的温度下，都有一定的饱和蒸气压。沸点越低，则该成分的蒸气压越大，也就是说挥发性越大。当溶液受热气化后，并呈气-液两相平衡时，沸点低的成分在蒸气中的分压高，因而在气相中相对含量也就较液相中大，即在气相中含较多低沸点成分，而在液相中含有较多的高沸点成分。经过一次理想的蒸馏后（即气-液两相达到平衡），馏出液中沸点低的成分含量提高，而沸点高的成分含量降低。如果把馏出液再进行一次蒸馏，沸点低的成分含量又进一步增加，如此经过多次反复蒸馏，就可将混合物中各成分分开。这种多次反复蒸馏而使混合物分离的过程称为分馏。实际分馏时是通过分馏柱来进行的，在一支分馏柱中完成这种多次蒸馏的复杂过程。

在分离液体混合物时，如液体混合物各成分沸点相差 100℃以上，则可以不用分馏柱，如相差 25℃以下，则需采用分馏柱，沸点相差越小，则需要的分馏装置越精细，分馏柱也越长。若液体混合物能生成恒沸混合物或所含化学成分较复杂，且有些成分沸点相差很小，用分馏法很难得到单体，须配合其他分离方法如色谱法进一步分离才能得到单体。另外，用分馏法分离挥发油时，由于挥发油中各成分沸点较高（常在 150℃以上），并且有些成分在受热下易发生化学变化，因而常需在减压下进行操作。

（二）分子蒸馏法

分子蒸馏（molecular distillation）也称短程蒸馏（short path distillation），是一种在高真空度条件下进行分离操作的连续蒸馏过程。其基本原理是在高真空度下进行的非平衡蒸馏，具有特殊的传质传热机理。在高真空度下，蒸发面和冷凝面的间距有可能小于或等于分离物分子运动的平均自由程，当分子从蒸发面上形成的液膜表面蒸发逸出时，分子不相互发生碰撞，毫无阻碍地到达冷凝面上凝集。不同种类的分子逸出液面后的平均自由程不同，依据不同分子的这种性质差异而达到混合物的分离。由于待分离组分在远低于常压沸点的温度下挥发，以及各组分在受热情况下停留时间很短（约 0.1～1 秒），因此该方法是分离天然药物化学成分最温和的蒸馏方法，适合于高沸点、黏度大和热敏性天然药物化学成分的分离。

（三）透析法

透析法是利用小分子物质在溶液中可通过半透膜，而大分子物质不能通过半透膜的性质达到分离的方法。例如分离和纯化皂苷、蛋白质、多肽、多糖等物质时，可用透析法以除去无机盐、单糖、双糖等杂质。反之也可将大分子的杂质留在半透膜内，而将小分子的物质通过半透膜进入膜外溶液中而加以分离精制。透析是否成功与透析膜的规格关系极大，透析膜的膜孔有大有小，要根据欲分离成分的具体情况选择。透析膜有动物性膜、火棉胶膜、羊皮纸膜（硫酸纸膜）、蛋白质胶膜、玻璃纸膜等。通常多用市售的玻璃纸或动物性半透膜扎成袋状，外面用尼龙网袋加以保护，小心加入欲透析的样品溶液，悬挂在清水容器中。经常更换清水使透析膜内外溶液的浓度差加大，必要时适当加热，并加以搅拌，以使透析速度加快。为了加快透析速度，还可应用电透析法，即在半透膜旁边纯溶剂两端放置二个电极，接通电路，则透析膜中带有正电荷的成分如无机阳离子、生物碱等向阴极移动，而带负电荷的成分如无机阴离子、有机酸等则向阳极移动，中性化合物及高分子化合物则留在透析膜中。透析是否完全，须取透析膜内溶液进行定性反应检查。

第三节　天然药物化学成分的结构测定方法

天然药物化学成分经提取、分离及精制得到单体化合物后，必须确定其化学结构，才能为进一步的活性、结构修饰及合成等研究提供可靠的依据。因此，天然药物化学成分的结构研究是本门学科的重要研究内容之一。

目前，天然药物化学成分结构鉴定的方法以有机波谱法为主，化学法为辅。在结构鉴定时，应充分查阅国内外文献，利用色谱和波谱数据，鉴定出已知化合物。对于未知新成分，则需进一步进行波谱数据的测试，必要时结合结构修饰及生源途径来确定其结构。

一、化合物的纯度测定

天然药物化学成分具有结构复杂多样、产量少的特点，其化学成分比合成药物化学成分复杂，故在结构鉴定前须进行样品的纯度测定。

1. 熔距或沸程　固体纯物质的熔距一般为 0.5～1℃，混有杂质时熔距扩大。对于液体纯物质，其沸程应小于 5℃。

2. 色谱法　用色谱法来检测天然药物化学成分的纯度是最常用的方法。纯物质经薄层层析色谱（thin layer chromatography，TLC），用三种不同的溶剂系统展开后，应显示单一完整的斑点；或经液相色谱（liquid chromatography，LC）或气相色谱（gas chromatography，GC）检测，在三种不同极性的溶剂系统中应显示单峰。

二、结构研究的一般程序

1. 物理常数　天然药物化学成分的物理常数测定包括熔点、沸点、比旋度、折光率和相对密度等，这些物理常数与所测样品的结构有着内在的联系。熔点及沸点测试可判断所测成分的纯度，还可在一定程度上反映样品分子量及分子间范德华力的大小。液态物质应测试其折光率和相对密度。有光学活性的成分还应测其比旋度，用于确定其构型。

2. 分子式确定　化合物分子式测定最常用的方法是高分辨率质谱法（high resolution mass spectrometry，HR-MS）。HR-MS 不仅可得到化合物的精确分子量，还可获得可能的分子式。难以用 HR-MS 测出分子离子峰的不稳定化合物，可用自动元素分析仪进行定性定量分析，或制备稳定的衍生物后用 MS 测定其分子量，推出分子式。

3. 结构骨架与官能团　通过计算化合物不饱和度，可判断样品分子结构中所含双键或环的个数。利用化学显色反应及有机波谱数据可推定特定的分子结构骨架与官能团，如用 kedde 试剂反应判断化合物中是否含有五元不饱和内酯结构片断，利用红外光谱可获得结构中官能团的信息。

4. 平面与立体结构　随着有机波谱分析技术的进步与成熟，其逐渐成为复杂的天然药物化学成分，特别是全新骨架的新化合物结构研究的主要手段。综合分析化合物的物理常数、化学试剂反应及各种有机波谱数据，必要时进行结构衍生化，同时结合文献分析，可确定化合物的平面结构与立体结构（见图 2-8）。

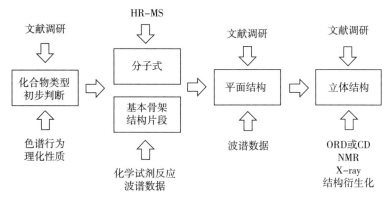

图 2-8　天然药物化学成分结构研究的一般程序

三、结构研究中常用的波谱分析方法

天然药物化学成分结构研究中的主要波谱技术包括紫外-可见吸收光谱（ultraviolet-visible absorption spectra，UV）、IR 光谱（infrared spectra，IR）、核磁共振（nuclear magnetic resonance，NMR）、质谱（mass spectrometry，MS）、旋光光谱法（optical rotator dispersion，ORD）、圆二色光谱（circular dichroism，CD）和 X 射线衍射法（X-Ray diffraction method，XRD）等技术，这些技术具有灵敏度高、选择性强、用量少和快速简便的优点。

（一）紫外-可见吸收光谱

UV 光谱是指有机化合物吸收紫外光（200~400nm）或可见光（400~800nm）后，电子从基态跃迁到激发态而形成的吸收光谱。UV 光谱在天然药物化学成分结构解析中，虽不能给出化合物确切的结构，但可提供分子中共轭片断的信息（表 2-4）。如 β-紫罗兰酮（ionone）结构中的共轭链比 α-紫罗兰酮长，两者在 UV 光谱中的最大吸收峰位置分别出现在 298nm 和 228nm。对于共轭链较长的化学成分，如苯丙素类、醌类、黄酮类和强心苷类等化合物，可用 UV 光谱解析结构中的取代基。如在黄酮类化合物的结构解析中，可根据加入诊断试剂前后 UV 光谱的变化判断母核上的羟基取代及取代位置的情况。

表 2-4　各结构类型或片断 UV 光谱吸收特征

吸收范围	吸收强度（ε）	结构类型或片断
215~800nm	无吸收	脂肪族、非共轭烯烃、胺类、醇类等
220~250nm	~10000	共轭烯，α,β-不饱羰基
230~270nm	1000~10000	苯环共轭衍生物
230~270nm	200~1000	苯环

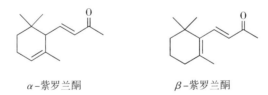

α-紫罗兰酮　　　　　　　β-紫罗兰酮

（二）红外光谱

IR 光谱是记录有机化合物吸收波长为 2~16μm 的红外光后产生振动及转动能级跃迁而形成的吸收光谱。IR 光谱图横坐标常用波数（cm^{-1}）表示，范围为 4000~400cm^{-1}，纵坐标用百分透光率表示。

IR 光谱中官能团区（4000~1350cm^{-1}）及指纹区（1350~400cm^{-1}）的吸收峰信息在结构解析中比较重要。官能团区的一些吸收峰仅由特定基团的伸缩振动产生，不受整个分子结构环境的影响，这对特定官能团的识别非常有用（表 2-5）。指纹区中的吸收峰受整个分子结构影响较大，每个化合物在这一区域都有自己特有的光谱，这对于鉴别化合物及判断某些手性化合物的构型很有价值。因此，利用 IR 光谱不但能识别未知化学成分结构中的特定官能团（如羟基、羰基、苯环、双键等），还可用于已知化合物的鉴别。在 annosquacin-I 的红外光谱（见图 2-9）中，3422cm^{-1} 和 1742cm^{-1} 处的吸收峰提示结构中存在羟基和羰基。山道年（santonin）

的 α，β 构型中由于甲基距离羰基的远近不同，其指纹区吸收峰的位置分别出现在 $1243cm^{-1}$ 和 $1277cm^{-1}$。另外，IR 光谱对于蒽醌类化学成分的 α-OH 的数目及位置确认、甲型和乙型强心苷元区别都有一定的应用价值。

表 2-5　各类化合物在 IR 光谱官能团区的吸收峰

波数（cm^{-1}）	官能团及振动类型	结构类型或片断
3700~2500	$\nu O—H$、$\nu N—H$、$\nu C—H$	醇、酚、羧酸、胺、亚胺、炔烃、烯烃、芳烃、饱和烃
2500~1900	$\nu C\equiv C$、$\nu C\equiv N$、$\nu N\equiv N$、$\nu C—C=C$、$\nu C=C=O$、$\nu N=C=O$、$\nu N—N=N$	炔烃、腈基、重氮盐、累积双键
1900~1500	$\nu C=C$、$\nu C=O$、$\nu C=N$、$\nu N—O$	醛、酮、酸、酯、酰胺、酸酐、烯烃、芳烃

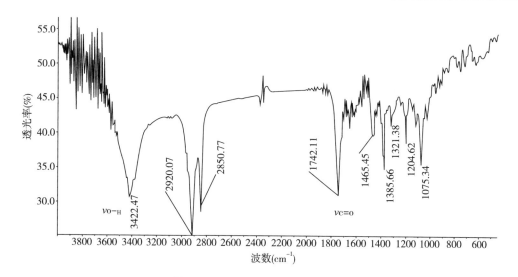

图 2-9　annosquacin-I 的红外光谱图

annosquacin-I

α-山道年　　　　　　　　β-山道年

（三）核磁共振谱

NMR 是有机化合物分子在外加磁场中受到一定频率的电磁波照射后，磁性核吸收能量产生能级跃迁而发生核磁共振，以吸收峰的频率对吸收强度作图获得的谱图。NMR 技术已广泛应用于复杂的天然药物化学成分的结构鉴定。

1. 核磁共振氢谱　有机化合物结构中的 ^1H 或 ^{13}C 核因周围化学环境不同，导致共振吸收的频率不同，从而在不同的区域出现共振信号，这种因化学环境变化引起的共振谱线的位移称化学位移，用 δ 表示。δ_H 范围在 $0\sim20$，各类质子的 δ_H 范围为：脂环族 $0\sim2$、炔类 $2\sim3$、烯类 $4\sim7.5$、芳香族 $6\sim9$、醛 $9\sim10$，如有氢键形成时，δ_H 可大于 10（表 2-6）。

表 2-6 各结构类型或片断 δ_H 范围

结构类型或片断	δ_H（ppm）	结构类型或片断	δ_H（ppm）
R_3—CH、R_2—CH_2、R—CH_3、环烷烃	$0.2\sim1.5$	R_2—C≡CH—R	$4.6\sim8.0$
CH_3—X（Ar、NR_2、S）、R—C≡CH、CH_3—C=O、C=C—CH_3	$1.5\sim3.0$	芳（杂）环氢	$6\sim8.5$
CH_3—X（F、Cl、Br、I、O、NO_2）	$2.0\sim4.7$	R—CHO	$9\sim10$
R—OH、R—NH_2	$1.5\sim5.5$	R—COOH	$10.5\sim12$

在 ^{1}H-NMR 谱中，各共振峰的积分面积可用来判断样品分子中各种环境下氢核的数量及质子总数，共振吸收峰的裂分情况及耦合常数（J）可反映相近氢核之间的耦合关系。因此在结构鉴定时，可通过 ^{1}H-NMR 谱中的化学位移、峰面积、峰的裂分情况与 J 值来了解天然药物化学成分结构中质子的类型、数目及相邻原子或原子团的结构信息。

在山荷叶素（diphyllin）的 ^{1}H-NMR 谱图中，根据峰面积计算，表明结构中存在 16 个氢。其中 4-OH、6-OCH_3、7-OCH_3、亚甲二氧基及内酯环上的质子周围没有其他氢核的干扰，所以在谱图上分别在 δ_H 10.40（s，1H）、3.94（s，3H）、3.66（s，3H）、6.12（s，2H）及 5.36（s，2H）处出现单峰信号。而 2'-H、5'-H、6'-H 3 个氢核，在谱图上分别出现 δ_H 6.87（d，$J=1.6$Hz，1H）、7.03（d，$J=7.9$Hz，1H）及 6.75（dd，$J=7.9$，1.6Hz，1H）3 个相互偶合的信号。

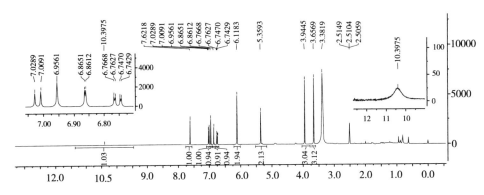

图 2-10 山荷叶素的 ^{1}H-NMR 谱图（400MHz，DMSO-d_6）

山荷叶素

在 ^{1}H-NMR 测试时，还可借助一些辅助技术获得更多的结构信息。如重水（D_2O）交换、加入反应试剂、选择去耦及双照射技术等。D_2O 交换可判断结构中是否存在活泼氢。若氢谱中出现复杂耦合，导致吸收峰大量重叠干扰结构解析时，可用双照射技术减少耦合来简化谱图，确定相互耦合的峰组，找到重叠信号或隐藏信号的位置。双照射技术产生的核增益效应（nuclear overhauser effect，NOE）还可确定分子结构中空间上相互靠近的氢核，用于立体构型的推定。

在瓜子金皂苷元 $2\alpha,3\alpha,24$-三羟基齐墩果-12-烯-28-羧酸的结构鉴定时，为了确定 4-CH₂OH 的构型，制备了其乙酰化物 $2\alpha,3\alpha,24$-三乙酰齐墩果-12-烯-28 羧酸。在 NOE 实验时观察到，当照射 4-CH₂OH 信号（δ_H 3.61 与 3.81）时，2-H（δ_H 5.39）及 3-H（δ_H 4.91）的信号强度分别增加了 27% 和 25%，而选择性照射 4-CH₃ 信号（δ_H 1.00）时，2-H 的信号强度不变，3-H 的信号强度只增加了 9%。由此确定 4-CH₂OH 处于 a 键，与 2、3 位上的质子靠近，产生了 NOE 效应。

$2\alpha,3\alpha,24$-三乙酰齐墩果-12-烯-28-羧酸

2. 核磁共振碳谱 ¹³C-NMR 谱可提供天然药物化学成分结构中碳骨架的信息。δ_C 范围为 0～250，各类碳的 δ_C 大概范围为：sp³-C 0～60、sp-C 70～90、sp²-C 100～165、羰基碳 160～220（表 2-7）。¹³C-NMR 谱可给出不与氢核相连的碳（季碳）的共振吸收峰，因此，¹³C-NMR 和 ¹H-NMR 谱共用，可给出未知成分完整的结构信息。

表 2-7 各类碳 δ_C 范围

结构类型或片断	δ_C	结构类型或片断	δ_C
R—CH₃	8～35	芳香碳	110～170
R₂—CH₂	15～50	R—CONH₂	165～175
R₃—CH	20～60	R—COOR	
R₄—C	30～40	R—COOH	175～185
R₃—C—（Cl、Br、I、N）	0～60	R—CHO	190～200
R₃—C—O	50～80	R—COR	205～220

（1）**质子宽带去耦谱**（broad band decoupling，BBD） 也称质子噪音去耦谱（proton noise decoupling spectrum）或全氢去耦谱（proton complete decoupling，COM）。在该技术中，所有质子与碳的耦合被消除，不同类型的碳核均以单峰出现，使得谱图大大的简化。且由于 NOE 效应使得灵敏度增大，便于确认各峰的化学位移。

在山荷叶素的 COM 谱图中（见图 2-11），出现了 21 个碳的吸收峰。其中 δ_C 170.1 及 67.1 为内酯环上羰基和亚甲基碳的信号，δ_C 101.2、105.9、108.3、111.5、119.1、122.1、123.8、124.3、129.3、129.95、129.99、145.4、147.1、147.3、150.2 及 151.0 为芳环 16 个碳的信号，δ_C 101.5 为亚甲二氧基碳的信号，δ_C 55.6 及 56.1 为 2 个甲氧基碳的信号。

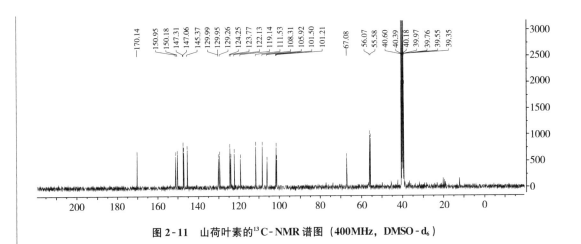

图 2-11　山荷叶素的 ^{13}C-NMR 谱图（400MHz，DMSO-d$_6$）

（2）无畸变极化转移增强法（distortionless enhancement by polarization transfer，DEPT）　在 DEPT 谱中，通过改变脉冲角度（$\theta=45°$、$90°$ 和 $135°$），使不同类型的碳核在谱图中得以辨别。当 $\theta=45°$ 时，所有 CH、CH$_2$、CH$_3$ 显正信号；当 $\theta=90°$ 时，仅显示 CH 正信号；当 $\theta=135°$ 时，CH 和 CH$_3$ 为正信号，而 CH$_2$ 为负信号；但在 DEPT 谱中，季碳均无信号。在成分结构鉴定中，可通过比较 DEPT 与 COM 谱，判断结构中碳的类型（伯、仲、叔或季碳）。

在山荷叶素的 DEPT 135 谱中（见图 2-12），出现 2 个负信号。结合化学位移值，可确定 δ_C 101.5 为亚甲二氧基 C 的信号，δ_C 67.1 为内酯环上 C-11 的信号。

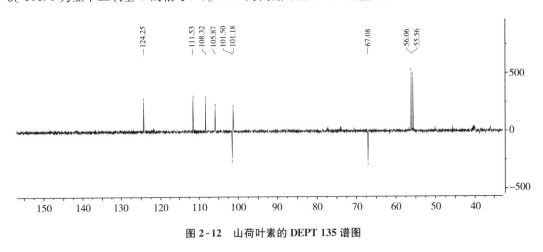

图 2-12　山荷叶素的 DEPT 135 谱图

3. 二维 NMR 谱　在 2D-NMR 中，f$_1$ 轴与 f$_2$ 轴具体含义不一样，从而有各种 2D-NMR 谱，大体可分为二维分解谱及二维相关谱。在天然药物化学成分结构测定中，应用较多的是二维化学位移相关谱，其 f$_1$ 轴与 f$_2$ 轴都表示化学位移值，包括同核化学位移相关谱（homonuclear chemical shift correlation spectroscopy，^{1}H-^{1}H COSY）、异核单量子相关谱（heteronuclear single quantum correlation，HSQC）、异核多键相关谱（heteronuclear multiple bond conectivity，HMBC）等。相比 1D-NMR 谱图，2D-NMR 可以给出化合物分子结构中 ^{1}H-^{13}C、^{1}H-^{1}H 之间的相互连接及耦合的信息，可更准确地反映复杂的天然药物化学成分的结构信息。

（1）^{1}H-^{1}H COSY　常用于测定质子之间的连接顺序。相关谱上的 f$_1$ 轴与 f$_2$ 轴均为氢信号的化学位移。在谱图中，沿对角形成的斑点称为对角峰，其他斑点称为相关峰。从相关峰出发，分别向横轴、纵轴引垂线，与两轴交叉处的氢信号之间相互耦合。在山荷叶素的 ^{1}H-^{1}H

COSY 谱中（见图 2-13 及图 2-14），相关峰（δ_H 7.01，δ_H 6.75）及（δ_H 6.87，δ_H 6.76）的信号表明 δ_H 6.75 与 δ_H 7.01 及 δ_H 6.87 相互耦合。^{1}H-^{1}H COSY 谱特别适合用于化合物中氢耦合比较复杂，在一维 ^{1}H-NMR 中不易观测的耦合关系的确定。

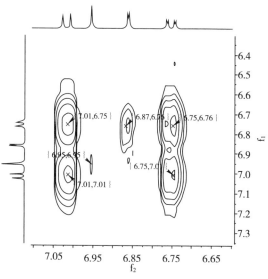

图 2-13　山荷叶素的 ^{1}H-^{1}H COSY 谱图

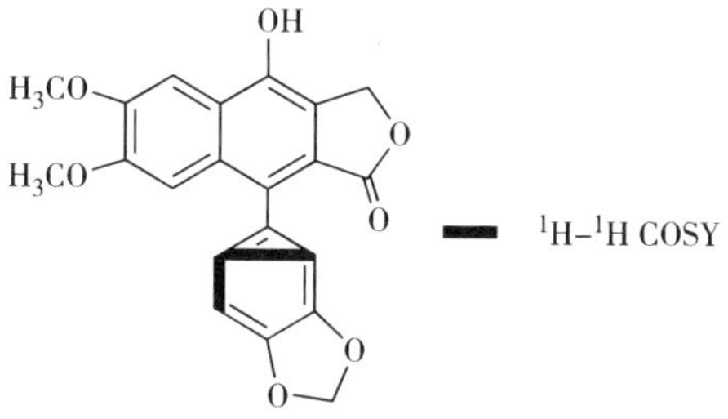

图 2-14　山荷叶素的 ^{1}H-^{1}H COSY 图

（2）HSQC　与 HSQC 谱技术相似的还有异核多量子相关谱（heteronuclear multiple quantum correlation，HMQC），两者都采用反向实验技术，灵敏度高，能够提供与 ^{1}H 核直接相连的 ^{13}C 的相关信息。在成分结构鉴定中，目前更多应用 HSQC 来检测 ^{1}H-^{13}C 直接相关的信息。在 HSQC 谱中，f_1 轴表示碳谱，f_2 轴表示氢谱。在谱图中出现的信号所对应的氢和碳直接相关。在山荷叶素的结构解析中，通过一维 H 谱耦合关系分析，可以明确 δ_H 6.87（d，$J=1.6$ Hz，1H）位于 2′位、7.03（d，$J=7.9$ Hz，1H）位于 5′位及 6.75（dd，$J=7.9$，1.6Hz，1H）位于 6′位。再通过 HSQC 谱（图 2-15）可得到与这些质子相连芳香碳的信息。谱图中（δ_H 6.87，δ_C 115.3）、（δ_H 7.03，δ_C 108.3）及（δ_H 6.75，δ_C 124.3）3 个信号，表明 δ_C 115.3、108.3 与 124.3 分别归属于 2′、5′及 6′位。图中（δ_H 5.36，δ_C 67.1）和（δ_H 6.11，δ_C 101.5）相关信号，可确定亚甲二氧基及内酯环 11 位上的碳氢信号的归属。另外，在谱图上还可以通过（δ_H 3.66，δ_C 55.6）和（δ_H 3.94，δ_C 55.1）信号来确定 2 个甲氧基碳信号的归属。

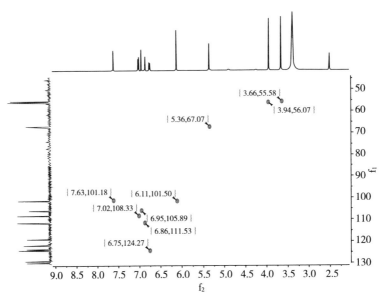

图 2-15　山荷叶素的 HSQC 谱图

（3）HMBC　与 HSQC 谱不同的是，HMBC 提供了 ^{1}H-^{13}C 两键和三键相关的信号。同样在 HMBC 谱中，f_1 轴表示碳谱，f_2 轴表示氢谱。通过碳氢之间的远程相关信息，HMBC 可以间接地反应化合物结构中碳-碳相关的信息，为未知化合物分子结构解析提供了极其有用的数据。

在山荷叶素的结构解析中，通过一维氢谱确定了 δ_H 7.63（s，1H）及 6.95（s，1H）分别处于 5、8 位，两个甲氧基取代在 6、7 位。但通过一维及 HSQC 谱，很难准确归属这 2 个芳氢及甲氧基的具体位置。利用 HSQC 谱，可确定 δ_H 5.36 为内酯环上 11 位氢的信号。在 HMBC 谱中（见图 2-16 及图 2-17），根据（δ_H 5.36，δ_C 145.3）和（δ_H 7.63，δ_C 145.3）的远程相关信号，确定了 δ_H 7.63 为 5 位；通过（δ_H 7.62，δ_C 150.2）和（δ_H 3.67，δ_C 150.1）的信号确定了 δ_C 150.2 归属为 6 位，δ_H 3.67 的甲氧基连接在 6 位；依据（δ_H 3.95，δ_C 150.9）和（δ_H 6.95，δ_C 150.8）的信号归属了 δ_H 6.95 为 8 位，δ_C 150.9 为 7 位，以及 δ_H 3.94 的甲氧基连接在 7 位；再通过（δ_H 7.02，δ_C 147.3）（δ_H 6.87，δ_C 147.1）的信号归属了 δ_C 147.3 为 4′位，δ_C 147.1 为 3′位。

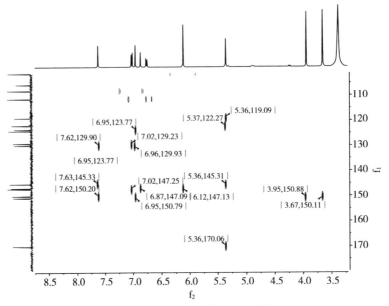

图 2-16　山荷叶素的 HMBC 谱图

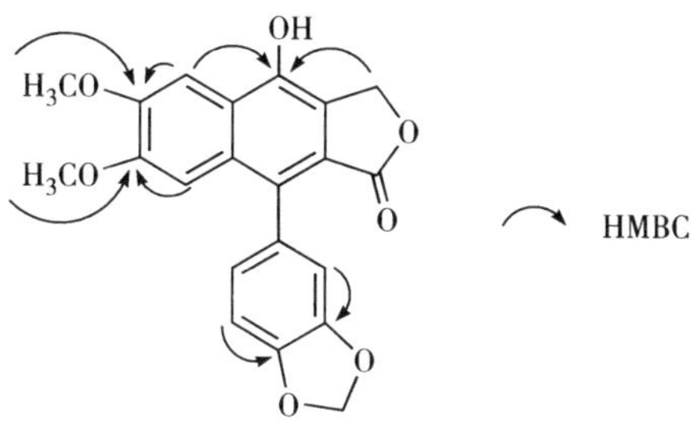

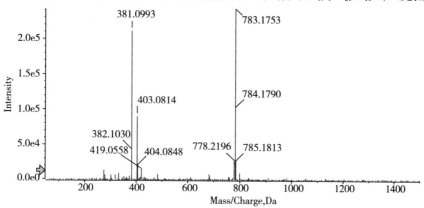

图 2-17　山荷叶素的 HMBC 图

（四）质谱

MS 是化合物在一定的方式电离后按照质量数与所带电荷数之比（质荷比，m/z）被仪器记录下来而形成的谱图。在 MS 谱图中，横坐标以 m/z 表示，纵坐标以相对强度表示。在结构解析时，HR-MS 可获得化合物的分子量及分子式，MS 中的碎片离子可推测化合物的结构片断。在天然药物化学成分结构解析中，常用质谱的主要技术及相应特点如下。

（1）电子轰击质谱（electron impact mass spectrometry，EI-MS）　气化的样品分子被高能的电子（70eV 左右）轰击，发生分子电离和裂解，产生大量可重复的碎片。EI-MS 法碎片信息丰富，利于推测化合物结构。但对于分子量较大或热稳定性差的物质，EI-MS 很难得到其分子离子峰，因而使其在应用中受到一定的限制。

（2）快原子轰击质谱（fast atom bombardment mass spectrometry，FAB-MS）　利用高能的氩或氙原子（6～10keV）来轰击样品，可获得 $[M+H]^+$、$[M+Na]^+$ 和 $[M-H]^-$ 等离子。FAB 适合分子量稍大或难以气化的化合物的分子量测定。对于特定的天然药物化学成分，如糖苷类、肽类，也可获得分子中苷元、糖的结构碎片峰。使用 FAB 的最大缺点是谱图中存在大量的干扰基质离子。

（3）电喷雾电离质谱（electrospray ionization mass spectrometry，ESI-MS）　样品溶液在电喷雾针出口端形成细小的荷电液滴，液滴表面上的电荷密度随液滴中的溶剂挥发而增加，发生库仑爆炸后形成带电离子，由毛细管接口引入质谱仪获得质谱。该质谱常与色谱技术联用，应用范围较广，适合大分子、小分子化合物结构分析，尤其适合分析极性强的大分子有机化合物。对于分子量在 1000Da 以下的小分子，正离子模式下可能会出现 $[M+H]^+$、$[M+Na]^+$、$[M+K]^+$ 及 $[2M+Na]^+$ 等离子峰，负离子峰模式下可能会产生 $[M-H]^-$、$[M+COOH]^-$ 及 $[2M-H]^-$ 等离子峰。

山荷叶素在 HR-ESI-MS 正离子模式下产生 m/z 381.0993 $[M+H]^+$、403.0814 $[M+Na]^+$、783.1753 $[2M+Na]^+$ 等离子峰，经元素分析，得到分子式为 $C_{21}H_{16}O_7$（见图 2-18）。

图 2-18　山荷叶素的 HR-ESI-MS 图

（五） 旋光光谱法与圆二色光谱

在 ORD 谱中，横坐标为波长（λ），化合物在不同波长下测得的旋光度（［α］）作为纵坐标。光学活性化合物的 ORD 谱曲线的形状分为三大类，即平滑型曲线、单 Cotton 效应曲线和多重 Cotton 效应曲线。一般来说，光学活性化合物中如没有发色团时，其 ORD 谱是平滑型曲线，没有峰和谷，其中曲线向短波长方向升高的称为正性曲线，反之为负性曲线。若光学活性分子中存在一个简单的发色团，其 ORD 谱往往呈单 Cotton 效应曲线，这类曲线只有一个峰和谷，长波长一端的旋光为正的称为正性曲线，反之为负性曲线，如 5α-胆甾-3-酮的 ORD 谱。若光学活性分子中存在多个不同的发色团，则其 ORD 谱呈多重 Cotton 效应曲线，这类曲线表现比较复杂，有两个或更多的峰、谷及肩峰等，如 Δ^4-17β-羟基-甾烯-3-酮的 ORD 谱。

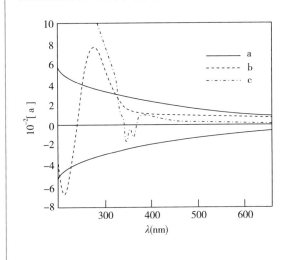
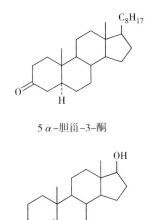

5α-胆甾-3-酮

Δ^4-17β-羟基-甾烯-3-酮

图 2-19　三种不同类型的 ORD 谱曲线图（a. 平滑型曲线、b. 5α-胆甾-3-酮的单 Cotton 效应曲线、

c. Δ^4-17β-羟基-甾烯-3-酮的多重 Cotton 效应曲线）

CD 光谱以入射偏振光的波长（λ）为横坐标，光学活性分子对组成平面偏振光的左、右旋圆偏振光的摩尔吸收系数的差值（Δε）为纵坐标作曲线。由于 Δε 绝对值很小，常用摩尔椭圆度 θ（3300Δε）来代替，得到 CD 谱。Δε 值的正负性导致 CD 谱曲线也有正负性曲线。因 ORD 和 CD 谱的技术特点一致，二者测定同一化合物得出的结论也是一致的。但一般的 CD 谱曲线尖锐、简单明了，比 S 形的 ORD 曲线容易分析。ORD 和 CD 谱主要用于测定手性化学成分的构型和构象，发色团（如羰基）在手性分子中的位置。有光学活性的化学成分如含有羰基、共轭双键、硝基或一些结构能通过简单化学转变转换成含有上述基团，可利用 ORD 和 CD 的"八区律"来推测其立体结构。

（六） XRD

若具光学活性的成分可形成良好的单晶，则可用 XRD 谱中 X 射线的衍射方向和强度与晶体结构的内在联系，确定化合物的结构。XRD 测定出的化学结构式可靠性大。在培育好晶体的前提下，利用计算机解析晶体的结构，不仅可以获得化合物的结构式，还可以获得结构中键长、键角、构象、绝对构型等信息。XRD 适用于微量成分、新骨架化合物、大分子物质结构的确定。

第四节　天然药物化学成分的结构修饰

结构修饰是指用药物化学的理论和手段改造天然药物化学成分的结构，以获得生物活性及成药性更好的衍生物。从自然界提取分离得到的天然药物化学成分，只有极少部分可直接在临床上进行应用，大多数成分因活性或溶解性差等原因，需通过化学结构修饰来提高其成药性。天然药物化学的研究历程，是一个从提取分离—活性筛选—结构修饰或化学合成，最终形成药物的过程。实践证明这是一个不可替代的、高效的新药发现策略。

为了获得新药，天然药物化成分结构修饰的过程，其实也是药物设计的过程。这一过程要遵循一定的原则，其中包括最少修饰准则、生物学逻辑准则、结构逻辑准则、易合成准则、去除手性中心准则及药理学逻辑准则。依据这些准则，再根据天然产物的分子大小和复杂程度，在结构修饰中采取不同的结构修饰策略，以达到提高衍生物活性强度和选择性作用、增加溶解度、改善生物化学性质、提高化学和代谢稳定性、改善药代动力学性质等目的。在结构修饰后，往往会得到大量的化合物，这时有必要进行构效关系研究来指导进一步的结构修饰，以提高药物设计的效率。

一、天然药物化学成分结构修饰的准则

天然药物化学成分是否能成为符合新药研究开发要求的候选药物，除了具有独特结构、较好的生理活性和生物利用度等性质外，还要有较好的类药性，即 Lipinski 归纳的"类药 5 规则"（Rule of Five）：①分子量在 500 以下；②氢键的给体（OH 和 NH 的数目）不超过 5 个；③氢键的接受体（N、O 和 F 原子的总数）不超过 10 个；④分配系数（正辛醇 - 水系统）logP 值不超过 5；⑤化合物的柔性不宜过强。

1. 最少修饰准则　仅通过一些简单反应（如还原、羟基化等）使先导化合物结构做微小的变换，生成与其结构相近的类似物，以达到提高其生物活性、选择性和降低毒性等作用。

2. 生物学逻辑准则　分析先导化合物结构 - 活性、结构 - 毒性、结构 - 代谢等之间的关系，来指导目标化合物的结构修饰。

3. 结构逻辑准则　分析化合物的结构参数（如电荷间距、E 或 Z 构型、直立键或平伏键取代基的构象等立体电性参数）与靶点识别的相关性，通过计算机辅助设计，推测出先导化合物化学结构与活性或选择性相关的立体电性参数，以指导先导化合物的结构修饰。

4. 易合成准则　优先采用最简单、易生成新活性的合成路线或最经济的原料对先导化合物进行结构修饰，提高结构修饰的效率。

5. 去除手性中心准则　先导化合物的手性中心往往给全合成或结构修饰增加很大难度。在保持先导化合物的活性和成药性的前提下去掉手性中心；若必须保留手性中心时，可先合成其消旋体，证实其活性后，再对其单一的异构体进行拆分或合成并进行活性研究；若外消旋体无活性与毒性，不必拆分单一异构体。

6. 药理学逻辑准则　用类似活性的对照药品作为参照，确定量效关系、最佳剂量、达峰时间等。

二、天然药物化学成分结构修饰的方法

1. 基团改变　天然药物化学成分可通过生物电子等排及变换基团等结构修饰方法得到衍生物，以达到增效减毒及改善溶解度和生物利用度等目的。如紫杉醇（paclitaxel）在体内转变成 6α-羟基紫杉醇后活性降低，通过结构修饰发现，其生物电子等排体 6α-F 等类似物具有相同体内外的活性，且在体内不产生羟基化的代谢产物。

紫杉醇　　　　　　　　　　　　　　　　6α-F-紫杉醇

青蒿素（artemisinin）在水和油中溶解性极差，口服吸收也不好。对其进行结构修饰得到二氢青蒿素（dihydroartemisinin），进一步半合成了蒿甲醚（artemether）。蒿甲醚极性较小，易制成油针剂，且抗疟活性高。

青蒿素　　　　　　　二氢青蒿素　　　　　　蒿甲醚

对于一些影响天然药物化学成分成药性的药效必须基团，在结构修饰时，则可通过基团改变的方法转变为前药。喜树碱（camptothecin）的水溶性差且毒副作用较强。针对这些不足，结构修饰时在 7 位引入乙基、10 位引入羟基，得到 7-乙基-10-羟基喜树碱。在此基础上得到前药伊立替康（irinotecan），其在体内可被代谢为 7-乙基-10-羟基喜树碱，从而发挥比喜树碱更高的抗肿瘤活性。

喜树碱　　　　　　7-乙基-10-羟基喜树碱　　　　　　　伊立替康

鬼臼毒素（podophyllotoxin）结构中的 4α-OH 转换 4β-OH 后，毒性显著降低。在此基础上，于 4 位引入基团形成其水溶性的葡萄糖衍生物依托泊苷（etoposide），其在体内转化为原药，用于恶性肿瘤的治疗。

鬼臼毒素　　　　　　　　依托泊苷

2. 剖裂简化　对于复杂和较大的分子，为了增加配体效率，在结构修饰时，结构中不必要的结构片段或原子应剖裂简化，去除冗余原子。对吗啡（morphine）进行结构修饰时，将其结构中的环逐步剖裂，分别得到一系列四环的吗啡喃（morphinan）、三环的苯骈吗啡烷类及二环的派替啶衍生物杜冷丁（pethidine）。

吗啡　　　　　吗啡喃　　　　苯骈吗啡烷类　　　杜冷丁

3. 拼合　为了增加药效或降低毒副作用，在结构修饰时，可将两个药效相同或不同的分子通过分子剪裁和药效团连接，成为新的药物。阿司匹林（aspirin）和扑热息痛（paracetamol）均具有解热镇痛作用，二者酯化合成贝诺酯（benorilate），产生协同作用。这样既解决了阿司匹林对胃的刺激，又增强了药效。

阿司匹林　　　　　　扑热息痛　　　　　　　　贝诺酯

4. 消除立体因素　对于具多个光学活性中心的分子，为了后期化学合成的便利，在结构修饰时，保留与靶标结合的必须构型时，尽可能消除不必要的手性中心。如古抑菌素（trichostatin A）结构中的两个反式双键和手性中心并不是其活性必需基团，在结构修饰后得到了消除双键和手性中心的伏立诺他（vorinostat），用于治疗皮肤 T 细胞淋巴瘤。

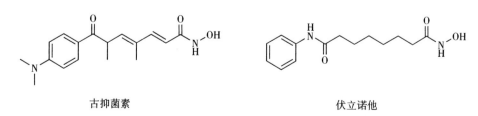

古抑菌素　　　　　　　　　　伏立诺他

第五节 天然药物化学成分的生物转化与代谢

天然药物化学成分通过一定的方式（口服、静脉注射、肌肉注射等）进入体内后，大多数会被生物转化与代谢排出体外。胃肠道中含有大量的消化酶及肠道菌群，肝脏中血流量高且含有大量能够转化药物的酶，因此胃肠道及肝脏是天然药物化学成分代谢的主要部位。在体内，药物代谢反应的基本类型可分为氧化、还原、水解和结合四种。以细胞色素 P450 酶为核心催化发生的氧化、还原和水解等反应称为 I 相代谢反应，各种转移酶催化下发生与葡萄糖醛酸等物质结合的反应称为 II 相代谢反应。

一、水解反应

具有苷键、酯与酰胺基团的天然药物化学成分进入体内后，一般可在消化道及肝脏的作用下发生水解反应被转化代谢。

一些苷类成分可在胃部的强酸性环境（pH＝0.9～1.5）中发生水解。如 20S 构型的人参皂苷（ginsenoside Rg₁）在胃内被水解，失去 20 位的葡萄糖基，生成 20（R，S）构型的人参皂苷 Rh₁。对含苷键的成分进行水解也是肠道菌群及肝脏代谢的一大特征。如汉黄芩苷（wogonoside）经过肠道菌群作用转化为其苷元汉黄芩素（wogonin），从而发挥更强的药效；苷草酸（glyeyrrhizin）可在肠道菌群的作用下转化为保肝活性更强的甘草次酸（glyeyrrhetic acid）；结构稳定的碳苷类化合物芦荟大黄素苷（barbaloin）也可在肠道菌群的作用下发生水解转化为芦荟大黄素蒽酮。另外，淫羊藿苷（icariine）可在肝脏中发生水解反应。

汉黄芩苷 → 汉黄芩素

靛玉红（indirubin）在肝脏中可发生酰胺键水解开环反应。另外，肠道菌群产生的酯酶还可水解转化为具酯键的成分，如绿原酸（chlorogenic acid）可被水解为咖啡酸和奎宁酸（quinate）。

二、还原反应

具有芳香族硝基、耦氮、羰基及烯等结构单元的成分在体内可发生还原反应。如具有双键的黄豆苷元（daidzein）可被肠道菌群还原为相应的二氢黄酮类成分雌马酚（equol）；具芳香硝基的马兜铃酸（aristolochic acid）可被还原转化成马兜铃内酰胺（aristolactam）。

黄豆苷元　　　　　　　　　　　　　　　雌马酚

马兜铃酸　　　　　　　　　　　　　马兜铃内酰胺

三、氧化反应

大部分氧化反应由肝脏中的单加氧酶催化发生。如川芎嗪（chuanxiongzine）可被肝微粒体转化为 3,5,6-三甲基吡嗪-2-甲酸；隐丹参酮（cryptotanshinone）在肝脏中的脱氢酶及羟化酶催化下，氧化生成丹参酮 ⅡA（tanshinone ⅡA）及羟基丹参酮 ⅡA（hydroxytanshinone ⅡA）。

川芎嗪　　　　　　　　　3,5,6-三甲基吡嗪-2-甲酸

隐丹参酮　　　　　　　　丹参酮 ⅡA　　　　　　　　羟基丹参酮 ⅡA

另外在肝脏中，天然药物化学成分结构中的烯键可被氧化成环氧结构，芳环上的氢可被氧化成羟基。

四、结合反应

天然药物化学成分（或经过生物转化后）所具有的羟基、羧基、（亚）氨基、硫醇基等基团在肠道菌群及在肝脏中，可发生与葡萄糖醛酸、硫酸、谷胱甘肽、甘氨酸等的结合反应。如黄酮类化合物槲皮素（quercetin）经人体代谢，主要代谢产物是槲皮素-3-葡萄糖醛酸苷及槲皮素-3′-硫酸结合物。

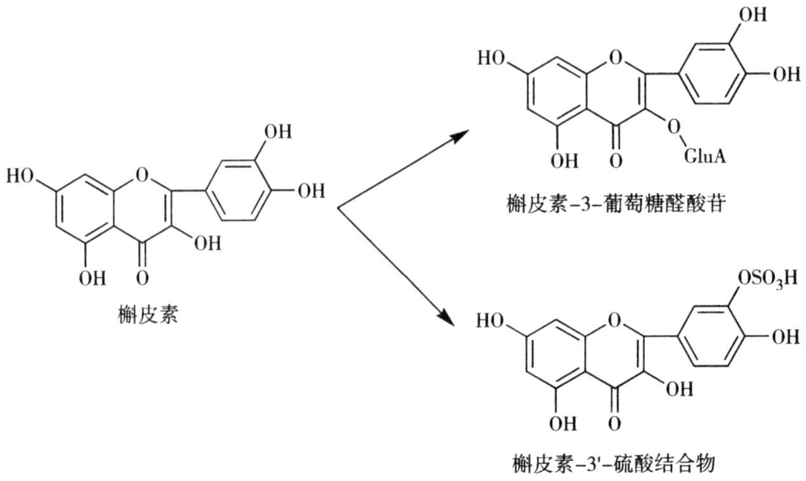

槲皮素-3-葡萄糖醛酸苷

槲皮素-3'-硫酸结合物

槲皮素

    除了上述主要反应类型外，在肠道菌群的作用下，黄酮类化合物还会发生环开裂反应。如芹菜素（apigenin）C 环的 C-4 与 A 环之间的键可发生断裂，生成对-羟基桂皮酸；槲皮素（quercetin）及异黄酮类化合物染料木素（genistein）C 环 C3-C4 之间的键断裂，分别生成 3,4-二羟基苯乙酸及对-乙基苯酚。

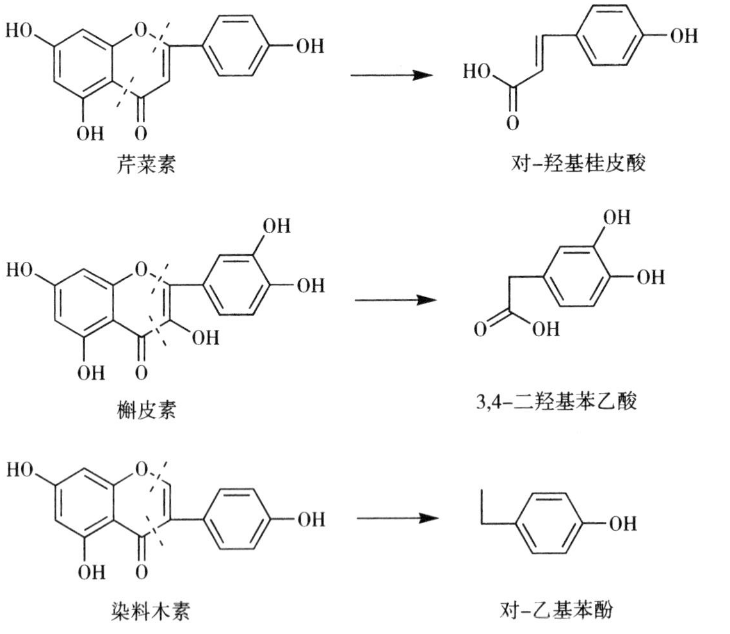

芹菜素   对-羟基桂皮酸

槲皮素   3,4-二羟基苯乙酸

染料木素   对-乙基苯酚

    在体外，天然药物化学成分在合适的微生物及酶的作用下，也可发生羟基化、糖苷化、氧化还原、异构化、甲基化、酯化、水解、环氧化以及重排等反应。由于生物转化具有高效、高选择性、产物单纯、能耗低等特点，既可用于化学成分的结构修饰，也可用于定向合成，在天然药物化学研究中应用前景巨大。

知识点总结

细目	知识点
提取方法	经典提取方法：溶剂提取法、水蒸气蒸馏法、升华法
	现代提取方法：超声波辅助提取法、超临界流体提取法、微波提取法、酶解提取法
分离方法	两相溶剂萃取法、结晶法、沉淀法、膜分离法、色谱法〔吸附色谱法、分配色谱法、离子交换色谱法、大孔树脂色谱法、凝胶色谱法、加压柱色谱法（高效液相色谱法、低压和中压柱色谱法）、真空液相色谱法、薄层色谱法、液滴逆流色谱法、高速液滴逆流色谱法、亲和色谱法〕、其他分离方法（分馏法、分子蒸馏法、透析法）
结构研究	化合物纯度测定方法、结构研究的一般程序及常用的波谱分析方法（UV、IR、NMR、MS、ORD/CD、XRD）
结构修饰	结构修饰的准则及方法（基团改变、剖裂简化、拼合、消除立体因素）
生物转化	药物体内主要代谢反应（水解、还原、氧化、结合反应）

思考题

1. 天然药物化学成分的经典提取方法主要有哪些？最常用的方法及其特点是什么？

2. 写出 7 种以上常用溶剂的极性大小顺序。溶剂提取法选择溶剂的依据是什么？

3. 超临界流体萃取的基本原理是什么？它最适合提取哪类成分？

4. 简述结晶操作步骤及纯度的判断方法。

5. 天然药物化学成分的经典分离方法有哪些？举例说明其应用范围。

6. 天然药物化学成分的色谱分离方法及原理有哪些？举例说明其应用范围。

7. 简述各类有机波谱分析技术的特点及其在天然药物化学成分结构解析中的应用。

8. 举例说明，针对不同的天然药物化学成分（分子大小和复杂程度不同），在结构修饰中可采取哪些结构修饰策略？

9. 天然药物化学成分在体内被代谢转化后，结构一般发生哪些变化？

主要参考文献

[1] 徐任生，赵维民，叶阳．天然产物活性成分分离 [M]．北京：科学出版社，2012．

[2] 裴月湖．天然药物化学 [M]．北京：人民卫生出版社，2016．

[3] 杨必成，杨义芳．超临界流体萃取中药及天然产物的样品制备和预处理方法研究进展 [J]．中草药，2010，41（8）：1391-1394．

[4] 王秋红，赵珊，王鹏程，等．半仿生提取法在中药提取中的应用 [J]．中国实验方剂学杂志，2016，22（18）：187-191．

[5] 叶陈丽，贺帅，曹伟灵，等．中药提取分离新技术的研究进展 [J]．中草药，2015，46（3）：457-464．

[6] 刘丹，吴叶红，李玮桓，等．大孔吸附树脂在天然产物分离纯化中的应用 [J]．中草药，2016，47（15）：2764-2770．

[7] 于德泉．核磁共振双照射及其应用 [J]．化学通报，1985（10）：22-27．

［8］方乍浦，余家柱，于德泉．瓜子金皂甙元的分离和化学结构研究［J］．药学学报，1983（4）：266-271.

［9］吴元鎏．旋光光谱法在有机化学上的应用［J］．化学通报，1960（8）：393-443.

［10］吴立军．旋光谱和圆二色光谱在有机化学中的应用［J］．沈阳药学院学报，1989（2）：74-79.

［11］郭宗儒．天然产物的结构改造［J］．药学学报，2012（2）：144-157.

［12］阿基业，王广基．药物代谢研究与药物设计及结构修饰［J］．药学进展，2002（2）：80-86.

［13］Zuo F，Zhou ZM，Yan MZ，et al. Metabolism of constituents in Huangqin-Tang, a prescription in traditional Chinese medicine, by human intestinal flora［J］. Biol Pharm Bull，2002，25（5）：558-563.

［14］Trinh H，Jang S，Han M J，et al. Metabolism of wogonoside by human fecal microflora and its anti-pruritic effect［J］. Biomol Ther，2009，17（2）：211-216.

［15］宋丽，徐璐扬，张宁．大鼠肠内微生物对甘草酸代谢的影响［J］．上海中医药杂志，2008（9）：70-72.

［16］刘斌．中药成分体内代谢与分析研究［M］．北京：中国中医药出版社，2011.

［17］赵锐，邢增涛，李向高，等．肠内细菌对天然药物的化学修饰［J］．吉林农业大学学报，1998（2）：106-113.

［18］Janisch KM，Williamson G，Needs P，et al. Properties of quercetin conjugates: Modulation of LDL oxidation and binding to human serum albumin［J］. Free Radical Res，2004，38（8）：877-884.

［19］Griffiths L A，Smith GE. Metabolism of apigenin and related compounds in the rat. Metabolite formation in vivo and by the intestinal microflora in vitro［J］. J Biol Chem，1972，128（4）：901-911.

［20］Booth A N，Deeds F，Jones F T，et al. The metabolic fate of rutin and quercetin in the animal body［J］. J Biol Chem，1956，223（1）：251-257.

第三章　生物碱

第一节　概　　述

一、生物碱的含义、分布及存在形式

生物碱（alkaloids），从狭义角度定义，是指一类含负氧化态氮原子，存在于生物有机体中的氮杂环化合物。其广义含义，是指由生物产生的含氮二次代谢产物。也就是说，生物碱广义内涵将其界定为排除简单氨基酸及含氮糖苷外的其他含氮天然产物。多数氮原子结合在环内，呈碱性，能与酸成盐，但也有些生物碱除外。如麻黄碱的氮原子在侧链上，秋水仙碱氮原子呈酰胺形式，不具碱性，不能与酸成盐。生物碱最重要的特征就是其显著的生物活性，这种生物活性正是其药用价值所在，当然对于含有生物碱的生物来说，生物活性是其抵御其他生物侵食、维持自我生存空间的进化和自然选择的结果。

生物碱的分布十分广泛，上至陆地下至海洋，在植物、动物、昆虫及微生物中皆有发现。但生物碱仍主要存在于植物中，大约有四成的植物科中可找到含有生物碱的物种，而且多数分布于双子叶植物中，如毛茛科黄连、乌头、唐松草；防己科汉防己、北豆根、青风藤；豆科苦参、苦豆子、猪屎豆；茄科颠茄、莨菪、华山参；罂粟科罂粟、紫堇等。单子叶植物中也有少数科属含有生物碱，如百合科、石蒜科等。少数裸子植物如麻黄科、红豆杉科、三尖杉科等也含有生物碱。因为相同科属植物的生物碱合成途径相似，因此其化学结构也类似，故同属植物常含有同一母核或结构相同的生物碱。但是，同一生物碱也可以分布在同科不同属的植物中，如茄科的颠茄属、曼陀罗属、莨菪属植物均含有莨菪碱。而且，不同科的植物中也可能含有同一生物碱，如小檗科的小檗、毛茛科的黄连、芸香科的黄柏、防己科的古山龙等植物中均含有小檗碱。

对于植物来说，虽然生物碱在其各部位都可能存在，但经常集中于某一部位或某一器官。例如黄柏中的生物碱集中于树皮；麻黄中的生物碱集中于茎的髓部；石蒜中的生物碱集中在鳞茎。此外，植物在生长过程中，不同的自然环境和生长季节，对生物碱的含量都有影响。如产于山西大同附近的麻黄，生物碱含量可高达 1.6%，而其他地区产的麻黄含生物碱的量则较低。

在植物体内，有一定碱性的生物碱多以有机酸盐形式存在，如柠檬酸盐、酒石酸盐等。少数碱性极弱的生物碱以游离态存在，如酰胺类生物碱。少数生物碱以无机酸盐形式存在，如盐酸小檗碱、硫酸吗啡等。也发现有以 N-氧化物、生物碱苷等形式存在的生物碱。

二、生物碱的生物活性

生物显著的生物活性是其作为天然药物使用的价值所在。通过生物碱生物活性机制研究，在构效关系认知基础上的生物碱结构修饰与改造是发现新药的有效方法。如吗啡、延胡索乙素具有镇痛作用；阿托品具有解痉作用；小檗碱具有抗菌消炎作用；利血平具有降压作用；麻黄碱具有止咳平喘作用；奎宁具有抗疟作用；苦参碱具有抗心律失常作用；喜树碱、秋水仙碱、长春新碱、紫杉醇、三尖杉碱等具有不同程度的抗癌活性等。

三、生物碱的生物合成反应

与其他天然产物一样，生物碱也由生物的二次代谢形成。众多天然产物生物合成反应中，生物碱含氮部位的生物合成反应是其独有特征反应，主要有环合反应和碳-氮键裂解反应 2 大类。

（一）环合反应

按照生物碱生物合成过程分类，环合反应分为一级环合反应和二级环合反应。一般是先进行一级反应生成氮杂环，然后再发生二级反应形成生物碱分子。

1. 希夫碱（Schiff）形成反应   属于一级环合反应，是指含氨基和羰基的化合物易经加成-脱水形成希夫碱的反应。

$$\underset{\overset{\|}{O}}{\overset{\overset{H}{|}}{C}} - R_1 + R - \overset{\overset{H}{|}}{\underset{\overset{|}{H}}{N}}: \xrightarrow{-H_2O} R - N = \overset{\overset{H}{|}}{C} - R_1$$

吡啶类、莨菪烷类、哌啶类、喹喏里西啶类等类型的生物碱生物合成都涉及希夫碱形成反应。

2. 曼尼希（Mannich）氨甲基化反应   属于一级环合反应，是指醛、胺和负碳离子（含活泼氢的化合物）发生的缩合反应，其结果是活泼氢被氨甲基取代，得到曼尼希碱。

$$CHO + HN\diagdown + -\overset{|}{C}H \xrightarrow{+H^+} -\overset{|}{\underset{|}{C}} - \overset{\overset{H}{|}}{\underset{|}{C}} - N\diagdown + H_2O$$

苄基异喹啉类和吲哚类生物碱的生物合成中，许多一级环合都是通过曼尼希反应而完成的。

3. 酚的氧化偶联反应   属于二级环合反应，其反应过程按照酚自由基形成、自由基偶联、芳香化的流程发生。含酚羟基的化合物在植物体内经酶作用形成中介酚盐自由基，自由基彼此间或自身之间发生偶联，形成新的 C—C 键、C—O 键，即为氧化偶联。酚自由基偶联后再经烯醇化、C—C 键迁移和 C—C 键裂解等反应芳香化形成生物碱。

由苄基四氢异喹啉形成的异喹啉生物碱，多是由酚的氧化偶联反应而来。

（二）碳-氮键裂解反应

碳-氮键裂解反应中较为重要的是霍夫曼降解反应和冯布劳恩三级胺降解反应。

1. 霍夫曼降解（Hofmann degradation）反应　又称彻底甲基化反应，是最重要的 C—N 键裂解反应，是指胺（伯、仲、叔）与 CH_3I 等作用形成具有 β-H 的季铵盐后，再与碱加热发生 β-H 消除（或称 1,2-消除），生成水、烯和胺的反应。

2. 冯布劳恩三级胺降解（Von Braun ternary amine degradation）反应　是指三级胺与溴化氢作用，生成溴代烷和二取代氨基氰化物的反应。

霍夫曼降解反应中，β-H 消除的难易与 β-C 上羟基取代情况和 β-H 与季氮的相对构型有关。然而，冯布劳恩三级胺降解反应可直接使 C—N 键断裂，不需要 β-H，可用于无 β-H、不能进行霍夫曼降解的含氮化合物。以 S-次罂粟碱→普罗托品→丽春花定为例。可见，a 式 C—N 键裂解为霍夫曼降解反应，b 式裂解为冯布劳恩三级胺降解反应。

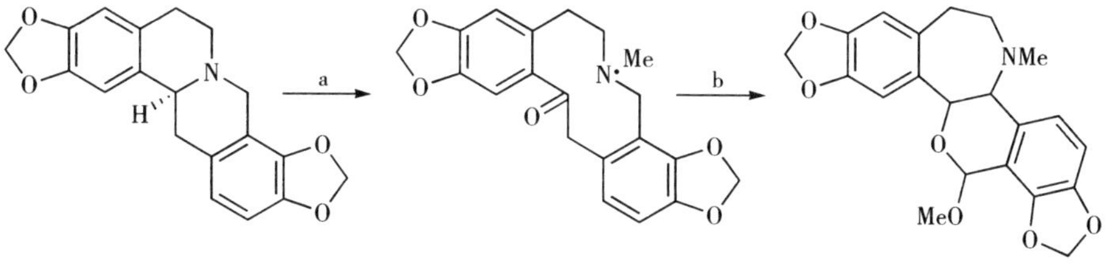

第二节　生物碱的结构与生源关系

生物碱的分类方法有多种，每种分类方法各有其应用优势及特点，例如进行生物碱提取分离研究时，较常用生物碱溶解性分类的方法，如水溶性生物碱、脂溶性生物碱；关注各种药用植物成分时，较常用植物来源分类的方法，如长春花生物碱、麻黄生物碱等；而注重化学成分结构时，就常用化学结构类型分类的方法，如莨菪烷类生物碱、异喹啉类生物碱等；当聚焦生物碱生物合成时，就常采用生源合成途径分类的方法，如真生物碱、原生物碱及伪生物碱。但最有利于对生物碱天然药物成分系统总结归纳的方法，是按照生源结合化学结构类型进行分类的方法，这种方法可反映出生物碱的生源途径、化学本质及二者间的相互关系，且有利于化合物的结构推定。该方法的具体分类如图 3-1 所示。

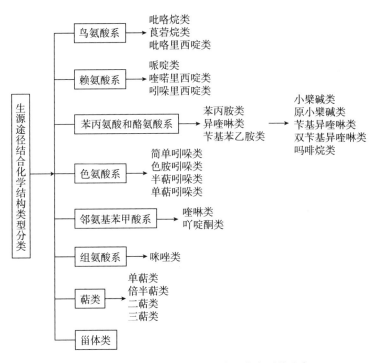

图 3-1　生物碱生源途径结合化学结构类型的分类

一、鸟氨酸系生物碱

从生源途径来说，鸟氨酸系生物碱系指由鸟氨酸的二次代谢，形成吡咯烷式五元氮杂环骨架的生物合成途径而来，被归到真生物碱大类中，主要有吡咯烷类、莨菪烷类和吡咯里西啶类生物碱。

（一）吡咯烷类

吡咯烷类生物碱是指由一个鸟氨酸分子起始，生物合成一分子吡咯烷氮杂环的生物碱。这类生物碱结构比较简单，数量较少。常见的如益母草 *Leonurus japonicus* Houtt. 中的水苏碱（stachtydrine）、山莨菪 *Anisodustanguticus* 中的红古豆碱（cuskohygrine）等。

| 吡咯烷 | 水苏碱 | 红古豆碱 |

（二）莨菪烷类

莨菪烷类生物碱是指由一个鸟氨酸分子起始，生物合成一个吡咯烷氮杂环后，再进一步形成一分子莨菪烷的生物碱，又称托品烷类生物碱。该类生物碱常以莨菪烷环系的 C-3-醇羟基与不同有机酸缩合成酯的形式存在。主要分布在茄科的莨菪属、曼陀罗属、颠茄属和天仙子属等植物中，代表性的化合物如曼陀罗 *Datura metel* L. 中的莨菪碱（hyoscyamine）。

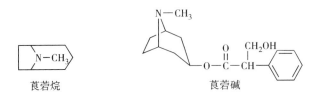

莨菪烷　　　　　　　　　莨菪碱

（三） 吡咯里西啶类

吡咯里西啶类生物碱是指由两个鸟氨酸分子起始，生物合成两个吡咯烷共用一个氮原子的一分子氮杂环结构的生物碱。该类生物碱也常以双稠环吡咯烷上的醇羟基与不同有机酸缩合成酯的形式存在。主要分布在菊科千里光属植物中，如森林千里光 *Senecio nemorensis* L. 中的大叶千里光碱（macrophylline）。这类化合物生物活性较强，但肝毒性较大，易中毒。

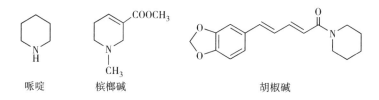

吡咯里西啶　　　　　　　　　　　大叶千里光碱

二、赖氨酸系生物碱

从生源途径来说，赖氨酸系生物碱系指由赖氨酸的二次代谢，形成哌啶式六元氮杂环骨架的生物合成途径而来，被归到真生物碱大类中，主要有哌啶类、喹诺里西啶类和吲哚里西啶类生物碱。

（一） 哌啶类

哌啶类生物碱是指由一个赖氨酸分子起始，生物合成一分子哌啶氮杂环的生物碱。该类生物碱分布广泛，结构简单。代表性的化合物有槟榔 *Areca catechu* L. 中的槟榔碱（arecoline）、胡椒 *Piper nigrum* L. 中的胡椒碱（piperine）等。

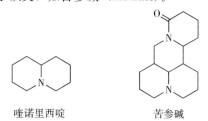

哌啶　　　　　槟榔碱　　　　　　　　　　胡椒碱

（二） 喹喏里西啶类

喹喏西啶类生物碱是指由两个赖氨酸分子起始，生物合成两个哌啶共用一个氮原子的一分子氮杂环结构的生物碱。主要分布在豆科、千屈菜科和石松科。豆科植物苦参 *Sophora flaves-cens* Ait. 中的生物碱大多属于该类，如苦参碱（matrine）。

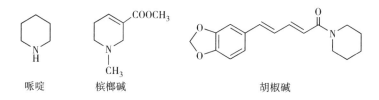

喹诺里西啶　　　　　　　　苦参碱

（三） 吲哚里西啶类

吲哚里西啶类生物碱是指由一个赖氨酸分子起始，生物合成一分子 2-哌啶酸，羧酸端再进一步环合转化而成，具有哌啶和吡咯共用一个氮原子的氮杂环结构生物碱。这类生物碱虽数目不多，但生物活性较强，主要分布于大戟科一叶萩属植物中，如本属植物一叶萩 *Securinega suffruticosa*（Pall.）Rehd. 中对中枢神经系统有兴奋作用的一叶萩碱（securinine）。

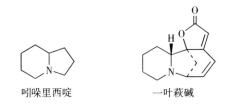

吲哚里西啶　　　　　一叶萩碱

三、酪氨酸系生物碱

从生源途径来说，酪氨酸系生物碱系指由酪氨酸二次代谢，形成苯并吡啶氮杂环骨架的生物合成途径而来，被归到真生物碱大类中，其分布广泛、数量多（约 1000 多种）、类型复杂、药用价值较高。主要包括异喹啉类和苄基苯乙胺类生物碱。

另外，在酪氨酸生物转化过程中，在磷酸吡哆醛依赖性脱羧作用下，生成的简单苯乙胺类化合物也可被视为生物碱，例如肾上腺素、去甲肾上腺素及酶斯卡灵等，但本书不做详述。

（一）异喹啉类

异喹啉类生物碱是指由一个酪氨酸分子起始，生物合成一分子苯并吡啶（异喹啉）氮杂环骨架结构的生物碱。该类生物碱在植物中分布广泛，数目较多，生物活性较广。根据化学结构不同主要又分为小檗碱类和原小檗碱类、苄基异喹啉类、双苄基异喹啉类和吗啡烷类生物碱。

1. 小檗碱类和原小檗碱类　该类生物碱具两个异喹啉共用氮原子的稠合环母核，根据母核上碳环的氢化程度不同，又可以分为小檗碱类和原小檗碱类。小檗碱类生物碱多为季铵型生物碱，如存在于三颗针 *Berberis soulieana* Schneid.、黄连 *Coptis chinensis* Franch. 和黄柏 *Phellodendron chinense* Schneid. 中的小檗碱（berberine）。原小檗碱类多为叔胺型生物碱，如延胡索 *Corydalis yanhusuo* W. T. Wang 中的延胡索乙素（tetrahydropalmatine）。

原小檗碱　　　　　小檗碱　　　　　延胡索乙素

2. 苄基异喹啉类　该类生物碱的母核为 1 位连有苄基的异喹啉环，主要分布于木兰科、罂粟科、毛茛科、防己科、芸香科、马兜铃科、小檗科、大戟科和樟科等植物中。代表性化合物为罂粟 *Papaver somniferum* L. 中的罂粟碱。

罂粟碱

3. 双苄基异喹啉类　该类生物碱的母核由两个苄基异喹啉通过酚氧化偶联产生的醚氧键

连接而成。因连接方式较多，此类生物碱类型也多。如防己科植物北豆根 *Mertispermum dau-ricum* DC. 中的蝙蝠葛碱（dauricine）。

蝙蝠葛碱

4. 吗啡烷类　其生源途径是由苄基异喹啉类进一步生物合成转化而来，又称为改型苄基异喹啉类。这类生物碱又被称为阿片生物碱，因其代表性化合物是罂粟科植物罂粟 *Papaver som-niferum* L. 及其制品"阿片"中的主要成分，例如吗啡（morphine）、可待因（codeine）等。

吗啡烷　　　　　R=H 吗啡　R=CH₃ 可待因

（二）　苄基苯乙胺类

该类生物碱的生源途径来源于酪胺，但酪胺由苯丙氨酸和酪氨酸的两个途径产生。该类生物碱几乎全部分布于石蒜科的水仙属、石蒜属和 *Haemanthus* 属植物中，故又被称为石蒜生物碱。重要的化合物有石蒜碱（lycorine）、加兰他敏（galanthamine）等。

石蒜碱　　　　　　加兰他敏

四、色氨酸系生物碱

从生源途径来说，色氨酸系生物碱系指由色氨酸二次代谢生成，母核中含有吲哚氮杂环或喹啉氮杂环骨架的生物碱类。因多数含有吲哚氮杂环母核的特征，故又常被称为吲哚类生物碱。此类生物碱是化合物数目最多、结构较复杂的一类，分布的科也十分广泛，如马钱科、夹竹桃科和茜草科等。根据生源途径的差异，又可以进一步分为简单吲哚类、色胺吲哚类、半萜吲哚类和单萜吲哚类生物碱。

（一）　简单吲哚类

简单吲哚类是指由一个色氨酸分子起始，生物转化时去掉同碳上的氨基和羧基后，简单生成的生物碱，因此其结构中只有吲哚母核的氮杂环骨架，而无其他杂环存在。该类生物碱分布广泛，常见于豆科和禾本科植物中。代表性化合物如蓼蓝 *Polygonum tinctorium* Ait. 中的靛青苷（indican）等成分。

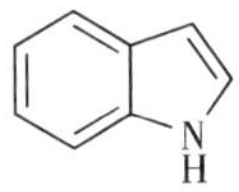

吲哚 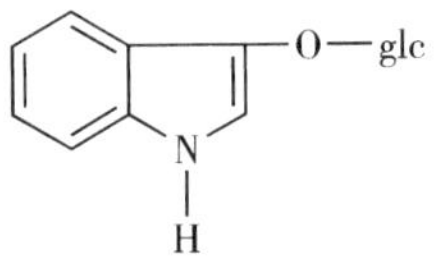   靛青苷

（二）色胺吲哚类

色胺吲哚类是指由一个色氨酸分子起始，生物转化时脱羧，结构中含有色胺部分的生物碱，因此其分子总氮原子数比简单吲哚类生物碱多。例如芸香科植物吴茱萸 *Euodiarutaecarpa* (Juss.) Benth. 中的吴茱萸碱（evodiamine）等。

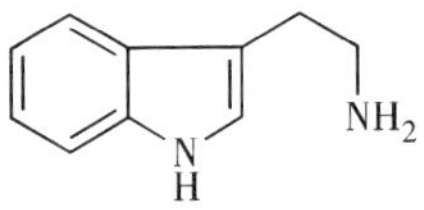

色胺 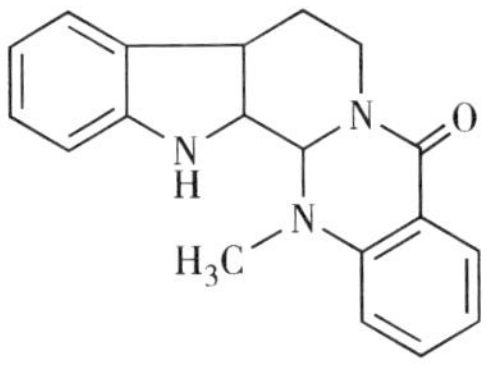   吴茱萸碱

（三）半萜吲哚类

半萜吲哚类是指由一个色氨酸分子起始，生物转化时在形成色胺吲哚类基础上，进一步连接一个异戊二烯单位后形成的生物碱。此类生物碱主要分布于麦角菌类中，故又被称为麦角碱类生物碱。代表性的化合物是麦角新碱（ergometrine）等。

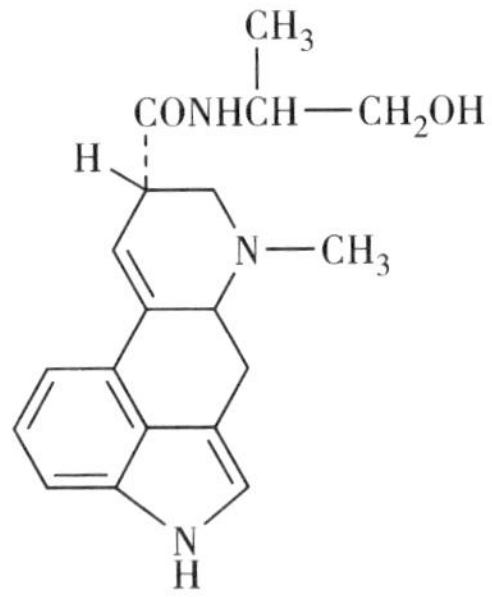

麦角新碱

（四）单萜吲哚类

单萜吲哚类是指由一个色氨酸分子起始，在生物合成后，分子中具有吲哚母核和一个 C_9 或 C_{10} 的裂环番木鳖萜及其衍生物结构单元的生物碱。此类生物碱为色氨酸系生物碱中最重要的一类。如番木鳖 *Strychnosnux-vomica* L. 中的士的宁（strychnine），萝芙木 *Ranvolfia yunnanensis* Tsiang 的利血平（reserpine）等。

士的宁 利血平

从生源途径上分析，吲哚类生物碱的生物合成过程中，还有进一步通过重置反应将吲哚环转化成喹啉环的情况。因此，有些喹啉类生物碱虽按照生物碱化学分类法归属于喹啉类，但从生源上归类却归于萜类吲哚生物碱中，例如喜树 *Camptotheca acuminata* Dence. 中的喜树碱（camptothecine）、金鸡纳属植物中的奎宁（quinine）等。

奎宁 喜树碱

五、邻氨基苯甲酸系生物碱

邻氨基苯甲酸是色氨酸生物合成的关键中间体，因此也可以认为其对由色氨酸生物合成的吲哚类生物碱具有贡献。但本处分类却聚焦于邻氨基苯甲酸自身直接生物合成为生物碱的类型。此系生物碱主要包括喹啉类和吖啶酮类两种。常见于芸香科植物中，如鲍氏山油柑 *Acronychiabaueri* Schott 中具有显著抗肿瘤活性的山油柑碱（acronycine）、白鲜皮 *Dictamnus dasycarpus* Turcz. 中的白鲜碱（dictamnine）等。

喹啉 白鲜碱

吖啶酮 山油柑碱

六、组氨酸系生物碱

从生源途径来说，组氨酸系生物碱系指由组氨酸的二次代谢而来，原组氨酸中的咪唑环作为五元氮杂环骨架的生物碱，被归到真生物碱大类中，但组氨酸系生物碱数目不多，以芸香科植物毛果芸香 *Pilocarpus Jaborandi* Holmes 中的毛果芸香碱（pilocarpine）为代表。

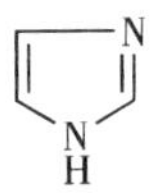

咪唑 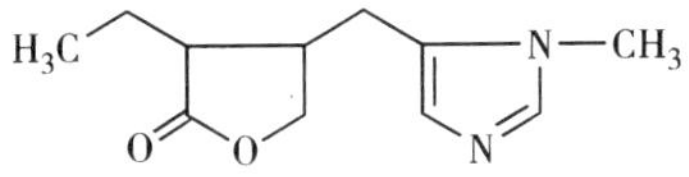   毛果芸香碱

七、氨基化作用产生的生物碱

从生源途径来说，前述各系生物碱皆由氨基酸的二次代谢，将其结构中的氮杂环骨架中的含氮部分转化而成为生物碱。而此项下归类的生物碱中的氮多由氨基化作用生物合成而来，不受源头化合物的氮骨架限制。

（一）苯丙胺系生物碱

从生源途径来说，该系生物碱只有苯丙胺类生物碱一类，特指源于苯丙氨酸，但不供献原氮原子进行生物合成的一类生物碱。其合成途径特点在于苯丙氨酸先脱去氨基，只贡献碳环骨架用于发生氨基化作用获得新氮原子而合成生物碱。所以不包括由苯丙氨酸转化成酪胺，再由酪胺继续生物合成的苄基苯乙胺类生物碱。苯丙胺类生物碱数量较少，典型化合物为麻黄 *Ephedra sinica* Stapf 中的麻黄碱（ephedrine）。

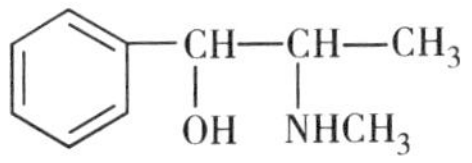

麻黄碱

（二）萜类生物碱

从生源途径来说，萜类生物碱的生物合成过程尚未完全总结归纳清晰，其结构中的萜类特征十分明显，具体的氨基化作用发生规律尚待系统总结。这类生物碱常按照萜类的分类体系归类，分别为单萜生物碱类、倍半萜生物碱类、二萜生物碱类和三萜生物碱类。

1. 单萜生物碱类　从生源途径来说，该类生物碱主要由环烯醚萜生物合成而来，多分布于龙胆科植物中，例如龙胆 *Gentiana scabra* Bge. 中的龙胆碱（gentianine）。

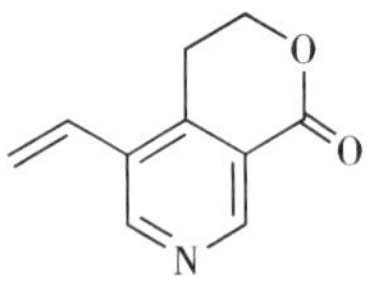

龙胆碱

2. 倍半萜生物碱类　该类生物碱主要分布于兰科石斛属植物中，例如石斛 *Dendrobium nobile* Lindl. 中的石斛碱（dendrobine）。

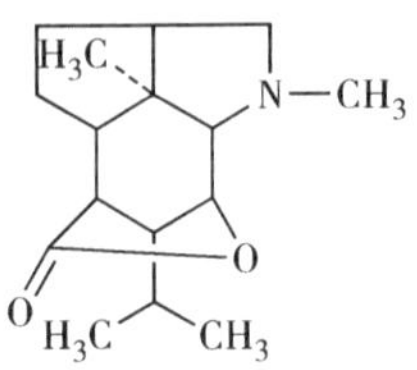

石斛碱

3. 二萜生物碱类　该类生物碱的基本母核为四环二萜或五环二萜结构，主要分布于毛茛

科植物中，常见于乌头属、飞燕草属和翠雀属，例如乌头 *Aconitum carmichaeli*Debx. 中的乌头碱（aconitine）。

乌头碱

4. 三萜生物碱类　该类生物碱发现较少，主要分布于交让木科交让木属植物中，如交让木碱（daphniphylline）。

交让木碱

八、甾体类生物碱

甾体类生物碱为含有甾体母核结构的生物碱，因氮原子所处位置较为灵活，且多不在甾核上，其氨基化作用的生物合成途径也各有特点。因此，常根据甾体母核的不同进一步分类为孕甾烷类、环孕甾烷类、胆甾烷类和异胆甾烷类生物碱。例如百合科植物藜芦 *Veratrum nigrum* L. 中的异胆甾烷类生物碱藜芦胺碱（veratramine）；黄杨科黄杨属植物中的环孕甾烷类生物碱环常绿黄杨碱 D（cyclovirobuxine）等。

藜芦胺碱　　　　　　　　　环常绿黄杨碱D

第三节　生物碱的理化性质

一、性状、旋光性、溶解性

（一）性状

因生物碱连糖成苷的较少，所以大多数生物碱为结晶状固体，少数为无定形粉末。极少数生物碱分子较小、结构中无氧原子或氧原子结合为酯键的呈液态，如烟碱、毒芹碱（coniine）、槟榔碱等。液态生物碱和个别小分子固体生物碱具有挥发性，如麻黄碱。极少数生物碱还具有升华性，如咖啡碱、川芎嗪（ligustrazine）等。生物碱一般都有固定的熔点或沸点，是鉴别的依据，但需要特别注意的是，有的生物碱具有双熔点，如汉防己乙素（fangchinoline）。

生物碱多数具有苦味，极少数具有甜味，如甜菜碱（betaine）。

绝大多数生物碱无色，仅少数生物碱因具有较长共轭体系及助色团而呈现颜色，如小檗碱为黄色、药根碱为红色。有的生物碱在紫外光下显荧光，如利血平。

（二）旋光性

多数生物碱的分子结构中含手性碳，结构不对称，故具旋光性，且多为左旋。生物碱的旋光性受溶剂种类、pH值及浓度等因素影响。如麻黄碱在水中为右旋，而在乙醇、三氯甲烷及苯中则为左旋；烟碱在中性条件下为左旋，而在酸性条件下为右旋；北美黄连碱（hydrastine）在95％乙醇中为左旋，而在稀乙醇中为右旋，且随乙醇浓度降低而右旋的旋光度增加。有时游离生物碱与其盐类的旋光性也可能不同。如长春碱为右旋，但其硫酸盐为左旋；吐根碱（emetine）呈左旋，而其盐酸盐则呈右旋。

生物碱的生物活性与其旋光性紧密相关，通常左旋体生物活性强，右旋体活性弱或无活性。例如 l-莨菪碱的散瞳作用比 d-莨菪碱大100倍，去甲乌药碱（higenaenine）的左旋体才具强心作用。但也有个别生物碱的右旋体生物活性强于左旋体，例如 d-古柯碱的局麻作用就强于 l-古柯碱。

（三）溶解性

生物碱的溶解性与其分子中氮原子的存在状态、分子大小、结构中功能团的种类和数目等因素有关。多数生物碱的溶解性遵循一定规律，但少数生物碱的溶解性较为特殊。

1. 亲脂性生物碱　大多数生物碱为叔胺碱或仲胺碱，以不成盐的游离状态存在，极性较小，被称为亲脂性生物碱。易溶于亲脂性有机溶剂，如苯、乙醚、二氯甲烷、三氯甲烷、四氯化碳等卤代烷类，尤其在三氯甲烷中溶解度较大；可溶于甲醇、乙醇、丙酮、乙酸乙酯等有机溶剂；不溶或难溶于水。

2. 亲水性生物碱　有些生物碱的水溶性较好，被称为亲水性生物碱，常分为以下几类：

（1）季铵型生物碱　这类生物碱为离子型化合物，既易溶于水和酸水，也可溶于甲醇、乙醇、正丁醇等极性较大的有机溶剂，还可溶于稀碱水，难溶于亲脂性有机溶剂，如厚朴碱。

（2）N-氧化物型生物碱　这类生物碱具配位键结构，可溶于水，如氧化苦参碱。

（3）小分子生物碱　少数分子较小而碱性较强的生物碱，既溶于水，也溶于三氯甲烷，如麻黄碱、烟碱等。

（4）酰胺类生物碱　由于酰胺在水中可形成氢键，所以在水中有一定的溶解度，如秋水仙碱、咖啡碱等。

3. 具有特殊官能团生物碱　生物碱的溶解性除生物碱母核因素外，一些取代基和官能团的影响不能忽略，主要有以下几种：

（1）具有酚羟基或羧基的生物碱　这类生物碱都被称为两性生物碱，既可溶于酸水，也可溶于碱水溶液。其中具有酚羟基的生物碱，常称为酚性生物碱，可溶于氢氧化钠等强碱溶液，如吗啡，但具有隐性酚羟基的生物碱（如汉防己乙素）却难溶于氢氧化钠溶液；具有羧基的生物碱可溶于碳酸氢钠等弱碱溶液，如槟榔次碱（arecaidine）。

（2）具有内酯或内酰胺结构的生物碱　这类生物碱在正常情况下，其溶解性类似一般叔胺碱，但在强碱溶液中加热，其内酯（或内酰胺）结构容易开环，进而形成羧酸盐而溶于碱水，酸化后还可环合析出，如喜树碱等。

4. 生物碱盐　生物碱成盐后一般易溶于水，可溶于醇类有机溶剂，难溶或不溶于亲脂性有机溶剂。因此生物碱常在酸水中成盐溶解，调碱性后又游离析出沉淀。但碱性极弱的生物碱不易与酸成盐，仍以游离碱的形式存在。生物碱盐的溶解性因成盐的种类不同而有差异。一般生物碱无机酸盐的水溶性大于有机酸盐，无机酸盐中，含氧无机酸生物碱盐水溶性大于卤代酸生物碱盐；有机酸盐中，小分子有机酸或多羟基酸（如酒石酸）盐的水溶性大于大分子有机酸盐。

5. 部分常见生物碱的特殊溶解性　有些游离生物碱具有特殊的溶解性，如汉防己乙素（tetrandrine）难溶于冷苯，氧化苦参碱难溶于乙醚，麻黄碱可溶于水等。有的生物碱盐可溶于亲脂性有机溶剂，如奎宁、奎可宁、辛可宁、吐根酚碱、罂粟碱、伪麻黄碱等的盐酸盐可溶于三氯甲烷；有的生物碱盐在水中的溶解度较小或难溶于水，如麻黄碱草酸盐、小檗碱盐酸盐、紫堇碱盐酸盐等。

二、碱性

（一）生物碱碱性强弱的表示方法

根据 Lewis 酸碱电子理论，凡是能给出电子的供体为碱，能接受电子的受体为酸。生物碱分子中氮原子的孤电子对能给出电子，因而呈现碱性。因此，给出电子能力越强的化合物，碱性越强，反之碱性越弱。习惯上常以水作溶剂测定生物碱的碱性强弱，此时生物碱给出电子，与水中质子结合，生成其共轭酸，溶液体系呈现碱性。

$$B \; + \; H_2O \rightleftharpoons BH^+ \; + \; OH^-$$
$$碱 \qquad 酸 \qquad 共轭酸 \qquad 共轭碱$$

生物碱给出电子能力越强，越易接受质子，生成生物碱的共轭酸浓度越高；或者说，生物碱的共轭酸越稳定，化学反应向右移动，生物碱的碱性越强；反之生物碱碱性弱。习惯上常采用电离常数 K_b 值，或碱式电离常数 pK_b 值表示碱性强弱。

$$K_b = [BH^+][HO^-]/[B]$$
$$pK_b = -\lg K_b$$

根据表达式，生物碱的碱性越强，K_b 值越大，pK_b 值越小；反之，碱性越弱，K_b 值越小，pK_b 值越大。

另一种表达式，采用生物碱共轭酸的电离常数 K_a 值或酸式电离常数 pK_a 值来表示。

$$BH^+ \; + \; H_2O \rightleftharpoons B \; + \; H_3O^+$$
$$K_a = [B][H_3O^+]/[BH^+]$$
$$-\lg K_a = -\lg[H_3O^+] - \lg[B]/[BH^+]$$
$$pK_a = pH - \lg[B]/[BH^+]$$

根据第二种表达式，生物碱的碱性越强，K_a 值越小，pK_a 值越大。

因此，根据生物碱的 pK_a 值大小，可将生物碱按照碱性强弱分类。依次为强碱，$pK_a >$

11，如季铵碱、胍类生物碱；中强碱，pK_a 8～11，如脂胺类、脂杂环类生物碱；弱碱，pK_a 3～7，如苯胺类、六元芳氮杂环类；近中性碱，pK_a＜3，如酰胺类、五元芳香氮杂环类等。

（二）生物碱的碱性强弱与分子结构的关系

因生物碱的碱性源于氮原子上的孤电子对，因此其碱性强弱与氮原子的杂化方式，孤电子对受到的电子效应、空间效应影响，及分子内氢键形成等分子结构因素有关。

1. 氮原子杂化方式与碱性的关系   生物碱分子中氮原子有 sp^3、sp^2 和 sp 种杂化方式。在杂化轨道中，p 电子可作为给出电子的供体，其电子成分所占比例越大，碱性越强。因此，生物碱的碱性随杂化程度的升高而增强，即 $sp^3＞sp^2＞sp$。如异喹啉的氮原子为 sp^2 杂化，pK_a 5.40，而四氢异喹啉的氮原子为 sp^3 杂化氮，pK_a 9.50，很明显，前者碱性弱于后者；同理，罂粟碱（氮原子 sp^2 杂化，pK_a 6.13）的碱性也弱于可待因（氮原子 sp^3 杂化，pK_a 8.15）。烟碱分子中的 2 个氮原子碱性不同也是由于它们的氮原子杂化不同所致，吡啶环上的氮（N_1）为 sp^2 杂化，其 pK_a 为 3.27，碱性弱于四氢吡咯环上的氮（N_2），因 N_2 为 sp^3 杂化，其 pK_a 达到了 8.02。

另外，生物碱分子中氮原子若以它的孤电子对成键，则生成一价阳离子的季铵型生物碱，此时氮阳离子和羟基以离子键形式结合，呈强碱性，如小檗碱，其 pK_a 达到了 11.50。

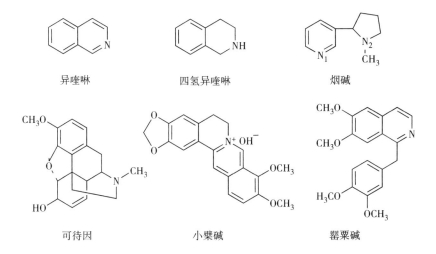

异喹啉   四氢异喹啉   烟碱

可待因   小檗碱   罂粟碱

2. 电子效应与碱性的关系   根据 Lewis 酸碱电子理论，结合生物碱氮原子上孤电子对的特点，可以断定，能影响孤电子对上电子云密度分布的因素，都能影响生物碱的碱性，这些因素包括诱导效应、诱导-场效应和共轭效应。

（1）**诱导效应**   通过碳链传递的诱导效应，使生物碱的碱性受氮原子附近取代基的影响而变化，且随碳链增长影响逐渐降低。供电子基团，使氮原子电子云密度增加，碱性增强；吸电子基团，使氮原子电子云密度减少，碱性降低。常见的供电子基团是烷基；吸电子基团包含苯基、羰基、酯基、醚基、羟基、双键等。例如麻黄碱（pK_a 9.58）的碱性强于去甲麻黄碱（pK_a 9.00），是因为麻黄碱氮原子上的甲基供电子所致；而苯异丙胺（pK_a 9.80）的碱性均强于麻黄碱和去甲麻黄碱，是由于后两者氨基碳的邻位碳上羟基的吸电子作用所引起的碱性下降。

麻黄碱   去甲麻黄碱   苯异丙胺

通常情况下，羟基和双键产生吸电子诱导效应，使生物碱的碱性减弱。但是，具有氮杂缩醛结构的生物碱（叔胺型），易质子化，而致使氮原子转变成季铵型的离子状态存在，显强碱性。如醇胺型小檗碱属于氮杂缩醛结构，氮原子上的孤电子对与α-羟基的C—O单键的σ电子发生转位，形成稳定的季铵型小檗碱而呈强碱性。

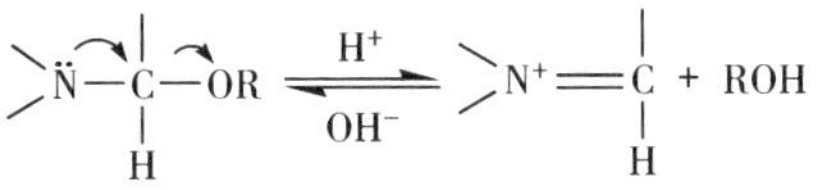

氮杂缩醛

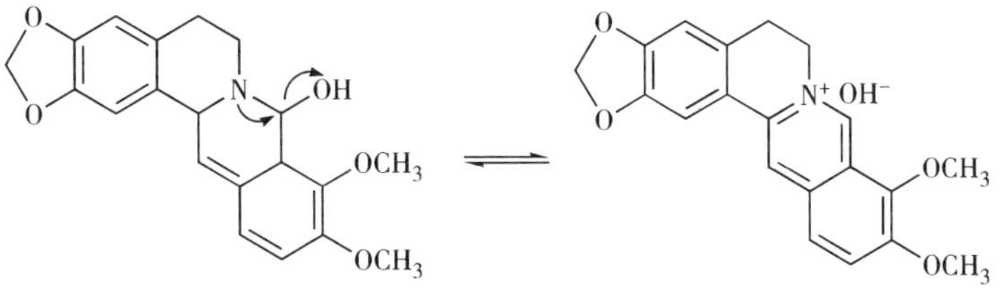

醇胺型小檗碱　　　　　　　　季铵型小檗碱

另外，假如氮杂缩醛体系中的氮原子处在稠环的"桥头"时，虽然有α-羟基，但由于分子刚性化，而不能发生转位，使叔胺氮不能转变为季铵氮，α-羟基起吸电子诱导效应而使碱性减弱。如阿马林（ajmaline）虽然有α-羟基胺结构，但因氮原子位于稠环的"桥头"，氮原子上的孤电子对不能发生转位，故碱性为中等强度（pK_a 8.15）；伪士的宁（pseudostrychnine）的碱性（pK_a 5.60）弱于士的宁（pK_a 8.29）也是由于结构中的α-羟基只能起吸电子作用，而不能转变成季铵氮。

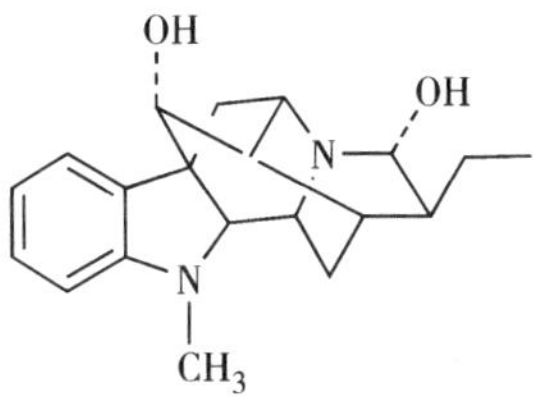

阿马林 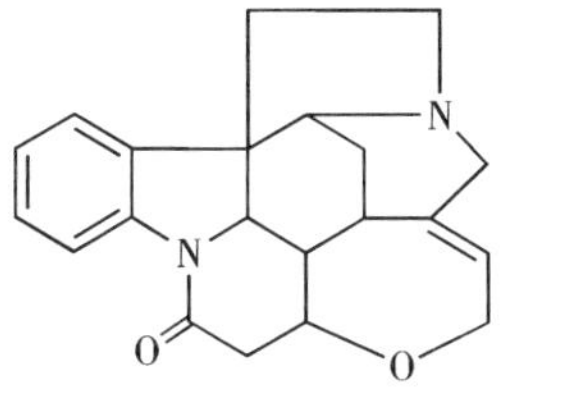　　　　　　　　　　　士的宁

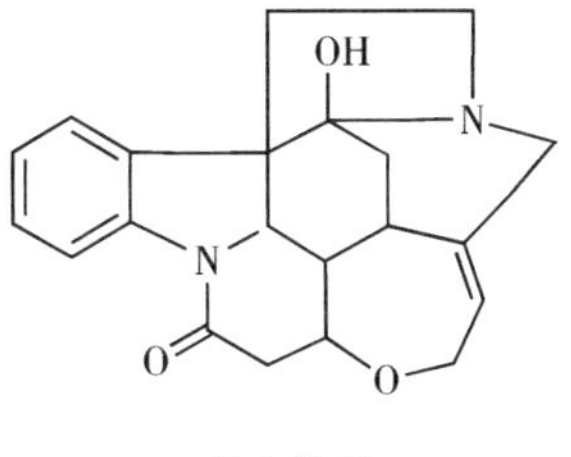

伪士的宁 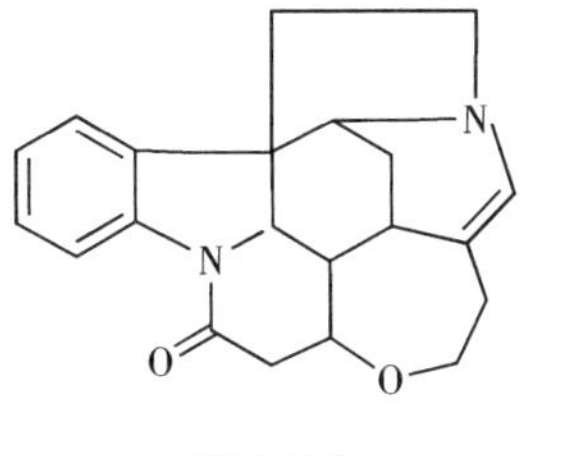　　　　　　　　　　新士的宁

双键的吸电子诱导效应与羟基的吸电子诱导效应对生物碱碱性影响相似，如新士的宁碱性较弱（pK_a 3.80）。

（2）**诱导-场效应**　分子中含有1个以上氮原子的生物碱，即使是杂化形式、化学环境等完全相同，其各氮原子的碱性也不同。因为，当分子中1个氮原子质子化后，就形成1个强的吸电子基团（—N^+HR_2），进而对另外的氮原子产生2种降低碱性的效应，分别是诱导效应和静电场效应。诱导效应前述已论，通过碳链传递间接作用，而静电场效应则通过空间直接作用，故又称为直接效应；二者统称为诱导-场效应。若出现强的吸电子基和第二个氮原子在空间相接近的现象时，直接效应对其碱性的影响更显著。例如吐根碱分子中 2 个氮原子都在脂杂环体系中，中间相隔 5 个碳原子，空间上相距较远，彼此受到诱导-场效应的影响较小，故 2 个氮的 pK_a 值相差 0.87（N_1 与 N_2 的 pK_a 分别为 7.56 和 8.43）。而无叶豆碱（sparteine）分子中 2 个氮原子碱性相差较大，其 pK_a 值相差 8.10（结构中 2 个喹喏里西啶氮原子的 pK_a 值分别为 11.40 和 3.30），原因是两个氮原子相隔仅有 3 个碳原子的距离，并且空间位置很接近，存在着显著的诱导-场效应。

吐根碱　　　　　　　　无叶豆碱

（3）共轭效应　生物碱分子中，因氮原子孤电子对的存在，使其产生与具有 π-电子的基团连接、形成 p-π 共轭体系的可能。这种 p-π 共轭会使生物碱的碱性减弱，常见的 p-π 共轭体系有苯胺型和酰胺型两类。

①苯胺型　氮原子上的孤电子对与相连苯环的 π 电子形成 p-π 共轭体系后碱性减弱。例如苯胺的碱性（pK_a 4.58）比环己胺（pK_a 10.14）的碱性弱很多，就是由于 p-π 共轭效应的原因；毒扁豆碱（physostigmine）分子中的 2 个氮原子（N_1，N_2）碱性相差较大，原因在于 N_1 上孤对电子未形成 p-π 共轭体系（pK_a 7.88），而 N_2 上的孤对电子形成 p-π 共轭体系，碱性减弱（pK_a 1.76）。

环己胺　　　　　　苯胺　　　　　　　　毒扁豆碱

②酰胺型　氮原子上的孤电子对与相连羰基的 π 电子形成 p-π 共轭体系后碱性极弱。如胡椒碱（pK_a 1.42）、咖啡碱（pK_a 1.22）、秋水仙碱（pK_a 1.84）等。毒扁豆碱分子中有 3 个氮，其中侧链上的氮原子为酰胺型，碱性为最弱。

胡椒碱　　　　　　　　咖啡碱　　　　　　秋水仙碱

另外，吡咯（pK_a 0.40）的碱性弱于吡啶（pK_a 5.52），是由于吡咯为多 π-N-芳杂环，氮原子孤电子对参与 p-π 共轭，碱性极弱；相反，吡啶氮原子的孤电子对未处在共轭体系内，即孤对电子与环共平面，不参与共轭，而碱性较强。

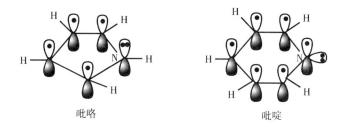

但也要注意，并非所有的 p-π 共轭效应都降低碱性，如胍在接受质子后形成季铵离子，发展成更强的 p-π 共轭体系，稳定性也随之增大，碱性因而达到最强（pK_a 13.60）。

3. 空间效应与碱性的关系 生物碱分子中，如氮原子附近由于取代基的空间位阻或分子构象影响，而使氮原子的孤电子对接受质子的能力减弱，会使碱性减小。如东莨菪碱分子中C-6、C-7 位具有环氧基团，空间位阻大，碱性低于莨菪碱，而山莨菪碱结构中 C-6 位为羟基，空间位阻小于环氧基团，其碱性介于东莨菪碱（pK_a 7.50）与莨菪碱（pK_a 9.65）之间。还有，甲基麻黄碱分子中氮原子上比麻黄碱多一个甲基，甲基虽为供电子基团，通过诱导效应可使氮原子的孤对电子的电子云密度增加，但由于空间位阻占主导作用，而造成甲基麻黄碱（pK_a 9.30）碱性不及麻黄碱（pK_a 9.58）强。再有，利血平分子结构中有 2 个氮原子，其中吲哚氮（N_1）因参与 p-π 共轭，碱性极弱，另一个叔胺氮（N_2）因受 C-19、C-20 竖键的空间位阻影响，造成其碱性较弱（pK_a 2.93）。

东莨菪碱   山莨菪碱   莨菪碱

甲基麻黄碱   麻黄碱   利血平

4. 氢键效应与碱性的关系 生物碱氮原子上的孤电子对接受质子后，形成生物碱的共轭酸，若氮原子附近具有羟基或羰基，并处于有利于形成稳定的分子内氢键时，生物碱的碱性增强。例如具有顺反 2 种异构体的 10-羟基二氢去氧可待因，因顺式羟基有利于与其共轭酸中的氢原子形成氢键缔合，故顺式结构的碱性（pK_a 9.41）强于反式结构的碱性（pK_a 7.71）。钩藤碱（rhychophylline）的分子结构中，羰基有利于与其共轭酸中的氢原子形成氢键缔合，而异钩藤碱（sorhychophylline）无类似氢键的形成，因此，钩藤碱的碱性（pK_a 6.32）强于异钩藤碱（pK_a 5.20）。

10-羟基二氢去氧可待因（顺式）　　　　10-羟基二氢去氧可待因（反式）

钩藤碱　　　　　　　　　　　异钩藤碱

　　因生物碱分子结构复杂，其碱性强弱可受到分子结构中很多种因素的共同影响，故在分析其碱性强弱时，应综合考虑。通常情况下，诱导效应与共轭效应同时存在时，共轭效应对碱性的影响相对较强；诱导效应与空间效应同时存在时，空间效应对碱性影响相对较强。

三、沉淀反应

　　大多数生物碱在酸性水溶液或酸性醇溶液中，可与一些试剂生成难溶性的复盐或分子络合物而形成沉淀，这种反应被称为生物碱沉淀反应，所用试剂被称为生物碱沉淀试剂。

（一）常见生物碱沉淀试剂

　　可与生物碱发生沉淀反应的生物碱沉淀试剂有多种，常分为碘化物复盐类、大分子酸类和重金属盐类等。一些常用生物碱沉淀试剂的名称、类别、成分及反应现象见表 3-1。

表 3-1　常用的生物碱沉淀试剂及反应现象

试剂名称（英文名称）	类别	成分	反应现象
碘化铋钾（dragendoff reagent）	碘化物复盐类	$KBiI_4$	黄色至橘红色沉淀
碘化汞钾（mayer reagent）	碘化物复盐类	K_2HgI_4	类白色沉淀
碘-碘化钾（wagner reagent）	碘化物复盐类	$KI-I_2$	红棕色沉淀
硅钨酸（bertrand reagent）	大分子酸类	$SiO_2 \cdot 12WO_3 \cdot nH_2O$	淡黄色或灰白色沉淀
磷钼酸（sonnenschein reagent）	大分子酸类	$H_3PO_4 \cdot 12MO_3 \cdot 2H_2O$	白色或黄褐色沉淀
苦味酸（picric acid reagent）	大分子酸类	2,4,6-三硝基苯酚	黄色沉淀或结晶
雷氏铵盐（ammonium reineckate reagent）	重金属盐类	$NH_4[Cr(NH_3)_2(SCN)_4]$	红色沉淀或结晶

（二）生物碱沉淀反应的条件

　　生物碱沉淀反应需要在稀酸水溶液中进行，有时也可在酸性醇溶液中发生，因为生物碱及生物碱沉淀试剂均可溶于其中，反应产物因难溶于酸水而沉淀出来，易于观察沉淀结果。但苦味酸试剂在中性条件下进行实验。

（三）　生物碱沉淀反应阳性结果的判断及防止假阳性的方法

在生物碱沉淀反应的结果判断时，应注意假阴性和假阳性现象的发生。一些特殊情况需注意，例如仲胺一般不易与生物碱沉淀试剂发生反应，如麻黄碱。鉴于此，对生物碱进行定性鉴别时，应并行使用 3 种以上沉淀试剂分别进行反应，如果均能发生沉淀反应，可判断为阳性结果。另外，还有些非生物碱类物质也能与生物碱沉淀试剂产生沉淀反应，如蛋白质、酶、多肽、氨基酸、鞣质等，而且天然药物提取液的较深颜色也会影响对反应结果的观察。为了排除假阳性的干扰，可采用"酸化-碱化-再酸化"的纯化处理方法，也就是先将天然药物的酸水提取液碱化，使生物碱由离子型（亲水性强）转为游离型（亲脂性强），再采用三氯甲烷萃取游离生物碱，与水溶性干扰成分（如蛋白质等）分离，三氯甲烷层再酸化，以分出的酸水层进行生物碱沉淀反应。

（四）　生物碱沉淀反应的应用

生物碱沉淀反应可用于生物碱的定性分析、提取分离和含量测定等几方面，其特点是实验设备简单便捷，现象可被肉眼感知，无需大型设备测定。

1. 生物碱的定性分析　生物碱沉淀反应可用于天然药物中所含成分的系统预试，也可用于天然药物及其制剂生产过程的提取物在线定性质控；在生物碱提取分离过程中作为生物碱的追踪手段。具体操作可采用试管定性反应法（常用碘化铋钾试剂）、试纸片滴样反应法及薄层色谱（或纸色谱）的喷雾显色法（常用改良碘化铋钾试剂）。

2. 生物碱的分离制备　针对一些生物碱的特殊性质，可采用生物碱沉淀试剂沉淀后，用液固分离的方法分离，但要求生成的沉淀能通过可逆反应重新获得生物碱。例如应用雷氏铵盐试剂沉淀分离季铵碱。

3. 生物碱的含量测定　对于定量误差要求不高的实验，可采用生物碱沉淀反应获得的沉淀重量计算法进行含量测定。例如硅钨酸试剂能与生物碱生成稳定的沉淀，用于生物碱的含量测定。

四、显色反应

一些生物碱能和一些化学试剂反应而呈现特殊的颜色，此类反应被称为生物碱显色反应，可用于一些生物碱的鉴别和检识。这些显色反应的机理尚不完全清楚，常被认为是氧化反应、脱水反应、缩合反应或氧化、脱水与缩合的综合作用。常用显色反应见表 3-2。

表 3-2　常用显色反应

反应名称	操作步骤
矾酸铵-浓硫酸反应	1%矾酸铵的浓硫酸溶液，又称 Mandelin 试剂，与生物碱反应，阿托品显红色，可待因显蓝色，士的宁显紫色到红色
钼酸铵-浓硫酸反应	1%钼酸钠或钼酸铵的浓硫酸溶液，又称 Frohde 试剂，与生物碱反应，乌头碱显黄棕色，小檗碱显棕绿色，阿托品不显色
甲醛-浓硫酸反应	30%甲醛溶液 0.2mL 与 10mL 浓硫酸的混合溶液，又称 Macquis 试剂，与生物碱反应，吗啡显橙色至紫色，可待因显红色至黄棕色
浓硫酸反应	浓硫酸与生物碱反应，乌头碱显紫色、小檗碱显绿色、阿托品不显色。此反应可以进一步加入其他试剂用于特定生物碱的检查，例如再加入重铬酸钾后，士的宁初显蓝紫色，渐变为紫红色，最后为橙黄色。马钱子碱在此条件下不能产生相似的显色反应过程
浓硝酸反应	浓硝酸与生物碱反应，小檗碱显棕红色，秋水仙碱显蓝色，咖啡碱不显色

第四节　生物碱的提取分离

一、总生物碱的提取

（一）溶剂提取法

针对生物碱在植物体内不同的存在形式，可采用水或酸水、醇类溶剂、亲脂性溶剂进行提取。

1. 水或酸水提取法　具有一定碱性的生物碱在植物体内都以盐的形式存在，故可选用水或酸水提取。常用 $0.1\%\sim1\%$ 的硫酸、盐酸等无机酸水提取，将生物碱大分子有机酸盐置换成小分子无机酸盐，从而增大生物碱的溶解度。个别以苷形式存在的生物碱，也可以水作为溶剂进行提取。常采用浸渍法或渗漉法提取，个别含淀粉少者可用煎煮法。此提取方法比较简便，但主要缺点是提取液体积较大、浓缩困难，而且水溶性杂质多。因此，用酸水或水提取后，一般还需要采用下列方法进行生物碱的纯化富集。

（1）阳离子树脂交换法　生物碱盐在水中可解离出生物碱阳离子，能和阳离子交换树脂发生离子交换反应，被交换到树脂上。操作时将总碱的酸水液通过强酸型阳离子交换树脂柱，使酸水中生物碱阳离子与树脂上的阳离子进行交换，用生物碱沉淀反应检查交换是否完全。交换完全后，用中性水或乙醇洗除柱中的杂质。

$$BH^+Cl^- \longrightarrow BH^+ + Cl^-$$
$$\text{生物碱盐酸盐}\qquad\text{生物碱阳离子}$$
$$R^-H^+ + BH^+ \longrightarrow R^- BH^+ + H^+$$

注：R 代表阳离子型交换树脂，B 代表游离生物碱。

上述除杂过程完成后，可用碱处理过的有机溶剂将生物碱从树脂上洗脱，如用含氨水乙醇洗脱，中和洗脱液，回收乙醇后即得到较纯的生物碱。也可将已交换上生物碱的树脂从色谱柱中倒出，用碱碱化至 pH 值为 10 左右，将生物碱游离出来，再用三氯甲烷或乙醚等有机溶剂回流提取，浓缩提取液也可得到较纯的总碱。有时为了得到总生物碱盐，可用酸水或酸性乙醇进行洗脱，酸中的阳离子将其置换下来，浓缩即得总碱盐。

（2）沉淀法

①生物碱碱化游离沉淀：用碳酸钠、氨水、石灰水等碱化酸水提取液可使某些生物碱游离并沉淀出来，可与各种杂质包括水溶性生物碱分离。如山豆根的稀硫酸提取液加碳酸钠浓溶液碱化至 pH 9 左右，即有大量难溶性总生物碱沉淀析出。

②生成难溶性生物碱盐沉淀：在酸水提取液中加入某些酸，可使一些生物碱转化为难溶性盐沉淀下来。例如在三颗针的硫酸提取液中直接加入盐酸，使其中生成的盐酸小檗碱沉淀。

③利用盐析生成沉淀：在提取液中加入一定量的无机盐，如氯化钠、硫酸钠等，可促使某些生物碱的溶解度降低而沉淀出来。例如工业上由黄藤中提取掌叶防己碱就是在其 1% 硫酸水溶液中加碱碱化至 pH 9，再加氯化钠使溶液达饱和状态，放置后析出粗制掌叶防己碱。

（3）萃取法　将酸水提取液碱化，生物碱游离后，如沉淀，过滤即得；如不沉淀，以适当亲脂性有机溶剂萃取，回收溶剂，即得总生物碱。

2. 醇类溶剂提取法　游离生物碱或其盐均可溶于甲醇、乙醇，可用醇回流或渗漉、浸渍法提取。醇提取的优点是不同存在形式的生物碱均可选用，且水溶性杂质如多糖、蛋白质较少提出。但是提取液中脂溶性杂质较多，如树脂、脂溶性色素等。对此可配合酸水溶解、碱化游离，有机溶剂萃取法进行处理去除脂溶性杂质。具体方法是醇提取液回收醇后加稀酸水搅拌，放置，滤过，溶液调碱性后以适合的亲脂性有机溶剂萃取，回收溶剂即得总生物碱。

3. 亲脂性有机溶剂提取法　大多数游离生物碱都是亲脂性的，故可用三氯甲烷、乙醚以及二氯甲烷等溶剂提取游离生物碱。可采用浸渍、回流或连续回流法提取。提取前为了使生物碱游离，同时增加溶剂对植物细胞的穿透力，可用少量碱水将药材湿润后提取。

本提取法的主要优点是水溶性杂质少，但是有机溶剂价格昂贵，安全性差，对设备要求严格，在提取过程中应防止溶剂泄漏。

（二）　水蒸气蒸馏法

水蒸气蒸馏法适用于具有挥发性生物碱的提取。采用此法时应先将药材用碱水进行处理，使盐转变成游离碱后，再用水蒸气蒸馏法进行提取。水蒸气蒸馏液可加入中性无机盐（氯化钠、硫酸钠）进行盐析，并用亲脂性溶剂萃取游离碱，也可用其他方法进一步处理。

（三）　其他提取方法

超临界流体萃取（SFE）技术也开始应用到生物碱的萃取分离中。例如长春花中长春碱和长春新碱的萃取分离，采用超临界 CO_2 做溶剂，在萃取温度 40℃、压力 3.50×10^4 kPa 以上的条件下进行萃取，效果良好。

随着科学技术的发展，一些新型的技术已经应用到生物碱提取工艺中，在传统方法的基础上再结合新技术进行提取，不仅能提高效率，且能降低能耗。如微波萃取法、超声提取法等。

二、生物碱的分离

一种药材往往含有多种性质不同的生物碱，所以提取物是各种生物碱的混合物。欲将其中的生物碱单体逐一分离，往往要先用溶剂法进行初步分离，得到碱度不同或极性不同的几个生物碱部位后，再用色谱法进行分离得到生物碱的单体。

（一）　不同类别生物碱的分离

通常将总生物碱按碱性强弱、酚性有无及是否具有水溶性初步分成五类。

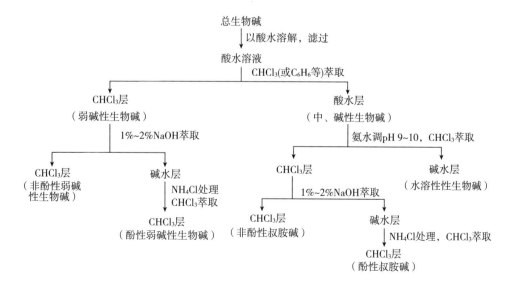

（二） 利用生物碱的碱性差异进行分离

总生物碱中各单体生物碱的碱性往往不同，可用 pH 梯度萃取法进行分离，具体方法有两种。一种是将总生物碱溶于三氯甲烷等亲脂性有机溶剂，以不同酸性缓冲液依 pH 值由高至低依次萃取，生物碱可按碱性由强至弱先后成盐依次被萃取出而分离，分别碱化后以有机溶剂萃取即可。另一种是将总生物碱溶于酸水，逐步加碱使 pH 值由低至高，每调节一次 pH 值，即用三氯甲烷等有机溶剂萃取，则各单体生物碱依碱性由弱至强先后游离，依次被萃取出而分离。

采用 pH 梯度法分离时，通常采用多缓冲纸色谱法有针对性地选择萃取液的 pH 值。生物碱之间的碱度相差越大，用此法分离则越容易。

（三） 利用生物碱或生物碱盐溶解度的差异进行分离

总生物碱中各单体的极性不同，对有机溶剂的溶解度有差异，可利用这种差异来分离生物碱。如苦参中苦参碱和氧化苦参碱的分离，可利用苦参总碱中氧化苦参碱极性稍大，难溶于乙醚，而苦参碱可溶于乙醚的性质，将苦参总碱溶于三氯甲烷，再加入 10 倍量以上乙醚，氧化苦参碱即可析出沉淀。不同生物碱与同一种酸生成的盐溶解性可能不同，也可以利用这种差异来分离生物碱或其盐。如用溶剂法从麻黄中提取分离麻黄碱与伪麻黄碱，即利用二者草酸盐的水溶性不同，提取后经处理得到的甲苯溶液，经草酸溶液萃取后浓缩，草酸麻黄碱溶解度小而析出结晶，草酸伪麻黄碱溶解度大而留在母液中。

不同生物碱与不同酸生成的生物碱盐的溶解性也可能不同，可利用这种差异分离生物碱其盐类。如金鸡纳树皮中主要含有 4 种生物碱，奎宁、奎尼丁、辛可宁和辛可尼定，主要利用其与不同酸生成的盐的水溶性不同而进行分离，其中辛可宁的分离则是利用其在乙醚中的溶解度小的性质来分离。

（四） 利用生物碱特殊官能团进行分离

有些生物碱的分子中含有酚羟基或羧基，也有少数含内酰胺键或内酯结构，这些基团或结构能发生可逆性化学反应，故可用于分离。

酚性生物碱在碱性条件下成盐溶于水，可与一般生物碱分离。如在阿片生物碱中，吗啡具酚羟基而可待因无酚羟基，用氢氧化钠溶液处理后，吗啡成盐溶解而可待因沉淀，可将二者分离。

内酯或内酰胺结构的生物碱可在碱性水溶液中加热皂化开环生成溶于水的羧酸盐而与其他生物碱分离，在酸性条件下又环合成原生物碱而沉淀。如喜树中喜树碱具内酯环，在提取分离喜树碱工艺中，即利用了这一性质。

（五） 利用色谱法进行分离

利用上述分离方法分离生物碱总碱时常不能直接获得纯的单体化合物，尤其是总碱成分复杂、结构近似且含量低的成分更不易得到。通常在上述分离基础上，配合反复重结晶方法或色谱法，尤其是色谱法的分离才能获得理想的结果。

生物碱色谱分离方法有吸附色谱、分配色谱、离子交换色谱、大孔树脂吸附色谱、葡聚糖凝胶色谱、高效液相色谱、液滴逆流色谱法等。在实际研究工作中，除常压下进行分离外，常采用低压或中压柱色谱法进行分离，而且常需几种色谱法交替或反复使用才能获得较好的分离效果。现将分离生物碱常用的柱色谱方法介绍如下。

1. 吸附柱色谱法 常用氧化铝或硅胶作为吸附剂，有时也用纤维素、聚酰胺等。以三氯甲烷、乙醚等亲脂性有机溶剂或以其为主的混合溶剂系统作洗脱剂。例如东贝母 *Fritillaria thunbergii* 中 4 个甾体生物碱分离。

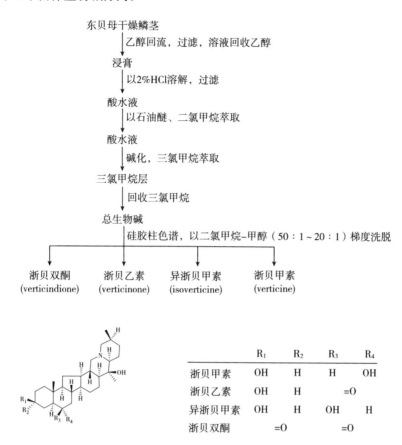

2. 分配柱色谱法 对某些结构特别相近的生物碱，采用分配色谱法可达到较为理想的分离效果。如三尖杉中的抗癌生物碱三尖杉酯碱（harringtonine）和高三尖杉酯碱（homoharringtonine）的分离，两者结构仅差一个亚甲基，吸附色谱分离效果不佳，而分配色谱能将其分离。具体方法是以硅胶为支持剂，以 pH 5.0 缓冲液为固定相，pH 5.0 缓冲液饱和的三氯甲烷溶液洗脱，首先洗脱的是高三尖杉酯碱，中间部分是二者的混合物，最后部分是三尖杉酯碱。

3. 高效液相色谱法 高效液相色谱法（HPLC）具有分离效能好、灵敏度高、分析速度快的优点，能使很多其他色谱法难分离的混合生物碱得到分离。HPLC 法分离生物碱时，可用硅胶吸附色谱柱，也可用 C_{18} 反相色谱柱。色谱法分离能力强，对组分复杂的总生物碱或含量较低的生物碱，有较好的分离效果，但是色谱法技术要求较高。一般的色谱技术操作周期长，消耗溶剂多。高效液相色谱的应用，使生物碱的分离达到快速、准确、微量高效的水平，实际工作中已广泛应用。

（六） 水溶性生物碱的分离

水溶性生物碱主要指季铵碱，其分离一般可用下述方法。

1. 沉淀法　可用沉淀试剂将水溶性生物碱从弱酸水溶液中沉淀出来，与留在滤液中的水溶性杂质分离，以获得纯度较高的水溶性生物碱或其盐。实验室中常用雷氏铵盐沉淀试剂，工业生产因其价格较高而不常用。

用雷氏铵盐纯化季铵碱的方法是先将含季铵碱的水溶液用稀无机酸溶液调 pH 值 2～3，加入新配制的雷氏盐饱和水溶液，生物碱的雷氏盐即沉淀析出，沉淀完全后滤过，用少量水洗涤沉淀，至洗涤液不呈红色为止。

生物碱的雷氏盐用丙酮溶解后，滤除不溶物。将滤液通过氧化铝短柱，以丙酮洗脱并收集洗脱液。生物碱雷氏盐被丙酮洗脱，一些极性杂质被氧化铝柱吸附而除去。在上述洗脱液中加入硫酸银饱和水溶液至不再产生雷氏银盐沉淀为止，滤除沉淀，生物碱转化为硫酸盐留在溶液中。加入与硫酸银摩尔数相等的氯化钡溶液（剧毒）于溶液中，生成硫酸钡和氯化银沉淀，滤除沉淀，生物碱转化为盐酸盐留在溶液中，浓缩滤液，即可得到较纯的季铵碱盐酸盐结晶。

用雷氏铵盐纯化水溶性生物碱的化学反应式如下：

$$B^+ + NH_4 \left[Cr(NH_3)_2(SCN)_4 \right] \longrightarrow B\left[Cr(NH_3)_2(SCN)_4 \right] \downarrow$$

$$2B\left[Cr(NH_3)_2(SCN)_4 \right] + Ag_2SO_4 \longrightarrow B_2SO_4 + 2Ag\left[Cr(NH_3)_2(SCN)_4 \right] \downarrow$$

$$Ag_2SO_4 + BaCl_2 \longrightarrow 2AgCl \downarrow + BaSO_4 \downarrow$$

$$B_2SO_4 + BaCl_2 \longrightarrow 2BCl + BaSO_4 \downarrow$$

注：B 代表季铵碱。

2. 溶剂法　利用水溶性生物碱能够溶于极性较大而又能与水分层的有机溶剂（如正丁醇、异戊醇或三氯甲烷-甲醇的混合溶剂等）的性质，用这类溶剂与含水溶性生物碱的碱水液反复萃取，使水溶性生物碱与强亲水性的杂质得以分离。如益母草中的水溶性生物碱益母草碱，就是在其碱水液中用异戊醇萃取得到。

3. “离子对”提取法　在适当的 pH 介质中，生物碱（B）可与氢离子结合成盐（BH^+），一些酸性染料（如溴甲酚绿、溴酚蓝等）在此条件下解离为阴离子（In^-），而与上述盐的阳离子结合成有色的配位化合物，即离子对：

$$BH^+ + In^- \rightleftharpoons (BH^+In^-) \rightleftharpoons BH^+In^-$$

若 BH^+ 阳离子以 Q^+ 代表，In^- 阴离子以 X^- 代表，则：

$$Q^+_{水相} + X^-_{水相} \longrightarrow QX_{有机相}$$

$$提取常数\ EQX = \left[QX \right]_{有机相} / \left[Q^+ \right]_{水相} \cdot \left[X^- \right]_{水相}$$

注：$\left[QX \right]_{有机相}$ 为达到平衡时有机相中离子对的浓度。

$\left[Q^+ \right]_{水相}$ 和 $\left[X^- \right]_{水相}$ 分别为水相中达到平衡时阳离子和阴离子的浓度。

上述离子对可溶于某些有机溶剂，生成有色溶液。利用这一原理进行的提取方法叫“离子对”提取法。此法成败关键在于能否将有机碱以离子对的形式定量地提取到有机溶剂中，因而涉及离子对的提取常数和溶液 pH 等因素。一般来说，离子对提取常数越大，则提取率越高。利用上述原理可使水溶性生物碱或季铵碱在适当的 pH 环境中以酸性染料形成离子对，用适当的有机溶剂提取而与水溶性杂质分离。

第五节　生物碱的检识

生物碱检识包括理化检识和色谱检识，物理方法检识主要根据生物碱的形态、颜色、嗅味等。化学方法主要用生物碱沉淀试剂和显色试剂进行生物碱沉淀反应和显色反应。色谱检识方法有薄层色谱、纸色谱、高效液相色谱和气相色谱等，主要用于指导生物碱分离以及纯度检查和已知生物碱的鉴定等。

一、薄层色谱

薄层色谱包括吸附薄层色谱和分配薄层色谱。

（一）吸附薄层色谱

吸附薄层色谱适用于分离和检识亲脂性较强的生物碱。

1. 固定相　常用的固定相为硅胶和氧化铝。硅胶本身显弱酸性，直接用于分离和检识生物碱时，与碱性的生物碱可形成盐，其极性增强而被硅胶吸附，表现为斑点的 R_f 值很小，斑点拖尾或形成复斑，影响检识效果。为了避免出现这些现象，可在涂铺硅胶薄层板时用稀碱溶液（如 $0.1\sim0.5N$ 的氢氧化钠溶液）或碱性缓冲溶液代替水铺制硅胶薄层板；也可使色谱过程在碱性条件下进行，即在展开剂中加入少量碱性试剂，如二乙胺、氨水等；或者在展开槽中放一盛有氨水的小杯，用中性展开剂在氨蒸气中进行展开，或者在展开前，将完成点样的薄层板置氨蒸气中饱和 15min 以上，然后用中性展开剂进行展开。氧化铝本身显弱碱性，且吸附性能较硅胶强，不经处理便可用于分离和检识生物碱。

2. 展开剂　展开剂系统多以亲脂性溶剂为主，一般以三氯甲烷为基本溶剂，根据色谱结果调整展开剂的极性。若斑点的 R_f 值太小，可在三氯甲烷中加入适量极性较大的有机溶剂，如甲醇、丙酮等；若斑点的 R_f 值太大，可在三氯甲烷中加入适量极性较小的有机溶剂，如苯、环己烷等。展开剂中各溶剂的比例需通过实验进行摸索，或参考相关文献资料。

3. 显色剂　薄层色谱展开后，一般先在可见光下观察斑点，再在紫外光下观察是否有荧光斑点，最后用显色剂显色。显色后，可以在可见光下观察斑点，再次置紫外光下观察是否有荧光斑点，比较显色剂显色前后的现象，进一步检识生物碱成分。绝大多数生物碱的薄层色谱可用改良碘化铋钾试剂显色，显示橘红色斑点，但若薄层板不含 CMC-Na 黏合剂，也可用碘化铋钾试剂显色。应注意有些生物碱与改良碘化铋钾试剂不显色，可选择某些特殊显色剂显色。

（二）分配薄层色谱

当采用硅胶或氧化铝吸附色谱检识生物碱效果不理想时，可考虑分配薄层色谱法，尤其用于分离结构十分相似的生物碱，可获得满意的效果。

1. 支持剂与固定相　常用硅胶或纤维素粉作支持剂，以水或甲酰胺作固定相。一般薄层板铺制后晾干，直接用于分配色谱，固定相为水；薄层板浸于甲酰胺-丙酮混合溶液中片刻，或将薄层板用此溶液展开 1 次，取出薄层板，于空气中，挥去丙酮后，点样，固定相为甲酰胺。

2. 展开剂　分配色谱的展开剂一定要被固定相饱和，因此，若固定相为水，用于分离亲水性生物碱，一般选用 BAW 系统（正丁醇-醋酸-水，4∶1∶5，上层）为展开剂；若固定相为甲酰胺，用于分离亲脂性生物碱，一般选用三氯甲烷 - 苯（1∶1）等展开剂。

3. 显色剂　分配薄层色谱与吸附薄层色谱的显色方法基本相同，但一般不用含有强酸的显色剂。若固定相为甲酰胺，展开剂展开后置空气中挥干，再将薄层板加热至110℃，除去甲酰胺后再用显色剂显色。

与吸附薄层色谱比较，分配薄层色谱一般用于分离检识极性较大的生物碱。以甲酰胺为固定相的薄层分配色谱，适于分离弱极性或中等极性的生物碱；以水为固定相的薄层分配色谱，适于分离亲水性生物碱，可获得较好的分离效果。

二、纸色谱

生物碱的纸色谱类似于薄层分配色谱，可用于亲水性生物碱、生物碱盐和亲脂性生物碱的分离检识。

（一）固定相

纸色谱的固定相有3种。

1. 水　可用滤纸，因其本身含有6%～7%的水分，也可用水浸润滤纸。用水作固定相一般用于分离亲水性生物碱或生物碱盐。

2. 甲酰胺　将甲酰胺溶于丙酮，再将滤纸置于其中浸湿片刻，取出，挥去丙酮，即可用于分离亲脂性生物碱。

3. 酸性缓冲液（也称多缓冲纸色谱）　将不同pH值的酸性缓冲液，自起始线由高到低间隔2cm左右的距离涂布若干个缓冲液带，晾干，即可用于不同碱性的生物碱分离。在这种纸色谱中，混合生物碱在展开过程中由于碱性大小不同，碱性强的先成盐，极性变大，斑点不动，后面的同理依碱性由强至弱而依次分离。如图3-2。因此，通过酸性缓冲液为固定相的纸色谱，可指导不同碱性生物碱液 - 液萃取分离时pH的选择。

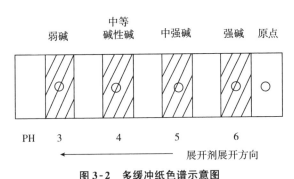

图 3-2　多缓冲纸色谱示意图

（二）展开剂

展开剂在使用前一定要被固定相饱和，不同固定相选择相应的展开剂。以水为固定相的纸色谱，宜用亲水性溶剂系统作展开剂，如BAW系统；以甲酰胺和酸性缓冲液为固定相的纸色谱，多以三氯甲烷、乙酸乙酯等亲脂性有机溶剂为主组成的溶剂系统作展开剂。

（三）显色剂

纸色谱所用的显色剂与分配薄层色谱基本相同，但不宜使用含硫酸等腐蚀性试剂的显色剂。

三、高效液相色谱

高效液相色谱被广泛用于生物碱的分离检识，特别是对结构十分相似的生物碱有很好的分离效果。一般采用分配色谱法、吸附色谱法、离子交换色谱法等，其中以反相分配色谱法应用最多。

由于生物碱具碱性，通常使用的流动相偏碱性，能提高分离效果。但当流动相为碱性时，不宜用硅胶作支持剂，可改用弱碱性键合相硅胶作固定相。应当指出，流动相的 pH 值大小与分离效果是否理想密切相关。如黄连中黄连碱、小檗碱、掌叶防己碱和药根碱 4 种结构相近的季铵碱的分离，用水 - 乙腈 - 醋酸（80∶20∶0.3）为流动相时，彼此不能分离，若在此流动相中加入三乙胺，其加入量自 0.3mL 开始逐渐增加，测定量在上述流动相中含 0.75mL 时，各峰分离效果最好，此时流动相的 pH 为 8.5 左右，则 4 种生物碱能够完全分离，如图 3-3。

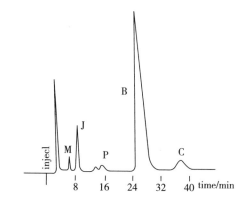

C：黄连碱　B：小檗碱　P：掌叶防己碱　J：药根碱　M：木兰碱

图 3-3　黄连的 HPLC 图

四、气相色谱

具有挥发性的生物碱可采用气相色谱进行分离检识，如麻黄碱、烟碱等。一般挥发性生物碱较少，故这种方法在生物碱检识中应用不广。

第六节　生物碱的结构测定

生物碱的结构鉴定方法包括化学法和波谱法。20 世纪 60 年代以前，以化学法为主，经脱氢、氧化降解、官能团分析、全合成等，测定其结构。之后，波谱法不断发展，迄今已成为测定生物碱结构的重要方法。

一、波谱法在生物碱结构测定中的应用

最常用的波谱法有 NMR（^{1}H-NMR、^{13}C-NMR 和 2D-NMR）和 MS 谱。UV、IR 除一些特例外，其应用较少。

（一）红外光谱

生物碱由于结构类型多而且复杂，在红外光谱上共性特征很少，主要用于分子结构中功能基的判断和与已知生物碱进行对照鉴定。较为典型的例子是利用红外光谱中 Bohlmann 吸收带对反式和顺式喹诺里西啶的确定。在反式喹诺里西啶环中，在 2800～2700cm^{-1} 区域有 2 个以上明显的吸收峰，而顺式异构体则在此区域无峰或极弱。该峰称为"Bohlmann"吸收峰。如

在育亨宾类生物碱中，若为 3α-H，则有 Bohlmann 吸收带，反之，若为 3β-H（如伪或表育亨宾），则无此种吸收。

育亨宾   R₁=R₂=α-H

伪育亨宾 R₁=R₂=β-H

具有 Bohlmann 吸收峰的除喹诺里西啶外，还有吐根碱类、原小檗碱类以及某些吲哚和甾体生物碱类。反式喹诺里西啶的盐、季铵盐、N-氧化合物及内酰胺等，因氮原子上没有孤电子对，故无 Bohlmann 吸收峰。

（二）核磁共振氢谱

¹H-NMR 谱是解析生物碱类化合物最有力的波谱之一。对大多数生物碱来说，解析规律同其他类型化合物区别不大。现将受氮原子影响的质子化学位移范围及 ¹H-NMR 谱在生物碱结构解析中的某些应用予以介绍。

1. 不同类型 N 上质子的化学位移值范围   脂肪胺 δ0.3～2.2；芳香胺 δ2.6～5.0；酰胺 δ5.2～10。

2. 生物碱不同类型氮原子上甲基的化学位移值范围   见表 3-3。

表 3-3   不同类型 N—CH₃ 的化学位移值（CDCl₃）

N 原子类型	N—CH₃ 一般范围（δ）
叔胺	1.97～2.56
仲胺	2.3～2.5
芳叔胺和芳仲胺	2.6～3.1
杂芳环	2.7～4.0
酰胺	2.6～3.1
季铵	2.7～3.5*

* ：测定溶剂为 DMSO-d₆，或 C₅D₅N，或 CD₃OD。

3. 生物碱结构式构象判断   通过氢的偶合常数大小可以区别生物碱的立体异构体。如 l-麻黄碱（简称麻黄碱，下同）和 d-伪麻黄碱（简称伪麻黄碱，下同）分子结构中，C₂ 上的 4 个取代基排列顺序相同，都是 S 构型。C₁ 的 4 个取代基排列顺序不同，麻黄碱为 R 构型，伪麻黄碱为 S 构型，故两者为 C₁ 差向异构体。麻黄碱的 C₁—H 与 C₂—H 为邻位交叉，两面夹角约 60°，J_{H1-H2} 为 4Hz，而伪麻黄碱的 C₁—H 与 C₂—H 为对位交叉，两面夹角约 180°，J_{H1-H2} 为 8Hz。

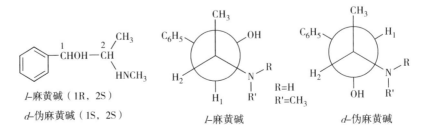

l-麻黄碱（1R，2S）

d-伪麻黄碱（1S，2S）

l-麻黄碱   d-伪麻黄碱

（三） 核磁共振碳谱

^{13}C-NMR 谱是目前用于测定生物碱分子结构的重要手段之一。碳谱的基本规律和在确定化合物结构中的应用同样适用于生物碱。下面对和生物碱有关的 ^{13}C-NMR 谱某些特殊规律进行归纳。

1. 生物碱结构中氮原子电负性对邻近碳原子化学位移的影响 生物碱结构中氮原子电负性产生的吸电子诱导效应使邻近碳原子向低场位移，其 α-碳 $>$ γ-碳 $>$ β-碳。如吡啶和烟碱。同样，在 N-氧化物和季铵以及 N-甲基季铵盐中的氮原子使 α-碳向低场位移幅度更大。如在海南青牛胆碱中，氮原子周围的 3 个 α-碳的 δ 值分别是 60.6、60.8 和 64.7，较 2 个 β-碳（δ 值分别为 22.8 和 27.8）向低场位移。

吡啶　　　　　烟碱

海南青牛胆碱　　　紫堇碱　R=—CH₃　中紫堇碱　R=---CH₃

2. 生物碱结构中氮原子对甲基碳化学位移的影响 与上原理相同，氮原子的电负性使与氮原子相连的甲基的化学位移较普通甲基向低场位移。N-甲基的 δ 值一般在 30～47 之间。如海南青牛胆碱 N-甲基的 δ 值为 38.7。

3. 生物碱结构异构体的研究 如紫堇碱和中紫堇碱是一对 C-13 甲基差向异构体，紫堇碱的 B/C 环为反式喹诺里西啶，中紫堇碱 B/C 环为顺式喹诺里西啶。当 C-14 为 S 构型时（C$_{14}$-α-H），C-13 连 β-CH₃ 的 C-5、C-6、C-8、C-13 要比 C-13 连 α-CH₃ 的位于低场，而 C-14 稍移向高场。

（四） 二维核磁共振谱

二维核磁共振谱（2D-NMR）简称二维谱，在解决化学位移归属和确定立体构型等方面更为客观、可靠。

1. 同核位移相关谱（^{1}H-^{1}H COSY 谱） 生物碱多数环系较多，结构复杂，氢的归属仅凭一般氢谱往往很困难。如士的宁碱中，各脂肪族质子化学位移的一维谱图上有较为严重的重叠，无法分辨。但是在 ^{1}H-^{1}H COSY 谱中，利用相邻质子间偶合产生的相关峰则很容易找到相互偶合的质子，使氢的归属变得很容易。

2. 异核位移相关谱 ^{13}C-^{1}H COSY 谱是目前归属碳信号最重要的方法之一。HMBC 谱则可以高灵敏度地检测出 ^{13}C-^{1}H 远程偶合（$^2J_{C_H}$，$^3J_{C_H}$）的相关信号，同时提供有关季碳的信息和与杂原子相连的 ^{1}H 的信息。如二萜生物碱弯翠生，一维碳谱显示，在 δ_c 52～57 区域内无典型 C-19 信号，说明 C-19 还有取代，其 C-1 与 C-19 的化学位移与具有氮杂缩醛结构化合物中的相应碳的化学位移很接近。通过 HMBC 可以看到 H-19/C-1，H-1/C-19 两组相关信号，进一步确证了弯翠生具有氮杂缩醛结构。另外，HMQC 谱可以高灵敏度地检测出直接相连的 ^{13}C-^{1}H（$^2J_{C_H}$）（$^1J_{C_H}$）的相关信号。

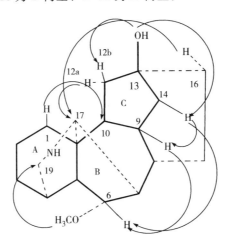

弯翠生

3. 其他二维谱 NOESY 谱可用来解析生物碱的相对空间构型，不仅可以观测到空间相近质子间的 NOE 效应，同时还能作为相关峰出现在图谱上，大大增加了判断的可靠程度。如粗茎乌碱 I 的骨架结构，其 C-9、C-10、C-12、C-13 和 C-14 构成了一个 5 元环（C 环）。该环上的 H-10 与 A 环上 H-1 间有 NOE 信号，H-12a 与 H-17 之间存在 NOE 信号，在 H-14 与 B 环上的 H-6 之间存在着明显的间接 NOE 信号，由此可以将 C 环与 A/B 环的相对平面关系确定下来。C 环上的 H-9、H-10、H-12b、H-14 相互间均存在着 NOE 信号，可以确定这些质子基本上是在同一平面上。由于 H-10 与 H-1 在一个平面上，故可以确定 C-10 为 R 构型。依次推导 C-9 为 S 构型、C-13 为 S 构型、C-14 为 R 构型。

粗茎乌碱 I 的骨架结构与部分NOE相关示意图

（五） 质谱

在生物碱结构鉴定中，MS 的作用不仅可确定分子量、分子式，还可利用生物碱碎片裂解规律推定结构。在判断生物碱的分子离子峰时，要注意该离子峰是否符合氮律。以下介绍生物碱 MS 的一般裂解规律。

1. α - 裂解 裂解主要发生在和氮原子相连的 α - 碳和 β - 碳之间的键即 α - 键上。其特征是基峰或强峰是含氮的基团或部分。另外，当氮原子的 α - 碳连接的基团不同时，则所连接的大基团易于发生 α - 裂解。具有这种裂解的生物碱及类型很多，如辛可宁（cinchonine）、莨菪烷、甾体生物碱等。

辛可宁 m/z 294 M m/z 158 m/z 136(100)

2. RDA 裂解　当生物碱中存在相当于环己烯部分时，常发生此种裂解，产生一对强的互补离子，由此可确定环上取代基的性质和数目。属于这种裂解的生物碱主要有四氢 β-卡波林结构的吲哚类、四氢原小檗碱类、普罗托品类以及无 N-烷基取代的阿朴菲类生物碱等。现以文卡明（vincadifformine）为例说明其裂解过程。

文卡明（M·⁺ m/z 338）　RDA　α-裂解　m/z 124（100）

二氢吲哚类成分，如白坚木碱（aspidospermine）等，特征离子则来源于非典型的 RDA 与 α-裂解。

白坚木碱（M·⁺ m/z 282）　非典型RDA　m/z 254（M-28）　α-裂解　m/z 124（100）

3. 其他裂解

（1）难于裂解或由取代基及侧链裂解产生的离子　当生物碱主要为芳香体系组成，或以芳香体系为主，或环系多、分子结构紧密者，环裂解较为困难，一般看不到由骨架裂解产生的特征离子，裂解主要发生在取代基或侧链上。此种裂解的 M⁺ 或 [M−H]⁺ 峰多为基峰或强峰。如喹啉类、去氢阿朴菲类、苦参碱类、吗啡碱类、萜类及某些甾体生物碱类等可产生此类裂解。

（2）主要由苄基裂解产生的离子　此种裂解发生在苄基上，是苄基四氢异喹啉和双苄基四氢异喹啉的主要裂解类型。裂解产生的二氢异喹啉离子碎片多数为基峰。

二、生物碱结构研究实例

（一）依达拉奉

该化合物为黄色片状结晶（乙醇），溶于丙酮，略溶于乙醇、乙醚及三氯甲烷，几乎不溶于水、石油醚。mp. 127~131℃，MS 给出 [M]⁺ 174，分子式 $C_{10}H_{10}N_2O$，依达拉奉的 MS 图谱见图 3-4。

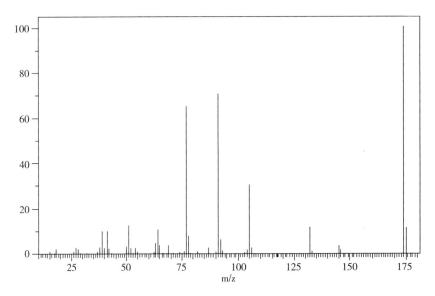

图 3-4　依达拉奉的 MS 图谱

从 ^{1}H-NMR 谱（见图 3-5）可见 5 组峰，从高场到低场质子比例数为 3∶2∶1∶2∶2，表明分子中有 10 个质子。高场区有 2 个单峰，分别为 δ_H 2.18（—CH₃）和 3.41（—CH₂）；低场区有 3 组峰，分别为 δ_H 7.17、7.39 和 7.85，示为单取代苯环上的 5 个氢。

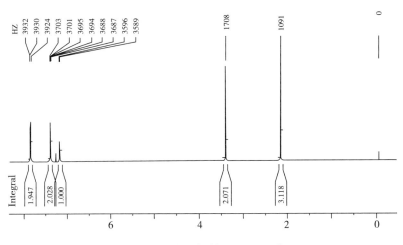

图 3-5　依达拉奉的 ^{1}H-NMR 图谱

^{13}C-NMR 谱（见图 3-6）显示 1 个羰基 δ_C 171.1，1 个碳氮双键 δ_C 157.0，与 DEPT 135 谱对比可显示出 1 个亚甲基 δ_C 43.4，1 个甲基 δ_C 17.3，5 个次甲基 δ_C 119.1、125.4、129.2，为芳环上的次甲基，1 个芳环季碳 δ_C 138.5。通过 ^{1}H-^{13}C COSY 谱和 HMBC 谱测定，对氢谱和碳谱各峰进行了归属，见表 3-4。

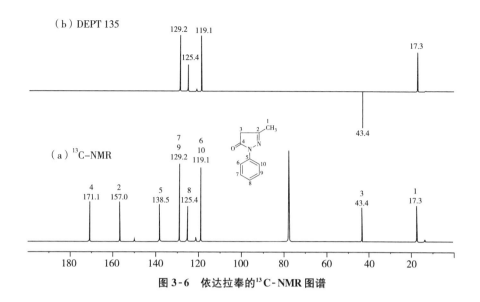

图 3-6 依达拉奉的 ^{13}C-NMR 图谱

表 3-4 依达拉奉的 NMR 谱数据

碳位	^{1}H-NMR（ppm）	^{13}C-NMR（ppm）	HMBC
1	2.18	17.3	4-H
2	—	157.0	1-H,3-H
3	3.41	43.4	3-H
4	—	171.1	3-H
5	—	138.5	6,7,8,9,10-H
6	7.85	119.1	7,8,9-H
7	7.39	129.2	8-H,9-H
8	7.17	125.4	6,7,9,10-H
9	7.39	129.2	7,9-H
10	7.85	119.1	7,8,9-H

研究确定结构如下：

依达拉奉

（二）苦参碱

苦参为豆科植物苦参 *Sophora flavescens* Ait. 的干燥根。具有清热燥湿，杀虫，利尿的功效。用于热痢，便血，黄疸尿闭，赤白带下，阴肿阴痒，湿疹，湿疮，皮肤瘙痒，疥癣麻风；外治滴虫性阴道炎。从中分离出多个喹喏里西啶类生物碱，苦参碱是其中的主要生物碱类成分之一。对其结构解析如下。

该化合物为白色针状结晶（石油醚），mp. 76～78℃，碘化铋钾试剂反应阳性。UV λ_{max}（nm）205。EI-MS 给出 $[M]^+$ 248、$[M-H]^+$ 247（图 3-7）。结合 ^{1}H-NMR 和 ^{13}C-NMR 数据，并与文献相对照，推断该化合物分子式为 $C_{15}H_{24}N_2O$。

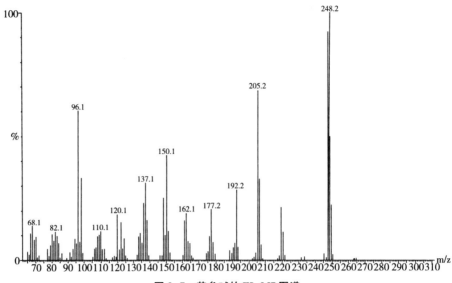

图 3-7　苦参碱的 EI-MS 图谱

^{13}C-NMR（CDCl$_3$）给出 15 个碳信号，其中 δ_C 169.3 信号提示存在 C＝O，而 δ_C 63.8、57.3、57.2、53.1、43.2 为环上与氮原子直接相连的碳原子信号。^{1}H-NMR（CDCl$_3$）δ_H 4.40（1H，dd，J＝12.6Hz，4.2Hz）和 δ_H 3.05（1H，t，J＝12.6Hz）信号为同碳原子发生偕偶的氢，分别属于 He-17 和 Ha-17。δ_H 3.82（1H，dt，J＝9.6，6.0Hz）为环上碳原子上的氢信号，且该碳原子与 N 原子直接相连，为 C-11。δ_H 2.43（1H，dt，J＝17.4Hz，4.2Hz）和 2.25（1H，m）信号分别属于 He-14 和 Ha-14，δ_H2.80（2H，m）和 δ_H2.08（2H，m）为环上直接与 N 原子相连的碳原子上氢信号，分别归属于 H-2a、H-10a 和 H-2e、H-10e。δ_H 1.34～1.94（15H，m）为环上其他氢信号。对氢谱和碳谱各峰进行了归属，见表 3-5。

表 3-5　苦参碱的 NMR 谱数据

碳位	^{1}H-NMR	^{13}C-NMR	碳位	^{1}H-NMR	^{13}C-NMR
2	2.78，2.08，m	57.3	12		27.7
3		21.1	13		19.0
4		27.1	14	2.43，dt	32.8
5		35.3		J＝17.4Hz，4.2Hz	
6		63.8		2.25，m	
7		41.4	15		169.3
8		26.4	17	4.40，dd	43.2
9		20.8		J＝12.6Hz，4.2Hz	
10	2.78，2.08，m	57.2		3.05，t	
11	3.82，dt，J＝9.6，6.0Hz	53.1		J＝12.6Hz	

苦参碱

第七节 含生物碱的天然药物实例

一、麻黄

麻黄为麻黄科植物草麻黄 *Ephedra sinica* Stapf、中麻黄 *Ephedra intermedia* Schrenk et C. A. Mey. 或木贼麻黄 *Ephedra equisetina* Bge. 的干燥草质茎。具有发汗散寒，宣肺平喘，利水消肿的功效。

麻黄含有多种生物碱，常见的有麻黄碱、伪麻黄碱、甲基麻黄碱、甲基伪麻黄碱、去甲基麻黄碱和去甲基伪麻黄碱等，其中麻黄碱和伪麻黄碱为主要生物碱，而且以盐酸盐的形式存在于麻黄中。麻黄碱含量占总生物碱的 $40\% \sim 90\%$，具有收缩血管、兴奋中枢神经作用，能兴奋大脑、中脑、延髓和呼吸循环中枢；有类似肾上腺素样作用，能增加汗腺及唾液腺分泌，缓解平滑肌痉挛。伪麻黄碱有升压、利尿作用；甲基麻黄碱有舒张支气管平滑肌作用等。2015年版《中国药典》以盐酸麻黄碱和盐酸伪麻黄碱为指标成分进行鉴别和含量测定。

l–麻黄碱（1R, 2S）　　　　d–伪麻黄碱（1S, 2S）

R=H, R'=CH₃ *l*–麻黄碱（1R, 2S）　　　　R=H, R'=CH₃ *d*–伪麻黄碱（1S, 2S）
R=R'=CH₃ *l*–甲基麻黄碱（1R, 2S）　　　R=R'=CH₃ *d*–甲基伪麻黄碱（1S, 2S）
R=R'=H *l*–去甲基麻黄碱（1R, 2S）　　　R=R'=H *d*–去甲基伪麻黄碱（1S, 2S）

麻黄生物碱分子结构中氮原子位于侧链上。麻黄碱和伪麻黄碱属仲胺衍生物，且互为立体异构体，结构区别在于 C_1 构型不同。^{1}H-NMR 谱中麻黄碱的 $J_{1,2}=4$Hz，伪麻黄碱的 $J_{1,2}=8$Hz，表明前者 C_1—H 和 C_2—H 为顺式，后者为反式。

麻黄碱和伪麻黄碱为无色结晶，游离麻黄碱含水物熔点为 40℃。两者均具有挥发性，可以被水蒸气蒸馏提取。

麻黄碱和伪麻黄碱均为仲胺衍生物，碱性较强。伪麻黄碱的共轭酸与 C_2—OH 形成分子内氢键时，C_1—C_6H_5 和 C_2—CH₃ 取代基团为反式，而麻黄碱则为顺式，因此伪麻黄碱共轭酸稳定性大于麻黄碱共轭酸，伪麻黄碱碱性（pK_a9.74）稍强于麻黄碱（pK_a9.58）。

麻黄碱和伪麻黄碱为小分子芳烃仲胺生物碱，其溶解性与一般生物碱不完全相同。游离麻黄碱和伪麻黄碱既可溶于水，也可溶于三氯甲烷、乙醚、苯及醇类有机溶剂，但游离伪麻黄碱在水中的溶解度较麻黄碱小，是由于伪麻黄碱形成较稳定的分子内氢键。麻黄碱盐与伪麻黄碱盐的溶解性能也不完全相同，如草酸麻黄碱难溶于水，而草酸伪麻黄碱则易溶于水；盐酸麻黄碱不溶于三氯甲烷，而盐酸伪麻黄碱则可溶于三氯甲烷。

麻黄碱和伪麻黄碱不与一般生物碱沉淀试剂发生沉淀反应，但具有二硫化碳-硫酸铜反应和铜络盐反应的特征反应，可用于麻黄碱和伪麻黄碱与其他生物碱的鉴别，也可以与茚三酮试液显红色。

二硫化碳-硫酸铜反应：在麻黄碱或伪麻黄碱的醇溶液中加入二硫化碳、硫酸铜试剂和氢氧化钠各2滴，即产生棕色沉淀。

铜络盐反应：在麻黄碱或伪麻黄碱的水溶液中加硫酸铜试剂，随即加氢氧化钠试剂呈碱性，溶液呈蓝紫色，再加乙醚振摇分层，乙醚层为紫红色，水层为蓝色。

盐酸麻黄碱提取分离方法如下：

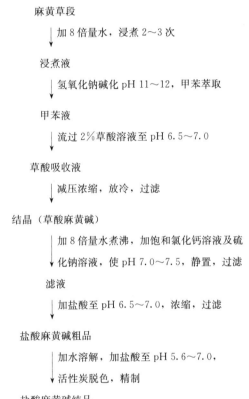

2015年版《中国药典》鉴别麻黄以盐酸麻黄碱和盐酸伪麻黄碱为对照品，以三氯甲烷-甲醇-浓氨试液（20∶5∶0.5）为展开剂，在硅胶G薄层板上展开，以茚三酮试液为显色剂，加热至105℃显色。

麻黄生物碱用量过大（治疗量的5～10倍）或急性中毒者，可引起头痛、烦躁、失眠、心悸、大汗不止、体温及血压升高、心动过速、心律失常、呕吐，甚至昏迷、惊厥、呼吸及排尿困难，心室纤颤等症状，甚至心肌梗死或死亡。这是由于麻黄生物碱具有兴奋中枢神经系统及强心、升高血压的作用。其中麻黄碱的毒性大于伪麻黄碱。盐酸麻黄碱注射液已用于临床，使用时应该注意。

二、延胡索

延胡索为罂粟科植物延胡索 *Corydalis yanhusuo* W. T. Wang 的干燥块茎，又称元胡，具有活血、行气、止痛的功效。

延胡索含有多种生物碱，常见的有延胡索甲素（又称紫堇碱）、延胡索乙素（*dl*-四氢巴马汀）和去氢延胡索甲素等 20 多种生物碱，属异喹啉衍生物。延胡索生物总碱具有活血散瘀，理气止痛的功效，其常用于胸肋、脘腹疼痛、经闭通经、产后瘀阻、跌打肿痛等，其中延胡索乙素具有较强的镇痛作用，对慢性持续性疼痛及内脏钝痛的效果较好。延胡索乙素在延胡索中含量甚微，约占总生物碱的 0.6%。延胡索经醋制后生物碱转化为可溶的盐，可使生物碱的总溶出量比生品的溶出量高近 1 倍，从而增加镇痛的作用。2015 年版《中国药典》以延胡索乙素为指标成分进行含量测定。

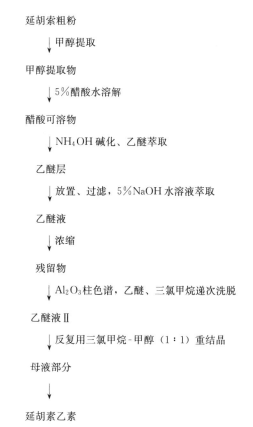

	R_1	R_2	R_3	R_4	R_5
延胡索乙素	CH_3	CH_3	CH_3	CH_3	H
延胡索甲素	CH_3	CH_3	CH_3	CH_3	CH_3
氢化小檗碱	—CH_2—		CH_3	CH_3	H

原小檗碱型

	R_1	R_2	R_3	R_4	R_5
去氢延胡索甲素	CH_3	CH_3	CH_3	CH_3	CH_3
小檗碱	—CH_2—		CH_3	CH_3	H
巴马汀	CH_3	CH_3	CH_3	CH_3	H

小檗碱型

延胡索乙素为淡黄色结晶，mp. 148～149℃，难溶于水，易溶于三氯甲烷、苯、乙醚及热乙醇。其酸性硫酸盐为无色针状结晶，mp. 245～246℃。其盐酸盐 mp. 210℃，难溶于水。延胡索甲素为棱柱状结晶，mp. 135℃，易溶于三氯甲烷、乙醚，微溶于甲醇及乙醇，难溶于水。延胡索乙素提取分离方法如下：

延胡索粗粉

↓ 甲醇提取

甲醇提取物

↓ 5%醋酸水溶解

醋酸可溶物

↓ NH_4OH 碱化、乙醚萃取

乙醚层

↓ 放置、过滤，5%NaOH 水溶液萃取

乙醚液

↓ 浓缩

残留物

↓ Al_2O_3 柱色谱，乙醚、三氯甲烷递次洗脱

乙醚液Ⅱ

↓ 反复用三氯甲烷-甲醇（1:1）重结晶

母液部分

↓

延胡索乙素

2015 年版《中国药典》鉴别延胡索以延胡索乙素为对照品，以甲苯-丙酮（9∶2）为展开剂，在硅胶 G 薄层板上展开，紫外光下观察荧光。

临床上应用延胡索乙素，毒副作用较小，一般用量对心率、血压及肝肾功能无明显影响。在治疗量时，可能有眩晕、乏力、偶有恶心、过量出现呼吸抑制、帕金森综合征等表现。硫酸延胡索乙素片已用于临床，使用时应注意。另外，去氢延胡索甲素副作用也较低，少数病例有发疹、腹部胀满、腹痛、恶心等反应。

三、黄连

黄连为毛茛科植物黄连 *Coptis chinensis* Franch.、三角叶黄连 *Coptis deltoidea* C. Y. Cheng et Hsiao 或云连 *Coptisteeta* Wall. 的干燥根茎。以上 3 种分别习称"味连""雅连""云连"，具有清热燥湿、泻火解毒的功效。

黄连含有多种生物碱，常见的有小檗碱（黄连素）、巴马汀、黄连碱、甲基黄连碱、药根碱、表小檗碱等。其中以小檗碱含量最高，可达 10% 左右，而且以盐酸盐形式存在于黄连中。小檗碱具有明显的抗菌作用，对痢疾杆菌、葡萄球菌和链球菌有显著的抑制作用。小檗碱已制成各种制剂用于临床，如黄连素片、黄连素注射液、三黄片（盐酸小檗碱、黄芩、大黄）等。2015 年版《中国药典》以盐酸小檗碱为对照品，分别计算小檗碱、表小檗碱、黄连碱和巴马汀的含量。

	R_1	R_2	R_3	R_4	R_5
小檗碱	—CH$_2$	—	CH$_3$	CH$_3$	H
巴马汀	CH$_3$	CH$_3$	CH$_3$	CH$_3$	H
黄连碱	—CH$_2$	—	—CH$_2$	—	H
甲基黄连碱	—CH$_2$	—	—CH$_2$	—	CH$_3$
药根碱	H	CH$_3$	CH$_3$	CH$_3$	H
表黄连碱	CH$_3$	CH$_3$	—CH$_2$	—	H

自水或稀乙醇中析出的小檗碱为黄色针状结晶，含 5.5 分子结晶水，100℃干燥后仍能保留 2.5 个分子结晶水，加热至 110℃变为黄棕色，于 160℃分解。盐酸小檗碱为黄色小针状结晶，加热至 220℃左右分解，生成红棕色小檗红碱，继续加热至 285℃左右完全熔融。故小檗碱及其盐类干燥时，温度不宜过高，一般不超过 80℃。

小檗碱属季铵型生物碱，可离子化而呈强碱性，其 pK$_a$ 值为 11.5。

游离小檗碱能缓缓溶于水，易溶于热水或热乙醇，在冷乙醇中溶解度不大，难溶于苯、三氯甲烷、丙酮等有机溶剂。小檗碱盐酸盐在水中溶解度较小，为 1∶500，较易溶于沸水，难溶于乙醇；而其硫酸盐和磷酸盐在水中的溶解度较大，分别为 1∶30 和 1∶15。小檗碱与大分子有机酸性物质结合的盐在水中的溶解度都很小。例如，黄连与甘草、黄芩、大黄等中药配伍时，在煎煮过程中，小檗碱能与甘草酸、黄芩苷、大黄鞣质等酸性物质形成溶解度较小的盐，这在中药制剂和临床配伍用药过程中时常出现。

小檗碱一般以季铵型生物碱存在，可离子化，能溶于水，溶液为红棕色。当在溶液中加入过量碱时，抑制离子化，季铵型小檗碱则部分转化为醛式或醇式，其溶液也转变成棕色或黄色。醇式或醛式小檗碱为亲脂性成分，可溶于乙醚等亲脂性有机溶剂。

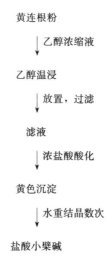

小檗碱季铵型（红棕色）　　　　　醇式（黄色）　　　　　醛式（黄色）

小檗碱除了能与一般生物碱沉淀试剂产生沉淀外，还具有丙酮加成反应和漂白粉显色反应的特征反应，可用于小檗碱与其他生物碱的鉴别。另外，小檗碱加热至 220℃ 左右，产生红棕色小檗红碱；小檗碱具有亚甲二氧基结构，可与变色酸和浓硫酸反应呈红色。也可用于小檗碱鉴别。

丙酮加成反应：在盐酸小檗碱水溶液中，加入氢氧化钠使呈强碱性，然后滴加丙酮数滴，即生成黄色结晶性小檗碱丙酮加成物，有一定熔点，可用于鉴别。

漂白粉显色反应：在小檗碱的酸性水溶液中加入适量的漂白粉（或通入氯气），小檗碱水溶液即由黄色转变为樱红色。

盐酸小檗碱提取分离方法如下：

黄连根粉

↓ 乙醇浓缩液

乙醇温浸

↓ 放置，过滤

滤液

↓ 浓盐酸酸化

黄色沉淀

↓ 水重结晶数次

盐酸小檗碱

2015 年版《中国药典》鉴别黄连以盐酸小檗碱为对照品，以环己烷 - 乙酸乙酯 - 异丙醇 - 甲醇 - 水 - 三乙胺（3∶3.5∶1∶1.5∶0.5∶1）为展开剂，置用浓氨试液预饱和 20min 的展开缸内，在硅胶 G 薄层板上展开，紫外光下观察荧光。

临床上，黄连粉或小檗碱外用或口服偶引起过敏性皮疹；小檗碱静注或肌注有毒性反应，引起药疹、皮疹、血小板减少以致过敏性休克，静脉给予大剂量的小檗碱则可引起循环、呼吸骤停以及急性心源性脑缺氧综合征，甚至死亡，临床应用应注意。

四、洋金花

洋金花为茄科植物白花曼陀罗 *Datura metel* L. 的干燥花，具有平喘止咳、解痉定痛的功效。

洋金花主要化学成分为莨菪烷类生物碱，由莨菪醇类和芳香族有机酸结合生成的一元酯类化合物。主要有莨菪碱（阿托品）、山莨菪碱、东莨菪碱、樟柳碱和 N-去甲莨菪碱。其中莨菪碱及其外消旋阿托品具有解痉镇痛、解有机磷中毒和散瞳作用；东莨菪碱除了具有莨菪碱的生理活性外，还具有镇静、麻醉的作用。洋金花中东莨菪碱含量较高，常是麻醉的重要中药；山莨菪碱和樟柳碱有明显的抗胆碱作用，并有扩张小动脉、改善微循环作用。洋金花主要化学成分已制成各种制剂用于临床，如硫酸阿托品注射液、消旋山莨菪碱片、氢溴酸东莨菪碱注射液等。2015 年版《中国药典》以硫酸阿托品对照品、氢溴酸东莨菪碱为指标成分进行鉴别和含量测定。

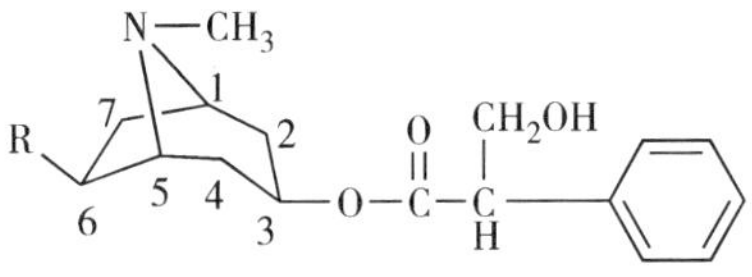

莨菪碱（阿托品）　R=H
山莨菪碱　　　　　R=OH

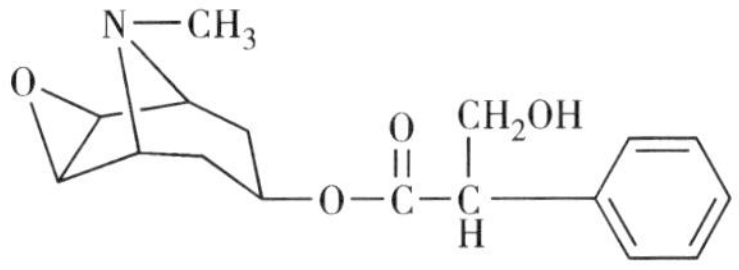

东莨菪碱

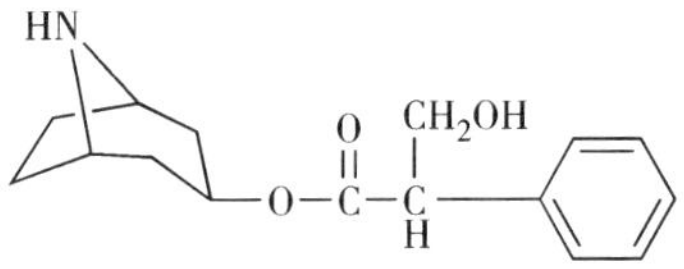

N-去甲莨菪碱

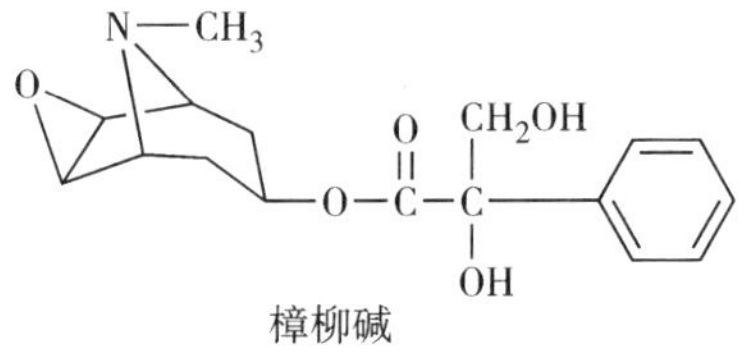

樟柳碱

莨菪碱为细针状结晶（乙醇），mp. 111℃。其外消旋体阿托品是长柱状结晶，mp. 118℃，加热易升华。医用阿托品为硫酸盐，mp. 195～196℃。东莨菪碱为黏稠状液体，但形成一水化合物为结晶体，mp. 59℃。山莨菪碱为无色针状结晶，自苯中结晶含一分子苯，mp. 62～64℃。樟柳碱的物理性状与东莨菪碱相似，但其氢溴酸盐为白色针状结晶，mp. 162～165℃。

除阿托品无旋光外，这些生物碱均具有左旋光性。山莨菪碱所表现的左旋光性是几个手性碳原子的总和，这些生物碱的旋光性均来自莨菪酸部分。

阿托品是莨菪碱的外消旋体，是由于莨菪碱的莨菪酸部分的手性碳原子上的氢位于羰基的 α-位，容易烯醇化产生互变异构。在酸碱接触下或加热时，可通过烯醇化起外消旋作用而成为阿托品。

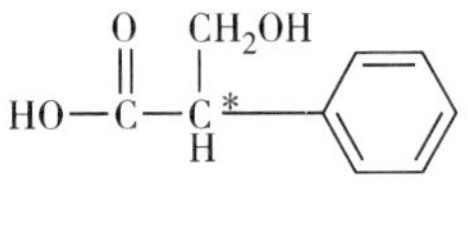

莨菪酸 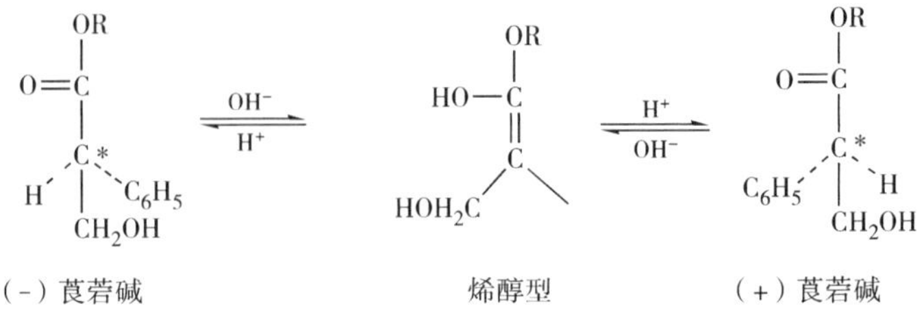　　　　　　（-）莨菪碱　　　　　　烯醇型　　　　　　（+）莨菪碱

R=莨菪醇部分

由于氮原子周围化学环境、空间效应等因素不同，导致生物碱碱性强弱有较大差异。东莨菪碱和樟柳碱受 6、7 位氧环空间效应和诱导效应的影响，碱性较弱（pK_a7.5）；莨菪碱 6、7 位氢原子取代，无空间效应和诱导效应影响，碱性较强（pK_a9.65）；山莨菪碱 6、7 位分别被羟基和氢原子取代，空间效应影响较东莨菪碱小，但较莨菪碱大，因此，其碱性介于莨菪碱和东莨菪碱之间。

莨菪碱（或阿托品）亲脂性较强，易溶于乙醇、三氯甲烷，可溶于四氯化碳、苯，难溶于水。东莨菪碱有较强的亲水性，可溶于水，易溶于乙醇、丙酮、乙醚、三氯甲烷等溶剂，难溶于苯、四氯化碳等强亲脂性溶剂。樟柳碱的溶解性与东莨菪碱相似，也具较强的亲水性。山莨菪碱由于多一羟基，亲脂性较莨菪碱弱，能溶于水和乙醇。

莨菪烷类生物碱都是氨基醇的酯类，易被水解，尤其是在碱性水溶液中更容易被水解。如莨菪碱（阿托品）水解生成莨菪醇和莨菪酸。

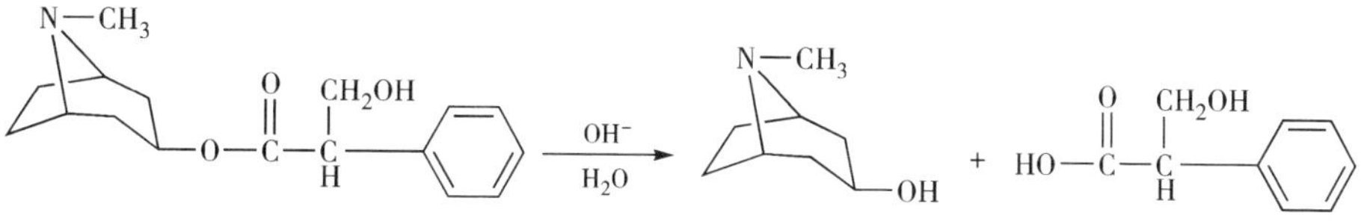

莨菪碱　　　　　　　　莨菪醇　　　　　　莨菪酸

莨菪烷类生物碱具有一般生物碱通性，能与多种生物碱沉淀试剂产生沉淀反应，还具有氯化汞沉淀反应、Vitali 反应、过碘酸氧化乙酰丙酮缩合反应等鉴别反应。

氯化汞沉淀反应：莨菪碱（或阿托品）在氯化汞的乙醇溶液中发生反应生成黄色沉淀，加热后沉淀变为红色。在同样条件下，东莨菪碱则生成白色沉淀。这是因为莨菪碱的碱性较强，加热时能使氯化汞转变成氧化汞（砖红色）；而东莨菪碱的碱性较弱，与氯化汞反应只能生成白色的分子复盐沉淀。

Vitali 反应：莨菪碱（或阿托品）、东莨菪碱等莨菪烷类生物碱分子结构中具有莨菪酸部分者，当用发烟硝酸处理时，产生硝基化反应，生成三硝基衍生物，此物再与苛性碱醇溶液反应，分子内双键重排，生成醌样结构的衍生物而呈深紫色，渐转暗红色，最后颜色消失。

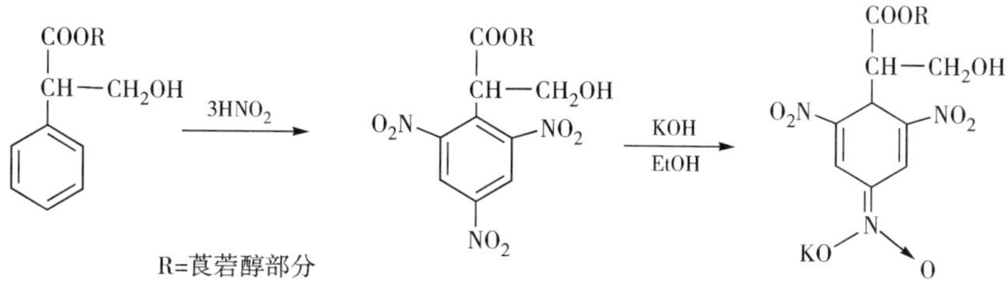

R=莨菪醇部分

过碘酸氧化乙酰丙酮缩合反应：樟柳碱分子的羟基莨菪酸具有邻二羟基结构，可被过碘酸氧化生成甲醛，然后甲醛与乙酰丙酮在乙酰胺溶液中加热，缩合成二乙酰基二甲基二氢吡啶（DDL）而显黄色，故又称 DDL 反应。

莨菪碱和东莨菪碱的提取分离方法如下：

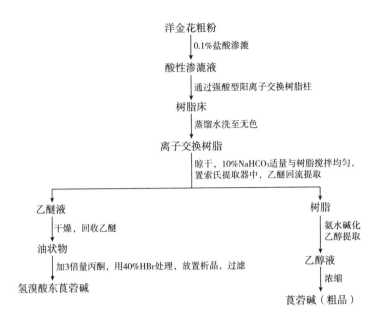

```
                    洋金花粗粉
                         │ 0.1%盐酸渗滤
                    酸性渗滤液
                         │ 通过强酸型阳离子交换树脂柱
                     树脂床
                         │ 蒸馏水洗至无色
                  离子交换树脂
                         │ 晾干，10%NaHCO₃适量与树脂搅拌均匀，
                         │ 置索氏提取器中，乙醚回流提取
        ┌────────────────┴────────────────┐
      乙醚液                              树脂
        │ 干燥，回收乙醚                    │ 氨水碱化
      油状物                              │ 乙醇提取
        │ 加3倍量丙酮，用40%HBr处理，放置析晶，过滤  乙醇液
   氢溴酸东莨菪碱                           │ 浓缩
                                      莨菪碱（粗品）
```

2015 年版《中国药典》鉴别洋金花以硫酸阿托品、氢溴酸东莨菪碱为对照品，以乙酸乙酯-甲醇-浓氨试液（17∶2∶1）为展开剂，在硅胶 G 薄层板上展开，稀碘化铋钾试液显色。

食用过量洋金花或误食易致中毒，少儿较为多见。其中毒机制主要为 M-胆碱反应。对周围神经表现为抑制副交感神经功能作用，对中枢神经系统则为兴奋作用，严重者转入中枢抑制，也可影响呼吸及温度调节中枢。

五、苦参

苦参为豆科植物苦参 *Sophora flavescens* Ait. 的干燥根。具有清热燥湿，杀虫，利尿的功效。

苦参含有的生物碱主要是苦参碱和氧化苦参碱（苦参素），还含有羟基苦参碱、N-甲基金雀花碱、安那吉碱、巴普叶碱和去氢苦参碱（苦参烯碱）等，属喹诺里西啶类衍生物，除 N-甲基金雀花碱外，均由 2 个喹诺里西啶环骈合而成。其分子中均有 2 个氮原子，一个是叔胺氮，另一个是酰胺氮。苦参总生物碱具有消肿利尿、抗肿瘤、抗病原体作用。同时具有抗心律失常、正性肌力、抗缺氧、扩张血管、降血脂、抗柯萨奇病毒和调节免疫等作用。苦参主要化学成分已制成各种制剂用于临床，如苦参碱注射液、苦参栓、苦参素胶囊、苦参素注射液等。2015 年版《中国药典》以苦参碱和氧化苦参碱为指标成分进行鉴别和含量测定。

|　苦参碱　|　氧化苦参碱　|　羟基苦参碱　|　去氢苦参碱　|　N-甲基金雀花碱　|

苦参碱有 α-、β-、γ-、δ-4 种异构体。其中 α-、β-、γ-苦参碱为结晶体，常见的是 α-苦参碱，为针状或棱柱状结晶，熔点 76℃。γ-苦参碱为液体状，沸点 223℃/6mmHg。氧化苦参碱为无色正方体状结晶（丙酮），mp.207～208℃（分解）。含 1 分子结晶水的氧化苦参碱

mp. 77~78℃。

苦参中生物碱均有 2 个氮原子，一个是叔胺氮（1 位氮），呈碱性；另一个为酰胺氮（16 位氮），几乎不显碱性，所以，它们只相当于一元碱。但这类生物碱都是喹诺里西啶的衍生物，由 2 个哌啶环骈合而成，呈叔胺状态的氮原子处于骈合环之间，空间效应影响较小，所以苦参碱和氧化苦参碱的碱性较强。

苦参碱溶解性比较特殊，既可溶于水，又可溶于三氯甲烷、乙醚、苯、二硫化碳等亲脂性溶剂。氧化苦参碱是苦参碱的 N-氧化物，具半极性配位键，其亲水性较苦参碱更强，易溶于水，可溶于三氯甲烷，但难溶于乙醚。可利用两者溶解性差异将其分离。苦参碱、氧化苦参碱和羟基苦参碱具有内酰胺结构，可在碱性溶液中加热水解开环，皂化成羧酸衍生物，酸化后又环合析出。苦参生物碱的极性大小顺序是：氧化苦参碱＞羟基苦参碱＞苦参碱。

苦参生物碱提取分离方法如下：

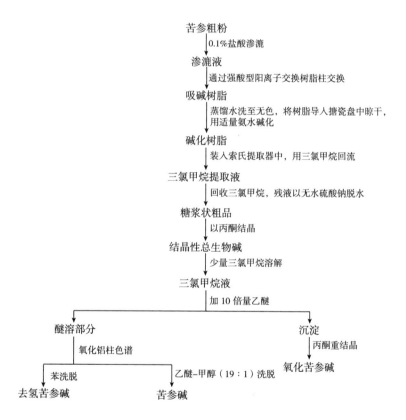

2015 年版《中国药典》鉴别苦参碱以苦参碱和氧化苦参碱为对照品，分别在甲苯-丙酮-甲醇（8：3：0.5）、甲苯-乙酸乙酯-甲醇-水（2：4：2：1，上层）和三氯甲烷-甲醇-浓氨试液（5：0.6：0.3，下层）10℃下展开，在 2％氢氧化钠溶液制备的硅胶 G 薄层上展开，依次喷以碘化铋钾试液和亚硝酸钠乙醇试液显色。

临床上，苦参碱可致胆碱酯酶活性下降，静脉滴注苦参碱引起胆碱酯酶活性下降，产生倦怠、乏力、纳差等不良反应；苦参栓可致外阴过敏；苦参注射液致过敏性休克并可致恶心、呕吐；苦参素胶囊致乙肝加重等，临床应用时需注意。

知识点总结

细目	知识点
概述	含义、分布、存在形式、生物合成反应
结构分类	鸟氨酸系、赖氨酸系、苯丙氨酸和酪氨酸系、色氨酸系、邻氨基苯甲酸系、组氨酸系、萜类、甾体类
理化性质	性状、旋光性、溶解度、碱性、沉淀反应
提取方法	水或酸水提取法、醇类溶剂提取法、亲脂性有机溶剂提取法
分离方法	生物碱的初步分离、生物碱单体的分离
检识方法	薄层色谱、纸色谱、高效液相色谱
结构检测	UV、IR、^{1}H-NMR、^{13}C-NMR、MS
研究实例	麻黄、延胡索、黄连、洋金花、苦参

主要参考文献

［1］ Salim V，Luca V D. Chapter One-Towards Complete Elucidation of Monoterpene Indole Alkaloid Biosynthesis Pathway：Catharanthus roseus，as a Pioneer System［J］. Advances in Botanical Research，2013（68）：1.

［2］ Bunsupa S，Yamazaki M，Saito K. Quinolizidine alkaloid biosynthesis：recent advances and future prospects［J］. Frontiers in Plant Science，2012，3（239）：239.

［3］ Cordell G. A.. The alkaloids：Chemistry and Biology［M］. San Diego：Academic Press，2010.

［4］ Buckingham J. Dictionary of Alkaloids，Second Edition with CD-ROM［M］. Crc Press，2010.

［5］ Prakesch M，Arya P，Naim M，et al. Modern Alkaloids：Structure，Isolation，Synthesis and Biology［J］. Journal of Natural Products，2007，75（6）：1261.

［6］ Aniszewski T. Alkaloids -Secrets of life. Alkaloid chemistry，biological significance，applications and ecological role［M］. 2007.

［7］ 董小萍. 天然药物化学［M］. 北京：中国中医药出版社，2010.

［8］ 吴啟南，龚千锋. 中药学专业知识（一）［M］. 北京：中国医药科技出版社，2015.

［9］ 匡海学. 中药化学［M］. 北京：中国中医药出版社，2003.

［10］ 肖崇厚. 中药化学［M］. 上海：上海科学技术出版社，1997.

第四章　糖和苷类化合物

大纲提示：

1. 了解糖和苷类化合物的生理活性及研发实例。
2. 掌握糖和苷类化合物的理化性质、检识方法、提取分离方法。
3. 熟悉糖和苷类化合物的分类依据、结构研究程序和方法。

在自然界中，糖和苷类物质是构成天然药物的主要组成部分，具有多方面的生物活性。

糖（saccharides）是多羟基醛（或酮）及其衍生物的总称。糖类是自然界分布广泛的一类有机化合物，如葡萄糖、果糖、蔗糖以及淀粉、纤维素和糖原等，分布于植物的各个部位，如根、茎、叶、花、果实、种子等，常占植物干重的80%～90%。在生物体中，糖是植物细胞与组织的重要营养物质和支持物质；动物通过摄入糖类物质，以提供生理活动及其他运动所需的能量。

苷类（glycosides），亦称甙或配糖体，是由糖或糖的衍生物与另一非糖物质通过糖苷键连接而成的一类化合物，其非糖物质称为苷元（genin）或配基（aglycone）。苷类是普遍存在的天然产物，多数分布于植物的根及根茎。由于苷元结构类型不同，可衍生成各种不同类型苷类化合物，如黄酮苷、香豆素苷、蒽醌苷等。不同苷类其分布和活性亦不尽相同，如强心苷主要分布于玄参科、夹竹桃科等10多个科，具有强心作用；黄酮苷在近200个科的植物中都有分布，具有抗菌、止咳、平喘、扩张冠状动脉血管等作用。因此，糖和苷类是天然药物的重要成分类型。

第一节　糖和苷的分类

一、糖的分类

糖类化合物根据能否被水解和分子量的大小分为单糖（monosaccharides）、低聚糖（oligosaccharides）和多糖（polysaccharides）。

（一）单糖

单糖是糖类物质的最小单位，亦是构成糖类及其衍生物的基本单位。迄今为止发现的单糖有200多种，常见的有10余种，以五碳糖和六碳糖最为重要。大多数单糖在生物体内呈结合状态，仅葡萄糖（glucose）和果糖（fructose）等少数单糖呈游离状态存在。

单糖根据分子中所含的碳原子数目可分为五碳糖、六碳糖等；根据羰基类型可分为醛糖和酮糖。天然药物中还含有多种糖的衍生物，如糖醛酸、糖醇、去氧糖、氨基糖等。下面列举一些常见的单糖及其衍生物。

1. 五碳醛糖 常见的有 D-核糖（D-ribose，rib）、D-木糖（D-xylose，xyl）、L-阿拉伯糖（L-arabinose，ara）等。

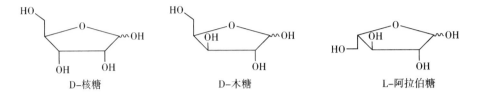

D-核糖　　　　　　　　D-木糖　　　　　　　　L-阿拉伯糖

2. 甲基五碳醛糖 常见的有 L-夫糖（L-fucose，fuc）、D-鸡纳糖（D-quinovose）、L-鼠李糖（L-rhamnose，rha）等。

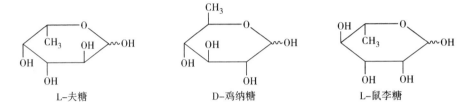

L-夫糖　　　　　　　　D-鸡纳糖　　　　　　　　L-鼠李糖

3. 六碳醛糖 常见的有 D-葡萄糖（D-glucose，glc）、D-甘露糖（D-mannose，man）、D-半乳糖（D-galactose，gal）等。

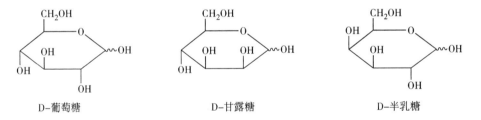

D-葡萄糖　　　　　　　　D-甘露糖　　　　　　　　D-半乳糖

4. 六碳酮糖 常见的有 D-果糖（D-fructose，fru）、L-山梨糖（L-sorbose，sor）等。

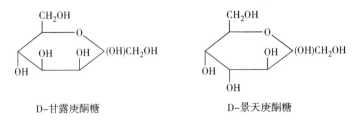

D-果糖　　　　　　　　L-山梨糖

5. 七碳酮糖 常见的有 D-甘露庚酮糖（D-mannoheptulose）、D-景天庚酮糖（D-sedo-heptulose）。

D-甘露庚酮糖　　　　　　　　D-景天庚酮糖

6. 糖醛酸 单糖中的伯羟基被氧化成羧基的化合物称为糖醛酸。常见的有 D-葡萄糖醛酸

（D-glucuronic acid）、D-半乳糖醛酸（D-galacturonic acid）等。

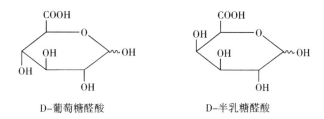

D-葡萄糖醛酸　　　　　　　　D-半乳糖醛酸

7. 糖醇　常见的有 D-甘露醇（D-mannitol）、D-山梨醇（D-sorbitol）、D-卫矛醇（D-dulcitol）、D-木糖醇（D-xylitol）等。它们是单糖的醛或酮基还原成羟基后所得到的多元醇，且多有甜味。

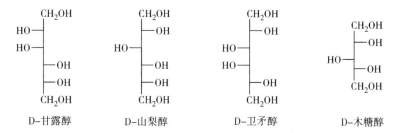

D-甘露醇　　　　D-山梨醇　　　　D-卫矛醇　　　　D-木糖醇

8. 去氧糖（deoxysugars）　是指单糖分子中的一个或两个羟基被氢原子所取代的糖。去氧糖常存在于强心苷等成分中。常见的有 2-去氧糖、2,6-二去氧糖及其甲醚化衍生物等。如 2-去氧-D-核糖（2-deoxy-D-ribose）、D-毛地黄毒糖（D-digitoxose）、L-夹竹桃糖（L-oleandrose）等。

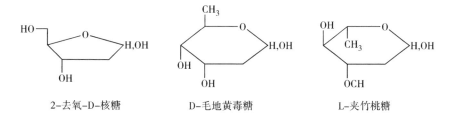

2-去氧-D-核糖　　　　D-毛地黄毒糖　　　　L-夹竹桃糖

9. 氨基糖（aminosugar）　又称糖胺（glycosamine），是指单糖分子中的一个或几个羟基被氨基所取代的糖。天然氨基糖主要存在于动物和菌类中，常见的是 2-氨基-2-去氧-六碳醛糖，如构成硫酸软骨素的 2-氨基-2-去氧-D-半乳糖（D-galactosamine），构成甲壳素的 2-氨基-2-去氧-D-葡萄糖（2-amino-2-deoxy-D-glucose）等。

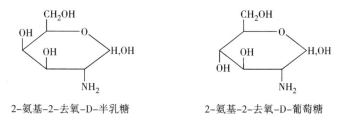

2-氨基-2-去氧-D-半乳糖　　　　　2-氨基-2-去氧-D-葡萄糖

（二）低聚糖

低聚糖是指由 2～9 个单糖通过苷键结合而成的糖。按组成低聚糖的单糖基数目可分为二糖、三糖、四糖等。天然存在的低聚糖多数由 2～4 个单糖组成，常见的有蔗糖（sucrose）、龙胆二糖（gentiobiose）、麦芽糖（maltose）、芸香糖（rutinose）、蚕豆糖（vicianose）、昆布二糖（laminarbiose）、新橙皮糖（neohesperidose）和槐糖（sophorose）等。

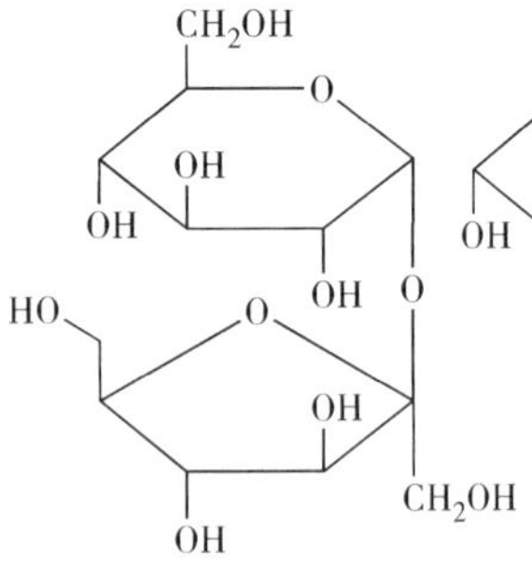

蔗糖 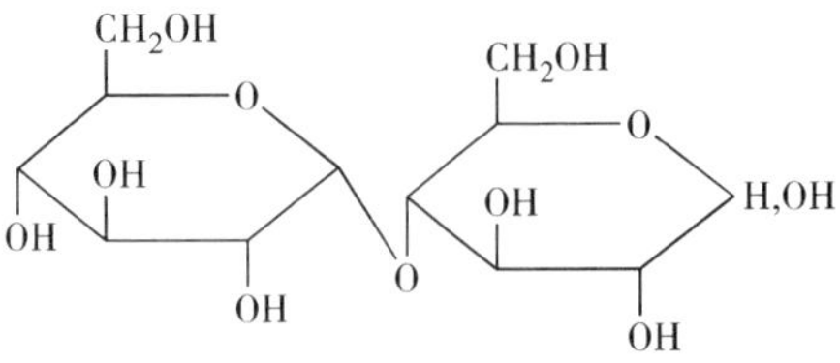　　　　　　　麦芽糖 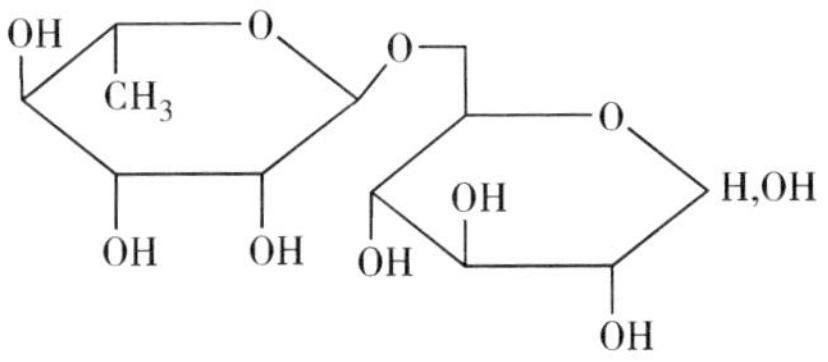　　　　　　　芸香糖

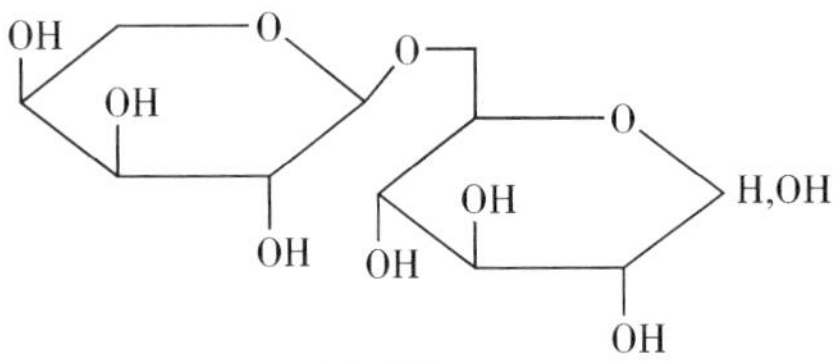

蚕豆糖 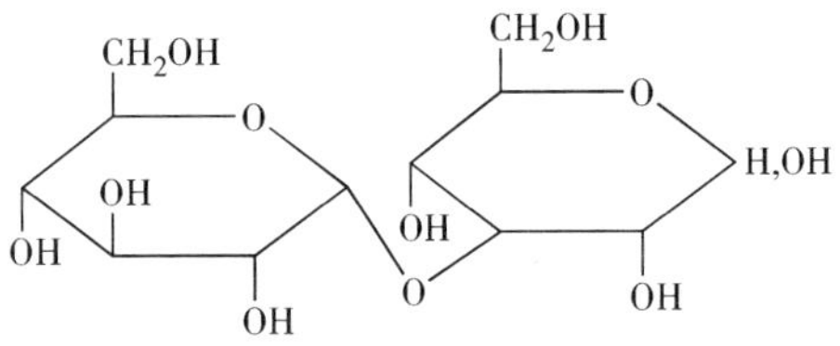　　　　　　　　　昆布二糖

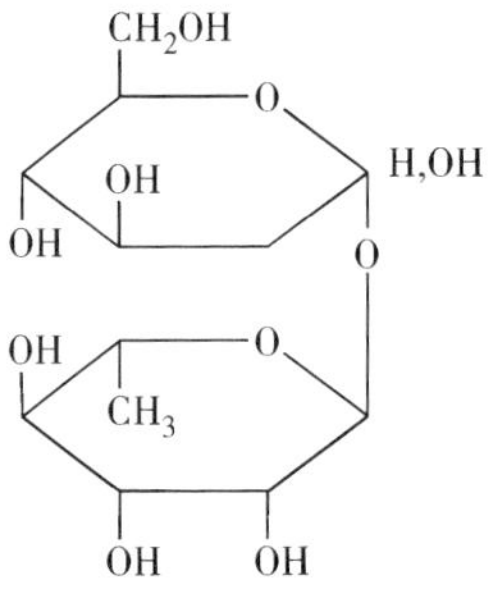

新橙皮糖 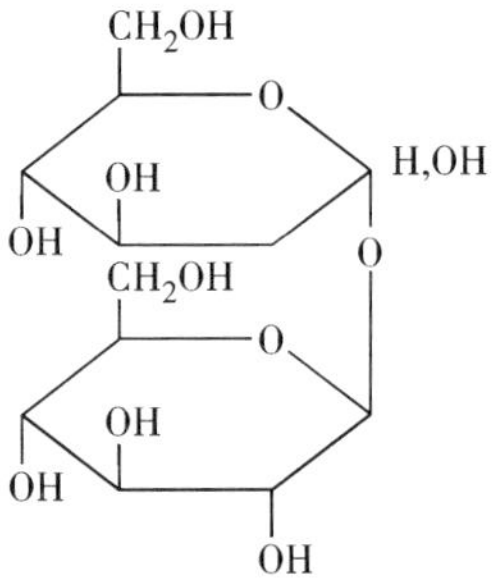　　　　　　槐糖

二糖系由一分子单糖中的端基羟基与另一分子单糖中的羟基脱水而成，根据是否含有游离的醛基或酮基，可分为还原糖和非还原糖，如蔗糖为非还原糖。三糖大多是以蔗糖为基本结构单位再接上其他单糖而成，属于非还原糖，如棉子糖（raffinose）；四糖是在三糖结构上延长，也属于非还原糖，如水苏糖（stachyose）。

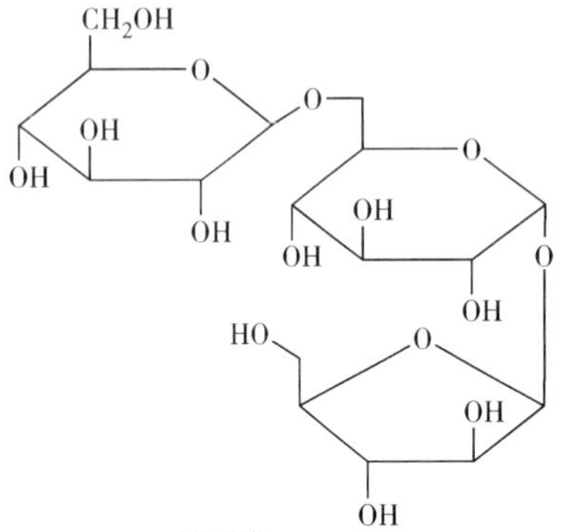

棉子糖 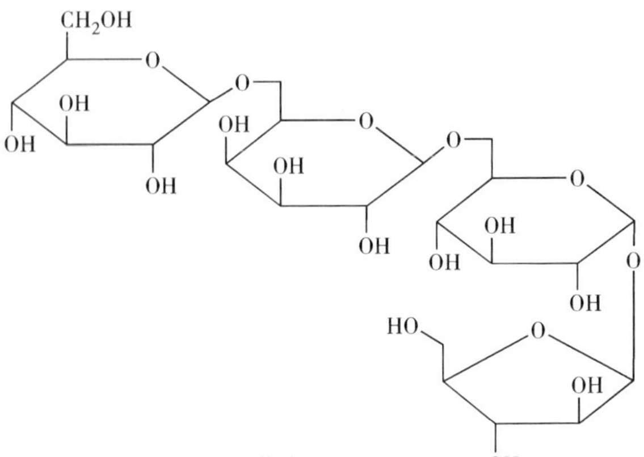　　　　　　　　　　水苏糖

（三）多聚糖

多聚糖又称多糖，是指由 10 个以上单糖通过苷键结合而成的糖。多糖大多由几百个甚至几万个单糖分子组成。随着分子量增大，其水溶性降低。多糖一般难溶于水，无还原性，也无甜味。

多糖分类方式较多，如按组成可分为均多糖（homosaccharides，即由同一种单糖组成）和杂多糖（heterosaccharides，即由两种以上单糖组成）；按来源不同，可分为植物多糖和动物多糖；按生物功能不同，可分为支持组织性多糖、营养性多糖和其他功能性多糖等。

1. 植物多糖

（1）纤维素（cellulose）　是构成植物细胞壁及支柱的主要成分。它是由 3000～5000 分子的 D-葡萄糖通过 $1\beta\rightarrow4$ 苷键连接而成的直链葡聚糖，分子结构呈直线形，性质十分稳定，不溶于水，不易被稀酸或碱水解。由于人的消化道没有 $1\beta\rightarrow4$ 苷键纤维素水解酶，所以人体摄取的纤维素不能被消化，但它可帮助肠胃蠕动，提高消化与排泄能力。

（2）淀粉（starch）　是葡萄糖的高聚物，由直链的糖淀粉（amylose）和支链的胶淀粉（amylopectin）组成。糖淀粉为无分支的螺旋结构，占淀粉总量的 15%～35%，是由 $1\alpha\rightarrow4$ 苷键连接的 D-吡喃葡聚糖，聚合度一般为 300～500，有的可达 1000，可溶于热水得澄明溶液；胶淀粉由 24～30 个葡萄糖残基以 $1\alpha\rightarrow4$ 糖苷键首尾相连而成，在支链处为 $1\alpha\rightarrow6$ 糖苷键，胶淀粉约占淀粉总量的 73%，聚合度为 3000 左右，不溶于冷水，溶于热水成黏胶状。淀粉分子呈螺旋状结构，每一个螺环由 6 个葡萄糖组成，当碘分子和碘离子进入螺环通道中形成有色包结化合物，故遇碘而呈色，所呈颜色与聚合度有关。随着聚合度的增加，其颜色呈紫色→紫蓝色，聚合度 4～6 不呈色，12～18 呈红色，50 以上呈蓝色。糖淀粉遇碘呈蓝色，而胶淀粉聚合度虽高，但螺旋结构的通道在分支处中断，支链的平均聚合度只有 20～25，不能有效的盘卷形成包结复合物所需要的螺旋结构，故遇碘仅呈暗红色。

淀粉广泛存在于植物体，尤以根、茎、果实、种子中含量较高。在制剂中常用作赋形剂，在工业上常用作生产葡萄糖的原料。

（3）黏液质（mucilage）　是植物种子、果实、根、茎和海藻中存在的一类杂多糖。如从海洋药物昆布或海藻中提取的褐藻酸，是由 L-古洛糖醛酸与 D-甘露糖醛酸聚合而成的杂多糖。黏液质在植物中具有保持水分的作用，可溶于热水，冷后呈胶冻状。

（4）树胶（gum）　是植物受到伤害或毒菌类侵袭后分泌的物质，干后呈半透明块状物。从结构来看属于杂多糖类，如没药含 64% 树胶，是由 D-半乳糖（4 份）、L-阿拉伯糖（1 份）和 4-甲基-D-葡萄糖醛酸（3 份）组成的酸性杂多糖。

2. 动物多糖

（1）肝素（heparin）　是一种含有硫酸酯的黏多糖，由葡萄糖胺和葡萄糖醛酸交替组成，其中硫酸根约占分子量的 40%，具有强负电荷。肝素广泛分布于哺乳动物的内脏、肌肉和血液里，作为天然抗凝血物质用于预防血栓疾病，并已形成了一种肝素疗法。肝素的分子量为 6000～20000，为白色或类白色结晶性粉末，有吸湿性，易溶于水，可溶于醇、醚、丙酮、三氯甲烷和苯。

（2）糖原（glycogen）　又称肝糖或动物淀粉，主要存在于肌肉和肝脏中，是动物的养料或糖贮存库，也可看作体内能源库。肌糖原主要供肌肉收缩时能量的需要，肝糖原在体内酶促作用下的合成和分解可维持血糖正常水平，细菌中糖原用于供能和供碳。

糖原的结构与支链淀粉相似，主要是 α-D-吡喃葡萄糖以 $1\alpha\rightarrow4$ 苷键连接成主链，且以 $1\alpha\rightarrow6$ 糖苷键连接成支链的葡聚糖，只是糖原的分支更多，呈无定形无色粉末，无臭，有甜味。糖原部分溶于水，较易溶于热水形成胶体溶液，不溶于乙醇。糖原与碘显棕红色，在 $430\sim490$nm 呈现最大吸收。

（3）甲壳素（chitin）　甲壳素的学名是聚乙酰氨基葡萄糖胺，又名甲壳质，音译几丁质。它是由 $1000\sim3000$ 个 N-乙酰葡萄糖胺（2-乙酰胺基-2-脱氧-β-D-葡萄糖）单体以 $1\beta\rightarrow4$ 苷键连接成的直链葡聚糖。其结构类似于纤维素。

甲壳素为白色无定形半透明物质，溶于浓盐酸、硫酸、冰醋酸和 $78\%\sim97\%$ 磷酸，不溶于水、醇及其他有机溶剂，对稀酸和碱稳定，具有生物可分解性。甲壳素经浓碱处理，可得脱乙酰甲壳素（chitosan）。甲壳素及脱乙酰甲壳素应用非常广泛，可制成透析膜、超滤膜，用作药物的载体具有缓释、持效的优点，还可用于人造皮肤、人造血管、手术缝合线等。

（4）透明质酸（haluronic acid，HA）　又名玻璃酸，是以 N-乙酰氨基葡萄糖与 D-葡萄糖醛酸通过 $1\beta\rightarrow3$ 连接组成的二糖单位为重复单位，每个重复单位通过 $1\beta\rightarrow4$ 相互连接而成。透明质酸带有负电荷，其水溶液为黏弹性流体。

透明质酸是人皮肤表皮及真皮的主要基质成分之一，且存在于软结缔组织中。在机体内，透明质酸是一种多功能基质，具有多种重要的生理功能，如润滑关节、调节血管壁的通透性、调节蛋白质和水电解质扩散及运转、促进创伤愈合等。尤为重要的是它具有特殊的保水作用，是目前发现的自然界中保湿性最好的物质，被称为理想的天然保湿因子（natural moisturizing factor，NMF）。如 2% 的纯透明质酸水溶液能牢固地保持 98% 水分。它可以改善皮肤营养代谢，使皮肤柔嫩、无皱、光滑、增加弹性、防止衰老。与蛋白质结合而形成蛋白凝胶，将细胞粘在一起，具有保持细胞水分、保护细胞不受病原菌的侵害、加快恢复皮肤组织、提高创口愈合再生能力、减少疤痕、增强免疫力等作用。在临床上，透明质酸作为非甾体消炎药用于治疗关节炎，以及在治疗烧烫伤、冻伤、人造皮肤等方面，具有独到之处。

3. 菌类多糖（bacterial polysaccharides）　菌类多糖主要以 $1\beta\rightarrow3$ 连接的 D-葡萄糖为主，少数含有 $1\beta\rightarrow6$、$1\beta\rightarrow4$ 葡萄糖和其他杂糖。近年来的研究发现，菌类多糖具有抗肿瘤、免疫调节、抗衰老、抗感染等多种生理功能。如猪苓多糖（polyporus polysaccharide）是从猪苓中提取出的水溶性多糖，主链是由 $1\beta\rightarrow3$ 糖苷键连接而成的葡聚糖，在主链上每 $3\sim4$ 个残基之间出现 1 个以 $1\beta\rightarrow6$ 糖苷键连接的 β-D-吡喃葡萄糖基作为支链。猪苓多糖具有明显的抗肿瘤活性和调节机体细胞免疫功能的作用。临床上主要适用于原发性肺癌、肝癌、子宫颈癌、鼻咽癌、食道癌和白血病等放、化疗的辅助治疗，对慢性肝炎也有良好的疗效。

从紫芝子实体中提取的碱溶性多糖，具有抗肿瘤、免疫调节、补肾强身，治疗肾衰竭、慢性肾炎、肝炎、肺气肿等作用。它是由 β-D-吡喃葡萄糖经 $1\beta\rightarrow3$ 糖苷键连接而成主链的 β-D-吡喃葡聚糖，其中每 30 个残基上连接有 1 个 $1\beta\rightarrow6$ 的 D-吡喃葡萄糖基作为支链。主链和支链比为 $1:2.5\sim3.1$，这种结合方式易被人体吸收并产生强的免疫活性。

二、苷的分类

苷类化合物是糖或糖的衍生物如氨基糖、糖醛酸等与另一非糖物质通过糖的端基碳原子连接而成的一类化合物，其中非糖物质称为苷元。连接苷元与糖之间的化学键称为苷键，连接的原子称为苷键原子。

由于苷类化合物种类繁多，其分类可从不同的角度进行，如根据糖的 α 和 β 两种差向异构体，可分为 α-苷和 β-苷；根据苷中所含单糖基的数目，可分为单糖苷、双糖苷、三糖苷等；根据糖的种类或名称，可分为葡萄糖苷、木糖苷、去氧糖苷等；根据苷元的化学结构类型，可分为香豆素苷、蒽醌苷、黄酮苷等；根据苷键原子的不同，可分为氧苷、硫苷、氮苷和碳苷。

（一）氧苷（O-苷）

氧苷是指糖和苷元通过氧原子连接而成的苷类。氧苷是数量最多、最常见的苷。根据形成苷时的苷元羟基类型不同，氧苷又分为醇苷、酚苷、氰苷和酯苷等，其中以醇苷和酚苷居多，酯苷较少。

1. 醇苷　醇苷是苷元的醇羟基与糖缩合而成的苷。如龙胆 *Gentiana scabra* Bunge 中治疗肝炎的活性成分龙胆苦苷（gentiopicrin），红景天 *Rhodiola rosea* L. 中具有致适应原作用的红景天苷（rhodioloside），具有解痉作用的獐芽菜苦苷（swertiamarin），以及具有抗菌杀虫作用的毛茛苷（ranunculin）等均属于醇苷。

醇苷的苷元有醇类、萜类、甾醇类等化合物，其中强心苷和皂苷是此类苷中的重要类型。

龙胆苦苷　　　　　　　　　　　　　　　　红景天苷

狼芽菜苦苷　　　　　　　　　　　　　　　毛茛苷

2. 酚苷　酚苷是由苷元上的酚羟基与糖缩合而成的苷。如天麻 *Gastrodia elata* Bl. 中具有镇静作用的天麻苷（gastrodin）。牡丹皮中的丹皮苷（paeonolide）为酚苷，丹皮苷的苷元丹皮酚具有抗菌、镇痛、镇静作用。虎杖 *Polygonum cuspidatum* Sieb. et Zucc. 的活性成分之一虎杖苷（piceid）、何首乌 *Fallopia multiflora*（Thunb.）Harald. 中的 2,3,5,4′-四羟基二苯乙烯-2-O-β-D-葡萄糖苷（2,3,5,4′-tetrahydroxy stilbene-2-O-β-D-glucoside）和土大黄苷（rhaponticin）等属于二苯乙烯苷类。

天麻苷　　　　　　　　　　丹皮苷　　　　　　　　　　虎杖苷

土大黄苷　　　　　　　　2,3,5,4′-四羟基二苯乙烯-2-O-β-D-葡萄糖苷

3. 氰苷　氰苷是指一类含有 α-羟基腈结构的苷类。氰苷数目不多，迄今为止发现有 50 多种。氰苷易水解，尤其在稀酸和酶催化时水解更快，生成的苷元 α-羟基腈很不稳定，立即分解为醛（酮）和氢氰酸。如苦杏仁 *Semen Armeniacae* Amarum. 主要有效成分苦杏仁苷（a-mygdalin）即为氰苷。

苦杏仁苷在人体内会缓慢分解生成 α-羟基苯乙腈和葡萄糖，由于 α-羟基苯乙腈不稳定，进一步分解成为具有苦杏仁味的苯甲醛及氢氰酸。口服小剂量时，由于释放少量氢氰酸，对呼吸中枢产生抑制作用而发挥镇咳作用，但口服大剂量时因氢氰酸能使延髓生命中枢先兴奋而后麻痹，并能抑制酶的活性而阻断生物氧化链，从而引起中毒，甚至导致死亡。其反应如下：

4. 酯苷　酯苷是苷元中的羧基与糖缩合而成的苷。酯苷键既有缩醛性质又有酯的性质，故易被稀酸和稀碱所水解。如山慈菇中的山慈菇苷 A 和 B，具有抗霉菌作用，两者被水解产生的苷元立即环合生成山慈菇内酯 A 和 B。

R=H　山慈菇苷A
R=OH　山慈菇苷B

R=H　山慈菇内酯A
R=OH　山慈菇内酯B

5. 吲哚苷　吲哚苷为吲哚醇的醇羟基与糖缩合而成的苷。如蓼蓝 *polygonutinctoriu* 中特有的靛苷（indicum）属于吲哚苷。吲哚醇无色，易氧化成暗蓝色的靛蓝，具有反式结构。中药青黛就是粗制靛蓝，具有抗病毒作用，外用治疗腮腺炎。

靛苷

靛蓝

（二）　硫苷（S-苷）

硫苷是苷元中的巯基与糖缩合而成的苷。如萝卜 *Raphanus sativus* L. 中的萝卜苷（glucorapherin）、黑芥子中的黑芥子苷（sinigrin）以及白芥子 *Semen sinapis* 中的白芥子苷（sinalbin）都属于硫苷。

萝卜苷

黑芥子苷

白芥子苷

（三）　氮苷（N-苷）

氮苷是苷元通过氮原子与糖连结而成的苷。氮苷是生物化学领域中十分重要的一类化合物。由核糖或 2-脱氧核糖与嘧啶、嘌呤脱水而成的氮苷类化合物，如腺苷（adenosine）、鸟苷（guanosine）、胞苷（cytidine）、尿苷（uridine）等是核酸的重要组成部分。另外，巴豆 *Croton tiglium* 中的巴豆苷（crotonside），其化学结构与腺苷相似。

腺苷　　　　　鸟苷　　　　　胞苷　　　　　尿苷　　　　　巴豆苷

（四）碳苷（C-苷）

碳苷是苷元通过碳原子与糖的端基碳原子直接相连的苷。碳苷种类不多，主要以黄酮类、蒽醌类较为多见，且与相应的氧苷共存。如葛根中主要有效成分葛根素（puerarin），知母叶中具有镇咳祛痰作用的芒果苷（mengiferin）都属于碳苷。

葛根素　　　　　　　　　　　　　芒果苷

芦荟中的芦荟苷（aloin，barbaloin）是最早从芦荟中获得的蒽酮碳苷，具有致泻作用。

芦荟苷

第二节　糖和苷的理化性质

一、糖的理化性质

（一）糖的一般性状

单糖和分子量较小的低聚糖一般为无色或白色结晶，有甜味。糖醇等多数也为无色或白色结晶，并有甜味。多糖常为无定形粉末，无甜味。

（二） 糖的溶解性

单糖、低聚糖易溶于水，单糖、双糖、三糖等易溶于冷水和热乙醇，难溶于有机溶剂，在水中易形成过饱和溶液（糖浆）。水-醇混合溶剂常用于糖的重结晶。

多糖难溶于冷水，溶于热水成胶体溶液，可溶于稀碱水。碱性多糖可溶于稀酸。

（三） 糖的旋光性

糖均具有旋光性，天然存在的单糖多为右旋，因多数单糖水溶液是环状及开链式结构共存的平衡体系，故单糖多具有变旋现象，如 β-D-葡萄糖的比旋光度是$+113°$，α-D-葡萄糖的比旋光度是$+19°$，在水溶液中两种构型通过开链式结构互相转变，达到平衡时葡萄糖水溶液的比旋光度是$+52.5°$。

（四） 糖的化学性质

1. 氧化反应　单糖分子的醛（酮）、伯醇、仲醇和邻二醇等结构，可以发生氧化反应。以参与化学反应的活泼性而论，端基碳原子最活泼，其次是仲碳原子。在控制反应条件下，不同氧化剂也可具有一定的选择性。如溴水可使糖的醛基氧化成羧基；硝酸可使醛糖氧化成糖二酸；过碘酸和四醋酸铅的选择性高，一般作用于邻二羟基上，用于糖类和多元醇的结构研究以及化学合成制备手性化合物。

2. 羟基反应　糖的羟基反应包括酰化、醚化、缩醛（缩酮）化以及与硼酸的络合反应等。

（1） 酰化反应　最常用的酰化反应是乙酰化，所用溶剂多为醋酐，催化剂为吡啶、氯化锌、醋酸钠等，室温下即可获得全乙酰化物。反应条件不同，乙酰化反应产物则不同，如采用醋酐-氯化锌酰化，D-葡萄糖的乙酰化主要产物是 α-乙酰化物，采用醋酐-醋酸钠则主要产物是 β-乙酰化物。

（2） 醚化反应　最常用的醚化反应有甲基醚化等。甲基醚化方法有 Haworth 法、Hakomori 法和 Purdic 法等。Haworth 法是以硫酸二甲酯作为甲基醚化试剂，在浓 NaOH 中反应，需多次反应才能获得全甲醚化产物。若试剂与反应物的摩尔比为1∶1时，可得糖的甲苷。Hakomori 法是以碘甲烷和氢化钠（NaH）作为试剂，溶剂是二甲基亚砜（DMSO），其反应机制是 NaH 与二甲基亚砜反应形成的二甲基亚砜负碳离子与糖中醇羟基反应生成氧负离子，该氧负离子与碘甲烷反应生成甲醚化物，该反应一次即可获得全甲醚化物。Purdic 法是以碘甲烷为甲基醚化试剂，氧化银为催化剂，其甲醚化能力较 Haworth 法强，但仍然需多次反应才能获得全甲醚化产物，且由于 Ag^+ 的存在不能用于还原糖的甲醚化。

（3） 缩酮和缩醛化反应　醛和酮在脱水剂作用下易与糖中具有适当空间的1,3-二醇羟基或邻二醇羟基生成环状的缩醛（acetal）或缩酮（ketal）。常用的脱水剂是矿酸、无水氯化锌、无水硫酸铜等。通常醛与1,3-二醇羟基生成六元环状物，酮与顺邻二醇羟基生成五元环状物。缩醛、缩酮衍生物对碱稳定而对酸不稳定。该方法既可作为糖中某些羟基的保护剂，也可用于推测糖结构中有无顺邻二醇羟基或1,3-二醇羟基。

苯甲醛与糖1,3-二醇羟基生成的六元环状缩醛称为苯甲叉衍生物。若苯甲醛与 α-D-葡萄糖生成反式4,6-O-苯甲叉-α-D-葡萄吡喃糖甲苷，虽然导入了一个手性碳原子，但由于苯基处于 e 键上，而且糖的氧环构象也未发生改变，因此没有异构体产生。而当苯甲醛与吡喃构型的半乳糖甲苷生成4,6-O-苯甲叉-α-D-半乳吡喃糖甲苷时，则有两种顺式形式，即 O-内位和 H-内位两种形式，由于两者均为 C1 式构象，以 O-内位较稳定。

反式4,6-O-苯甲叉-α-D-葡萄吡喃糖甲苷　　　　　4,6-O-苯甲叉-α-D-半乳吡喃糖甲苷

丙酮与糖邻二醇羟基生成的五元环状缩酮称为异丙叉衍生物，或称丙酮加成物，如 α-D-半乳糖生成 1,2,3,4-二-O-异丙叉-α-D-半乳吡喃糖。

α-D-半乳糖　　　　1,2,3,4-二-O-异丙叉-α-D-半乳吡喃糖

在游离糖生成异丙叉衍生物过程中，根据生成异丙叉生成物的多少和位置，其氧环的大小也随之改变，如 D-葡萄糖生成 1,2,5,6-二-O-异丙叉-α-D-葡萄呋喃糖。

D-葡萄糖　　　　　　　1,2,5,6-二-O-异丙叉-α-D-葡萄呋喃糖

（4）**硼酸的络合反应**　含有邻二羟基结构的化合物都可与硼酸、钼酸、碱土金属等试剂反应生成络合物，从而使其理化性质发生较大改变，为此可用于糖的分离、鉴定以及构型的确定。

硼酸在水溶液中可与羟基络合，由原来的平面三叉体变为四面体，它能与具有适当空间位阻的邻二羟基或 1,3-二羟基结合形成五元或六元环状络合物，由于络合物的形成，使硼原子变成四面体结构，使其酸性和导电性均增加。该络合反应分两步，第一步是硼酸与邻二羟基化物络合形成络合物Ⅰ，由于络合物Ⅰ不稳定，易脱水形成平面三叉体的中性酯Ⅱ；第二步是络合物Ⅰ再与另一分子邻二羟基化物络合形成螺环状络合物Ⅲ。络合物Ⅲ稳定，酸性和导电性都有很大的增加，在溶液中完全溶解，呈强酸性。实际上，这 3 种络合物在硼酸溶液中均存在，彼此之间处于平衡状态，其平衡的移动与溶液的 pH、羟基化合物和硼酸的比例以及化合物的稳定性有关，通常当硼酸量大时以Ⅰ式占优势。

（图略）

硼酸的络合反应对羟基位置的要求比较严格，只有处于同一平面的 2 个羟基才能与硼酸形成稳定的呋喃环络合物。对于糖和苷而言，其中呋喃糖苷形成硼酸络合反应能力最强，单糖次之，吡喃糖苷最弱。由于糖结构中羟基所处的位置及其空间结构不同，与硼酸形成络合物的能力也不同，据此可用离子交换树脂法、电泳等方法进行糖的分离和鉴定。糖自动分析仪（sugar analyzer）对糖的检测，就是利用其制成硼酸络合物后进行离子交换色谱分离来分析的。

此外，糖与硼酸络合后，可使原来的中性变为酸性，因此，也可采用中和滴定的方法进行糖的含量测定。

3. 糠醛形成反应　单糖在浓酸（4～10mol/L）加热作用下，脱去 3 分子水，生成具有呋喃环结构的糠醛衍生物，多糖和苷类化合物在浓酸的作用下首先水解成单糖，然后再脱水形成相应的产物。五碳醛糖生成的是 5-甲基糠醛（往往会进一步脱羧最终形成糠醛）。通常在形成糠醛的反应中五碳醛糖较六碳醛糖容易，产物也更稳定，六碳酮糖较六碳醛糖容易，生成的 5-羟甲基糠醛的产率也较高。

五碳糖	R=H	糠醛	bp.161℃
甲基五碳糖	R=CH₃	5-甲基糠醛	bp.187℃
六碳糖	R=CH₂OH	5-羟甲基糠醛	bp.114～116℃/1mmHg
六碳糖醛酸	R=COOH	5-羧基糠醛	

二、苷的理化性质

（一）　性状

苷类大多为无定形粉末，含糖基较少的苷可形成完好的结晶。苷类一般无味，但也有很苦或很甜的苷。苷类化合物大多数是无色的，但当苷元中含发色团、助色团较多时可呈现一定颜色，如蒽醌苷和黄酮苷多为黄色。有些苷有吸湿性和黏膜刺激性，如皂苷、强心苷等。

（二）　溶解性

苷类分子中含有糖基，水溶性增大，且可溶于极性较大的有机溶剂如甲醇、乙醇、正丁醇中，而难溶于亲脂性有机溶剂如石油醚、苯、三氯甲烷等。苷元一般呈亲脂性。苷类分子中糖基数目越多，苷元所占比例越少，则水溶性大，而大分子苷元（如萜醇苷、甾醇苷等）的单糖苷，由于糖基部分所占比例少而表现出亲脂性。碳苷的溶解性较特殊，在水和有机溶剂中的溶解度都比较小。

（三） 旋光性

苷类都有旋光性，且多数呈左旋光性，而苷水解生成的糖多数呈右旋光性。利用此性质比较苷类水解前后旋光性的变化，可初步判断苷类成分的存在，但要确认苷的存在还必须在水解产物中找到苷元。

（四） 显色反应

苷的显色反应可利用糖的糠醛形成反应（如 Molish 反应、邻苯二甲酸-苯胺反应等）进行鉴别。苷元部分则根据苷元化学结构的不同，选用各自特征性的显色反应进行鉴别。具体内容参见相关章节。

三、糖和苷的检识

（一） 化学检识

1. Molish 反应 Molish 反应常用于糖苷类成分的检识。其反应原理是利用单糖在浓酸的作用下，脱去 3 分子水生成具有呋喃环结构的糠醛及其衍生物，糠醛衍生物进一步与芳胺、酚类缩合生成有色化合物。Molish 反应试剂为 α-萘酚和浓硫酸。检识方法一般是取少量样品溶于水中，加 5% α-萘酚乙醇液 2～3 滴，摇匀后沿试管壁慢慢加入浓硫酸 1mL，两液面间产生紫色环即为阳性。低聚糖、多糖及苷类化合物在浓酸作用下可以水解产生单糖，因此，Molish 反应也呈现阳性结果。

2. 菲林试剂反应和多伦试剂反应 单糖和还原性二糖与菲林试剂（新制氢氧化铜）反应生成砖红色氧化亚铜（Cu_2O）沉淀，与多伦试剂（硝酸银的氨水溶液）反应生成银镜。多糖水解后可与菲林试剂或多伦试剂产生阳性反应。

此外，还原糖可与苯胺-邻苯二甲酸试剂反应生成棕黑色物质，也可用于还原糖的鉴别。

（二） 色谱检识

糖苷类的色谱检识主要有纸色谱，薄层色谱等。薄层色谱常用的吸附剂是硅胶、反相硅胶，也可用纤维素。

1. 纸色谱 固定相为水，展开剂一般选择含水的溶剂系统。如正丁醇-醋酸-水（4:1:5，上层，BAW）、醋酸乙酯-吡啶-水（2:1:2）及水饱和苯酚等。

2. 薄层色谱 可用纤维素薄层色谱或硅胶薄层色谱。纤维素薄层色谱原理与纸色谱相同，但所需时间明显缩短。硅胶薄层色谱常用展开剂如正丁醇-醋酸-水（4:1:5，上层，BAW）、三氯甲烷-甲醇-水（65:35:10，下层），对极性较小的苷类，也常用一定比例的三氯甲烷-甲醇、丙酮-甲醇等溶剂系统。反相硅胶薄层色谱常用不同比例的水-甲醇、水-甲醇-三氯甲烷等为展开剂。

3. 显色剂 主要利用糖的还原性或形成糠醛后引起的显色反应。常用的有苯胺-邻苯二甲酸试剂、三苯四氮盐试剂（TTC 试剂）、间苯二酚-盐酸试剂、蒽酮试剂和双甲酮-磷酸试剂等，不同的糖显示颜色不同。故也可用于糖种类的鉴别。针对苷元部分的显色剂见相关章节。

值得注意的是，含硫酸的显色剂不能用于纸色谱显色；以羧甲基纤维素钠为黏合剂的硅胶薄层色谱，在使用含硫酸的显色剂时也应注意加热的温度与时间，以免影响结果的判断。

第三节　苷键的裂解

苷键的裂解是研究苷类和多糖结构的重要方法。通过苷键的裂解反应可以了解苷元及糖的种类、苷元与糖及糖与糖的连接方式、苷键的构型等诸多信息。苷键裂解的方法主要有酸水解、酶催化水解、碱水解、乙酰解和氧化开裂法等。

一、酸水解

苷键属缩醛（缩酮）结构，在酸性条件下，易被催化水解生成糖和苷元。反应一般在水或稀醇中进行，常用的酸有稀硫酸、稀盐酸、醋酸、甲酸等。反应机制首先是苷键原子的质子化，然后苷键断裂生成苷元和糖的阳碳离子中间体，进一步阳碳离子溶剂化，再脱去质子而形成糖分子。以葡萄糖氧苷为例，其反应历程如下：

从反应机制可知，有利于苷键原子质子化及阳碳离子中间体形成的因素都利于酸水解的进行。因此，苷键原子的碱性、苷键原子周围的电子云密度及空间环境对苷键的水解都可能产生一定影响。苷类酸水解的规律如下：

1. 按苷键原子不同　苷键原子不同的苷水解由易到难的顺序为：N-苷＞O-苷＞S-苷＞C-苷。N 原子碱性强，易接受质子，水解速度最快；C 原子几乎无碱性，最难质子化，所以 C-苷很难酸水解。但当 N 原子存在于酰胺或嘧啶环上时，因 p-π 共轭及吸电子诱导效应的影响，N 原子电子云密度降低，难于质子化，故这类 N-苷也很难酸水解。

2. 按糖的种类不同

（1）呋喃糖苷较吡喃糖苷易于水解。因五元呋喃环的近似平面结构，各取代基处于重叠位置，张力较大，水解形成的中间体可使环张力减小，所以呋喃糖苷水解速率比吡喃糖苷大。

（2）酮糖常以呋喃糖形式存在，故酮糖苷较醛糖苷易于酸水解。

（3）吡喃糖苷中，C-5 上取代基越大，对苷键原子质子化的空间位阻越大，越难水解。水解速率是：五碳糖苷＞甲基五碳糖苷＞六碳糖苷＞七碳糖苷＞糖醛酸苷。

3. 按糖环上取代基的不同　氨基糖苷较羟基糖苷难水解，羟基糖苷较去氧糖苷难水解，尤其是 2-氨基糖苷、2-羟基糖苷。这主要是 C-2 位上的吸电子取代基对质子的竞争性吸引作用和诱导效应，使苷键原子周围电子云密度降低，难于质子化。因此，其水解速率为：2,3-去氧糖苷＞2-去氧糖苷＞3-去氧糖苷＞2-羟基糖苷＞2-氨基糖苷。

4. 按苷元的不同

（1）芳香苷类较脂肪族苷易于水解。这主要是由于芳环对苷键原子的供电作用，使苷键原子更容易质子化。如某些蒽醌苷、香豆素苷，在加热情况下就有可能水解。

（2）苷类化合物中苷元为小基团者，平伏键的苷比直立键的苷易于水解，因为平伏键上苷键原子易于质子化；苷元为大基团者，直立键的苷比平伏键的苷易于水解，因为苷的空间效应引起的不稳定性促使其水解。

对于难水解的苷类，有时需要采用较剧烈的条件进行水解，如增加酸的浓度或加热、加压等，这种情况下苷元常发生脱水而导致苷元结构破坏，不能获得真正的苷元，对此可用两相酸水解法，即在反应混合物中加入与水不相混溶的有机溶剂（苯或三氯甲烷等），苷一旦水解生成苷元，苷元很快进入有机相，避免与酸长时间接触，保证了苷元结构的完整。

二、碱水解

通常苷键对碱较稳定，不易发生碱水解。但对于酯苷、酚苷、烯醇苷和具有 β- 吸电子基团的苷类易被碱水解。如藏红花苦苷（picrocrocin）、靛苷、蜀黍苷等都可被碱水解。藏红花苦苷苷键的邻位碳原子上有受吸电子基活化的质子，水解后还能引起消除反应，生成双烯醛。其反应式如下：

$$\text{藏红花苦苷} \xrightarrow{\text{OH}^-} \text{双烯醛}$$

三、酶催化水解

苷键的酶水解，具有条件温和、专属性强等特点。酶催化水解可以保护苷元的结构完整。酶的专属性主要表现在特定的酶只能水解一定构型的苷键，如 α- 苷酶只水解 α- 苷键，β- 苷酶只能水解 β- 苷键。麦芽糖酶是一种 α- 苷酶，只能水解 α- 葡萄糖苷键；苦杏仁苷酶是 β- 苷酶，由于专属性较差，主要水解 β- 葡萄糖苷键，也能水解其他六碳糖的 β- 苷键，所以酶水解也常用来判断苷键的构型。如穿心莲内酯 19-β-D-葡萄糖苷在室温条件下与纤维素酶作用 4 天，最终得到水解产物穿心莲内酯和葡萄糖。

穿心莲内酯19-β-D-葡萄糖苷 $\xrightarrow[\text{室温，4天}]{\text{纤维素酶}}$ 穿心莲内酯 +

四、乙酰解反应

在多糖苷的结构研究中，常应用乙酰解开裂一部分苷键，保留另一部分苷键，再用薄层色谱或气相色谱鉴定得到的乙酰化单糖和乙酰化低聚糖，分析确定糖与糖之间的连接位置。反应用的试剂为醋酸酐与不同酸的混合液，常用的酸有冰醋酸、硫酸、高氯酸或 Lewis 酸（如氯化锌、三氟化硼等）。

乙酰解反应的操作比较简单。一般将苷溶于醋酐与冰醋酸混合液中，加入 3%～5% 硫酸，室温下放置 1～10 天，将反应液倒入冰水中，以碳酸氢钠中和至 pH 3～4，用三氯甲烷萃取乙酰化糖。经柱色谱分离，可分得不同的乙酰化单糖或乙酰化低聚糖，再用薄层色谱或气相色谱进行鉴定。

苷发生乙酰解反应的速度与糖苷键的位置有关。如果在苷键的邻位有可乙酰化的羟基，则由于电负性，可使乙酰解的速度减慢。二糖苷键的乙酰解一般以 1→6 苷键最易断裂，其次为 1→4 苷键和 1→3 苷键，而以 1→2 苷键最难开裂。

五、氧化裂解法

苷类分子中的糖基具有邻二醇羟基结构，可以被过碘酸氧化开裂。Smith 裂解法是常用的氧化开裂法。其反应原理首先是用过碘酸氧化糖的邻二醇羟基结构，生成二元醛和甲酸，然后用四氢硼钠将二元醛还原成相应的二元醇，这种醇具有简单缩醛结构，在酸性条件下很不稳定，用稀酸在室温条件就可以将其水解成苷元、多元醇和羟基乙醛等产物。该反应条件温和，易得到原生苷元，特别适用于苷元结构不稳定的苷以及难水解的碳苷的水解。以葡萄糖苷为例说明反应原理如下：

碳苷用 Smith 降解法得到的是多连一个醛基的苷元。

此外，从降解所得到的多元醇，还可确定苷中糖的类型。如六碳糖降解可得到丙三醇；五碳糖降解可得到乙二醇，甲基五碳糖降解得到的是 1,2-丙二醇。

六、酸催化甲醇解

苷键为缩酮或缩醛结构，在酸性甲醇溶液中易被催化水解生成糖的甲苷和苷元。反应机制与酸水解相同，不同点在于反应是在酸性甲醇溶液中进行，故水解中间体阳碳离子溶剂化脱去质子，形成的是糖的甲苷。利用该反应可获得有关糖与糖之间连接位置的信息。

第四节　糖和苷的提取分离

一、糖的提取分离

（一）糖的提取

糖类的极性较大，能溶于水和稀醇，不溶于极性小的有机溶剂。因此，从天然产物中提取糖的常用溶剂有水、0.1～1mol/L 氢氧化钠或氢氧化钾以及 1％HAc 等。由于植物内常有水解聚合糖的酶共存，必须采用适当的方法破坏或抑制酶的活性，以保持糖的原存在形式。如采用新鲜材料、迅速加热干燥、冷冻保存、用沸水或醇提取、先用碳酸钙拌和再用沸水提取等。从天然产物中提取单糖及低聚糖的一般方法如下：

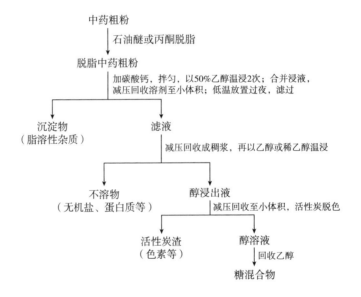

多糖以及分子量较大的低聚糖可用水提取，利用多糖不溶于乙醇的性质，采用水提醇沉法达到提取纯化的目的。

一些特定的植物多糖可用酸水提取，但在操作上应严格控制酸度，避免糖苷键的断裂。常用的酸是 3％三氯乙酸或稀盐酸溶液等。例如，从茜草 *Rubia cordifolia* L. 中提取茜草多糖 A 的方法如下：

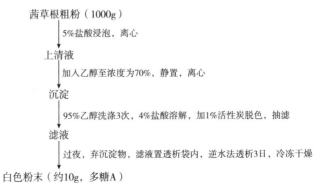

对含有糖醛酸的多糖及酸性多糖，用碱液提取，提取率更高。常用的碱有 0.1mol/L 氢氧化钠、氢氧化钾等。为防止多糖在提取过程中的降解，常通以氮气或加入硼氢化钠或硼氢化钾等。

此外，超声提取法、微波提取法及超滤膜法在多糖的提取中也有应用，而且超滤膜法提取多糖有收率高、不易破坏多糖的生物活性、能耗低等特点；而超声提取法、微波技术辅助提取不仅可以增加多糖的提取率，并且能显著缩短提取时间。

（二）糖的分离与纯化

糖的种类繁多，结构复杂且多为异构体，要进行分离纯化比较困难。根据糖的性质，采用的糖的分离与纯化方法主要有色谱法、沉淀法、电泳法、蛋白质去除法、透析法等。

1. 色谱法　色谱法作为糖类分离的主要方法，其原理主要是根据被分离糖组分间的理化性质差异及其在固相载体和流动相之间分配和流动速度的差异而达到分离的目的。其优点在于能够将糖类化合物中的糖逐一分离，且能准确地进行定性定量分析。糖分离和纯化的色谱法主要有凝胶色谱法、离子交换色谱法等。

（1）凝胶色谱法　是利用被分离物质分子量大小不同而进行分离的一种色谱分离技术。目前，应用较广的凝胶主要有葡聚糖凝胶（商品名为 Sephadex G）、天然琼脂糖凝胶（商品名为 Sapharose）、聚丙烯酰胺凝胶（商品名为 Bio - Gel）以及各种衍生物，如羧甲基 - 交联葡聚糖（CM - Sephadex）、二乙基氨乙基 - 交联葡聚糖（DEAE - Sephadex）等。洗脱剂为不同浓度的盐溶液及缓冲液，离子强度最好不低于 0.02mol/L，洗脱顺序按分子量由大到小的顺序依次被洗脱出来。在多糖分离时，通常是用空隙小的凝胶如 Sephadex G-25、G-50 等洗脱掉多糖中的无机盐及小分子化合物，然后再用空隙大的凝胶 Sephadex G-200 等进行分离。凝胶柱色谱法不适合于黏多糖的分离。

（2）离子交换色谱法　该方法是根据糖类在纸色谱上具有较好的分离效果而将纤维素改性，使离子交换和纤维素色谱结合起来制成一系列离子交换纤维素，用于多糖分离的一种方法。常用的阴离子交换纤维素有 DEAE-cellulose、ECTEOLA-cellulose、PAB-cellulose 和 TE-AE-cellulose 等，可分为硼砂型和碱型。洗脱剂可用不同浓度的碱溶液、硼砂溶液、盐溶液。其优点是可吸附杂质、纯化多糖，适用于分离各种酸性、中性多糖和黏多糖。如百合多糖、北沙参多糖、太子参多糖等。阳离子交换纤维素有 CM - cellulose、P - cellulose、SE - cellulose 和 SM - cellulose 等，特别适用于分离纯化酸性、中性多糖和黏多糖。

交换剂对多糖的吸附力与多糖的结构有关，一般情况下，多糖分子中酸性基团增加则吸附增加；对于线状分子，分子量增大则吸附增强。在 pH 6 时酸性多糖可吸附于交换剂上，中性多糖则不能被吸附。当采用硼砂预处理交换剂后，则中性多糖也可以被吸附。分离酸性多糖所用的洗脱剂，通常是 pH 相同、离子强度不同的缓冲液，而分离中性多糖的洗脱剂则多是不同浓度的硼砂溶液。

2. 沉淀法

（1）季铵盐沉淀法　是利用季铵盐可与酸性多糖形成不溶性沉淀物，通过控制季铵盐的浓度分离不同酸性多糖的方法。常用的季铵盐有十六烷基三甲基溴化铵（CTAB）、氯化十六烷基吡啶（cetylpyridinium chloride monohydrate）等。其中 CTAB 的浓度一般为 1%～10%（W/V），在搅拌下滴加于 0.1%～1%（W/V）的多糖溶液中，酸性多糖可从中性多糖中沉淀出来。

值得注意的是，酸性多糖混合物溶液的 pH 要小于 9，而且不能有硼砂存在，否则也会与中性多糖形成不溶性沉淀物。

（2）分级沉淀法　是根据不同糖在低级醇或丙酮中具有不同溶解度的性质，从小到大按比例加入甲醇或乙醇或丙酮进行分步沉淀的方法。该法适合于分离各种溶解度相差较大的多糖。通常在中性条件下进行分离，而酸性多糖可在 pH 2～4 的酸性条件下进行。另外，也可将多糖制成各种衍生物如乙酰化物、甲醚化物等，再将多糖衍生物溶于醇中，加入乙醚等极性更小的溶剂进行分级沉淀分离。如灵芝多糖的分级沉淀，即取灵芝水提液，减压浓缩，得浓缩液，逐步加入乙醇使乙醇浓度为 40％、65％、80％，静置过夜，离心，分别得到 40％、65％、80％醇沉的分子量由大到小的粗多糖。

3. 电泳法　电泳法是利用分子大小、形状及其所带负电荷不同的多糖在电场的作用下迁移速率不同而分离纯化的方法。电泳法可分为毛细管电泳法、制备性区域电泳法等。前者适用于糖的分离分析，后者用于分离制备。其常用的载体是玻璃粉。具体操作是用水将玻璃粉拌成胶状后装柱，用 0.05mol/L 硼砂水溶液电泳缓冲液（pH 9.3）平衡 3 天，将多糖加入柱上端，接通电源，上端为正极（多糖的电泳方向是向负极的），下端为负极，其单位厘米的电压为 1.2～2V，电流为 30～35mA，电泳时间为 5～12h。电泳完毕后将玻璃粉载体推出柱外，分段收集，洗脱。该方法分离效果较好，适合于小规模制备分离。

4. 蛋白质去除法　粗多糖中常混有较多的蛋白质，脱除蛋白质常用的方法有：①Sevag 法，加入一定体积的三氯甲烷（粗多糖水溶液体积的 20％），再加入三氯甲烷体积 20％的正丁醇，剧烈振摇 20min，分去水层与溶液层的变性蛋白。②酶解法，在样品溶液中加入胃蛋白酶、胰蛋白酶等蛋白质水解酶，使蛋白质降解。③三氟三氯乙烷法，将等体积的三氟三氯乙烷和粗多糖水溶液混合，低温搅拌 10min，离心，过滤。④三氯乙酸法，在粗多糖水溶液中滴加 3％三氯乙酸，至不再继续浑浊，低温放置过夜，离心，过滤。

5. 透析法　透析法也可用于多糖的分离与纯化，将粗多糖加水溶解，置于透析袋或具有透析膜的容器中，根据透析膜孔径的大小，多糖溶液在渗透压的作用下，通过透析膜，按照分子量大小进行分离，富集浓缩，便可得到不同分子量大小的多糖。该方法操作简单，应用成熟，已广泛用于多糖的初步分离纯化。

二、苷的提取分离

苷的种类较多，不同苷类化合物由于苷元不同，所连接糖的种类和数目不一样，其极性差异较大，而且，苷易受酸、碱、酶水解生成次生苷及苷元等。因此，进行苷类成分提取时，首先要明确提取目的（苷或苷元），然后再根据被提取对象选择相应的提取方法进行提取。如以苷为提取目的，一般对采集的药材应迅速干燥，在提取过程中，要设法抑制酶活性，并避免与酸碱接触，再根据苷的极性大小选择相应的溶剂如水或稀醇进行提取。常用抑制酶活性的方法有：① 硫酸铵法。主要针对新鲜的植物，加硫酸铵水溶液共研磨促进酶变性。②碳酸钙法。提取前加入一定量的碳酸钙拌匀使酶变性。③溶剂法。使用沸水、甲醇、60％以上乙醇水溶液等作为提取溶剂可抑制酶的活性。

常用的苷类化合物系统提取方法如下：

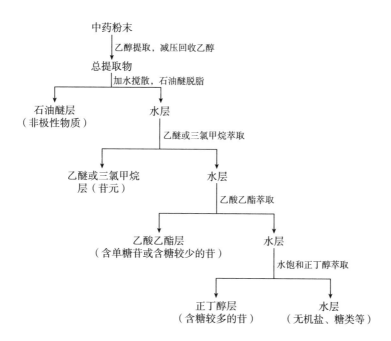

若以提取苷元为目的，需利用酶促反应、酸水解（或碱水解）以获得苷元，再利用相似相溶性质选择极性较小的有机溶剂如乙醚、三氯甲烷或石油醚等进行提取。但在进行酸水解或碱水解时，注意保持苷元结构的完整，以达到最高的提取效率。常用的苷元提取方法如下：

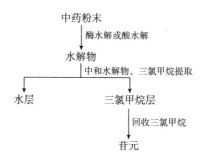

第五节 糖和苷的结构测定

糖及苷的结构研究是一项极其复杂而艰巨的工作，研究内容主要包括单糖的组成、糖与糖以及糖与苷元之间的连接顺序和连结位置、苷键的构型、苷元的结构等。多糖是生物高分子化合物，多糖的活性与其分子量、溶解度、黏度和糖链结构有关。像蛋白质一样，多糖也存在一、二、三、四级结构，因此，多糖构型的研究也显得尤为重要。糖苷类结构研究程序如下。

一、多糖及苷的纯度测定

多糖纯度常用电泳法测定。由于中性多糖分子量大，导电性弱，在电场中移动速度慢，故常将其制成硼酸络合物，在硼酸盐缓冲液（pH 9～12）中进行高压电泳。不同的多糖由于其组成不同、分子量不同，与硼酸形成的络合物就不同，在电场作用下的相对迁移率也不同，故可用高压电泳的方法测定多糖的纯度。电泳的支持体通常是玻璃纤维、聚丙烯酰胺凝胶等。电泳后常用的多糖显色剂为 p-甲氧基茜胺-硫酸（anisidine-H_2SO_4）、过碘酸希夫试剂等。值得注意的是，单糖、低聚糖因醛基而发生的颜色反应，在多糖上一般并不明显。

多糖纯度测定还可用高效凝胶色谱法（HPGPC），旋光测定法及超离心法等。苷类化合物纯度测定常用的有熔点测定法，TLC 及 HPLC 等。由于薄层色谱简便易行最为常用，要求至少有 3 种不同展开剂进行展开方可判定。

二、多糖及苷的分子量测定

质谱法测定化合物分子量是目前最为常用的方法。然而由于糖和苷的极性大、难挥发、加热温度过高又会分解，故电子轰击质谱（EI-MS）不能得到相应的分子离子峰，需要采用化学电离质谱（CI-MS）、场解吸质谱（FD-MS）、快原子轰击质谱（FAB-MS）、电喷雾质谱（ESI-MS）等以获得分子离子峰。通常 ESI 电离技术可得到一组带不同电荷的分子离子峰，根据每个峰的质荷比和电荷数可计算出相对分子量。

近年发展起来的基质辅助激光解析电离飞行时间质谱（MALDI-TOF-MS）灵敏度极高，能更准确地测定多糖的相对分子量，给多糖分子量的测定工作带来极大方便。多糖的相对分子质量可以从几万到几百万，而且虽经提纯，仍可能为分子大小不等的混合物，通常所说的多糖纯品实际上是一定分子量范围的均一成分，所测得的分子量只是一种统计平均值。

目前用于多糖分子量测定的方法很多，而实验室常用的方法是凝胶过滤色谱法，它是根据在凝胶柱上不同分子量的多糖与洗脱体积成一定关系的特性，先以一系列结构相似的已知分子量的多糖制成标准曲线，然后由样品的洗脱体积从曲线上求得分子量。用凝胶过滤色谱法测分子量，每次缓冲液和流速均需一致，否则会产生较大误差。高效凝胶渗透色谱法（HPGPC）用于多糖分子量测定，具有快速、高分辨和重现性好等优点，其原理和方法与常压凝胶渗透色谱法一样。另外，测定高分子化合物分子量的许多物理方法如超滤过法、超离心法、光散射法、沉降法、黏度法等也适用于多糖分子量的测定。

三、糖和苷中糖的种类和糖的数目测定

糖种类的测定通常将苷键全部水解，然后采用 PC、TLC 或 GLC 等方法检测水解液中单糖种类。糖 PC 常用的展开剂为正丁醇-醋酸-水（4∶1∶5，上层），以对照品同时点样作为对照。TLC 常用硅胶薄层，同样以对照品同时对照。GLC 用于糖的鉴定时，可先将化合物进行甲醇解，使半缩醛羟基甲基化，再将甲醇解溶液用 Ag_2CO_3 中和，滤去无机物后减压蒸去溶剂，残渣溶于少量吡啶，加入硅化烷试剂以制成单糖甲苷的 TMS 衍生物，然后进行 GLC 鉴定。通常以甘露醇或肌醇作内标，以已知的各种单糖作对照。

目前多采用 NMR 技术直接对苷中的糖进行鉴定。在 ^{1}H-NMR 中，根据苷中组成糖上的不同质子的化学位移及与相邻质子间的偶合常数，可以鉴定出糖的种类。在 ^{13}C-NMR 中，根据苷中不同糖的碳信号也可以对糖的种类进行鉴定。此外，^{1}H-^{1}HCOSY，^{1}H-^{13}CCOSY 等亦对鉴定苷中组成糖的种类大有帮助。常见单糖及单糖甲苷的 ^{13}C-NMR 数据见表 4-1。

表 4-1 常见单糖及单糖甲苷的^{13}C-NMR谱数据 (δ)

化合物	C_1	C_2	C_3	C_4	C_5	C_6	OMe
α-D-葡萄糖	92.9	72.5	73.8	70.6	72.3	61.6	
β-D-葡萄糖	96.7	75.1	76.7	70.6	76.8	61.7	
甲基-α-D-葡萄糖苷	100.0	72.2	74.1	70.6	72.5	61.6	55.9
甲基-β-D-葡萄糖苷	104.0	74.1	76.8	70.6	76.8	61.8	58.1
α-D-半乳糖	93.2	69.4	70.2	70.3	71.4	62.2	
β-D-半乳糖	97.3	72.9	73.8	69.7	76.0	62.0	
甲基-α-D-半乳糖苷	100.1	69.2	70.5	70.2	71.6	62.2	56.0
甲基-β-D-半乳糖苷	104.5	71.7	73.8	69.7	76.0	62.0	58.1
α-L-鼠李糖	95.1	71.9	71.1	73.3	69.4	17.9	
β-L-鼠李糖	94.6	72.5	73.9	72.9	73.2	17.9	
甲基-α-鼠李糖苷	102.6	72.1	72.7	73.8	69.5	18.6	
甲基-β-鼠李糖苷	102.6	72.1	75.3	73.7	73.4	18.5	
α-D-阿拉伯糖	97.6	72.9	73.5	69.6	67.2		
β-D-阿拉伯糖	93.4	69.5	69.5	69.5	63.4		
甲基-α-D-阿拉伯糖苷	105.1	71.8	73.4	69.4	67.3		58.1
甲基-β-D-阿拉伯糖苷	101.0	69.4	69.9	70.0	63.8		56.3
α-D-木糖	93.1	72.5	73.9	70.4	61.9		
β-D-木糖	97.5	75.1	76.8	70.2	66.1		
甲基-α-D-木糖苷	100.6	72.3	74.3	70.4	62.0		56.0
甲基-β-D-木糖苷	105.1	74.0	76.9	70.4	66.3		58.3

　　糖数目的测定可利用各种波谱法，如利用质谱测定苷和苷元的分子量，计算其差值，可求出糖的数目；利用^{1}H-NMR谱，根据糖端基质子的信号数目，可确定苷中糖基的数目，或将苷制成全乙酰化或全甲基化衍生物，根据^{1}H-NMR谱中乙酰氧基或甲氧基信号的数目，推测出所含糖基的数目；利用^{13}C-NMR谱，根据出现的糖端基碳信号的数目，或根据苷分子总的碳信号数目与苷元碳信号数目的差值，推断出糖的数目。此外，^{1}H-^{1}H COSY 和 ^{1}H-^{13}C COSY也是确定苷中糖基数目的有效方法。

四、苷中苷元和糖、糖和糖之间连接位置的确定

　　^{13}C-NMR谱是确定苷元和糖之间连接位置的有效方法。在^{13}C-NMR谱中，糖和苷元成苷以后，苷元羟基的成苷碳原子（称为α-碳原子）和与其相邻的碳原子（称为β-碳原子）的信号发生位移，而其他距苷键较远的碳原子的信号几乎不变；同时，苷分子中的糖部分其端基碳原子的信号与游离单糖端基碳信号比较，也发生了位移。这种信号的位移称为苷化位移（glycosylation shift）。对于苷元而言，羟基的苷化可因羟基的性质不同而使苷化位移的方向有所改变。一般情况下，醇类羟基的苷化，可引起苷元的α-碳向低场移动δ4~10，β-碳向高场移动δ-4.6~-0.9；而酚羟基的苷化，可引起苷元α-碳向高场移动，β-碳向低场移动。利用苷化位移规律，将苷和苷元的^{13}C-NMR谱相比较，即可确定苷元与糖的连接位置。

糖与糖之间通过苷键相连虽然并不成为苷，但在解决其相互之间的连接位置时，苷化位移规律仍然实用。对于双糖苷在确定了苷中糖的基础上，可参考该糖甲苷的化学位移值归属末端糖的碳信号，然后再根据内侧糖苷的化学位移值归属内侧糖的碳信号，最后根据苷化位移规律确定糖基之间的连接位置。对于 3 个糖以上的苷，由于糖的碳信号准确归属比较困难，一般需要借助 2D-NMR 方能准确归属。

近年来，随着二维 NMR 技术在天然产物结构鉴定中的广泛应用，HMBC 谱也已成为确定苷元连接位置的主要方法。在 HMBC 谱中，可以观察到糖的端基质子与苷元的 α-碳信号以及苷元 α-碳原子上质子与糖的端基碳信号之间的相关关系，据此可以确定糖和苷元之间的连接位置。同样，HMBC 谱对于确定糖与糖之间的连接位置，也是十分有效且常用的方法。

五、糖与糖之间连接顺序的确定

糖与糖之间连接顺序是决定多糖性质和生物活性的重要因素。早期决定糖与糖之间连接顺序的方法主要是缓和水解法。即先用稀酸（包括有机酸）水解、酶解、乙酰解、碱水解等方法将糖链水解成较小的片段（各种低聚糖），然后分析这些低聚糖的连接顺序。从低聚糖的结构推测整个糖链的结构。很显然分析碎片的工作是比较繁琐、复杂的。

质谱分析也用于糖链结构研究。它是在了解糖的组成之后，根据质谱中的裂解规律和该化合物的裂解碎片推测低聚糖及其苷中糖链的连接顺序。值得注意的是，在用质谱法解决糖的连接顺序时，低聚糖及其苷中的糖不能是同一类型的糖。如果所连的糖是同一类糖如葡萄糖、甘露糖、半乳糖等，因其所丢失的碎片质量相等，故无法推断糖的连接顺序。

2D-NMR 技术是目前常用的有效方法。在归属各碳信号的基础上，利用 HMBC、NOESY、COLOC 等波谱技术，通过观察相连单糖的碳-氢或氢-氢远程偶合，可以推断糖与糖之间的连接顺序和连接位置。

弛豫时间是 ^{13}C-NMR 中的一个重要参数，碳的化学环境不同则弛豫时间不同。通常外侧糖的自旋晶格弛豫时间 T_1 比内侧糖大，而同一糖上各碳的 T_1 时间则基本相同，可以根据这种性质推测哪些糖是外侧糖、哪些糖是内侧糖，也可以为各糖碳信号的归属提供有力的依据。

六、苷键构型的确定

早期苷键构型的判定主要采用 Klyne 经验公式对苷和苷元的分子旋光差与糖的一对甲苷的分子旋光度进行比较以确定苷键的构型；或利用酶催化水解的专属性进行苷键构型的确定。目前多用核磁共振技术。

利用 ^{1}H-NMR 谱中组成苷的糖的端基质子的偶合常数判断苷键的构型，是目前常用而且较为准确的方法。在苷的 ^{1}H-NMR 谱中，糖的端基质子信号在 δ 5.0 附近呈特征性的双峰（d），而糖上其他质子信号在 δ 3.5～4.5 之间。在糖的优势构象中，凡是 H-2′ 为 a 键的糖，如木糖、葡萄糖和半乳糖等，当与苷元形成 β-苷键时，其 H-1′ 为 a 键，故 H-1′ 与 H-2′ 为 aa 键偶合系统，二者的两面角近 180°，J aa＝6～9Hz，呈现的二重峰偶合常数较大；当形成 α-苷键时，H-1′ 为 e 键，故 H-1′ 与 H-2′ 为 ae 键偶合系统，二者的两面角近 60°，J ae＝2～4Hz，呈现的二重峰偶合常数较小，由此可以区别 α- 和 β-异构体。但甘露糖、鼠李糖等的 C₂′ 构型与葡萄糖等相反，C_2-H 为平伏键质子，α-和 β-异构体的两面角相近，均在 $60°$ 左右，J 值差别不大，不足以区别 α-和 β-异构体。对这类糖组成的苷，一般需要借助于核磁共振的其他技术如 ^{13}C-NMR 或二维核磁共振技术等方可确定苷键的构型。

<table>
</table>

	透视式
	R=苷元基
	优势构象 纽曼投影式

β-D-葡萄糖苷　　　α-D-葡萄糖苷　　　α-L-鼠李糖苷　　　β-L-鼠李糖苷

^{13}C-NMR 法也是目前确定苷键构型的一个有力工具。利用糖的端基碳的化学位移和端基碳与端基氢之间的偶合常数（$^1J_{C_1-H_1}$）判断苷键的构型，其中以端基碳的化学位移更为常用。在 ^{13}C-NMR 谱中，糖端基碳信号化学位移多处在 δ_C 95 ～ 105 之间，通常 β-D 和 α-L 型苷键的端基碳 $\delta_C>100$，但是一些酯苷、叔醇苷及个别酚苷等，其化学位移可降至 δ_C 98；α-D 和 β-L 型苷键的端基碳 $\delta_C<100$。除 D-甘露糖甲苷和 L-鼠李糖甲苷外，绝大多数的单糖甲苷的 α-和 β-构型的端基碳原子的化学位移值相差约 4，据此可鉴别 α-构型和 β-构型苷键。如 D-葡萄吡喃糖苷的端基碳信号，α 构型为 δ_C 97～101，β 构型为 δ_C 103～106。

在吡喃糖中，糖端基碳的 $^1J_{C_1-H_1}$ 可用于确定苷键的构型。对于优势构象为 C_1 式的糖基，当端基质子处于 e 键时，$^1J_{C_1-H_1}$ 为 170Hz 左右，可判断苷键构型为 α-D 或 β-L 型；当端基质子处于 a 键时，$^1J_{C_1-H_1}$ 为 160Hz 左右，可判断苷键构型为 β-D 或 α-L 型。而对于优势构象为 ^1C 式的鼠李糖，苷键构型为 α-L 型时 $^1J_{C_1-H_1}$ 为 170Hz 左右，β-L 型时 $^1J_{C_1-H_1}$ 为 160Hz 左右。表4-2列出了甘露糖和鼠李糖与伯、仲、叔醇形成糖苷后的 $^1J_{C_1-H_1}$ 值。

表 4-2　甘露糖苷和鼠李糖苷的 $^1J_{C1-H1}$ 值

苷元	糖	$^1J_{C1-H1}$	δH_1	糖	$^1J_{C1-H1}$	δH_1
甲醇	α-D-甘露糖	166	5.10	β-D-甘露糖	156	4.62
	α-L-鼠李糖	168	5.04	β-L-鼠李糖	158	4.55
正丁醇	α-D-甘露糖	166	5.26	β-D-甘露糖	155	4.72
	α-L-鼠李糖	166	5.02	β-L-鼠李糖	152	4.60
仲丁醇	α-D-甘露糖	165	5.37	β-D-甘露糖	155	4.93
	α-L-鼠李糖	167	5.27	β-L-鼠李糖	154	4.72
d-薄荷醇	α-D-甘露糖	164	5.52	β-D-甘露糖	154	4.88
	α-L-鼠李糖	166	5.23	β-L-鼠李糖	152	4.83
l-薄荷醇	α-D-甘露糖	166	5.36	β-D-甘露糖	154	4.92
	α-L-鼠李糖	168	5.30	β-L-鼠李糖	152	4.90
叔丁醇	α-D-甘露糖	165	5.56	β-D-甘露糖	153	5.00
	α-L-鼠李糖	164	5.92	β-L-鼠李糖	153	4.87

NOTE

采用红外光谱来识别糖的结构比较难，其原因是糖的红外光谱区别较小、各峰较集中、多有重叠。但对于一些含特殊取代基如羧基、酰基、磷酸基等的糖分子，IR 也能提供糖中各种官能团及糖苷键构型方面的信息。多糖在 $1500\sim960\mathrm{cm}^{-1}$ 的范围内有许多峰，其中 $960\sim730\mathrm{cm}^{-1}$ 间的峰对判断端基碳的构型很有帮助。如 $840\mathrm{cm}^{-1}$ 为 α - L - 吡喃糖苷，$890\mathrm{cm}^{-1}$ 则为 β - D - 吡喃糖苷。

七、多糖结构研究实例

刺五加多糖的分离和结构测定。

刺五加 Acanthopanax senticosu（Rupr. et Maxim.）Harms 是分布于中国东北的一种药用植物，其中所含的多糖具有免疫活性。从具有增加吞噬作用的刺五加多糖Ⅲ（AsⅢ）的分离和结构测定工作中，可以看出各种实验方法在多糖结构研究中的综合应用情况。

1. 刺五加多糖Ⅲ的提取分离　将刺五加根干粉首先用甲醇回流，除去亲脂性成分。残渣用 0.5mol/L NaOH 水溶液在 4℃提取，然后于提取液中加丙酮，得浅棕色沉淀。将此沉淀溶于水中，用三氯乙酸沉淀和透析处理，除去其中的蛋白质和小分子化合物，得到粗多糖。将此粗多糖用 DEAE - Sepharose OL - 6B 柱色谱分离，以不同浓度 NaCl 水溶液梯度洗脱，用旋光度测定和酚 - 浓硫酸试剂检出。所得部分再用 Sephacryl S - 400 纯化，用 0.1mol/L NaCl 溶液洗脱，从而分得刺五加多糖Ⅱ（AsⅡ）和刺五加多糖Ⅲ（AsⅢ），其中后者为主要成分（200g 生药中得 81mg），以高效液相色谱和凝胶过滤检查为一个峰。$[\alpha]_\mathrm{D}^{20}=-48°$，凝胶色谱测得相对分子质量为 30000，元素分析显示无氮原子。

2. 酸水解　用三氯乙酸水解后由气相色谱分析单糖组成为 L - 阿拉伯糖 - D - 木糖 - 4 - O - 甲基 - D - 葡萄糖醛酸（1∶11∶1）。

3. 甲基化后水解　由于 AsⅢ微溶于二甲基亚砜，先乙酰化再用箱守法甲基化。全甲基化物用 LiAlH₄ 还原其葡萄糖醛酸的羧基，然后水解。将水解所得的甲基化单糖用 NaBH₄ 还原为糖醇，然后再乙酰化，随后用液相 - 质谱联用分析，得知部分甲基化糖为 2,3 - 二 - O - 甲基木糖、3 - O - 甲基木糖、2,3,5 - 三 - O - 甲基阿拉伯糖和 2,3,4 - 三 - O - 甲基葡萄糖，其摩尔比为 15∶6∶2∶2，同时还检测到微量的 2,4 - 二 - O - 甲基半乳糖。显然，其中的 2,3,4 - 三 - O - 甲基葡萄糖是从末端 4 - O - 甲基葡萄糖醛酸基的羧基还原得到的。从其[13]C - NMR 数据中也可以看出，$\delta179.1$ 的羧基和 $\delta62.68$ 的甲氧基信号，^{1}HNMR 中也有 $\delta3.4$ 的甲氧基信号，更进一步证明 4 - O - 甲基葡萄糖醛酸的存在。

4. 过碘酸裂解反应　将 AsⅢ用过碘酸氧化，每一脱水己糖单位消耗 0.40 分子过碘酸。氧化产物进一步用 Smith 降解，产物检出有木糖、半乳糖，以及大量的乙二醇和甘油，说明分子中存在比率很高的 1,4 - 连接的木糖基。而游离的木糖检出，说明分子中存在抗氧化的木糖基，如 1,2,4 - 位连接的木吡喃糖。

5. 部分酸水解　AsⅢ用 0.05mol/L 三氯醋酸在 100℃水解 1.5 小时，进行部分水解。水解物用蒸馏水透析。用薄层色谱检查可透析的部分，得阿拉伯糖、木糖和 2 个未知成分。将此可透析部分用 Sephadex G - 25 分离，得 2 个峰。所得未知物分别先甲基化，然后水解。分析水解液，从第一峰部分得 2,3,4 - 三 - O - 甲基木糖和 2,3 - 二 - O - 甲基木糖，二者的摩尔比为 1∶2，证实 1,4 - 连接的木二糖（xylotriose）的存在。从第二峰部分也得到 2,3,4 - 三 - O - 甲基木糖和

2,3-二-O-甲基木糖，但二者的摩尔比1∶1，证实1,4-连接的木二糖（xylotriose）存在。而将不透析部分（AsⅢ-IB）经甲基化，羧基还原，再水解，水解物经气相色谱检测到2,3-二-O-基木糖、3-O-甲基木糖、2,3,4-三-O-甲基葡萄糖、2,3,4-三-O-甲基木糖，它们的摩尔比为5∶2∶1∶1。

将 AsⅢ-IB 进一步用0.05mol/L三氯醋酸在100℃水解2小时，然后透析，可透析部分存在有木糖、1,4-连接的木二糖、1,4-连接的木三糖和一些未知成分。而不能透析部分用Sephadex G-25分离得到一糖成分，将该糖甲基化并还原羧基，然后再水解。从水解产物中检出有摩尔比1∶3的2,3,4-三-O-甲基葡萄糖和2,3-二-O-甲基木糖。由此推测，该糖是木三糖上连接有1个4-O-甲基葡萄糖醛酸。

由以上分析，推测 AsⅢ-IB 的结构为：

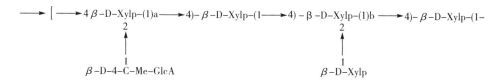

6. 核磁共振波谱分析　^{13}C-NMR中（如表4-3所列），δ104.58和δ104.21为木吡喃糖的 C_1 信号，δ64.91和δ64.24为 C_5 信号，提示D-木糖基上为 β-连接。而100.52表明4-O-甲基葡萄糖醛酸为 β-连接。

表4-3　As Ⅲ 的^{13}C-NMR谱数据

环	化学位移（δ）						
	C_1	C_2	C_3	C_4	C_5	C_6	OCH_3
C	104.58	75.61	76.61	79.31	64.91		
C′	104.21	79.02	75.14	79.72	64.24		
C″	100.52	74.18	74.83	85.17	72.12	179.1	62.63

（图：4-5-3　D-木糖基）

综合上述信息，可推测刺五加多糖 AsⅢ 的基本骨架成分为 β-(1→4) 连接的木吡喃糖基，并在2位有一个支链。而阿拉伯呋喃糖和4-O-甲基葡萄糖醛酸为非还原末端。其暂定结构如下所示：

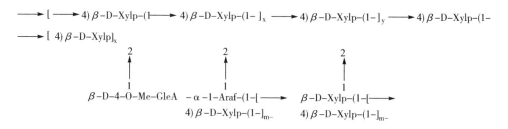

知识点总结

细目	知识点
结构分类	糖：单糖、低聚糖、多聚糖
	苷：氧苷、硫苷、氮苷、碳苷
理化性质	糖：性状、溶解性、旋光性、化学性质（氧化反应、羟基反应、糠醛形成反应）
	苷：性状、溶解性、旋光性、显色反应
检识方法	化学检识、色谱检识（纸色谱、薄层色谱）
苷键裂解	酸水解、碱水解、酶催化水解、乙酰解反应、氧化裂解法、酸催化甲醇解
分离纯化	色谱法、沉淀法、电泳法、蛋白质去除法、透析法
结构研究	纯度测定、分子量测定、糖的种类和数目测定、苷元和糖及糖和糖之间连接位置的确定、糖与糖之间连接顺序的确定、苷键构型的确定

思考题

1. 简述苷类化合物催化水解的方法和特点，并说明酸催化水解的原理和规律。

2. 简述糖苷类化合物提取分离检识方法及应该注意的问题。

3. 简述糖苷类化合物结构研究的一般程序，并说明利用糖端基质子偶合常数判断苷键构型的原理和适应范围。

主要参考文献

［1］董小萍 . 天然药物化学［M］. 第 1 版 . 北京：中国中医药出版社，2010.

［2］裴月湖，华会明，李占林，等 . 核磁共振法在苷键构型确定中的应用［J］. 药学通报，2011，46（2）：127‑131.

［3］吴寿金，赵泰，秦永祺 . 现代中草药成分化学［M］. 北京：中国医药科技出版社，2002.

［4］Angyal SJ. Conformational analysis in carbohydrate chemistry［J］. Aust J Chem，1968（21）：2737.

［5］方积年 . 多糖的分离纯化及纯度鉴别与分子量测定［J］. 药学通报，1984，19（10）：622‑625.

第五章　醌类化合物

大纲提示：

1. 熟悉醌类化合物结构分类及波谱分析方法。

2. 掌握蒽醌类化合物理化性质、检识方法、提取分离方法。

3. 了解蒽醌类化合物生理活性及研发实例。

醌类化合物是一类具有醌式（不饱和环二酮）结构或容易转变成醌式结构的天然有机化合物，主要分为苯醌、萘醌、菲醌和蒽醌四种类型，其中蒽醌及其衍生物最为常见。醌类在植物中的分布非常广泛，如蓼科的大黄 *Rheum palmatum* L.、何首乌 *Polygonum multijiorum* Thunb.、虎杖 *Polygonum cuspidatum* Sieb. et Zucc，茜草科的茜草 *Rubia cordifolia* L.，豆科的决明子 *Cassia obtusifolia* L.、番泻叶 *Cassia angustifolia* Vahl、百合科的芦荟 *Aloe barbadmsis* Mille、唇形科的丹参 *Salvia miltiorrhiza* Bge. 以及紫草科的紫草 *Arnebia euchroma* (Royle) Johnst. 等均含有醌类化合物。大多数醌类存在于植物的根、皮、叶及心材中，也存在于茎、种子和果实中，近年来在花的色素中也分离得到了醌类化合物。另外，一些低等植物（如地衣类和菌类等）的代谢产物中也存在醌类化合物。

醌类化合物大多都具有显著的生物活性，如番泻叶中具有较强致泻作用的番泻苷类化合物；大黄中具有抗菌作用的游离羟基蒽醌类化合物；茜草中具有止血作用的茜草素类成分；紫草中具有抗菌、抗病毒及止血作用的一些萘醌类化合物；丹参中具有扩张冠状动脉作用的丹参醌类。还有一些醌类化合物具有驱绦虫、解痉、利尿、利胆、镇咳、平喘等作用。

第一节　醌类化合物的结构、分类与生物活性

一、苯醌类

苯醌类（benzoquinones）化合物从结构上分为邻苯醌和对苯醌两大类。邻苯醌结构由于两个羰基之间的排斥作用而不稳定，故天然存在的苯醌类化合物大多数为对苯醌的衍生物。

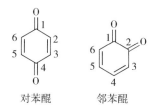

对苯醌　　　邻苯醌

天然苯醌类化合物结构中常有—OH、—OCH₃、—CH₃及其他烃基侧链等取代基，且多为黄色或橙色结晶，如从凤眼草 *Ailanthus altissima* 果实中分离得到的具有较强抗菌活性的 2,6-二甲氧基苯醌，为黄色结晶；从白花酸藤果 *Embelia ribes* 和木桂花 *Embelia oblongifolia* 果实中分离得到的信筒子醌（embelin），为橙红色的板状结晶等。

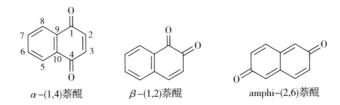

2,6-二甲氧基苯醌　　信筒子醌

具有苯醌类结构的泛醌类（ubiquinones）能参与生物体内氧化还原过程，是生物氧化反应的一类辅酶，称为辅酶 Q 类（coenzymes Q），其中辅酶 Q_{10}（$n=10$）已用于心脏病、高血压及肿瘤等疾病的辅助治疗。

辅酶 Q_{10}（$n=10$）

从软紫草 *Arnebia euchroma* 根中分离得到的对前列腺素 PGE_2 的生物合成具有抑制作用的 arnebinone 和 arnebifuranone，也属于对苯醌类化合物。

arnebinone　　arnebifuranone　　isospongiaquinone

近年来，从澳大利亚一种海绵 *Spongia hispida* 中也分离得到一系列对苯醌和倍半萜聚合而成的化合物，如 isospongiaquinone。

二、萘醌类

萘醌类（naphthoquinones）化合物从结构上考虑可以有 α-(1,4)、β-(1,2) 及 amphi-(2,6) 三种类型，但从自然界分离得到的绝大多数为 α-萘醌类衍生物。它们多为橙色或橙红色结晶，少数呈紫色。

α-(1,4)萘醌　　β-(1,2)萘醌　　amphi-(2,6)萘醌

许多萘醌类化合物具有显著的生物活性，如胡桃 *Juglans regia* 叶及其未成熟果实中的胡桃醌（juglone），具有抗菌、抗癌及中枢神经镇静作用；茅膏菜 *Drosera pelata* 中的蓝雪醌（plumbagin）具有抗菌、止咳及祛痰作用。

胡桃醌　　　　蓝雪醌

从紫草 *Lithospermum erythrorhizon* 中分离得到的一系列紫草素（shikonin）及异紫草素（alkanin）类衍生物，具有抗菌、抗病毒及止血作用。另外，紫草科破布木属植物 *Coradia corymbosa* 的根中分离出的 cordiaquinone A 对革兰阳性菌及分枝杆菌有抑制作用。

维生素 K 类化合物，如维生素 K_1 及 K_2 也属于萘醌类化合物，具有促进血液凝固作用，可用于新生儿出血、肝硬化及闭塞性黄疸出血等症。

从鼠李科植物翼核果 *Ventilago leiocarpa* 根中分离得到的翼核果素（ventilagolin）也是一种萘醌类化合物。

紫草素　　R=······OH
异紫草素　　R=——OH

cordiaquinone A

维生素K_1　　　　维生素K_2

翼核果素

三、菲醌类

天然菲醌衍生物（phenanthraquinones）包括邻菲醌及对菲醌两种类型，主要分布在唇形科、兰科、豆科、使君子科、蓼科以及杉科等高等植物中，如从丹参 *Salvia miltiorrhiza* 根中分离得到多种邻菲醌和对菲醌类化合物。除高等植物外，在地衣中也有分离得到。

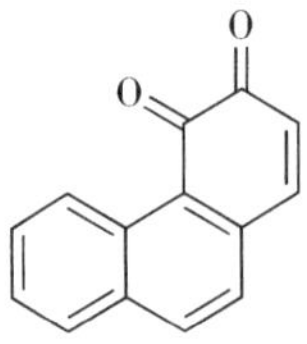

邻菲醌（Ⅰ） 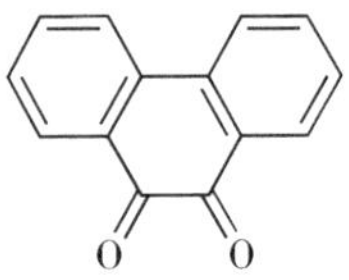   邻菲醌（Ⅱ） 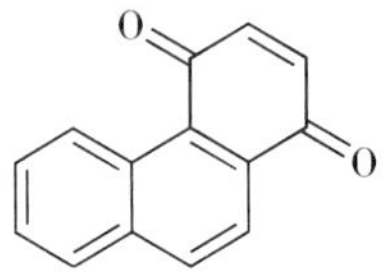   对菲醌

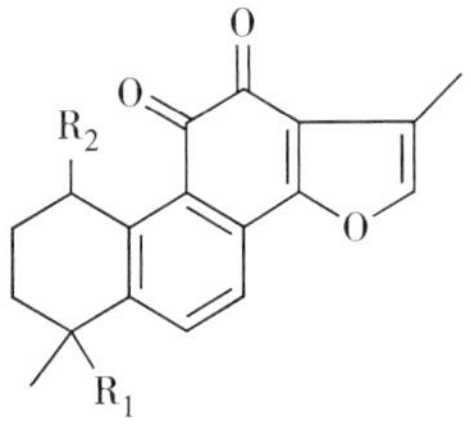

丹参醌ⅡA $R_1=CH_3$ $R_2=H$
丹参醌ⅡB $R_1=CH_2OH$ $R_2=H$
羟基丹参醌ⅡA $R_1=CH_3$ $R_2=OH$
丹参酸甲酯 $R1=COOCH_3$ $R_2=H$

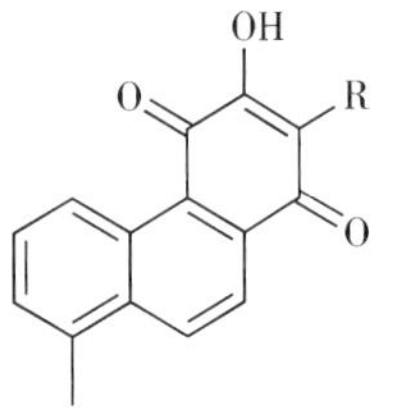

丹参新醌甲 $R=CH(CH_3)CH_2OH$
丹参新醌乙 $R=CH(CH_3)_2$
丹参新醌丙 $R=CH_3$

四、蒽醌类

蒽醌类（anthraquinones）成分包括蒽醌衍生物及其不同程度的还原产物，如氧化蒽酚、蒽酚、蒽酮及二蒽酮等。天然蒽醌以 9,10 - 蒽醌最为常见，1,4 - 蒽醌比较少见。

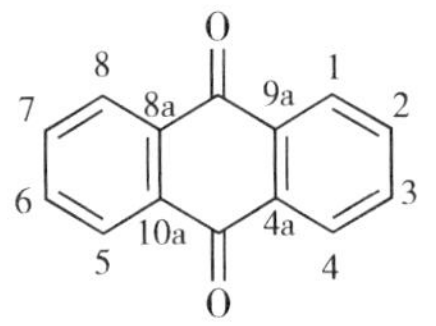

1,4,5,8位为 α 位
2,3,6,7位为 β 位
9,10位为meso位，又叫中位

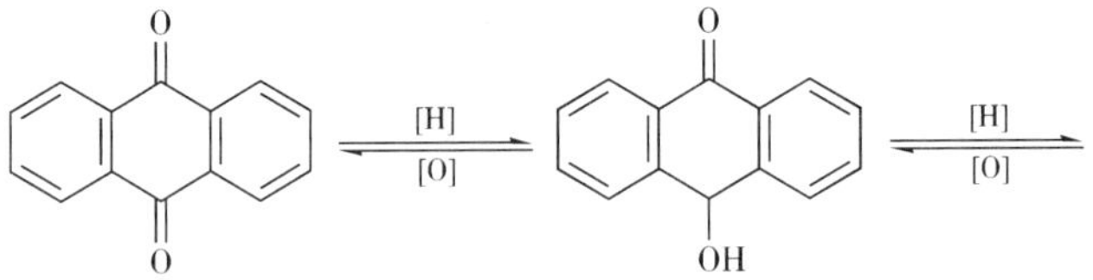

蒽醌   氧化蒽酚

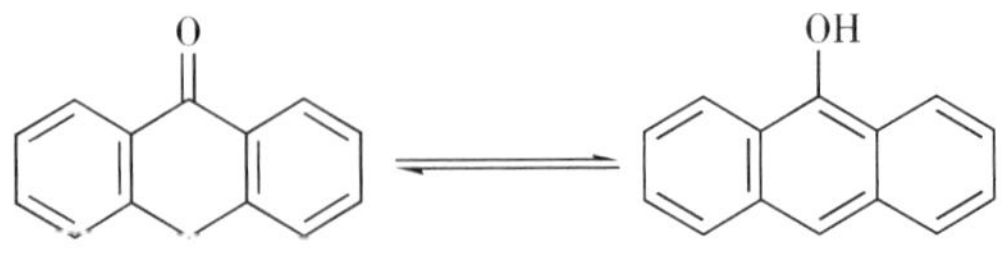

蒽酮   蒽酚

蒽醌类化合物主要存在于高等植物中，茜草科、芸香科、鼠李科、豆科山扁豆属、蓼科、紫葳科、马鞭草科、玄参科毛地黄属及百合科等植物中蒽醌类化合物较多。霉菌中曲霉属及青霉属也发现多种蒽醌类化合物。动物中也发现了蒽醌类成分的存在，但为数不多。

蒽醌类按其母核大小不同可分为单蒽核及双蒽核两大类。

（一）单蒽核类

1. 蒽醌及其苷类　天然存在的蒽醌类化合物在其母核上常有羟基、羟甲基、甲氧基以及羧基等取代基，常以游离或与糖成苷的形式存在于植物体内。

根据羟基在蒽醌母核上的分布情况，可将羟基蒽醌衍生物分为两种类型。

（1）大黄素型　羟基分布在两侧的苯环上，多数化合物呈棕色至黄色。如大黄中的主要蒽醌成分多属于这一类型。

大黄酚	$R_1=CH_3$	$R_2=H$
大黄素	$R_1=CH_3$	$R_2=OH$
大黄素甲醚	$R_1=CH_3$	$R_2=OCH_3$
芦荟大黄素	$R_1=H$	$R_2=CH_2OH$
大黄酸	$R_1=H$	$R_2=COOH$

大黄中游离的羟基蒽醌类化合物多与葡萄糖结合成苷类，一般有单糖苷和双糖苷两种。

从巴戟天 *Morinda officinalis* 中分离得到的1,6-二羟基-2,4-二甲氧基蒽醌和1,6-二羟基-2-甲氧基蒽醌也属于大黄素型。

（2）茜草素型　羟基分布在一侧的苯环上，颜色较深，多为橙黄色至橙红色。如茜草中的茜草素（alizarin）、羟基茜草素（purpurin）、伪羟基茜草素（pseudorpurin）等化合物即属于这一类型。

茜草素	$R_1=OH$	$R_2=H$	$R_3=H$
羟基茜草素	$R_1=OH$	$R_2=H$	$R_3=OH$
伪羟基茜草素	$R_1=OH$	$R_2=COOH$	$R_3=OH$

茜草中除含有游离蒽醌苷元外，还含有与木糖或葡萄糖结合的蒽醌苷类化合物，已分离得到的有单糖苷和双糖苷。

2. 蒽酚或蒽酮衍生物　蒽醌在酸性环境中被还原，可生成蒽酚及其互变异构体蒽酮。

蒽酚（或蒽酮）的羟基衍生物一般存在于新鲜植物中，该类成分可以慢慢被氧化成蒽醌类化合物，如在新鲜大黄中含有的蒽酚类成分，贮存两年以上基本再也检识不到这些蒽酚成分。蒽酚衍生物以游离苷元和与糖结合成苷两种形式存在，当蒽酚衍生物的 meso-位羟基与糖缩合成苷时，则其性质比较稳定，只有经过水解成苷元后才易于被氧化转变成蒽醌衍生物。

羟基蒽酚类化合物对真菌有较强的杀灭作用，是治疗皮肤病有效的外用药物，如柯桠素（chrysarobin）治疗疥癣效果较好。

柯桠素

3. C-糖基蒽衍生物　这类蒽衍生物以糖的端基碳与蒽环上的碳通过碳碳-键直接相连，如芦荟致泻的主要有效成分芦荟苷（barbaloin）。

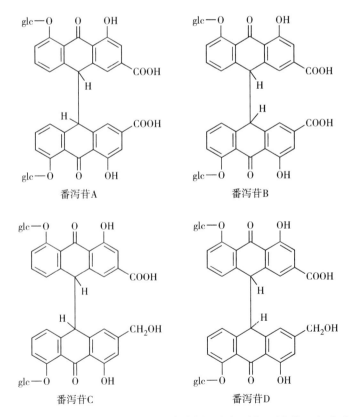

芦荟苷

（二）双蒽核类

1. 二蒽酮类　二蒽酮类成分可以看成是 2 分子蒽酮通过碳 - 碳键结合而成的化合物，其结合方式多为 C_{10} - $C_{10'}$ 连接（称为中位连接）。大黄及番泻叶中致泻的主要有效成分番泻苷 A、B、C、D 等皆为二蒽酮衍生物。

番泻苷 A（sennoside A）是黄色片状结晶，酸水解后生成 2 分子葡萄糖和 1 分子番泻苷元 A（sennidin A）。番泻苷元 A 是 2 分子的大黄酸蒽酮通过 C_{10} - $C_{10'}$ 相互结合而成的二蒽酮类衍生物，其 C_{10} - $C_{10'}$ 为反式连接。番泻苷 B（sennoside B）是番泻苷 A 的异构体，水解后生成番泻苷元 B（sennidin B），其 C_{10} - $C_{10'}$ 为顺式连接。番泻苷 C（sennoside C）是一分子大黄酸蒽酮与一分子芦荟大黄素蒽酮通过 C_{10} - $C_{10'}$ 反式连接而形成的二蒽酮二葡萄糖苷。番泻苷 D（sennoside D）为番泻苷 C 的异构体，其 C_{10} - $C_{10'}$ 为顺式连接。

番泻苷 A　　　　　　　　　番泻苷 B

番泻苷 C　　　　　　　　　番泻苷 D

二蒽酮类化合物的 C_{10} - $C_{10'}$ 碳键与通常的碳碳键不同，易于断裂，生成稳定的蒽酮类化合物。如大黄及番泻叶中含有的番泻苷 A 的致泻作用是因其在肠内转变为大黄酸蒽酮所致。

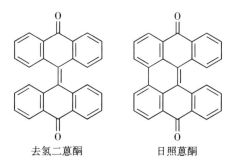

（番泻苷A structure and 大黄酸蒽酮 on右）

2. 二蒽醌类　多为蒽醌类脱氢缩合或二蒽酮类氧化形成。天然二蒽醌类化合物中的 2 个蒽醌环都是相同而对称的，且由于空间位阻的相互排斥而呈反向排列，如天精（skyrin）和山扁豆双醌（cassiamine）。

天精

山扁豆双醌

3. 去氢二蒽酮类　中位二蒽酮进一步氧化即再脱去 1 分子氢，两环之间以双键相连者称为去氢二蒽酮。此类化合物颜色多呈暗紫红色。

去氢二蒽酮

日照蒽酮

4. 日照蒽酮类　去氢二蒽酮进一步氧化，α 与 α' 位相连组成一新六元环，称为日照蒽酮类。

5. 中位萘骈二蒽酮类　这一类化合物是天然蒽衍生物中具有最高氧化水平的结构形式，也是天然产物中高度稠合的多元环系统之一（含 8 个环）。如金丝桃属某些植物中具有抑制中枢神经及抗病毒作用的金丝桃素（hypericin）。

金丝桃素

第二节 醌类化合物的理化性质

一、物理性质

（一）性状

天然醌类化合物多为有色晶体，酚羟基等助色团的引入可以增强化合物的颜色。取代的助色团越多，颜色越深，有黄、橙、棕红色以至紫红色等。

苯醌、萘醌和菲醌多以游离态存在，多为结晶。而蒽醌一般结合成苷存在于植物体内，因极性较大难以得到结晶。

（二）溶解性

游离醌类苷元极性较小，一般溶于乙醇、丙酮、乙酸乙酯、三氯甲烷、乙醚以及苯等有机溶剂，基本上不溶于水。和糖结合成苷后极性显著增大，易溶于甲醇、乙醇中，可溶于热水，不溶或难溶于苯、乙醚等亲脂性有机溶剂。蒽醌的碳苷难溶于水及常见的亲脂性有机溶剂，但易溶于吡啶。

（三）升华性及挥发性

游离的醌类化合物一般具有升华性。小分子的苯醌类及萘醌类还具有挥发性，能随水蒸气蒸馏，利用此性质可对其进行分离和纯化工作。

有些醌类成分易被氧化，对光不稳定，操作时应在暗处进行，储存时应注意避光。

二、化学性质

（一）酸性

醌类化合物多具有酚羟基，故具有一定的酸性，可在碱性水溶液中成盐溶解，加酸酸化游离后又可重新沉淀析出。

醌类化合物的酸性强弱与分子内酚羟基的数目和位置有关。例如 2-羟基苯醌或在萘醌的醌核上有羟基时，因其为插烯酸的结构，故其酸性与羧基的酸性相似，可溶于碳酸氢钠水溶液。萘醌及蒽醌苯环上的 β-羟基醌类化合物的酸性强于 α-羟基醌类化合物，这是由于受羰基吸电子作用的影响，β-羟基上氧原子的电子云密度降低，质子解离度增高，故酸性较强，可溶于碳酸钠水溶液。而 α-位上的羟基因与相邻羰基形成分子内氢键，降低了质子的解离程度，故酸性较弱，α-羟基的蒽醌仅溶于氢氧化钠（钾）水溶液。

β-羟基蒽醌 α-羟基蒽醌

根据醌类酸性强弱的差别，可用 pH 梯度萃取法对其进行分离。以游离蒽醌类衍生物为例，酸性强弱按下列顺序排列：含—COOH＞含 2 个或 2 个以上 β-OH＞含 1 个 β-OH＞含 2 个或 2 个以上 α-OH＞含 1 个 α-OH。故可从有机溶剂中依次用 5％碳酸氢钠、5％碳酸钠、1％氢氧化钠及 5％氢氧化钠水溶液进行梯度萃取，从而达到分离的目的。

（二） 碱性

由于羰基上氧原子的存在，蒽醌类成分也具有微弱的碱性，可与强酸形成锌盐再转化成阳碳离子，同时伴有颜色的变化。如大黄酚为暗黄色，溶于浓硫酸中转为红色，大黄素则由橙红色变为红色，其他羟基蒽醌在浓硫酸中一般呈红色至红紫色。

（三） 显色反应

醌类的颜色反应主要基于其氧化还原性质以及分子中的酚羟基性质。

1. Feigl 反应 醌类衍生物在碱性条件下经加热能迅速与醛类及邻二硝基苯反应生成紫色化合物。其反应机理如下：

$$\text{（苯醌）} + 2HCHO + 2OH^- \longrightarrow \text{（对苯二酚）} + 2HCOO^-$$

$$\text{（对苯二酚）} + \text{（邻二硝基苯）} \xrightarrow{\ OH^-\ } \text{（苯醌）} + \text{（紫色产物）}$$

紫色

在此反应中，实际上醌类在反应前后结构并无变化，只是起到传递电子的媒介作用。醌类成分含量越高，反应速度越快。试验时取醌类化合物的水或苯溶液 1 滴，加入 25％碳酸钠水溶液、4％甲醛及 5％邻二硝基苯的苯溶液各 1 滴，混合后置水浴上加热，在 1～4min 可产生显著的紫色。

2. 无色亚甲蓝反应 无色亚甲蓝（leucomethylene blue）溶液为苯醌类及萘醌类的专用显色剂。此反应可在纸色谱（PC）或薄层色谱（TLC）上进行，苯醌类及萘醌类样品在白色背景上呈蓝色斑点，可与蒽醌类化合物相区别。

3. 碱性条件下的呈色反应 羟基醌类在碱性溶液中发生颜色改变，多呈橙、红、紫红及蓝色。例如羟基蒽醌类化合物遇碱显红色至紫红色的反应称为 Bornträger 反应，反应机理如下：

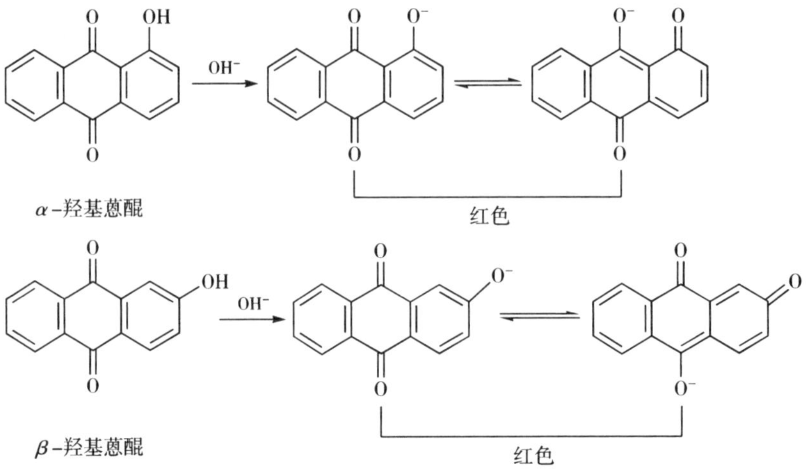

α-羟基蒽醌 　　　　　　　　　　　　　　红色

β-羟基蒽醌 　　　　　　　　　　　　　　红色

　　显然，该显色反应与形成共轭体系的酚羟基和羰基有关。因此，羟基蒽醌以及具有游离酚羟基的蒽醌苷均可呈色，而蒽酚、蒽酮、二蒽酮类化合物则需氧化形成羟基蒽醌类化合物后才能呈色。

　　用本反应检查天然药物中是否含有蒽醌类成分时，可取样品粉末约 0.1g，加 10% 硫酸水溶液 5mL，置水浴上加热 2～10min，趁热过滤，滤液冷却后加 2mL 乙醚振摇，静置后分取醚层溶液，加入 5% 氢氧化钠水溶液 1mL，振摇。如有羟基蒽醌存在，醚层则由黄色褪为无色，而水层显红色。

　　4. 活性次甲基试剂反应（Kesting-Craven 法）　　苯醌及萘醌类化合物醌环上有未被取代的位置时，可在碱性条件下与一些含有活性次甲基试剂（如乙酰乙酸酯、丙二酸酯和丙二腈等）的醇溶液反应，生成蓝绿色或蓝紫色。以萘醌与丙二酸酯的反应为例，反应时先生成产物（1），再进一步变为（2）显色。蒽醌类化合物因醌环两侧有苯环，不能发生该反应，故可加以区别。萘醌的苯环上如有羟基取代，此反应即减慢反应速度或不反应。

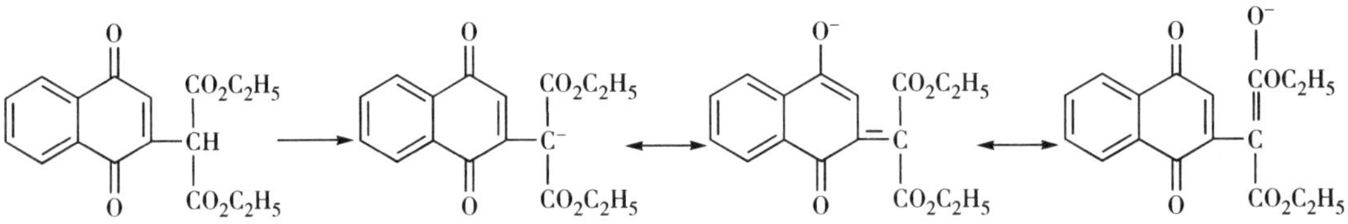

（1） 　　　　　　　　　　　　　　　　　　　　　（2）

　　5. 与金属离子的反应　　在蒽醌类化合物中，如果有 α-酚羟基或邻二酚羟基结构时，则可与 Pb^{2+}、Mg^{2+} 等金属离子形成络合物。以醋酸镁为例，生成物可能具有下列结构：

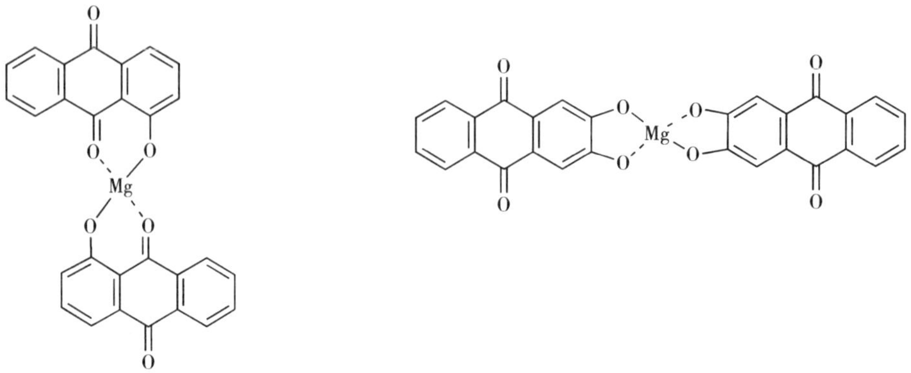

蒽醌化合物因羟基取代位置不同与醋酸镁形成的络合物会显示不同的颜色，可用于鉴别。一般来说，环上具单羟基者显橙黄至橙色，在 α-羟基的邻位有羟基的蒽醌显蓝色至蓝紫色，在 α-羟基间位有羟基的蒽醌显橙红色至红色，在 α-羟基对位有羟基的蒽醌则显紫红色至紫色，据此可帮助推断羟基的取代位置。实验时可将蒽醌类化合物的醇溶液滴在滤纸上，干燥后喷以 0.5％的醋酸镁甲醇溶液，于 90℃加热 5min 即可显色。

6. 对亚硝基二甲苯胺反应　9 位或 10 位未被取代的羟基蒽酮类化合物，其羰基对位的亚甲基上的氢很活泼，可与 0.1％对亚硝基-二甲苯胺吡啶溶液反应缩合，随分子结构不同而呈现紫色、绿色、蓝色及灰色等颜色，如 1,8-二羟基蒽酮类一般均呈绿色。此反应可用作蒽酮类化合物的定性鉴别。

第三节　醌类化合物的提取与分离

醌类化合物在植物体内常以游离苷元及苷两种形式存在，二者在极性及溶解度方面差别较大，难以用通用的提取分离方法。常用的提取分离方法介绍如下。

一、醌类化合物的提取

（一）有机溶剂提取法

一般提取时多采用乙醇或甲醇为溶剂，游离苷元及苷均可被提取出来。因羟基蒽醌类衍生物及其相应的苷类在植物体内多通过酚羟基或羧基与镁、钾、钠、钙结合成盐的形式存在，为充分提取出蒽醌类衍生物，必须预先加酸酸化使之全部游离后再进行提取。对含脂质较多的药材（如种子类）应先脱脂后提取，对含糖较高的药材应避免加温过高。对于蒽醌苷的提取应避免酸、碱和酶的作用，防止其被水解。对于极性较小的游离醌类化合物，可用三氯甲烷、苯等亲脂性有机溶剂进行提取。

（二）碱提取酸沉淀法

该法可用于提取具有酚羟基或羧基的醌类化合物。酚羟基或羧基可与碱成盐溶于碱水溶液中而提出，酸化后转化为游离状态而沉淀析出。

（三）水蒸气蒸馏法

小分子的苯醌类及萘醌类化合物因具有挥发性，可用水蒸气蒸馏法将其从天然药物中提出。

（四）升华法

某些游离的醌类化合物（如大黄酸等）具有升华性，常压下加热即能升华而不分解，故可用升华法提取游离的醌类化合物。

（五）其他方法

近年来，超临界流体萃取法和超声波提取法在醌类成分提取中也有应用，提出率高且避免了醌类成分的破坏。

二、醌类化合物的分离

（一）蒽醌苷与游离蒽醌的分离

蒽醌苷和游离蒽醌类化合物的极性差别较大，故二者在有机溶剂中的溶解度不同，如苷类在三氯甲烷中不溶，而苷元及其他游离蒽醌衍生物则易溶于三氯甲烷，故可据此进行分离。但应当注意，一般羟基蒽醌类衍生物及其相应的苷类在植物体内多通过酚羟基或羧基与镁、钾、钠、钙结合成盐的形式存在，为充分提取出蒽醌类衍生物，必须预先加酸酸化使之全部游离后再进行提取。

（二）游离羟基蒽醌的分离

游离羟基蒽醌的分离通常采用 pH 梯度萃取法和色谱法。

1. pH 梯度萃取法　该法是分离游离蒽醌类化合物的最常用手段。将羟基蒽醌类化合物溶于三氯甲烷、乙醚、苯等有机溶剂中，用 pH 值由低到高的碱性水溶液依次萃取，再酸化后即可分离得到酸性强弱不同的羟基蒽醌类化合物。其流程如下：

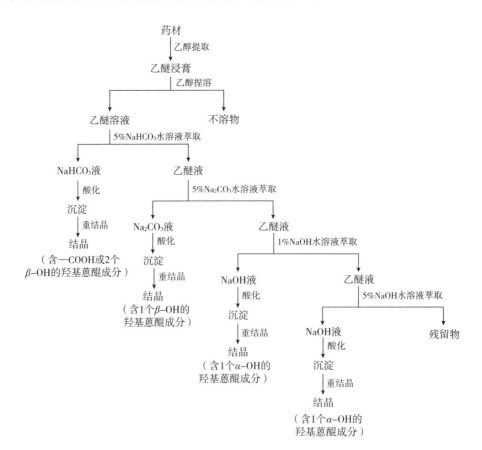

2. 色谱法　常用的吸附剂有硅胶、聚酰胺等。一般不用氧化铝，尤其是碱性氧化铝，以避免其与蒽醌类化合物的羟基作用生成络合物，吸附强而难以洗脱。另外，游离羟基蒽醌因其含有酚羟基，故也可用聚酰胺作为色谱吸附剂使用。

（三）　蒽醌苷的分离

蒽醌苷类化合物因其分子中含有糖，故水溶性较强，分离及纯化较困难，常用色谱法进行分离。但在进行色谱分离之前，往往采用溶剂法处理提取物，除去大部分杂质，初步纯化后再进行分离。如用极性较大的有机溶剂（如正丁醇、乙酸乙酯等）将蒽醌苷从水提取液中萃取出来，回收溶剂得总蒽醌苷，再用色谱法作进一步分离。

蒽醌苷常用聚酰胺、纤维素、硅胶及葡聚糖凝胶等柱色谱进行分离。应用葡聚糖凝胶法（Sephadex LH-20）分离蒽醌苷类成分时，用70%乙醇洗脱，分段收集，可按分子量大小依次得到二蒽酮苷（如番泻苷 B、A、D、C）、蒽醌二葡萄糖苷、蒽醌单糖苷、游离的蒽醌苷元。

三、醌类化合物的提取与分离实例

大黄为蓼科植物掌叶大黄 *Rheum palmatum* L.、唐古特大黄 *Rheum tanguticum* Maxim. ex Balf 或药用大黄 *Rheum officinale* Baill. 的干燥根及根茎，具有泻下攻积、清热泻火、凉血解毒、逐瘀通经、利湿退黄的功效。

大黄的化学成分从19世纪初开始研究，结构被阐明的化学成分至少已有130余种，但其主要成分为蒽醌类化合物，总含量为2%～5%，游离的羟基蒽醌类化合物仅占其10%～20%，主要为大黄酚、大黄素、芦荟大黄素、大黄素甲醚和大黄酸等。大多数羟基蒽醌类化合物是以苷的形式存在，如大黄酚葡萄糖苷、大黄素葡萄糖苷、大黄酸葡萄糖苷、芦荟大黄素葡萄糖苷、一些双葡萄糖链苷及少量的番泻苷 A、B、C、D。现代药理研究证明，大黄产生泻下作用的有效成分为番泻苷类。游离蒽醌类的泻下作用较弱，但具有抗菌作用，其中以芦荟大黄素、大黄素及大黄酸作用较强，它们对多数革兰阳性细菌均有抑制作用，此外，还具有利胆保肝、利尿、止血、抗肿瘤等作用。以大黄为君药的三黄片在临床上用于治疗三焦热盛所致的目赤肿痛、口鼻生疮、咽喉肿痛、牙龈肿痛、心烦口渴、尿黄、便秘；亦用于急性胃肠炎，痢疾。2015年版《中国药典》（一部）规定，大黄药材按干燥品计算，含芦荟大黄素、大黄酸、大黄素、大黄酚和大黄素甲醚的总蒽醌量不得少于1.5%。

大黄素为橙色针状结晶（乙醇），略溶于甲醇、乙醇、丙酮，乙醚中溶解度为0.14%，三氯甲烷中溶解度为0.078%。大黄酚为长方形或单斜形结晶（乙醚或苯），能升华，难溶于石油醚，略溶于冷乙醇，溶于苯、三氯甲烷、乙醚、冰醋酸及丙酮中，易溶于沸乙醇。大黄素甲醚为金黄色针晶，微溶于醋酸乙酯、甲醇、乙醚，溶于苯、吡啶、三氯甲烷。芦荟大黄素为橙色针状结晶（甲苯），略溶于乙醇、苯、三氯甲烷、乙醚和石油醚，溶于吡啶，易溶于热乙醇、丙酮、甲醇。大黄酸为咖啡色针晶，能溶于吡啶，微溶于乙醇、苯、三氯甲烷、乙醚和石油醚。这几种成分均为亲脂性成分，几乎不溶于水，但可溶于碱水溶液中。如大黄素溶于碳酸钠水溶液，大黄酚易溶于氢氧化钠水溶液，大黄素甲醚微溶于氢氧化钠水溶液，芦荟大黄素易溶于稀氢氧化钠水溶液，大黄酸能溶于碳酸氢钠水溶液。

大黄中游离的羟基蒽醌的提取分离流程如下：

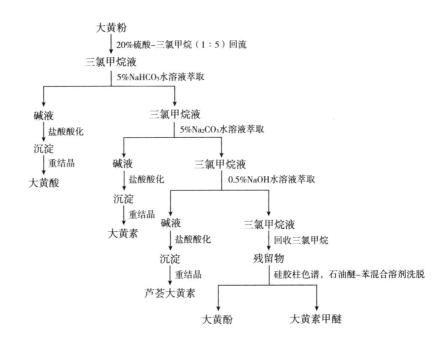

在用硅胶柱色谱分离大黄酚与大黄素甲醚时，也可用石油醚-乙酸乙酯作洗脱剂进行分离，或用纤维素柱色谱分离二者，用水饱和的石油醚作洗脱剂，亦可得到较好的分离效果。

上述 pH 梯度萃取法虽然简便，但常会因萃取次数过少造成提取不完全，但若萃取次数过多则可能彼此混杂。如用 5％碳酸钠水溶液萃取大黄素时，若萃取次数多，则芦荟大黄素亦会混入 5％碳酸钠水溶液中。

2015 年版《中国药典》（一部）鉴别大黄以大黄酸为对照品，以石油醚（30～60℃）-甲酸乙酯-甲酸（15：5：1）的上层溶液为展开剂，在以羧甲基纤维素钠为黏合剂的硅胶 H 薄层板上展开，紫外光下（365nm）观察荧光。

第四节　醌类化合物的检识

一、理化检识

醌类化合物的检识一般是利用各种显色反应，如利用 Feigl 反应、无色亚甲蓝显色反应和 Keisting-Craven 反应来鉴定苯醌和萘醌；利用 Bornträger 反应初步确定羟基蒽醌化合物；利用对亚硝基二甲苯胺反应鉴定蒽酮类化合物。检识反应可在试管中进行，也可在 PC 或 TLC 上进行。

二、色谱检识

醌类化合物的色谱检识主要有薄层色谱法、纸色谱法。

（一）薄层色谱法

薄层色谱法是分离和检识醌类化合物的重要方法之一。一般采用吸附薄层色谱，吸附剂多采用硅胶、聚酰胺，展开剂多采用混合溶剂，如苯-甲醇（9∶1）、庚烷-苯-三氯甲烷（1∶1∶1）等，对蒽醌苷则采用极性较大的溶剂系统。

蒽醌类及其苷在可见光下多显黄色，在紫外光下则显黄棕、红、橙色等荧光，若用氨熏或以 10％氢氧化钾甲醇溶液、3％氢氧化钠或碳酸钠溶液喷之，颜色加深或变色。亦可用 0.5％醋酸镁甲醇溶液，喷后 90℃加温 5min，再观察颜色。

（二）纸色谱法

羟基蒽醌类的纸色谱一般在中性溶剂系统中进行，可用水、乙醇、丙酮等与石油醚、苯混合使达饱和，分层后取极性小的有机溶剂层进行展开，常用展开剂如石油醚（以甲醇饱和）、正丁醇（以浓氨水饱和）等。蒽醌苷类具有较强亲水性，采用含水量较大的溶剂系统展开，常用展开剂如苯-丙酮-水（4∶1∶2）、苯-吡啶-水（5∶1∶10）、三氯甲烷-甲醇-水（2∶1∶1下层）等。

显色剂一般用 0.5％醋酸镁甲醇液，根据羟基的不同位置可显不同颜色的斑点，也可用 1％～2％氢氧化钠或氢氧化钾溶液喷雾，显红色斑点。

第五节　醌类化合物的结构测定

一、紫外光谱

（一）苯醌和萘醌类

醌类化合物结构中由于存在较长的共轭体系，在紫外区均出现较强的吸收峰。苯醌类主要有 3 个吸收峰：①约 240nm，强峰；②约 285nm，中强峰；③约 400nm，弱峰。萘醌类主要有 4 个吸收峰，其峰位与结构的关系如下图所示：

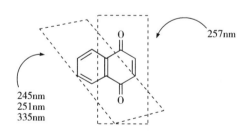

当分子中引入羟基、甲氧基等助色团时，可使分子中相应的吸收峰产生红移。例如 1,4-萘醌，当醌环上引入＋I 或＋M 取代基时，仅使 257nm 峰红移，而不影响苯环引起的 3 个吸收带；但当苯环上引入上述取代基时，主要对苯环的吸收产生影响。如苯环引入 α-羟基时，将使 335nm 的吸收峰红移至 427nm。

（二）蒽醌类

蒽醌母核有 4 个吸收峰，分别由苯样结构（a）及醌样结构（b）引起，如下所示：

羟基蒽醌衍生物的紫外吸收与蒽醌母核基本相似。此外，多数在 230nm 附近多有一强峰，故羟基蒽醌类化合物有 5 个主要吸收带。

第 I 峰：230nm 左右

第 II 峰：240~260nm（由苯样结构引起）

第 III 峰：262~295nm（由醌样结构引起）

第 IV 峰：305~389nm（由苯样结构引起）

第 V 峰：>400nm（由醌样结构中的 C＝O 引起）

以上各吸收带的具体峰位及吸收强度与蒽醌母核上取代基的性质、数目及取代位置有关。其中，带 I 的最大吸收波长（λ_{max}）与羟基数目及取代位置大致有如下关系（表 5-1）。

表 5-1 羟基蒽醌带 I 与羟基的关系

OH 数	OH 位置	λ_{max} nm
1	1-；2-	222.5
2	1,2-；1,4-；1,5-	225
3	1,2,8-；1,4,8- 1,2,6-；1,2,7-	230±2.5
4	1,4,5,8-；1,2,5,8-	236

带 III（262~295nm）受 β-酚羟基的影响较大，β-酚羟基的存在可使该带红移，且吸收强度增加。蒽醌母核上具有 β-酚羟基则此峰吸收强度 $\lg\varepsilon$ 值均在 4.1 以上，若低于 4.1，表示无 β-酚羟基。

带 V 主要受 α-酚羟基影响，α-酚羟基数目越多，带 V 红移越大，如表 5-2 所示。

表 5-2 羟基蒽醌带 V 与 α-酚羟基的关系

α-OH 数目		λ_{max} nm（$\lg\varepsilon$）
无		356~362.5（3.30~3.88）
1		400~420
2	1,5-二羟基	418~440
	1,8-二羟基	430~450
	1,4-二羟基	470~500（靠 500nm 处有一肩峰）
3		485~530（2 至多个峰）
4		540~560（多个重峰）

二、红外光谱

醌类化合物的红外光谱特征主要是羰基、双键和苯环的吸收峰。羟基蒽醌类化合物在红外区有 $\nu_{C=O}$（1675～1653cm^{-1}）及 $\nu_{芳环}$（1600～1480cm^{-1}）的吸收。其中 $\nu_{C=O}$吸收峰位、峰数目与 α-酚羟基的数目及位置有一定的规律性，对推测结构中 α-酚羟基的取代情况有一定的参考价值。

当9,10-蒽醌母核上无取代基时，因2个C=O的化学环境相同，仅出现1个C=O吸收峰，吸收峰位在1675cm^{-1}（石蜡糊中测定）。当芳环引入1个 α-酚羟基，因与1个C=O缔合，使其吸收峰的峰位显著降低，另一个未缔合C=O的吸收则变化较小。当引入的 α-酚羟基数目及位置不同时，2个C=O的缔合情况发生变化，其吸收峰位也随之改变。α-酚羟基的数目及位置对 $\nu_{C=O}$吸收的影响如表5-3所示。

表5-3 蒽醌类 $\nu_{C=O}$与 α-酚羟基的关系

α 羟基数	蒽醌类型	游离 C=O 频率（cm^{-1}）	缔合 C=O 频率（cm^{-1}）	C=O 频率差（$\Delta\nu_{C=O}$）
0	无 α-OH	1678～1653	—	—
1	1-OH	1675～1647	1637～1621	24～38
2	1,4-或1,5-二 OH	—	1645～1608	—
2	1,8-二 OH	1678～1661	1626～1616	40～57
3	1,4,5-三 OH		1616～1592	
4	1,4,5,8-四 OH	—	1592～1572	

三、核磁共振氢谱

（一）醌环质子

在醌类化合物中，只有苯醌及萘醌醌环上有质子，在无取代对苯醌醌环质子化学位移值为6.72（s），1,4-萘醌为6.95（s）。

醌环上引入供电基，将使醌环上其他质子移向高场。因取代基而引起的醌环质子位移与顺式乙烯的情况基本相似。

（二）芳环质子

在醌类化合物中，只有萘醌及蒽醌具有芳氢质子，可分为 α-H 及 β-H 两类。其中 α-H 受C=O去屏蔽的影响较大，共振信号出现在低场，化学位移值较大；而 β-H 所受影响较小，共振信号出现在较高场，化学位移值较小。如1,4-萘醌的芳氢信号分别在8.06（α-H）及7.73（β-H），9,10-蒽醌的芳氢信号出现在8.07（α-H）及7.67（β-H）。当有取代基时，芳环质子的信号都会发生相应改变。

（三）取代基质子的化学位移

蒽醌衍生物中取代基的性质、数目和位置不同，对芳氢的化学位移、峰的微细结构均产生一定的影响，有利于结构的分析。

1. 芳香甲基 一般在 δ 2.1～2.5，α-甲基可出现在 δ 2.7～2.8，均为单峰。若甲基邻位有芳香质子，则因远程偶合而出现宽单峰。

2. 甲氧基　一般在 δ 3.8～4.2，呈现单峰。

3. 羟甲基（—CH$_2$OH）　其—CH$_2$—的化学位移一般在 δ 4.4～4.7，呈单峰，有时因与羟基质子偶合而呈现双峰；羟基质子一般在 δ 4.0～6.0。

4. 酚羟基及羧基　α-酚羟基与羰基能形成分子内氢键，其氢键信号出现在较低场。当分子中只有 1 个 α-酚羟基时，其化学位移大于 δ 12.25；当 2 个羟基位于同一羰基的 α-位时，分子内氢键减弱，其化学位移在 δ 11.6～12.1；β-酚羟基的化学位移在较高场，邻位无取代的 β-羟基化学位移在 δ 11.1～11.4，而邻位有取代的 β-酚羟基，化学位移小于 δ 10.9；—COOH 质子的化学位移也在此范围内。

5. 乙氧甲基（—CH$_2$—O—CH$_2$—CH$_3$）　与芳环相连的—CH$_2$—的化学位移一般在 δ 4.4～5.0，为单峰。乙基中的—CH$_2$—则在 δ 3.6～3.8，为四重峰。—CH$_3$ 在 δ 1.3～1.4，为三重峰。

四、核磁共振碳谱

^{13}C-NMR 作为一种结构测试的常规技术已广泛用于醌类化合物的结构研究。常见的 ^{13}C-NMR 谱以碳信号的化学位移为主要参数，通过测定大量数据，已经积累了一些较成熟的经验规律。这里主要介绍 1,4-萘醌及 9,10-蒽醌类化合物的 ^{13}C-NMR 特征。

（一）1,4-萘醌类化合物的 ^{13}C-NMR 谱

1,4-萘醌母核的 ^{13}C-NMR 化学位移值如下所示：

当醌环及苯环上有取代基时，则发生取代位移。

1. 醌环上取代基的影响　取代基对醌环碳信号化学位移的影响与简单烯烃的情况相似。例如，C-3 位有羟基或烷氧基取代时，引起 C-3 向低场位移约 20，并使相邻的 C-2 向高场位移约 30。

如果 C-2 位有烃基（R）取代时，可使 C-2 向低场位移约 10，C-3 向高场位移约 8，且 C-2 向低场位移的幅度随烃基 R 的增大而增加，但 C-3 则不受影响。

此外，C-2 及 C-3 的取代对 C-1 及 C-4 的化学位移没有明显影响。

2. 苯环上取代基的影响　在 1,4-萘醌中，当 C-8 位有—OH、—OMe 或—OAc 时，因取代基引起的化学位移变化如表 5-4 所示。但当取代基增多时，对 ^{13}C-NMR 信号的归属比较困难，须借助偏共振去偶实验、DEPT 技术以及 2D-NMR 技术，特别是 ^{13}C-^{1}H 远程相关谱方可得出可靠结论。

表 5-4　1,4-萘醌的取代基位移（$\Delta\delta$）

取代基	1-C	2-C	3-C	4-C	5-C	6-C	7-C	8-C	9-C	10-C
8-OH	+5.4	−0.1	+0.8	−0.7	−7.3	+2.8	−9.4	+35.0	−16.9	−0.2
8-OMe	−0.6	−2.3	+2.4	+0.4	−7.9	+1.2	−14.3	+33.7	−11.4	+2.7
8-OAc	−0.6	−1.3	+1.2	−1.1	−1.3	+1.1	−4.0	+23.0	−8.4	+1.7

注：+号示向低场位移；−号示向高场位移。

（二） 9,10-蒽醌类化合物的¹³C-NMR谱

蒽醌母核及 α-位有1个—OH或—OMe时，其¹³C-NMR化学位移如下所示：

当蒽醌母核每1个苯环上只有1个取代基时，母核各碳信号化学位移值呈现规律性的位移，如表5-5所示。

表5-5 蒽醌¹³C-NMR的取代基位移值（$\Delta\delta$）

C	C₁—OH	C₂—OH	C₁—OMe	C₂—OMe	C₁—Me	C₂—Me	C₁—OCOMe	C₂—OCOMe
C-1	+34.73	−14.37	+33.15	−17.13	+14.0	−0.1	+23.59	−6.53
C-2	−0.63	+28.76	−16.12	+30.34	+4.1	+10.1	−4.84	+20.55
C-3	+2.53	−12.84	+0.84	−12.94	−1.0	−1.5	+0.26	−6.92
C-4	−7.80	+3.18	−7.44	+2.47	−0.6	−0.1	−1.11	+1.82
C-5	−0.01	−0.07	−0.71	−0.13	+0.5	−0.3	+0.26	+0.46
C-6	+0.46	+0.02	−0.91	−0.59	−0.3	−1.2	+0.68	−0.32
C-7	−0.06	−0.49	+0.10	−1.10	+0.2	−0.3	−0.25	−0.48
C-8	−0.26	−0.07	0.00	−0.13	0.0	−0.1	+0.42	+0.61
C-9	+5.36	+0.00	−0.68	+0.04	+2.0	−0.7	−0.86	−0.77
C-10	−1.04	−1.50	+0.26	−1.30	0.0	−0.1	−0.37	−1.13
C-10a	−0.03	+0.02	−1.07	+0.30	0.0	−0.1	−0.27	−0.25
C-8a	+0.99	+0.16	+2.21	+0.19	0.0	−0.1	+2.03	+0.50
C-9a	−17.09	+2.17	−11.96	+2.14	+2.0	+0.2	−7.89	+5.37
C-4a	−0.33	−7.84	+1.36	−6.24	−2.0	−2.3	+1.63	−1.58

按上表取代基位移值进行推算所得的计算值与实验值很接近，误差一般在0.5以内。但当2个取代基在同环时则产生较大偏差，须在上述位移基础上作进一步修正。

当蒽醌母核上仅一侧苯环有取代基时，另一侧无取代基苯环上各碳信号化学位移变化很小，即取代基的跨环影响不大。

五、质谱

对游离醌类化合物，其MS特征是分子离子峰通常为基峰，且出现丢失1~2个CO分子的碎片离子峰。

苯醌及萘醌还容易产生醌环脱去CH≡CH的碎片离子峰；如果在醌环上有羟基，则断裂的同时还伴随有特征的H重排。

（一） 对苯醌的质谱特征

对-苯醌母核的主要开裂过程如下图所示。无取代的苯醌通常通过A、B、C 3种开裂方

式，分别得到 m/z 82、m/z 80 及 m/z 54 的 3 种碎片离子。

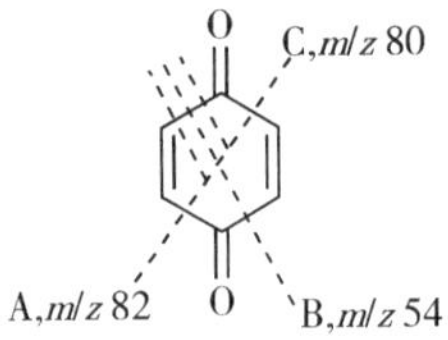

无取代的苯醌也能连续脱去 2 分子 CO，得到重要的 m/z 52 碎片离子（环丁烯离子）。

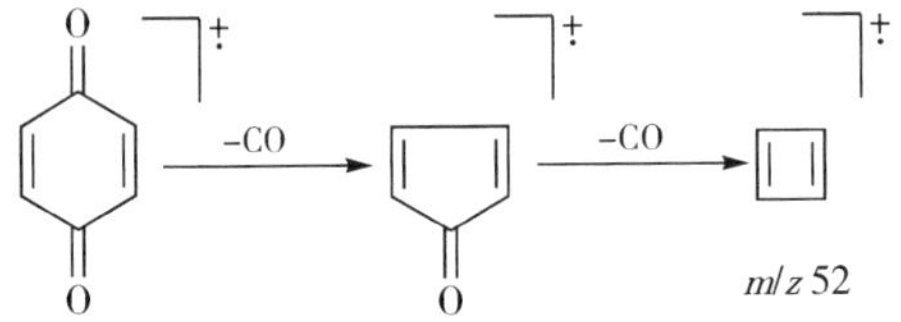

（二） 1,4-萘醌类的质谱特征

苯环上无取代时，将出现 m/z 104 的特征碎片离子及其分解产物 m/z 76 和 m/z 50 的离子；但苯环上有取代时，上述各峰将相应移至较高 m/z 处。例如 2,3-二甲基萘醌的开裂方式如下：

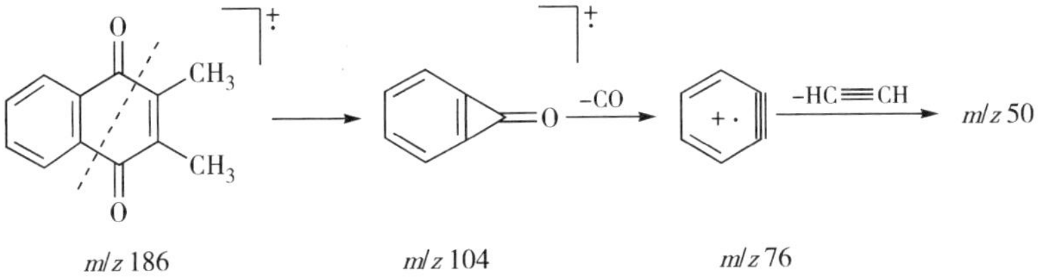

（三） 9,10-蒽醌类的质谱特征

游离蒽醌依次脱去 2 分子 CO，得到 m/z 180（M-CO）及 152（M-2CO）的离子峰，以及它们的双电荷离子峰 m/z 90 及 76。

蒽醌衍生物也经过同样的开裂方式，得到与之相应的碎片离子峰。如下图所示：

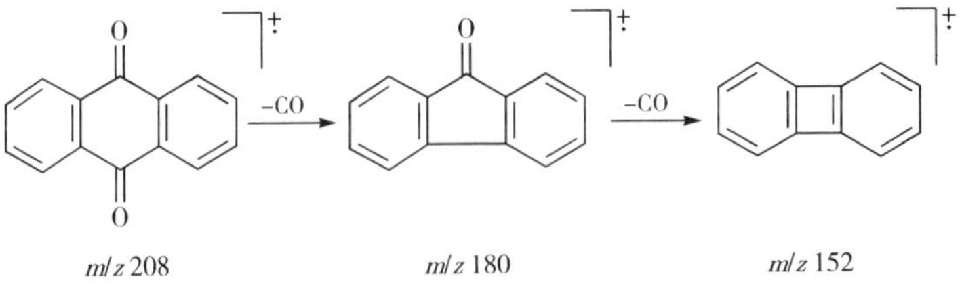

但要注意，蒽醌苷类的电子轰击质谱得不到分子离子峰，其基峰一般为苷元离子，需用场解吸质谱（FD-MS）或快原子轰击质谱（FAB-MS）才能出现准分子离子峰，以获得分子量的信息。

六、醌类衍生物的制备

醌类化合物结构研究，现在主要是通过对上述各种波谱数据进行分析来推测其结构，但有时也须结合必要的衍生物制备等化学方法。在实际工作中，醌类衍生物的制备常常作为结构研究的一种辅助手段，用于推测分子中羟基的数目和位置。常用的衍生物制备包括甲基化或乙酰化衍生物制备。

（一）甲基化反应

甲基化反应的难易及作用位置主要取决于醌类化合物苯环上羟基的类型与化学环境以及甲基化试剂的种类及反应条件。

结构类型及化学环境不同的羟基，甲基化反应难易顺序依次为：醇羟基、α-酚羟基、β-酚羟基、羧基等，即羟基的酸性越强，甲基化反应越容易。

常用甲基化试剂的反应能力与官能团之间的关系如表 5-6 所示。

表 5-6　甲基化试剂与反应官能团的关系

甲基化试剂的组成	反应官能团
CH_2N_2/Et_2O	—COOH、β-酚 OH、—CHO
CH_2N_2/Et_2O + MeOH	—COOH、β-酚 OH、2 个 α-酚 OH 之一、—CHO
$(CH_3)_2SO_4$+ K_2CO_3+ 丙酮	β-酚 OH、α-酚 OH
CH_3I+ Ag_2O+ $CHCl_3$	—COOH、所有的酚 OH、醇 OH、—CHO

表 5-6 表明，碘甲烷试剂（CH_3I＋Ag_2O＋$CHCl_3$）的甲基化能力最强，重氮甲烷试剂（CH_2N_2/Et_2O）的甲基化能力最弱。据此，利用不同甲基化试剂，严格控制反应条件进行选择性甲基化，将可得到甲基化程度不同的衍生物，再对其产物进行光谱分析或元素分析，确定各衍生物中甲氧基的数目，进而推断原分子中羟基的数目和位置。

（二）乙酰化反应

常用的乙酰化试剂按乙酰化能力由强到弱顺序为：

CH_3COCl＞（$CH_3CO)_2O$＞CH_3COOR＞CH_3COOH

乙酰化作用位置与试剂种类和反应条件有关，如表 5-7 所示。

表 5-7　乙酰化试剂和反应条件及作用位置

试剂组成	反应条件	作用位置
冰醋酸（加少量乙酰氯）	冷置	醇 OH
醋酐	加热短时间	醇 OH、β-酚 OH
	长时间	醇 OH、β-酚 OH、2 个 α-酚 OH 之一
醋酐 + 硼酸	冷置	醇 OH、β-酚 OH
醋酐 + 浓硫酸	室温放置过夜	醇 OH、β-酚 OH、α-酚 OH
醋酐 + 吡啶	室温放置过夜	醇 OH、β-酚 OH、烯醇式 OH

从表 5-7 可以看出，羟基的乙酰化，以醇羟基最易，α-酚羟基则相对较难，其顺序依次为：醇羟基＞β-酚羟基＞α-酚羟基＞烯醇式羟基。乙酰化试剂反应能力则以醋酐-吡啶最强，可使环上所有羟基乙酰化。冰醋酸最弱，只能使醇羟基乙酰化。

有时为了保护 α-酚羟基不被乙酰化，可采用醋酐-硼酸酰化反应，因羟基蒽醌中的 α-酚羟基能和硼酸形成硼酸酯，而不被乙酰化，仅 β-酚羟基被乙酰化，反应产物再用冷水处理，缔合的 α-硼酸酯水解恢复 α-酚羟基，这样就可以得到 β-酚羟基的乙酰化产物。

七、醌类化合物结构研究实例

　　从大黄中分离得到一黄色片状结晶（甲醇），mp. 208～211℃，Bornträger 反应呈阳性，Molish 反应为阴性，推测其可能为游离蒽醌类化合物。IR（KBr）cm^{-1}：3329.7，2917.3，2850.2，1732.1，1673.3，1624.7，1566.8，1460.7。根据 IR 信息可知，该化合物的 $IR_{V_{C=O}}$ 分别为 1673.3cm^{-1} 和 1624.7cm^{-1}。其中 1624.7cm^{-1} 为缔合 C＝O 峰，1673.3cm^{-1} 为游离 C＝O 峰，2 个 C＝O 峰的频率差为 49cm^{-1}（介于 40～57cm^{-1} 之间），表明该化合物为 1,8-二羟基蒽醌类衍生物。

　　^{1}H-NMR（DMSO-d$_6$，300MHz）中，δ 11.90（1H，s）、δ 11.94（1H，s）为 2 个活泼羟基质子信号，根据化学位移，说明这 2 个 Ar-OH 与羰基形成分子内氢键。δ 7.29（1H，br. s）、δ 7.68（1H，br. s）、δ 7.07（1H，dd，J = 1.2Hz，7.5Hz）、δ 7.80（1H，dd，J = 7.5Hz，8.4Hz）、δ 7.38（1H，dd，J = 1.2Hz，8.4Hz）为蒽醌母核的 5 个芳香质子信号，由偶合常数可看出为间位或邻位偶合，δ 4.62（2H，d，J = 6.0Hz）为与芳环相连的羟甲基质子信号。^{13}C-NMR（DMSO-d$_6$，75MHz）中 δ 191.6、δ 181.5 为 2 个羰基信号，根据化学位移值可知一个为氢键缔合羰基，δ 62.0 为与芳环相连的羟甲基碳信号，其余为芳香碳信号。综合 ^{13}C-NMR、^{1}H-NMR 谱数据，确定化合物的结构为芦荟大黄素，结构如下，其 ^{13}C-NMR 数据见表 5-8。

表 5-8　芦荟大黄素的 ^{13}C-NMR 数据

位置	^{13}C-NMR	位置	^{13}C-NMR
1	161.3	9	191.6
2	119.3	10	181.5
3	153.7	4a	133.1
4	124.1	8a	115.9

续表

位置	$^{13}C-NMR$	位置	$^{13}C-NMR$
5	124.4	9a	114.4
6	120.6	10a	133.3
7	117.1	CH_2OH	62.0
8	161.8		

第六节　含醌类化合物的天然药物实例

一、紫草

紫草为紫草科植物新疆紫草 *Arnebia euchroma* （Royle） Johnst. 或内蒙紫草 *Arnebia guttata* Bunge 的干燥根，具有清热凉血、活血解毒、透疹消斑的功效。

紫草主要含有紫草素、乙酰紫草素等色素成分，例如由软紫草根中曾分离得到 6 种色素，其中紫草素是主要有效成分，具有抗肿瘤、抗菌、抗病毒、解热、降血糖等广泛的药理作用。2015 年版《中国药典》（一部）以左旋紫草素为指标成分进行含量测定。

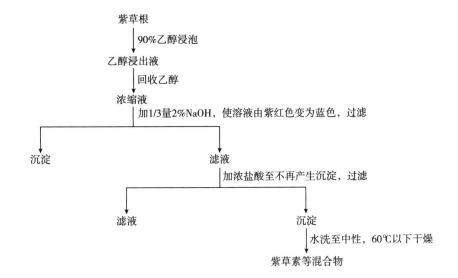

	R
紫草素	H
乙酰紫草素	$COCH_3$
O-异丁酰紫草素	$COCH(CH_3)_2$
O-β,β-二甲丙烯酰紫草素	$COCH=C(CH_3)_2$
O-β,β,γ-三甲丁烯酰紫草素	$COCH_2—C=C(CH_3)_2$ 　　　　$|$ 　　　　CH_3
O-β-羟基异戊酰紫草素	$COCH_2—C(CH_3)_2$ 　　　　$|$ 　　　　OH

紫草素为红褐色晶体，mp.148～149℃，其提取分离方法如下：

紫草根
　↓ 90%乙醇浸泡
乙醇浸出液
　↓ 回收乙醇
浓缩液
　↓ 加1/3量2%NaOH，使溶液由紫红色变为蓝色，过滤
┌─────────────┴─────────────┐
沉淀　　　　　　　　　　　　　　滤液
　　　　　　　　　　　　　　　↓ 加浓盐酸至不再产生沉淀，过滤
　　　　　　　　┌─────────────┴─────────────┐
　　　　　　　滤液　　　　　　　　　　　　　　沉淀
　　　　　　　　　　　　　　　　　　　　　　↓ 水洗至中性，60℃以下干燥
　　　　　　　　　　　　　　　　　　　　紫草素等混合物

二、丹参

丹参为唇形科植物丹参 *Salvia miltiorrhiza* Bge. 的干燥根和根茎。具有活血祛瘀，通经止痛，清心除烦，凉血消痈的功效。

丹参的主要化学成分为脂溶性成分和水溶性成分两大类，脂溶性成分为菲醌衍生物，有丹参酮Ⅰ、丹参酮ⅡA、丹参酮ⅡB、羟基丹参酮、丹参酸甲酯、隐丹参酮、次甲基丹参酮、二氢丹参酮及丹参新酮甲、乙、丙等。水溶性成分主要为丹参素、丹酚酸B、原儿茶醛和原儿茶酸等。丹参酮类成分具有抗菌及扩张冠状动脉的作用，由丹参制得的丹参片用于治疗冠心病心绞痛。由丹参酮ⅡA制得的丹参酮ⅡA磺酸钠注射液已用于临床，用于治疗冠心病、心肌梗死。2015年版《中国药典》（一部）规定，丹参药材按干燥品计算，含丹参酮ⅡA、隐丹参酮和丹参酮Ⅰ的总量不得少于0.25%，含丹酚酸B不得少于3.0%。

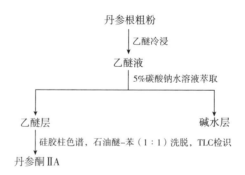

丹参酮Ⅰ　　　　　　隐丹参酮　　　　　　二氢丹参酮Ⅰ　　　　　次甲基丹参酮

丹参酮ⅡA为红色小片状结晶，丹参酮ⅡB为紫色针状结晶，隐丹参酮为橙色针状结晶，丹参新酮甲为橙黄色粉末，丹参新酮乙为橙红色针状结晶，丹参新酮丙为红色针状结晶。丹参酮类化合物不溶于水，溶于有机溶剂。此类化合物多数呈中性，但丹参新酮甲、乙、丙因其醌环上含有羟基，显示较强的酸性，可溶于碳酸氢钠水溶液。

丹参酮ⅡA的提取分离方法如下：

```
                    丹参根粗粉
                        │乙醚冷浸
                     乙醚液
                        │5%碳酸钠水溶液萃取
          ┌─────────────┴─────────────┐
        乙醚层                        碱水层
          │硅胶柱色谱，石油醚-苯（1∶1）洗脱，TLC检识
      丹参酮ⅡA
```

2015年版《中国药典》（一部）鉴别丹参以隐丹参酮、丹参酮ⅡA为对照品，以石油醚（60~90℃）-乙酸乙酯（5∶1）为展开剂，在硅胶G薄层板上展开，自然光下观察斑点。

三、虎杖

虎杖为蓼科植物虎杖 *Polygonum cuspidatum* Sieb. et Zucc. 的干燥根及根茎。具有利湿退黄，清热解毒，散瘀止痛，止咳化痰的功效。

虎杖中含有较多的羟基蒽醌类成分，主要有大黄素、大黄酚、大黄素-6-甲醚、大黄素3-D-葡萄糖苷等。2015年版《中国药典》（一部）规定，虎杖药材按干燥品计算，含大黄素量不

得少于0.6%。

虎杖中游离的羟基蒽醌的提取分离流程如下：

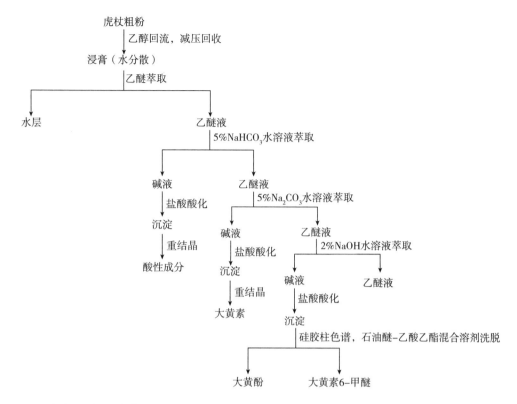

2015年版《中国药典》（一部）鉴别虎杖以大黄素和大黄素甲醚为对照品，以石油醚（30～60℃)-甲酸乙酯-甲酸（15：5：1）的上层溶液为展开剂，在以羧甲基纤维素钠为黏合剂的硅胶H薄层板上展开，紫外光下（365nm）观察荧光。

知识点总结

细目	知识点
结构分类	苯醌、萘醌、菲醌、蒽醌
理化性质	性状、溶解性、升华性、挥发性、酸性、显色反应
提取方法	溶剂提取法、碱提酸沉法、水蒸气蒸馏法等
分离方法	pH梯度萃取法、色谱法
检识方法	理化检识、色谱检识（薄层色谱、纸色谱）
结构检测	UV、IR、^{1}H-NMR、^{13}C-NMR、MS

思考题

1. 写出苯醌、萘醌、菲醌及蒽醌类化合物的基本结构。

2. 蒽醌类化合物的酸性大小与结构中哪些因素有关，其酸性大小有何规律？

3. 用什么化学方法可鉴别苯醌、萘醌、蒽醌及蒽酮类化合物？

4. 写出大黄中5种游离蒽醌的结构并分析酸性顺序，利用pH梯度萃取法对其进行分离。

主要参考文献

［1］吴立军 . 天然药物化学［M］. 第 6 版 . 北京：人民卫生出版社，2013.

［2］董小萍 . 天然药物化学［M］. 北京：中国中医药出版社，2013.

［3］董小萍，罗永明 . 天然药物化学［M］. 北京：中国医药科技出版社，2015.

［4］石任兵，邱峰 . 中药化学［M］. 第 2 版 . 北京：人民卫生出版社，2016.

［5］吴寿金，赵泰，秦永祺 . 现代中草药成分化学［M］. 北京：中国医药科技出版社，2002.

第六章　苯丙素类化合物

大纲提示：

1. 掌握香豆素和木脂素类化合物理化性质和检识方法。

2. 熟悉香豆素的提取、分离和波谱分析方法。

3. 熟悉香豆素和木脂素类化合物的结构和分类。

4. 了解苯丙素类化合物的概念。

5. 了解苯丙素、香豆素和木脂素类化合物的分布、生源途径、生理活性及研发实例。

第一节　概　　述

苯丙素类（phenylpropanoids）是一类基本母核由 1 个或多个 C_6-C_3 单元组成的天然有机化合物，包括简单苯丙素类、香豆素类和木脂素类等。

在生物合成中，苯丙素类化合物均由桂皮酸途径（cinnamic acid pathway）合成而来。具体而言，碳水化合物经莽草酸途径（shikimic acid pathway）合成苯丙氨酸（phenylalanine），进而在苯丙氨酸脱氨酶（phenylalanine ammonialyase，PAL）的作用下，脱去氨基生成桂皮酸衍生物，从而形成了 C_6-C_3 基本单元。桂皮酸衍生物前体再经羟化、氧化、还原、环化、缩合等反应，生成简单苯丙素类、香豆素类、木脂素类化合物（图 6-1）。

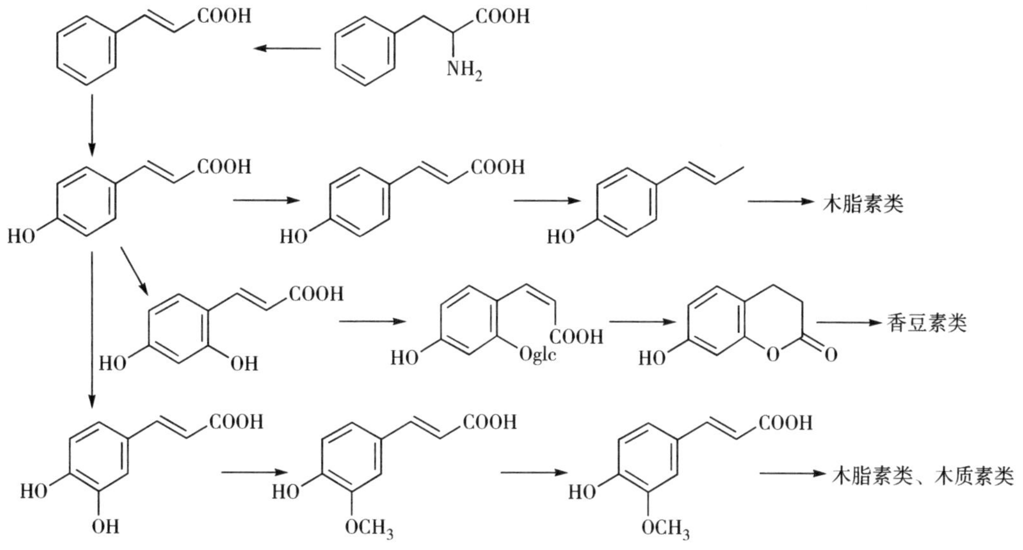

图 6-1　苯丙素类化合物的生物合成途径

苯丙素类化合物生物合成的关键前体是对羟基桂皮酸，从结构上看，对羟基桂皮酸既可以由苯丙氨酸经脱氨、羟化而来，也可由酪氨酸（tyrosine）脱氨而来。但有研究表明，在高等植物中，苯丙氨酸脱氨酶（PAL）是一种广泛存在的酶，而酪氨酸脱氨酶（tyrosine ammonial-yase，TAL）仅分布在禾本科植物中，且在高等植物中几乎不存在使苯丙氨酸氧化成为酪氨酸的酶，所以，苯丙素类化合物在生物合成上均来源于苯丙氨酸。

第二节   简单苯丙素类

一、简单苯丙素类的结构及分类

简单苯丙素类是天然药物中常见的芳香族化合物，结构上属苯丙烷衍生物，根据 C_3 侧链的官能团变化，可分为苯丙烯、苯丙醇、苯丙醛及苯丙酸等类型。

（一） 苯丙烯类

丁香 *Eugenia caryophyllata* Thunb 挥发油中的主要成分丁香酚（eugenol），八角茴香 *Illi-cium verum* Hook. f. 挥发油中的主要成分茴香脑（anethole），细辛 *Asarum heterotropoides* Fr. Schmidt var. *mandshuricum* （Maxim.） Kitag. 、菖蒲 *Acorus calamus* L. 及石菖蒲 *Acorus tatarinowii* Schott. 挥发油中的主要成分 α - 细辛醚（α - asarone）、β - 细辛醚（β - asarone）等属苯丙烯类。

丁香酚 　　　茴香脑 　　　α -细辛醚 　　　β -细辛醚

（二） 苯丙醇类

松柏醇（coniferol）是常见的苯丙醇类化合物，在植物体中缩合后形成木质素。

松柏醇 　　　桂皮醛

（三） 苯丙醛类

桂皮醛（cinnamaldehyde）是桂皮、桂枝的主要成分，属苯丙醛类化合物。

（四） 苯丙酸类

苯丙酸衍生物及其酯类是酚酸类化合物的常见类型，也是天然药物中重要的简单苯丙素类化合物。常见化合物，如桂皮 *Cinnamomum cassia* Presl 中的桂皮酸（cinnamic acid），蒲公英 *Taraxacum mongolicum* Hand. - Mazz. 中的咖啡酸（caffeic acid），当归 *Angelica sinensis* (Oliv.) Diels 的主要成分阿魏酸（ferulic acid），丹参 *Salvia miltiorrhiza* Bunge. 活血化瘀的水溶性成分丹参素（danshensu）等。

（结构图：咖啡酸、阿魏酸、丹参素）

咖啡酸　　　　　　阿魏酸　　　　　　丹参素

苯丙酸及衍生物可与糖及多元醇结合，以苷或酯的形式存在于植物中，此类化合物往往具有较强的生理活性。如茵陈 *Artemisia scoparia* Waldst. et Kit. 的利胆成分绿原酸（chlorogenic acid），金银花 *Lonicera japonica* Thunb. 中的抗菌成分 3,4 - 二咖啡酰基奎宁酸（3,4 - dicaffeoylquinic acid），荷包 *Calceolaria crenatiflora* 花中具有抗血小板聚集作用的荷包花苷 A（calceolarioside A），南沙参 *Adenophora tetraphylla*（Thunb.）Fisch. 中的酚性成分沙参苷 I（shashenoside I）等。此外，苯丙酸衍生物还可经过分子间缩合形成聚合体，以二至四聚体较为常见，如丹参中的丹酚酸 B（magnesium lithospermate B）、迷迭香酸（rosmarinic acid）等。

（结构图：迷迭香酸、绿原酸）

迷迭香酸　　　　　　　　　绿原酸

二、简单苯丙素类的提取与分离

简单苯丙素类成分依其极性大小和溶解性的不同，一般用有机溶剂或水提取，按照天然药物化学成分分离的一般方法进行分离，如硅胶柱色谱、制备色谱等。苯丙烯、苯丙醛及苯丙酸酯类衍生物多具有挥发性，可用水蒸气蒸馏法等方法提取。苯丙酸衍生物因其含有羧基具有酸性，可用有机酸的常规方法提取分离，如碱提酸沉法等。

三、简单苯丙素的研究实例

丹参 *Salvia miltiorrhiza* Bge. 为唇形科鼠尾草植物，它的干燥根为常用中药。丹参含有简单苯丙素类水溶性化学成分，主要有丹参素甲、乙、丙等，其中丹参素乙也称之为丹酚酸 B，为 2015 年版《中国药典》丹参鉴别和含量测定的指标之一。药理实验表明，这些成分具有耐缺氧、扩张冠状动脉、增加冠脉流量的作用，是丹参治疗冠心病的药效成分。

（结构图：丹参素甲、丹参素丙、丹参素乙）

丹参素甲　　　　　　　　　　丹参素丙　　　　　　　　　丹参素乙

从丹参中分离丹参素甲（丹参素）的流程如下：

丹参粗粉

↓ 10倍量水提取

提取液

↓ 依次流经HZ802吸附树脂，D201x2离子交换
树脂，流完后，以1%氢氧化钠洗脱HZ802吸
附树脂，10%NaCl洗脱D201x2离子交换树脂

洗脱液

↓ 调pH 3，乙醚萃取

乙醚液

↓ 浓缩，结晶

丹参素甲精品

丹参素甲，又称丹参素，白色针状结晶，mp. 84～86 ℃。三氯化铁反应呈黄绿色，红外光谱1732cm^{-1}，3450～3150cm^{-1}，表明结构中存在羧基和羟基。由核磁共振氢谱信号 δ 6.80（1H，s）、6.70（1H，d，J＝7Hz）、6.60（1H，d，J＝7Hz）可推知三取代苯环存在，其中2个羟基处于邻位；而4.30（1H，dd）、2.86（2H，m）信号表明存在—CH$_2$—CH—结构单元。丹参素甲可进一步成盐，增加水溶性，丹参素甲钠盐为白色细针状结晶。

第三节　香豆素类

香豆素（coumarin）又称香豆精，因最早是从豆科植物香豆中提得并且有香味而得名。从结构上可看成是顺式邻羟基桂皮酸脱水而成的内酯类化合物，基本母核为苯骈 α - 吡喃酮。现已从自然界中分离出 1000 种以上的香豆素类化合物，它们都具有苯骈 α - 吡喃酮基本骨架，90％以上的香豆素 7 - 位有羟基或醚基。

香豆素广泛分布于高等植物中，尤其是伞形科、芸香科、菊科、豆科、兰科、茄科、瑞香科、虎耳草科和木樨科等植物以及微生物代谢产物中。香豆素在医药、食品、化妆品等领域已成为重要的原料，其中许多化合物还具有多种生物活性，是一类重要的天然药物活性成分。

香豆素类成分在植物体内各个部位均有分布，通常以根、果（种子）、皮、幼嫩的枝叶中含量较高，且往往是一族或几族混合物共存，同科属植物中的香豆素常有类似的结构特征。由于香豆素类化合物是由对羟基桂皮酸经桂皮酸途径生物合成而来，因此，在 7 - 位有含氧官能团取代。在目前得到的天然香豆素成分中，除部分化合物外，均在 7 - 位连有羟基，因而 7 - 羟基香豆素，即伞形花内酯（umbelliferone）被认为是香豆素类化合物的基本母核。

伞形花内酯

一、香豆素的结构与分类

香豆素母核具有苯骈 α - 吡喃酮结构。分子中苯环或 α - 吡喃酮环上常有羟基、烷氧基、苯

基、异戊烯基等取代，其中异戊烯基的活泼双键又可与邻位酚羟基环合成呋喃或吡喃环结构。根据取代基及其连接方式的差异，香豆素可分为简单香豆素类、呋喃香豆素类、吡喃香豆素类及其他香豆素类。

（一）简单香豆素类

简单香豆素类是指仅在苯环上有取代基的香豆素类。如伞形科植物中的伞形花内酯，秦皮 *Fraxinus rhynchophylla* Hance 中七叶内酯（aesculetin）和七叶苷（esculin），茵陈 *Artemisia scoparia* Waldst. et Kit. 中滨蒿内酯（scoparon）等。苯环上常见的取代基有羟基、甲氧基、亚甲二氧基和异戊烯基等。因 C-6、C-8 位电负性较高，易于烷基化，异戊烯基常常出现在 C-6、C-8 位。

七叶内酯　　　　　　七叶苷　　　　　　滨蒿内酯

（二）呋喃香豆素类

香豆素母环上的 6-位或 8-位的异戊烯基与邻位 7-酚羟基环合成呋喃环者称为呋喃香豆素类。呋喃香豆素类又分为直线型和角型 2 类。直线型香豆素由 C-6 位异戊烯基与 C-7 位羟基环合形成呋喃环，则呋喃环与苯环、α-吡喃酮环处在同一水平线上。如补骨脂 *Psoralea corylifolia* L. 中的补骨脂素（psoralen）、牛尾独活 *Heracleum vicinum* Boiss. 中的佛手苷内酯（bergepten）、紫花前胡 *Peucedanum decursivum* Maxim. 中紫花前胡苷（nodakenin）及其苷元（nodakenetin）。角型呋喃香豆素由 C-8 位异戊烯基与 C-7 位羟基环合形成，呋喃环与苯环、α-吡喃酮环处在一条折线上。如当归中的当归素（angelin）、牛尾独活 *Heracleum vicinum* Boiss. 中的虎耳草素（pimpinellin）。

补骨脂素　　　　　　佛手苷内酯　　　　　　紫花前胡苷

当归素　　　　　　虎耳草素

（三）吡喃香豆素类

与呋喃香豆素类似，香豆素母环上的 6-位或 8-位的异戊烯基与邻位 7-酚羟基环合成吡喃环者称为吡喃香豆素类，也分为线型和角型 2 类。线型吡喃香豆素由 C-6、C-7 位形成吡喃环，从紫花前胡中得到一系列具有抗血小板聚集活性的香豆素，如紫花前胡素（decursidin）、紫花前胡醇（L-decursidinol）。角型吡喃香豆素由 C-7、C-8 形成吡喃环，如北花前胡中得到的北美芹素（pteryxin）、北花前胡苷Ⅱ（praerosideⅡ）等。

紫花前胡素　　　　　紫花前胡醇　　　　　北美芹素　　　　　白花前胡苷Ⅱ

在生物合成中，简单香豆素、呋喃香豆素、吡喃香豆素结构可以相互转化。简单香豆素类在 C-6、C-8 位烷基化，该取代烷基进一步与 C-7 羟基环合而转化为二氢呋喃香豆素类或二氢吡喃香豆素类，再进一步可以形成呋喃香豆素类、吡喃香豆素类。这种结构相互转化的过程，在植物化学分类上有一定的意义。

（四）　其他香豆素类

凡不能归属于上述 3 种类型的统称其他香豆素类，主要包括 α-吡喃酮环上具有取代基的香豆素类，如蟛蜞菊内酯（wedelolactone）；香豆素二聚体或三聚体类，如双七叶内酯（bisaesculetin）；异香豆素类，如茵陈内酯（capillarin）。

蟛蜞菊内酯　　　　　双七叶内酯　　　　　茵陈内酯

二、香豆素的理化性质

（一）　性状

游离香豆素类成分多有完好的结晶，但也有很多香豆素类成分呈玻璃态或液态。分子量小的游离香豆素类化合物多具有芳香气味和挥发性，能随水蒸气蒸馏，且具有升华性。香豆素苷类一般呈粉末状，不具挥发性，也不能升华。在紫外光照射下，香豆素类成分多呈现蓝色或紫色荧光，有的在可见光下也能观察到荧光，可用于色谱检识。

（二）　溶解性

游离香豆素易溶于有机溶剂，如三氯甲烷、乙醚、乙酸乙酯、丙酮、乙醇、甲醇等，也能溶于沸水，但不溶于冷水。香豆素苷则易溶于甲醇、乙醇，可溶于水，难溶于乙醚、三氯甲烷、乙酸乙酯等低极性有机溶剂。

（三）　内酯的性质和碱水解反应

香豆素类分子中有 α, β-不饱和内酯结构，具有内酯化合物的通性。如在稀碱性条件下加热可水解开环，生成易溶于水的顺式邻羟基桂皮酸盐，该盐溶液酸化后又闭环恢复为内酯结构。但若在碱液中长时间加热，顺式邻羟基桂皮酸盐则会发生侧链双键构型的异构化，转变为稳定的反式邻羟基桂皮酸，此时，再经酸化也不能环合为内酯。

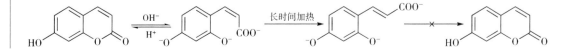

　　由于香豆素类化合物结构中往往还含有其他酯基，因此，在内酯环发生碱水解的同时，其他酯基也会水解，尤其是香豆素侧链上的酯基如处在苄基碳上则极易水解。

（四）　与酸的反应

　　在酸性条件下，香豆素类分子中的酚羟基与邻位不饱和异戊烯基等侧链，能环合形成呋喃或吡喃环。分子中含有醚键，尤其是烯醇醚和烯丙醚的香豆素，能发生酸水解，具有邻二醇的香豆素类成分还会发生酸催化下的结构重排。

（五）　显色反应

　　1. 异羟肟酸铁反应　香豆素类成分具有内酯结构，在碱性条件下开环后，与盐酸羟胺缩合生成异羟肟酸，在酸性条件下异羟肟酸再与 Fe^{3+} 络合而显红色，该反应可用于香豆素的鉴定。

　　2. 酚羟基反应　香豆素类化合物芳香环上常连有酚羟基，可与三氯化铁溶液反应产生绿色、墨绿色沉淀。若取代酚羟基的邻、对位无取代，可与重氮化试剂反应而显红色、紫红色。

　　3. Gibb's 反应　香豆素类在碱性条件下内酯环水解生成酚羟基，如果其对位（C-6）无取代，可与 2,6-二氯（溴）苯醌氯亚胺（Gibb's 试剂）反应而显蓝色。利用此反应可断判香豆素分子中 C-6 是否具有取代基。

　　4. Emerson 反应　与 Gibb's 反应类似，如香豆素酚羟基的 C-6 位无取代，能与 Emerson 试剂（4-氨基安替比林和铁氰化钾）反应生成红色沉淀，用于判断香豆素分子中 C-6 位是否具有取代基。

Gibb's 反应和 Emerson 反应都要求必须有游离的酚羟基，且酚羟基的对位有游离的氢，反应才显阳性。此反应不仅可以用于判断香豆素 C-6 位是否有取代的存在，而且也可以判断5- 或 8- 羟基香豆素的 C-5 或 C-8 位是否有取代的存在。

（六） 氧化反应

常用的氧化剂有高锰酸钾、铬酸、臭氧、过氧化氢、硝酸、过碘酸等，由于氧化能力不同，氧化的产物也不同。

苯环上无羟基取代的香豆素比较稳定，不易氧化。如用高锰酸钾进行氧化，可使 C_3-C_4 双键断裂生成水杨酸的衍生物；若高锰酸钾作用于二氢香豆素，则因 C_3-C_4 间无双键而不易氧化断裂，氧化反应通常发生在香豆素的苯环上，生成丁二酸。铬酸作为氧化剂较为温和，一般只氧化侧链或氧化苯环转变为醌的衍生物，它并不影响 α - 吡喃酮环。臭氧先作用于香豆素的侧链双键，然后是呋喃或吡喃环上的双键，最后在剧烈条件下才作用在 α - 吡喃酮环上的双键。呋喃或吡喃香豆素在控制条件下被臭氧氧化的产物都是甲酰香豆素，其中线型结构的甲酰基在 C-6 位上，角型结构的甲酰基在 C-8 位上。若进一步氧化时，α - 吡喃酮环也被破裂而生成二元醛衍生物。呋喃香豆素类在呋喃环上 C-2′ 和 C-3′ 未被取代时，用碱性过氧化氢氧化，可生成 2,3- 呋喃二羧酸。

三、香豆素的提取分离方法

（一） 香豆素的提取

根据香豆素类化合物的物理化学性质，如溶解性、挥发性和升华性以及内酯结构的化学性质等设计提取分离方案。游离香豆素大多为低极性和亲脂性化合物，小分子的香豆素具有挥发性和升华性，而香豆素苷的极性较大。主要提取方法如下。

1. 系统溶剂法　香豆素类成分可用多种溶剂提取，如甲醇、乙醇、丙酮、乙醚、石油醚等。可先采用乙醚等溶剂提取脂溶性成分，再用甲醇（乙醇）或水提取大极性部分。也可先用甲醇（乙醇）或水提取，再用溶剂或吸附树脂法划分为脂溶性部位和水溶性部位。溶剂提取法是香豆素类成分提取的主要方法。

2. 碱溶酸沉法　用溶剂法提取香豆素类成分，常有大量中性杂质存在，可利用香豆素类具有内酯结构，能溶于稀碱液而与其他中性杂质分离。具体过程：先用碱溶液提取，然后酸化，内酯环合，香豆素类成分即可游离析出，或用乙醚等有机溶剂萃取得到。由于香豆素类在碱性溶液中的开环产物为顺邻羟基桂皮酸，在碱液中长时间加热，会使侧链双键异构为反邻羟基桂皮酸。此外，香豆素类成分的分子中往往还有其他酯基、醚键等结构，它们对酸碱敏感，故用碱溶酸沉法时，应严格控制酸碱的强度和加热时间。

3. 水蒸气蒸馏法　小分子的香豆素类成分因具有挥发性，可采用水蒸气蒸馏法提取。但本法需要长时间加热，且提取时间长，有可能引起结构的变化，现已少用。

（二） 香豆素的分离

天然药物中的香豆素类成分结构相似度高，极性相近，用常规的溶剂法、结晶法等难以分离，需进一步采用色谱法进行分离纯化。常用的色谱分离方法有柱色谱法、制备薄层色谱法、高效液相色谱法等。

硅胶、反相硅胶（Rp-18、Rp-8 等）和葡聚糖凝胶 Sephadex LH-20 是常用的色谱填料，但氧化铝一般不用于香豆素类成分的柱色谱分离。香豆素的荧光性质可用于薄层色谱检识，一些结构相似的微量香豆素类成分也可以采用制备薄层方法制备。高效液相色谱法因其有较高的分离效率，而广泛采用，可得到满意的效果。

（三）　提取分离实例

从秦皮（苦枥白蜡树皮）中提取分离七叶内酯和七叶苷的流程如下：

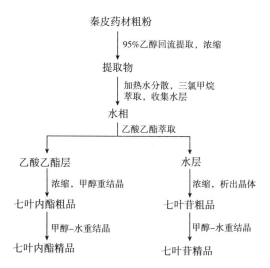

秦皮药材粗粉
↓ 95%乙醇回流提取，浓缩
提取物
↓ 加热水分散，三氯甲烷萃取，收集水层
水相
↓ 乙酸乙酯萃取
乙酸乙酯层　　　　　　水层
↓ 浓缩，甲醇重结晶　　↓ 浓缩，析出晶体
七叶内酯粗品　　　　　七叶苷粗品
↓ 甲醇–水重结晶　　　↓ 甲醇–水重结晶
七叶内酯精品　　　　　七叶苷精品

四、香豆素的检识

（一）　理化检识

1. 荧光检识　香豆素类成分在紫外光（365nm）照射下一般显示蓝色或紫色荧光，C-7 位羟基使荧光增强，羟基醚化或导入非羟基取代基后荧光减弱。7-羟基香豆素加碱，呈现绿色荧光；7-羟基香豆素在 C-8 位再引入一羟基，则荧光减至极弱，甚至消失；多烷氧基取代的呋喃香豆素一般呈黄绿色或褐色荧光。荧光性质常用于色谱法检识香豆素。

2. 显色反应　常用异羟肟酸铁反应检识香豆素内酯环的存在与否，利用三氯化铁判断酚羟基的有无。Gibb's 反应或 Emerson 反应用来检识 C_6 位是否有取代。

（二）　色谱检识

常用硅胶薄层色谱检识香豆素类成分。检识游离香豆素，展开剂可用环己烷（或石油醚）-乙酸乙酯（5∶1～1∶1）、三氯甲烷-丙酮（9∶1～5∶1）等溶剂系统。检识香豆素苷类可依极性大小选用不同比例的三氯甲烷-甲醇作展开剂。可在紫外灯（365nm）观察荧光，或喷异羟肟酸铁试剂显色。此外，纸色谱、聚酰胺色谱也可用于香豆素的检识。

五、香豆素的结构研究

一般而言，需综合多种波谱分析方法鉴定香豆素类化合物的结构。

（一）　紫外光谱

香豆素紫外光谱主要有苯环和 α-吡喃酮结构的吸收。无含氧取代官能团时，香豆素的紫外光谱在 274nm 和 311nm 处有 2 个吸收峰，分别由苯环和 α-吡喃酮引起。当引入含氧官能团时会使主要吸收峰红移。如 7-位引入含氧取代基（7-羟基、7-甲氧基或 7-O-糖基等），则在

217nm 及 315～325nm 处出现强吸收峰。含有酚羟基的香豆素类成分的紫外吸收，在碱性溶液中有显著的红移现象，且强度增强。

（二）红外光谱

香豆素类化合物的内酯羰基在 1750～1700cm^{-1} 有 1 个强吸收，同时内酯也在 1270～1220cm^{-1}、1100～1000cm^{-1} 处出现强吸收。芳环吸收带一般在 1645～1625cm^{-1} 之间出现。呋喃香豆素类，除上述吸收峰带外，其呋喃环双键在 1639～1613cm^{-1} 处有强而尖的吸收带。

（三）质谱

香豆素母体有较强的分子离子峰，基峰是失去 CO 的苯骈呋喃离子。

m/z 146(76%)　　m/z 118(100%)　　m/z 90(43%)　　m/z 89(35%)

取代香豆素出现一系列失去 CO 的离子峰。

m/z 176(100%)　　m/z 148(82%)　　m/z 138(83%)　　m/z 105(12%)　　m/z 77(27%)

分子中含有异戊烯基取代时，失去甲基可形成高度共轭的分子，或经历 β 裂解。

m/z 229(100%)　　　　m/z 244(78%)　　　　m/z 189(60%)

（四）核磁共振谱

香豆素的 ^{1}H-NMR 谱上可见的特征：因母核环上质子受内酯羰基吸电子共轭效应的影响，C-3、C-6 和 C-8 上的质子受到屏蔽作用影响，其化学位移信号出现在较高场；C-4、C-5 和 C-7 上的质子则受到去屏蔽作用，其化学位移信号出现在较低场（表6-1）。

表 6-1　常见简单香豆素 ^{1}H-NMR 信号 δ 及 J （Hz）

取代类型	7-OH	7,8-二氧代	6,7-二氧代	6,7,8-三氧代
H-3	6.20 (d, $J=9$)	6.10～6.2 (d, $J=9$)	6.14～6.26 (d, $J=9$)	6.19 (d, $J=9$)
H-4	8.20 (d, $J=9$)	7.80 (d, $J=9$)	7.60～7.82 (d, $J=9$)	7.80 (d, $J=9$)
H-5	7.70 (d, $J=9$)	7.25～7.35 (d, $J=9$)	6.77～6.90 (s)	6.78 (s)
H-6	6.90 (d, $J=9, 2.5$)	7.25～7.35 (d, $J=9$)		
H-8	7.00 (d, $J=2.5$)		6.38～7.04 (s)	

^{13}C-NMR 在香豆素类成分的结构鉴定上有着重要作用，尤其对香豆素苷类结构研究中糖的连接位置和连接顺序均可提供重要的信息。香豆素母环骨架有 9 个碳原子，其化学位移多

数出现在 $\delta 100\sim160$ 之间，C-2 是羰基，C-7 由于连接羟基和羰基共轭的影响，化学位移向低场移动，一般在 $\delta 160$。C-9 在 $\delta 149\sim154$，C-10 在 $\delta 110\sim113$，是香豆素类母核的特征之一（表6-2）。

表6-2　香豆素母核的 ^{13}C-NMR 化学位移值（δ）

	C2	C3	C4	C4a	C5	C6	C7	C8	C8a
化学位移值	160.4	116.4	143.6	118.8	128.1	124.4	131.8	116.4	153.9

（五）结构研究实例

从五加科五加属植物无梗五加 *Acanthopanax sessiliforus* 中分离得到淡黄色针晶，mp. $147\sim148℃$（甲醇）。三氯化铁-铁氰化钾反应呈阳性，示存在酚羟基；紫外灯下（365 nm）呈蓝色荧光，且遇碱液（20% KOH/EtOH）变黄绿色。FD-MS 出现 m/z 为 244 $[M+Na]^+$ 的准分子离子峰，表明其分子量为221，结合元素分析确定分子式为 $C_{11}H_9O_5$。

^{13}C-NMR（$CDCl_3$）谱显示 11 个碳信号，其中有 2 个甲氧基碳信号 $\delta 56.5$ 和 $\delta 61.6$。低场区有 9 个碳信号，其中 $\delta 160.6$ 为羰基碳信号。

^{1}H-NMR（$CDCl_3$）谱显示 $\delta 6.28$（1H，d，$J=9.4$Hz）、7.60（1H，d，$J=9.4$Hz）2 个相互偶合的烯氢信号，表明该化合物为 3、4 位未被取代的香豆素类化合物。$\delta 6.66$（1H，s）为苯环质子信号，$\delta 6.13$（1H，s）的信号经 D_2O 交换后消失，示为酚羟基质子信号；$\delta 4.10$（3H，s）及 $\delta 3.95$（3H，s）均为甲氧基质子信号。因此，可推断该化合物为苯环上含有 3 个取代基的香豆素，其中 1 个羟基，2 个甲氧基。

HMBC（$CDCl_3$）谱中可观测到 $\delta 160.6$ 的羰基碳信号与 $\delta 6.28$ 的质子有远程相关，可推测 $\delta 6.28$ 为 3 位质子信号。$\delta 143.8$ 的碳信号与 $\delta 6.66$ 的质子有远程相关，又根据其卫星峰推知与 $\delta 7.60$ 质子相连，即 $\delta 143.8$ 为 4 位碳信号，$\delta 6.66$ 为 5 位质子信号。$\delta 103.3$ 的碳信号与 $\delta 7.60$ 的质子有远程相关，又因其卫星峰的存在，可推知 $\delta 103.3$ 为 5 位碳信号。$\delta 144.6$ 的碳信号分别与 $\delta 6.66$ 质子、$\delta 6.10$ 羟基质子及 $\delta 3.95$ 甲氧基质子有远程相关，可推知其为 6 位碳信号，且与 $\delta 3.95$ 的甲氧基相连。$\delta 142.5$ 的碳信号与 $\delta 6.10$ 的羟基质子有远程相关。$\delta 134.6$ 的碳信号分别与 $\delta 6.10$ 的羟基质子、$\delta 4.10$ 的甲氧基质子有远程相关，可推测 $\delta 142.5$ 为 7 位碳信号，并与羟基相连。$\delta 134.6$ 为 8 位碳信号，与 $\delta 4.10$ 甲氧基相连。$\delta 143.1$ 的碳信号与 $\delta 7.60$ 的质子有远程相关，可推知 $\delta 143.1$ 为 9 位碳信号。$\delta 111.3$ 的碳信号分别与 $\delta 7.60$ 和 $\delta 6.28$ 的质子有远程相关，可推测 $\delta 111.3$ 为 10 位碳信号。

综上所述，该化合物鉴定为 6,8-二甲氧基-7-羟基香豆素，即异秦皮啶（isofraxidin）。^{1}H-NMR 数据与文献数据基本一致（表6-3）。

异秦皮啶

表 6-3   异嗪皮啶的 ^{13}C-NMR 和 HMBC 数据（$CDCl_3$）

No.	δ_C	HMBC	文献值
2	160.6	H-3	160.0
3	113.6		111.9
4	143.8	H-5	144.7
5	103.3	H-4	104.4
6	144.6	H-5, C_7-OH, C_6-OCH_3	145.5
7	142.5	C_7-OH	143.9
8	134.6	C_7-OH, C_8-OCH_3	134.6
9	143.1	H-4	142.9
10	111.3	H-3, H-4	110.1
—OCH_3	56.5		56.1
—OCH_3	61.6		60.6

六、含香豆素的天然药物实例——秦皮

秦皮是木犀科植物苦枥白蜡树 *Fraxinus rhynchophylla* Hance、白蜡树 *Fraxinus chinensis* Roxb.、尖叶白蜡树 *Fraxinus szaboana* Lingelsh. 或宿柱白蜡树 *Fraxinus stylosa* Lingelsh. 的干燥枝皮及干皮。具有清热燥湿、收涩止痢、止带、明目的功效。秦皮主要含香豆素类药效物质，其中苦枥白蜡树皮含有七叶内酯（秦皮乙素）、七叶苷（秦皮甲素）；白蜡树树皮含有七叶内酯、秦皮素；尖叶白蜡树皮含有七叶内酯、七叶苷、秦皮苷；宿柱白蜡树树皮含有七叶内酯、七叶苷、秦皮素等。秦皮甲素、乙素，为药材秦皮中的药效成分。秦皮甲素具有抗炎、抗菌、抗血凝、镇痛等活性，对小鼠有显著的利尿作用，可抑制大鼠眼晶状体的醛糖还原酶，是枯草杆菌的生长抑制剂，同时对化学性致癌亦有抑制作用。秦皮乙素具有抗菌活性，对痢疾杆菌有抑制作用，可用于治疗急性菌痢，并有平喘、祛痰作用，也可用来治疗慢性气管炎。2015年版《中国药典》以秦皮甲素和秦皮乙素为指标性成分进行鉴别和含量测定，规定秦皮药材中，按照干燥品计算，秦皮甲素和秦皮乙素总量不得小于 1.0%。

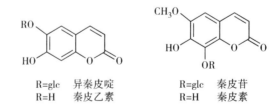

R=glc   异秦皮啶
R=H   秦皮乙素

R=glc   秦皮苷
R=H   秦皮素

秦皮甲素，黄色针状结晶，mp. 203～205 ℃，中等水溶性，可溶于甲醇、乙醇，不溶于石油醚、二氯甲烷等亲脂性有机溶剂。秦皮乙素，为秦皮甲素的苷元，淡黄色针状晶体或结晶粉末，mp. 271～273 ℃，溶于甲醇、乙醇、丙酮等有机溶剂，微溶于水。

秦皮甲素、乙素的提取分离方法如下：

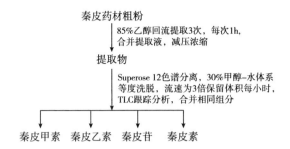

秦皮药材粗粉

↓ 85%乙醇回流提取3次，每次1h，合并提取液，减压浓缩

提取物

↓ Superose 12色谱分离，30%甲醇–水体系等度洗脱，流速为3倍保留体积每小时，TLC跟踪分析，合并相同组分

秦皮甲素　秦皮乙素　秦皮苷　秦皮素

2015 年版《中国药典》鉴别秦皮以秦皮甲素、乙素为对照品，以三氯甲烷 - 甲醇 - 甲酸（6∶1∶0.5）为展开剂，在硅胶 GF$_{254}$ 或硅胶 G 薄层板上展开，取出晾干后，将 GF$_{254}$ 板置于紫外光（254nm）下检视；硅胶 G 板置于紫外光（365nm）下检视。硅胶 GF$_{254}$ 板若喷以三氯化铁试液 - 铁氰化钾试液（1∶1）的混合溶液，斑点显蓝色。

第四节　木脂素

木脂素（lignans）是一类由 2 分子苯丙素（C$_6$-C$_3$）衍生物以不同方式连接聚合而成的天然化合物。木脂素多以二聚体的形式存在，少数为三聚体和四聚体，在自然界多数呈游离状态，少数与糖结合成苷。

一、木脂素的结构类型与生物活性

组成木脂素的基本单元有 4 种：桂皮酸（cinnamic acid）、桂皮醛（cinnamaldehyde）、桂皮醇（cinnamic alcohol）、丙烯苯（propenyl benzene）和烯丙苯（allyl benzene）。

常见木脂素可分为木脂素和新木脂素（neolignan）2 大类。木脂素是指 2 个苯丙素衍生物通过其侧链 β 位（C-8）、β′位（C-8′）碳连接而成的化合物；苯丙素之间非 8 位碳相连的称为新木脂素。除上述 2 类外，木脂素还有一些新类型：①多聚木脂素，包括 3 个苯丙素聚合而成的三聚体、4 个苯丙素聚合而成的四聚体，亦称倍半木脂素、二木脂素；②混杂木脂素（hybrid lignan），如黄酮木脂素（既具有木脂素结构，又具有黄酮结构）、香豆素木脂素等；③降木脂素（norlignan），比一般木脂素少 1～2 个碳原子的木脂素及木脂素苷。

（一）常见结构类型

1. 二芳基丁烷类　又称简单木脂素，如从珠子草 *Phyllanthus niruri* L. 中分得的叶下珠脂素（phyllanthin），从蒺藜科植物中分得的去甲二氢愈创木脂酸（nordihydroguaiaytic acid）。

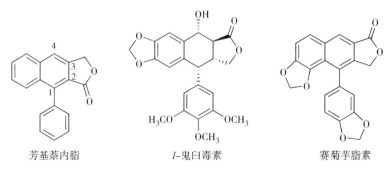

二芳基丁烷　　　　　　　叶下珠脂素　　　　　　去甲二氢愈创木脂酸

2. 二芳基丁内酯类　是木脂素侧链形成内酯结构的衍生物，如从桧柏 *Sabina chinensis* (L.) Ant. 中分得的台湾脂素 A（taiwanin A）和台湾脂素 B（taiwanin B）。

二芳基丁内酯　　　　　　台湾脂素A　　　　　　　台湾脂素B

3. 芳基萘类　分为芳基萘、芳基二氢萘和芳基四氢萘 3 种。索马榆脂酸（thomasic acid）属于芳基二氢萘类，异紫杉脂素（isotaxiresinol）属于芳基四氢萘类。

芳基萘　　　　　　　　　索马榆脂酸　　　　　　　异紫杉脂素

4. 芳基萘内酯类　是由芳基萘类以氧化的 γ-碳原子缩合形成内酯环的衍生物，按其内酯环上羰基的取向分为上向和下向 2 种类型。对于芳基萘内酯，下向的称为 1-苯代-2,3-萘内酯，如 *l*-鬼臼毒素（*l*-podophyllotoxin）；上向的称为 4-苯代-2,3-萘内酯，如赛菊芋脂素（helioxanthin）。

芳基萘内脂　　　　　　　*l*-鬼臼毒素　　　　　　　赛菊芋脂素

5. 四氢呋喃类　因氧原子连接位置不同，有 7-*O*-7′、7-*O*-9′ 和 9-*O*-9′ 3 种类型。如恩施脂素（enshizhisu）为 7-*O*-7′ 四氢呋喃环；橄榄脂素（olivil）为 7-*O*-9′ 四氢呋喃环；荜澄茄脂素（cubebin）为 9 - O - 9′ 四氢呋喃环木脂素。

四氢呋喃　　　　　　恩施脂素　　　　　　荜澄茄脂素

6. 双四氢呋喃类　具有双骈四氢呋喃环结构特征。如连翘脂素（phillygenol）及连翘苷（phillyrin），l - 细辛脂素（l - sesamin）等属于双四氢呋喃木脂素。

双四氢呋喃　　　　　　l - 细辛脂素　　　　　　R=H　　连翘脂素
　　　　　　　　　　　　　　　　　　　　　　　R=glc　连翘苷

双四氢呋喃木脂素的基本结构中有 4 个手性碳原子，因此存在许多光学异构体。由于苄醚易于开裂，重新闭环时易发生异构化。

7. 联苯环辛烯类　此类木脂素具有联苯环辛二烯结构，五味子属植物中的木脂素多属于这一类。如五味子酯甲（schisantherins A），戈米辛 - J（gomisin J）等。

联苯环辛烯　　　　　　五味子脂甲　　　　　　戈米辛 - J

8. 联苯类　由 2 分子苯丙素的苯环之间通过 3 - 3′ 直接相连而成的木脂素，如从厚朴 *Magnolia officinalis* Rehd. et Wils. 中分得的厚朴酚（magnolol）和从日本厚朴 *Magnolia hypoleuca* 中分得的和厚朴酚（honokiol）。

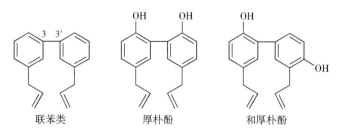

联苯类　　　　　　厚朴酚　　　　　　和厚朴酚

9. 苯骈呋喃类　是苯环与侧链连接后形成呋喃氧环的一类木脂素，如马尾松苷 C（massonianoside C），珠子草素（phyllnirurin）等。

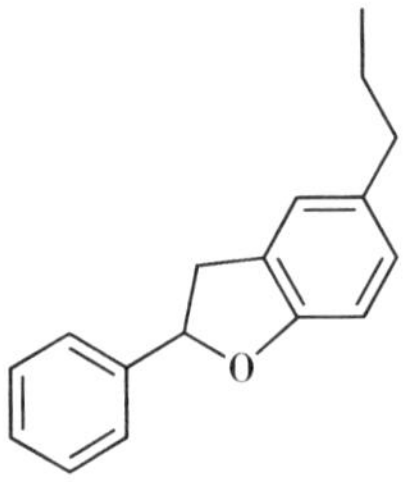

苯骈呋喃 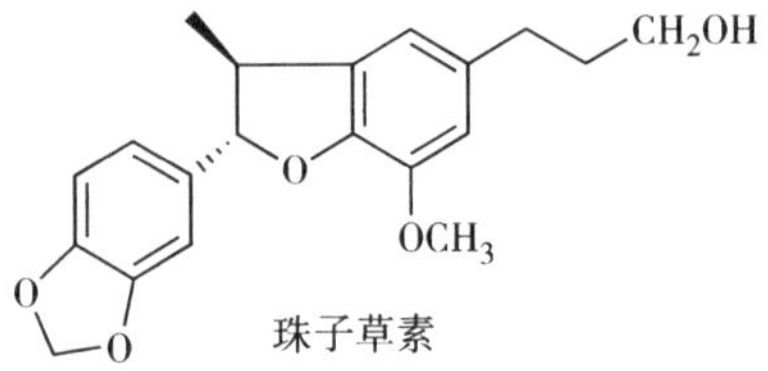　　珠子草素 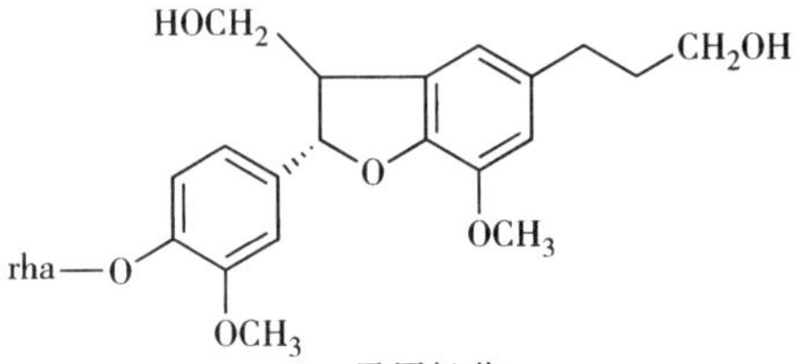　　马尾松苷

还有一些化学结构不属于以上类型。如具有保肝作用的水飞蓟素（silymarin），既具有木脂素结构，又具有黄酮结构，作为保肝药物，临床上用于治疗急、慢性肝炎和肝硬化。牛蒡子 *Arctium lappa* L. 根中的拉帕酚 A（lappaol A）、拉帕酚 B（lappaol B）都是由 3 分子 C_6-C_3 单元缩合而成。

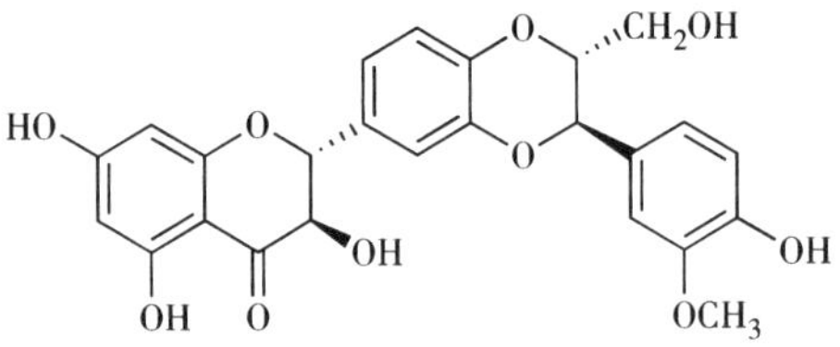

水飞蓟素 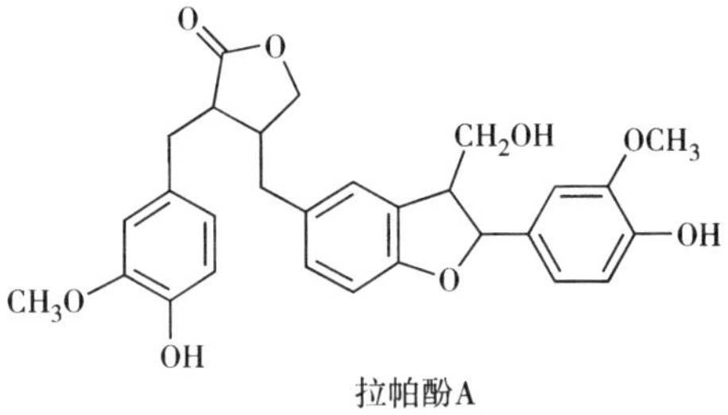　　拉帕酚A

（二）　木脂素的生物活性

木脂素结构类型多样，在多方面具有显著的生物活性。

1. 抗肿瘤活性　小檗科鬼臼属八角莲 *Dysosma difformis*（Hemsl. et Wils.）T. H. Wang ex Ying 所含的鬼臼毒素类木脂素具有很强的抑制癌细胞增殖作用；瑞香狼毒 *Stellerachamaejasme* L. 中总木脂素的体外抗肿瘤活性高于长春新碱。

2. 抗病毒活性　从南五味子 *Kadsura longipedunculata* Finet et Gagnep. 中得到的戈米辛等木脂素对艾滋病毒（HIV）的增殖有明显抑制作用；鬼臼毒素类木脂素对麻疹和 I 型单纯性疱疹有对抗作用。

3. 肝保护和抗氧化作用　五味子中的联苯环辛烯型木脂素可降低血清谷丙转氨酶（GPT）水平，促进肝功能恢复，同时还具有显著的抗脂质过氧化和清除氧自由基作用。

4. 中枢神经系统作用　厚朴中的厚朴酚、和厚朴酚具有镇静、肌松作用等。

5. 杀虫作用　如透骨草 *Phrymaleptostachya* L. subsp. asiatica（Hara）Kitamura 中乙酰透骨草脂素具有胃毒作用，芝麻素、罗汉松脂素对其他杀虫剂有增效作用。

二、木脂素的理化性质

（一）　性状及溶解度

多数游离态木脂素类化合物为无色结晶，一般无挥发性，少数具升华性。游离木脂素多具有亲脂性，一般难溶于水，能溶于苯、三氯甲烷、乙醚、乙醇等有机溶剂。具有酚羟基的木脂素类可溶于碱性水溶液中，木脂素苷类水溶性增大。

（二）　光学活性

木脂素结构中常有多个手性碳原子或手性中心，大部分具有光学活性，遇酸、碱、光等易异构化。如天然鬼臼毒素具有苯代四氢萘环和 $2\alpha,3\beta$ - 反式内酯环结构，为左旋体 $[\alpha]_D^{20}-$ $133°$，具有抗癌的活性。在碱溶液中，其内酯环经开环后环合很容易转变为 $2\beta,3\beta$ - 顺式结构，称为苦鬼臼脂素（pieropodophyllin），为右旋体 $[\alpha]_D^{20}+9°$，即失去抗癌活性。

鬼臼毒素 $[\alpha]_D^{20}-133°$（$c=1.00$，$CHCl_3$）　　　苦鬼臼毒素 $[\alpha]_D^{20}+9°$（$c=1.00$，$CHCl_3$）

此外，双四氢呋喃木脂素类常具有对称性结构，在酸的作用下，呋喃环上的氧原子与苄基碳原子之间的键易于开裂，在重新闭环时易发生构型变化。由于木脂素的生物活性常与其构型有关，因此在提取分离时应注意操作条件，尽量避免与酸、碱接触以防止其构型的改变。

（三）　显色反应

木脂素类化合物母核类型较多，它们没有共同的特征反应，常利用母环上的一些基团的特性而反应显色。如含酚羟基的，可用三氯化铁试剂；含亚甲二氧基的，可用 Labat 反应；含内酯环的，则用异羟肟酸铁反应等进行检识。

Labat 反应是以浓硫酸-没食子酸为显色试剂，呈蓝绿色特征，可用于检测结构中亚甲二氧基的存在。

三、木脂素的提取与分离

（一）　溶剂法

游离木脂素亲脂性较强，能溶于乙醚等极性较小的有机溶剂，难溶于水。但由于乙醚不易透入植物木部组织中，所以较适宜的方法是先用乙醇、丙酮等溶剂进行提取，提取液浓缩成浸膏，再用乙醚萃取出游离木脂素。木脂素苷极性较大，常用稀醇（甲醇、乙醇等）或热水提取。

（二）　碱溶酸沉法

某些具有酚羟基或内酯环结构的木脂素可溶于碱水溶液，碱水液加酸酸化后，木脂素游离出来不溶于水而析出，从而达到与其他物质分离的目的。但实际操作中应避免酸碱引起异构化而使木脂素失去生物活性。

（三）　色谱法

木脂素类的分离常用硅胶和中性氧化铝进行柱色谱。根据被分离物质的极性，选用石油醚-乙醚、三氯甲烷-甲醇等溶剂系统洗脱。

超临界 CO_2 流体萃取法可用于木脂素类成分的提取分离。如五味子中的木脂素用 SFE-CO_2法提取，总木脂素含量和提出率远高于常规的醇提和水提，且具有提取效率高、提取完全等特点。

NOTE

（四）提取分离实例

厚朴为木兰科植厚朴 *Magnolia officinalis* Rehd. et Wils. 或凹叶厚朴 *M. officinolis* Rehd. et WILS. var. *biloba* Rehd. et Wils. 的干燥根皮及枝皮。厚朴中主要含有木脂素类成分，多数属于联苯型木脂素类。主要成分为厚朴酚、和厚朴酚，占原药材的 5%～12%。此外，还含有以 β-桉叶醇为主成分的挥发油及少量水溶性生物碱。

厚朴酚为无色针状结晶（水），无色片状结晶（环己烷）；mp. 101.5～102 ℃，易溶于三氯甲烷、乙醇、乙酸乙酯等有机溶剂，可溶于苛性碱，不溶于水。

和厚朴酚为厚朴酚的同分异构体，无色针状结晶（环己烷），mp. 85～86 ℃。易溶于三氯甲烷、乙醇、乙酸乙酯等有机溶剂，可溶于苛性碱，不溶于水。

厚朴酚、和厚朴酚的提取分离方法主要有乙醇提取色谱分离法、碱提酸沉法及超临界 CO_2 流体萃取法等。常用提取分离工艺如下：

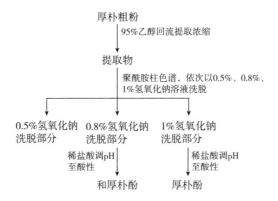

四、木脂素的结构测定

（一）紫外光谱

多数木脂素的 2 个取代芳环是 2 个孤立的发色团，其 UV 吸收峰位置相似，吸收强度是两者之和。一般在 220～240nm（lgε＞4.0）和 280～290nm（lgε 3.5～4.5）出现 2 个吸收峰。4-苯基萘类木脂素在 260nm 显示最强吸收（lgε＞4.5），并在 225、290、310 和 355nm 显示强吸收，为此类化合物的显著特征。

紫外光谱可以用于区别芳基四氢萘、芳基二氢萘、芳基萘木脂素，还可以确定芳基二氢萘 B 环上双键的位置。

（二）红外光谱

木脂素结构中有芳环，还常含有羟基、甲氧基、亚甲二氧基、内酯环等基团，在 IR 光谱中均可出现相应的特征吸收峰。饱和的内酯羰基在 1770cm^{-1} 左右有一强吸收带，不饱和内酯羰基吸收带移至 1750cm^{-1}。

（三）核磁共振谱

木脂素的结构类型种类繁多，其 NMR 波谱特征因结构不同而异，现仅介绍几种常见类型木脂素的 NMR 波谱规律。

1. ^{1}H-NMR　氢谱是鉴定木脂素结构的主要方法，特别是对于芳基萘类和四氢呋喃类木脂素，其氢谱的信号与结构间的关系，已获知一些规律。

（1）芳基萘类木脂素　用 ^{1}H-NMR 谱可以区别上向和下向 2 种类型的芳基萘类木脂素内酯。内酯环上向，H-1 受羰基的去屏蔽作用，化学位移较内酯环下向者处于相对低场，而内酯环上的 CH_2 则受苯环的屏蔽作用，与内酯环下向的化合物相比处于相对高场（表 6-4）。

表 6-4　芳基萘类木脂素部分氢原子化学位移 （δ）

质子	内酯环 CH_2	H-1
内酯羰基向上	5.08～5.23	8.30～8.70
内酯羰基向下	5.32～5.52	7.60～7.70

（2）双四氢呋喃类　双四氢呋喃中 2 个芳环处于同侧，其 H-1 与 H-2、H-5 与 H-6 均为反式构型，其 J 值相同，为 4～5Hz。若 2 个芳环处于异侧，则 H-1 与 H-2 为反式构型，J 值为 4～5Hz，而 H-5 与 H-6 则为顺式构型，J 值约为 7Hz。因此，根据 H-1 和 H-6 的 J 值，可判断 2 个芳香环位于同侧还是异侧（表 6-5）。

芳环同侧　　　　　　　　　　　　　　芳环异侧

表 6-5　双四氢呋喃类木脂素部分氢原子偶合常数 （J，Hz）

质子	H-1 与 H-2	H-5 与 H-6
芳环同侧	4～5	4～5
芳环异侧	约 7	4～5

2. ^{13}C-NMR　木脂素的芳香环碳及侧链碳（C-7～C-9）有其特征的碳信号，如芳环碳化学位移值为 δ105～157，—OCH_3 为 δ55～56，—O—CH_2—O— 为 δ101 左右，侧链碳多在 δ100 以内。当 2 个苯丙素单元相同时，C-1～C-9 与 C-1′～C-9′ 的化学位移值完全相同。例如松脂醇和丁香脂素（syringaresinol）的 ^{13}C-NMR（$CDCl_3$）数据（如表 6-6）。

松脂醇 R=H　　　　　丁香脂素 R=OCH_3

表 6-6　松脂醇和丁香脂素的 ^{13} C-NMR 化学位移值（δ，CDCl$_3$）

No.	松脂醇	丁香脂素	No.	松脂醇	丁香脂素
1,1′	133.0	132.1	7,7′	86.2	86.0
2,2′	108.7	102.7	8,8′	54.1	54.3
3,3′	146.8	147.2	9,9′	71.7	71.8
4,4′	145.3	134.3	2×OCH$_3$	56.0	
5,5′	114.3	147.2	4×OCH$_3$		56.4
6,6′	119.0	102.7			

（四）质谱

多数游离木脂素的 EI-MS 中可得到分子离子峰。木脂素的苷类一般通过 ESI 等电离方式获得分子量。二芳基丁烷类及二芳基丁内酯类木脂素常产生苄基断裂及丁烷的 C-2～C-3 断裂，可根据产生的碎片推断芳环上取代基的位置。如牛蒡子苷元（arctigenin）的质谱裂解。

（五）结构研究实例

从马尾松 *Pinus massoniana Lamb.* 松针水煎液的正丁醇部分分离得到一化合物 D，为类白色粉末，mp.94～95 ℃，$[\alpha]_D^{25}$ +10.3°（CH$_3$OH，c 3.09），溶于水、甲醇、丙酮。与三氯化铁反应显蓝色，表明含有酚羟基。Molish 反应阳性。将化合物 D 酸水解，水解液经处理后 Molish 反应仍为阳性，通过纸色谱检识到鼠李糖。HR-FAB-MS 给出分子式为 C$_{26}$H$_{34}$O$_{10}$（实测值 505.2082，计算值 505.2079，[M-H]$^+$），并根据碎片离子峰 341 [M-H-163]$^+$，结合 ^{13}C-NMR，确定其为鼠李糖苷。UV$\lambda_{max}^{CH_3OH}$：231、281nm。IR（KBr）cm^{-1}：3588～3267（羟基），1609，1512，1454（苯环），1157，1033，810（取代芳环）。^{1}H-NMR 及 ^{13}C-NMR 见表 6-7。^{1}H-NMR 谱中，δ7.02（1H，d，J=2.0Hz，H-2），δ6.87（1H，dd，J=2.0Hz，8.0Hz，6-H），δ6.82（1H，d，J=8.0Hz，5-H），形成 1 个 ABX 系统，δ6.73（2H，br. s）为 2′、6′位上的质子。在 δ5.49 处出现 1 个单质子双峰（J=6.8Hz），为 C-7 上的 H，相应的

C 信号出现在 δ88.2 处，这是苯骈二氢呋喃新木脂素类化合物的特征峰。δ3.81 处有 1 个具 6 个质子单峰，相应的 C 信号出现在 δ55.9 和 δ55.9 处，表明此化合物上连有 2 个甲氧基。鼠李糖的端基质子峰出现在 δ4.76 处，根据其 J＝1.6Hz 和碳谱数据确定为 α-鼠李糖。HMBC 显示糖上 H-1″（δ4.76）与苷元 C-9 位（δ69.3）相关，表明鼠李糖与苷元 C-9 位相连。DEPT 谱证明 δ69.3（C-9），δ61.2（C-9′），δ34.9（C-7′），δ32.0（C-8′）为仲碳。HMQC 进一步确定了各个 C 与 H 之间的关系。根据其 $[\alpha]_D^{25}$ ＋10.3°（CH₃OH，c 3.09），并与文献对照，确定其绝对构型为（7S，8R）。

　　综上所述，鉴定化合物 D 为（7S，8R）-4,9′-二羟基-3,3′-二甲氧基-7,8 二氢苯骈呋喃-1′-丙醇基新木脂素-9-O-α-L-鼠李糖苷（马尾松苷 D massonianoside），其结构如下：

表 6-7　¹H-NMR（400MHz）及 ¹³C-NMR 数据（100MHz）［（CD₃）₂CO］

No.	δc	δH	No.	δc	δH
1	136.6		1′	128.5	
2	110.1	7.02 (1H, d, J=2.0Hz)	2′	113.2	6.73 (1H, br. s)
3	148.1		3′	146.4	
4	146.6		4′	144.3	
5	115.5	6.82 (1H, d, J=8.0Hz)	5′	136.2	
6	118.9	6.87 (1H, dd, J=2.0Hz, 8.0Hz)	6′	116.9	6.73 (1H, br. s)
7	88.2	5.49 (1H, d, J=6.8Hz)	7′	34.9	2.62 (2H, t, J=7.2Hz)
8	51.7	3.38 (1H, m)	8′	32.0	1.79 (2H, m)
9	69.3	3.92 (2H, m)	9′	61.2	3.66 (2H, m)
—OCH₃	55.9	3.82 (3H, s)			
—OCH₃	55.9	3.82 (3H, s)			
1″	100.6	4.76 (1H, d, J=1.6Hz)	4″	72.6	3.81 (1H, m)
2″	70.5	3.74 (1H, dd, J=9.6Hz, 1.6Hz)	5″	70.9	3.60 (1H, m)
3″	71.5	3.52 (1H, m)	6″	17.6	1.12 (3H, d, J=6.4Hz)

五、含木脂素的天然药物实例——五味子

　　五味子是木兰科植物五味子 *Schisandra chinensis*（Turcz.）Baill. 的干燥成熟果实，习称"北五味子"。具有收敛固涩，益气生津，补肾宁心的功效。

　　五味子中木脂素含量约 5%，果实和种子含有多种联苯环辛烯型木脂素成分。如五味子素（又称五味子醇 A，schisandrin，wuweizichun A，schisandrol A）、五味子酚（schisanhenol）、去氧五味子素、五味子醇甲（又称五味子素 C，华中五味子酯 A，戈米辛 C，schisantherin A，gomisin C）、五味子醇乙等。研究表明，五味子果实中的联苯环辛烯型木脂素成分是其有效成

分，具有肝保护作用。2015 年版《中国药典》以五味子醇甲为指标成分进行鉴别和含量测定（规定按药材计，五味子醇甲含量不得低于 0.40%）。

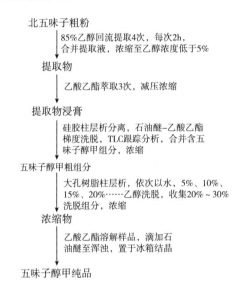

　　　R=CH₃　去氧五味子素
　　　R=H　　五味子酚　　　　　　　　　五味子醇甲　　　　　　　　　五味子醇乙

五味子醇甲，白色结晶，mp. 133℃，可溶于 DMSO，微溶于甲醇、乙醇。

五味子醇甲的提取分离方法如下：

```
                    北五味子粗粉
                      │  85%乙醇回流提取4次，每次2h，
                      │  合并提取液，浓缩至乙醇浓度低于5%
                    提取物
                      │  乙酸乙酯萃取3次，减压浓缩
                    提取物浸膏
                      │  硅胶柱层析分离，石油醚-乙酸乙酯
                      │  梯度洗脱，TLC跟踪分析，合并含五
                      │  味子醇甲组分，浓缩
                    五味子醇甲粗组分
                      │  大孔树脂柱层析，依次以水，5%、10%、
                      │  15%、20%……乙醇洗脱，收集20%～30%
                      │  洗脱组分，浓缩
                    浓缩物
                      │  乙酸乙酯溶解样品，滴加石
                      │  油醚至浑浊，置于冰箱结晶
                    五味子醇甲纯品
```

2015 年版《中国药典》鉴别五味子以五味子醇甲为对照品，在硅胶 GF₂₅₄ 薄层板上点样，以石油醚（30～60 ℃）-甲酸乙酯-甲酸（15：5：1）的上层溶液为展开剂展开，取出晾干后，置于紫外灯（254nm）检视。

知识点总结

细目	知识点
结构分类	简单苯丙素、香豆素、木脂素
理化性质	性状、溶解性、挥发性、内酯碱水解、显色反应
提取方法	溶剂提取法、碱提酸沉法、水蒸气蒸馏法
分离方法	碱溶酸沉法、色谱法
检识方法	理化检识、色谱检识（薄层色谱）、荧光检识
结构检测	UV、IR、¹H-NMR、¹³C-NMR、MS

思考题

1. 苯丙素、香豆素和木脂素的定义是什么？

2. 简述香豆素内酯的碱水解及应注意的问题。

3. 简单分析香豆素的理化性质在提取中的应用。

4. 如何利用化学方法鉴别香豆素类及其取代特征？

4. 为什么木脂素类化合物提取分离过程中应尽量避免酸碱接触？

5. 简述木脂素的理化性质。

主要参考文献

[1] 蔡建国，邓修，涂驭斌. 从植物丹参中提取纯化丹参素的方法：中国，1342638A [P]. 2002-4-3.

[2] 董小萍. 天然药物化学 [M]. 北京：中国中医药出版社，2010.

[3] 吴立军. 天然药物化学 [M]. 北京：人民卫生出版社，2011.

[4] 吴继洲，孔令义. 天然药物化学 [M]. 北京：中国医药科技出版社，2015.

[5] 吴立军. 天然药物化学 [M]. 北京：人民卫生出版社，2006.

[6] 匡海学. 中药化学 [M]. 北京：中国中医药出版社，2012.

第七章　黄酮类化合物

大纲提示：

1. 了解黄酮类化合物的含义、分布及生理活性。
2. 掌握黄酮类化合物的分类和结构类型。
3. 掌握黄酮类化合物的理化性质和检识方法。
4. 掌握黄酮类化合物的提取、分离方法。
5. 熟悉黄酮类化合物的结构测定方法。

第一节　概　述

黄酮类化合物（flavonoids）是自然界中广泛存在的一类化合物。由于此类化合物多呈黄色，且分子中大多含有酮基，故被称为黄酮。黄酮类化合物在高等植物及蕨类植物中存在较多，苔藓类中较少，而藻类、微生物（如细菌）及海洋生物中至今未发现。黄酮类化合物在植物中常以游离态或与糖结合成苷的形式存在。

由于黄酮类化合物广泛分布于植物界中，部分化合物在植物中的含量较高，所以它是较早被人类发现的一类天然产物。黄酮类化合物多具颜色，曾作为天然染料使用；而且其生物活性多种多样，引起了国内外化学家和药物学家的重视，研究进展很快。自1814年发现了第一个黄酮类化合物白杨素（chrysin）以来，截至2003年黄酮类化合物总数已超过9000个。黄酮类化合物的结构测定和全合成研究也开展得较早，目前国内外已有多部专著问世，是天然药物化学领域中研究较成熟的一类物质。

一、黄酮类化合物生物合成的基本途径

黄酮类化合物以前主要是指基本母核为2-苯基色原酮（2-phenyl-chromone）类化合物，现在则泛指2个苯环（A环和B环）通过中间3个碳原子相互连接而成的一类化合物。

色原酮　　　　2-苯基色原酮　　　　C_6-C_3-C_6

研究证明，黄酮类化合物在植物体内的生物合成途径是复合型的，即分别经醋酸-丙二酸

途径和莽草酸途径合成，其基本骨架是由 3 个丙二酰辅酶 A（malonyl-CoA）和 1 个桂皮酰辅酶 A（cinnamoyl-CoA）生物合成产生的。经同位素标记实验证明，A 环来自于 3 个丙二酰辅酶 A，B 环来自于桂皮酰辅酶 A，其合成途径如图 7-1 所示。

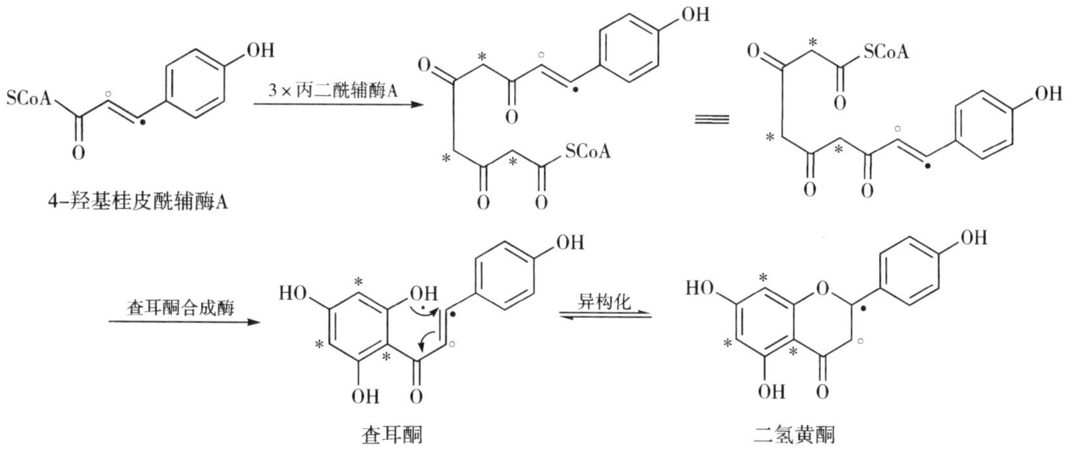

图 7-1　黄酮类化合物生物合成的基本途径

其他黄酮类化合物大多是二氢黄酮在各种酶的作用下生物合成而得到，如图 7-2 所示。通过关系图，可以清楚地了解黄酮类化合物中几个主要类别间的生物合成关系。

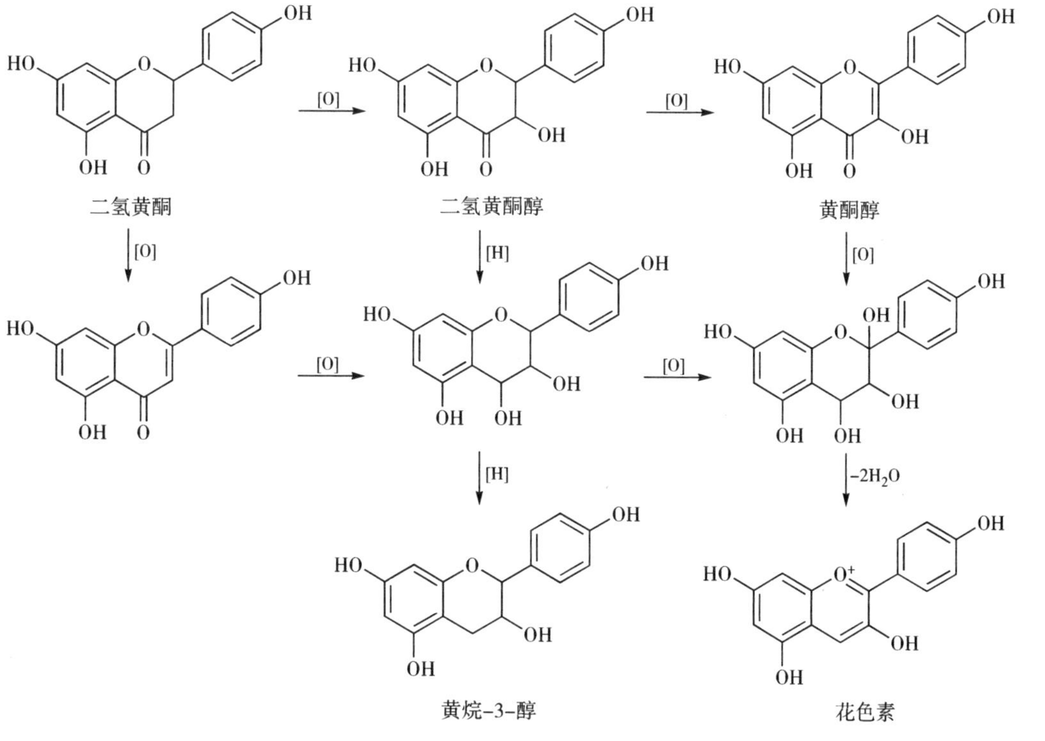

图 7-2　黄酮类化合物主要类别间的生物合成关系

二、黄酮类化合物的生物活性

黄酮类化合物的种类和数量较多，具有多方面的生物活性，并且毒性小。其主要生理活性表现在对心血管系统的作用、抗肝脏毒作用、止咳平喘祛痰及雌性激素样作用等。如芦丁

（rutin）、槲皮素（quercetin）、槲皮苷（quercitrin）、橙皮苷（hesperidin）等成分具有降低血管通透性及抗毛细血管脆性的作用，能维持血管正常渗透压，临床上用作毛细血管性出血的止血药及高血压、动脉硬化的辅助治疗剂。某些黄酮类的扩冠作用较强，已用于临床治疗冠心病，如葛根素（puerarin）、牡荆素（vitexin）、金丝桃苷（hyperin）及人工合成的立可定（recordil）等。近年来研究发现，葛根 *Pueraria lobata* Willd. 中的大豆素（daidzein）、葛根素有治疗心肌缺血及缓解高血压患者头痛的作用。又如从银杏 *Ginkgo biloba* L. 叶中提出了降低血液胆固醇的成分银杏素（ginkgetin）、异银杏素（isoginkgetin）等。

立可定（合成品）　　　　　　牡荆素

在抗肝脏毒方面，如从水飞蓟种子中得到的水飞蓟素（silymarin）、异水飞蓟素（silydianin）及次水飞蓟素（silychristin）等黄酮类成分，经动物实验及临床实践均证明有很强的保肝作用，在临床上用于治疗急性肝炎、慢性肝炎、肝硬化及多种中毒性肝损伤等疾病，均取得了较好的效果。另外（＋）儿茶素（商品名，catergen）近年来在欧洲也用作抗肝脏毒药物，对脂肪肝及因半乳糖胺或 CCl_4 等引起的中毒性肝损伤均有一定效果。

从满山红 *Rhododendron dauricum* L. 叶中得到的杜鹃素（farrerol）具有较好的祛痰作用；从紫花杜鹃 *Rhododendron amesiae* Rehd. 中分离的紫花杜鹃素（metteucinol）具有止咳作用；从知母 *Anemarrhena asphodeloides* Bge. 、石韦 *Pyrrosia lingua* 叶等中分离的芒果素（mangiferin）、异芒果素（isomengiferin）具有镇咳、祛痰作用，且有一定的预防哮喘作用。此外，川陈皮素（nobiletin）、淫羊藿素（icaritin）、山柰酚（kaempferol）、黄芩苷（baicalin）、芫花素（genkwanin）及羟基芫花素（hydroxygenkwanin）等也有镇咳、祛痰作用，其中有些已经用于临床。黄酮类化合物的平喘作用与 α,β-不饱和酮结构有关。酮基氧原子的亲核能力越强，即氧原子的电子云密度越大，其解痉平喘作用越强；若酮基与分子内羟基形成强的氢键，则平喘作用减弱甚至消失。

大豆素、染料木素（genistein）、金雀花异黄素（bilchanin A，5,7-二羟基-4′-甲氧基异黄酮）等异黄酮均有雌性激素样作用，这可能是由于它们与己烯雌酚的结构相似的缘故。

金雀花异黄素　　　　　　　己烯雌酚

此外，异甘草素（isoliquiritigenin）及大豆素等具有类似罂粟碱（genkwanin）解除平滑肌痉挛样作用；木犀草素（luteolin）、黄芩素（baicalein）、黄芩苷等有一定程度的抗菌作用；桑色素（morin）、二氢槲皮素（dihydroquercetin）及山柰酚等有抗病毒作用，芦丁及其衍生物羟乙基芦丁（hydroxyethyl rutin）、二氢槲皮素以及橙皮苷、甲基查耳酮（methyl chalcone）等据报道对角叉菜胶、5-HT 及 PEG 诱发的大鼠足爪水肿、甲醛引发的关节炎及棉球肉芽肿等均有显著的抑制作用；金荞麦中的双聚原矢车菊苷元有抗炎、祛痰、解热、抑制血小板聚集与提高机体免疫功能的作用，临床用于肺脓肿及其他感染性疾病；营实中的营实苷 A（multiflorin A）有致泻作用；槲皮素、金合欢素（acacetin）等有抗氧化作用，其中槲皮素还具有抗病毒、抗骨质疏松等作用。

第二节　黄酮类化合物的结构与分类

黄酮类化合物根据 A 环与 B 环中间三碳链的氧化程度、B 环连接位置（2-或 3-位）以及三碳链是否成环等特点，可将主要的天然黄酮类化合物进行分类，如表 7-1 所示。

表 7-1　黄酮类化合物的主要结构类型

类型	基本结构	类型	基本结构
黄酮 flavone		查耳酮 chalcone	
黄酮醇 flavonol		二氢查耳酮 dihydrochalcone	
二氢黄酮 flavanone		花色素 anthocyanidin	
二氢黄酮醇 flavanonol		黄烷-3-醇 flavan-3-ol	
异黄酮 isoflavone		黄烷-3,4-二醇 flavan-3,4-diol	
二氢异黄酮 isoflavanone		吢酮（双苯吡酮） xanthone	

续表

类型	基本结构	类型	基本结构
高异黄酮 homoisflavone		橙酮（噢哢） aurone	

　　黄酮类化合物的 A、B 环上常见的取代基有羟基、甲氧基及异戊烯基等。该类化合物多以苷类的形式存在，并且由于糖的种类、数量、连接位置以及连接方式的不同，可以形成各种各样的黄酮苷类。组成苷类的糖有 D-葡萄糖、D-半乳糖、L-鼠李糖、L-阿拉伯糖、D-葡萄糖醛酸及 D-木糖等，或由这些单糖组成的双糖或三糖。糖连接的位置与苷元的结构类型有关。在 O-苷中，黄酮醇类常形成 3-、7-、3′-或 4′-单糖链苷；或 3,7-，3′,4′-及 7,4′-二糖链苷。花色苷类，多在 3-OH 上连有一个糖，或形成 3,5-二葡萄糖苷。在 C-苷中，糖多连接在 C-6或（和）C-8 上。

一、黄酮类

　　黄酮类是以 2-苯基色原酮为基本母核，且 3 位上无含氧基团取代的一类化合物。一般 A环的 5-位和 7-位几乎同时带有羟基，而 B 环常在 4′-位有羟基或甲氧基，3′-位有时也有羟基或甲氧基。黄酮类化合物广泛存在于被子植物中，以唇形科、玄参科、菊科等存在较多。常见的黄酮类化合物及其苷类有芹菜素（apigenin）、木犀草素、忍冬苷（lonicerin）、黄芩苷等。

芹菜素　　　　　　　　　　　木犀草素

忍冬苷　　　　　　　　　　　黄芩苷

二、黄酮醇类

　　黄酮醇类是在黄酮基本母核的 3-位上连有羟基的一类化合物。黄酮醇类化合物广泛存在于双子叶植物中，特别是一些木本植物的花和叶中，黄酮醇是最常见黄酮醇类化合物，约占黄酮类化合物总数的三分之一。常见的黄酮醇类化合物及其苷类有山奈酚、槲皮素、杨梅素

（myricetin）及芦丁等。

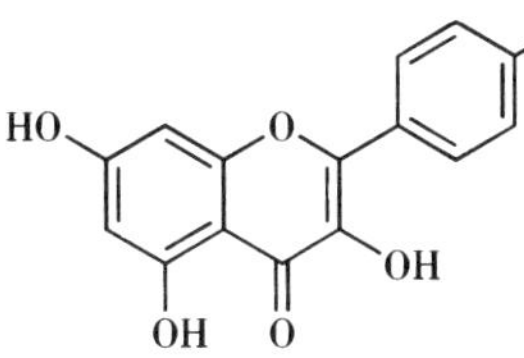

山柰酚

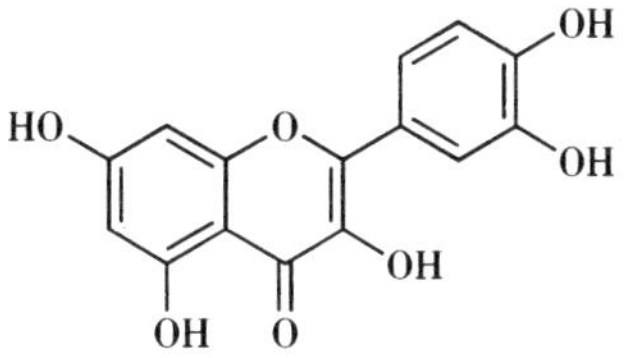

槲皮素

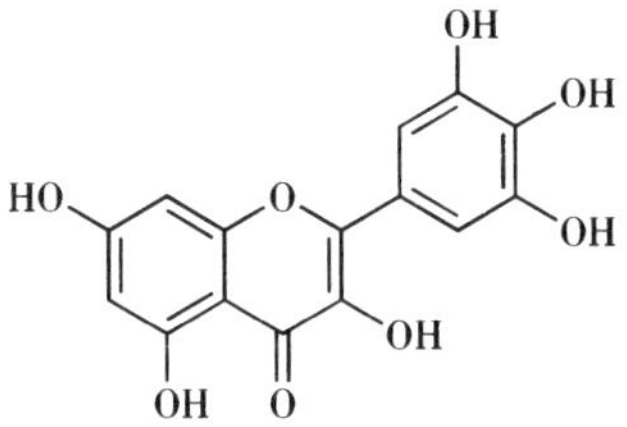

杨梅素

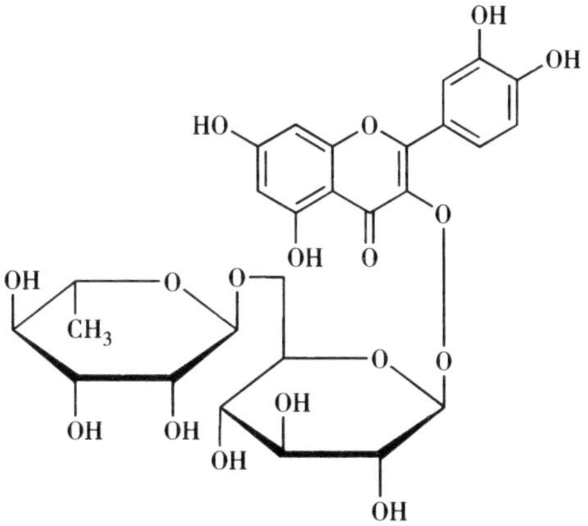

芦丁

三、二氢黄酮类

二氢黄酮类结构可看作是黄酮基本母核的 2-、3-位双键被氢化而成。二氢黄酮类在植物中存在较为普遍，特别是在蔷薇科、芸香科、豆科、杜鹃花科、菊科、姜科等被子植物中存在较多。如存在于紫花杜鹃中的紫花杜鹃素，陈皮 *Citrus aurantiun* 中的橙皮苷和新橙皮苷（neohesperidin），甘草 *Glycyrrhiza uralensis* 中的甘草苷（liquiritin）等。

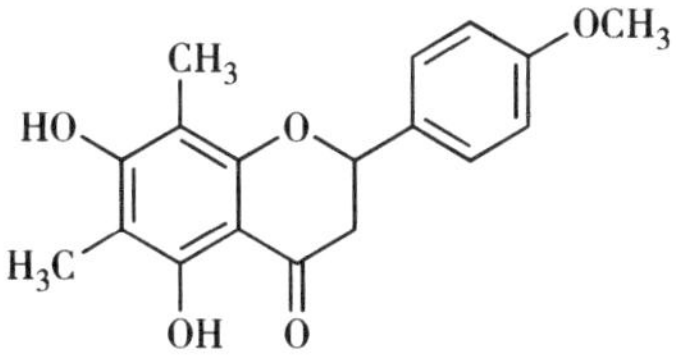

紫花杜鹃素

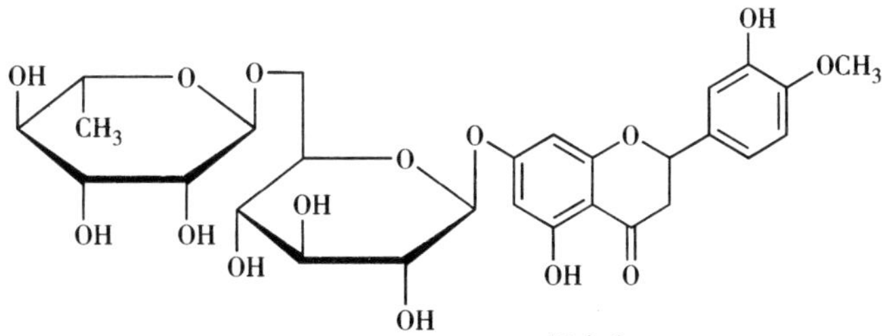

橙皮苷

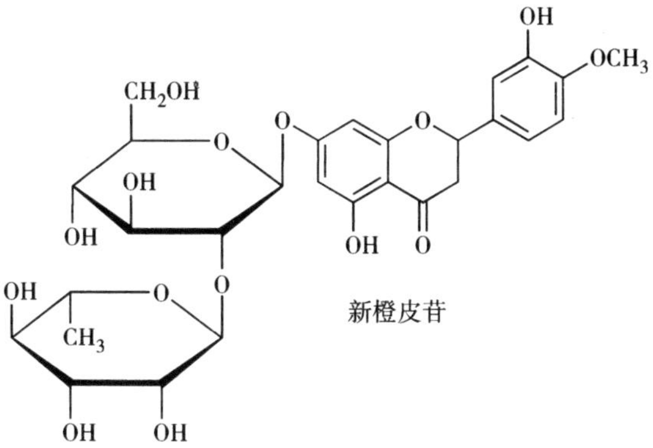

新橙皮苷

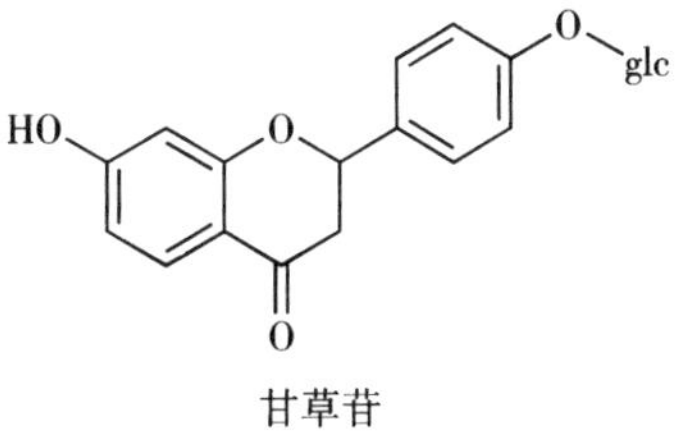

甘草苷

四、二氢黄酮醇类

二氢黄酮醇类的结构可看作是黄酮醇基本母核的 2-、3-位双键被氢化还原的产物，常与相应的黄酮醇共存于同一植物中。如满山红叶中的二氢槲皮素与槲皮素共存，桑枝 *Morus alba* L. 中的二氢桑色素（dihydromorin）与桑色素共存。黄柏 *Phellodendron chinense* Schneid. 植物叶中具有抗癌活性的黄柏素-7-*O*-葡萄糖苷（phellomurin）也属于二氢黄酮醇类。

二氢槲皮素　　　　　　　二氢桑色素　　　　　　　黄柏-7-O-葡萄糖苷

五、异黄酮类

异黄酮类母核为3-苯基色原酮，即B环连接在C环的3-位上。豆科植物葛根中所含的大豆素、大豆苷（daidzin）、染料木素及葛根素等均属于异黄酮类化合物。

大豆素　　　　　　　　　　　　大豆苷

染料木素　　　　　　　　　葛根素

六、二氢异黄酮类

二氢异黄酮类为3-苯基色原酮的2-、3-位双键氢化还原产物。毛鱼藤 *Derris elliptica* (Roxb.) Benth. 中具有较强杀虫和毒鱼作用的鱼藤酮（rotenone）、广豆根 *Radix Sophorae Subprostrata* 中具有抗癌活性的紫檀素（pterocarpin）均属于二氢异黄酮的衍生物。

鱼藤酮　　　　　　　　　　　　紫檀素

七、高异黄酮类

高异黄酮比异黄酮母核 C 环与 B 环间多 1 个—CH₂。麦冬 *Ophiopogon japonicus*（L. f）Ker‑Gawl. 中存在一系列高异黄酮类化合物，如麦冬高异黄酮 A（ophiopogonone A）。

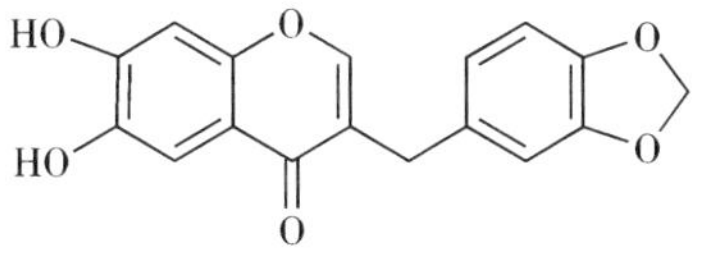

麦冬高异黄酮A

八、查耳酮类

查耳酮是二氢黄酮 C 环的 1‑、2‑位化学键断裂生成的苯甲醛缩苯乙酮化合物，其 2′‑羟基衍生物为二氢黄酮的异构体，两者可以相互转化，在酸的作用下转化为无色的二氢黄酮，碱化后又转为深黄色的 2′‑羟基查耳酮。

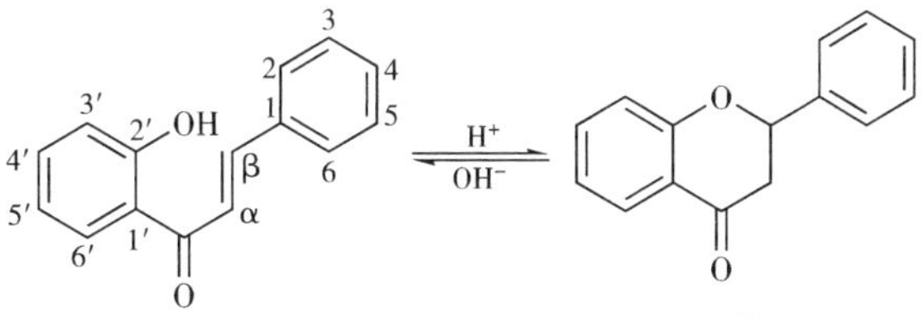

2′-羟基查耳酮　　　　　二氢黄酮

红花 *Carthamus tinctorius* L. 的主要成分为红花苷（carthamin），是 2′‑羟基查耳酮的衍生物。红花在不同开花时期的颜色有不同的变化，其主要原因是红花苷与二氢黄酮相互转化。花开初期花冠呈淡黄色，因主要含无色的二氢黄酮新红花苷（neocarthamin）及微量红花苷；花开中期花冠呈深黄色，因此时主要含红花苷（深黄色）；花开后期或采收干燥过程中转为红色或深红色，因红花苷受植物体内酶的作用氧化成红色的醌式红花苷（carthamone）。

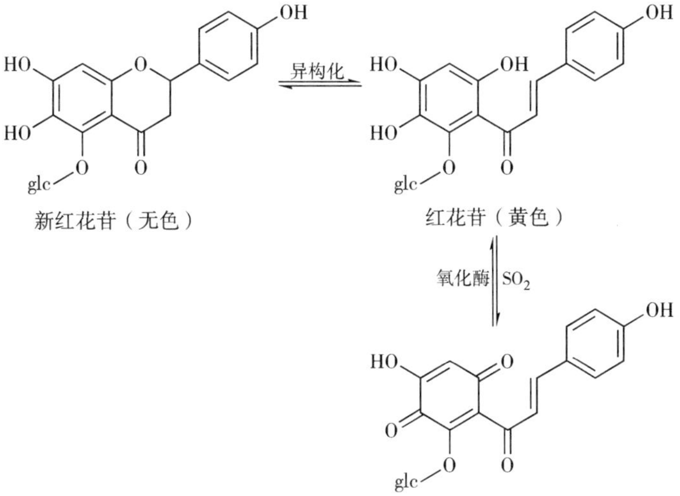

新红花苷（无色）　　　　　红花苷（黄色）

醌式红花苷（红色）

九、二氢查耳酮类

二氢查耳酮类为查耳酮 α、β 位双键氢化而成。此种类型的化合物在植物界分布较少，如苦参 Sophora flavescens Ait. 中含有的次苦参醇素（kuraridinol）和苹果 Malus domestica 种仁中含有的梨根苷（phloridzin）是二氢查耳酮的衍生物。

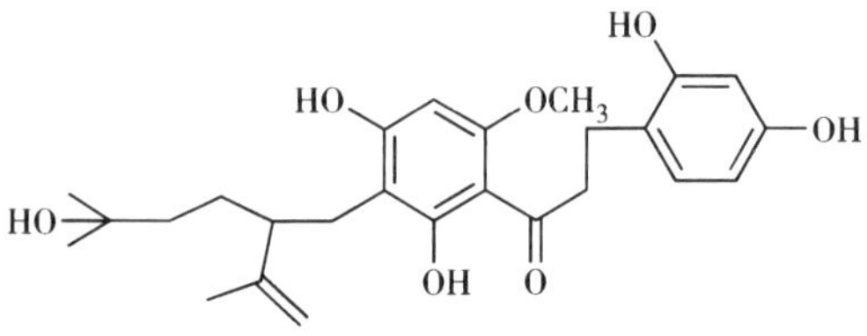

次苦参醇素 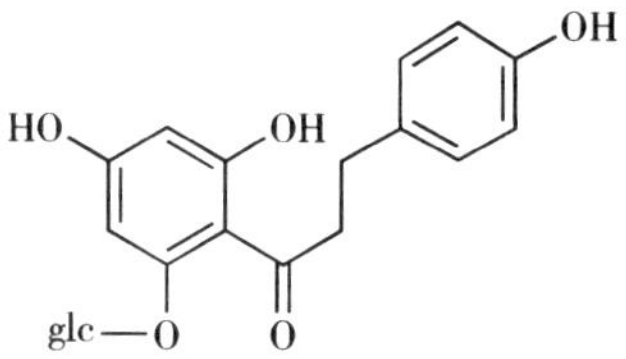　　　　　　　　　梨根苷

十、橙酮类

橙酮类又称噢哢类，其结构特点是 C 环为含氧五元环。该类化合物较少见，例如存在于黄花波斯菊花 Cosmos sulfureus 中的硫黄菊素（sulphuretin）属于此类。

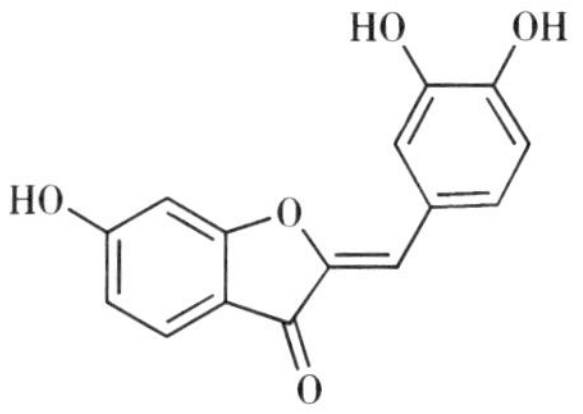

硫黄菊素

十一、花色素类

花色素类的结构特点是基本母核的 C 环无羰基，1-位氧原子以锌盐形式存在。这类成分是使植物的花、果、叶、茎等呈现蓝、紫、红等颜色的色素。矢车菊素（cyanidin）、天竺葵素（pelargonidin）、飞燕草素（delphinidin）及其苷类是最为常见的花色素。

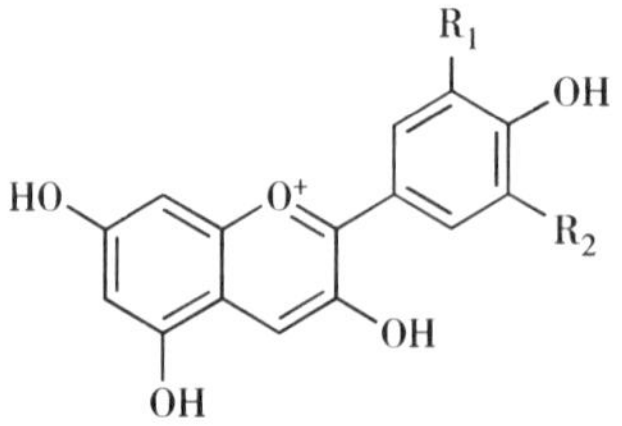

矢车菊素　R_1=OH　R_2=H
飞燕草素　R_1 = R_2=OH
天竺葵素　R_1= R_2=H

十二、黄烷醇类

黄烷醇类根据其 C 环的羟基分布情况又分为黄烷-3-醇和黄烷-3,4-二醇，它们是组成缩合鞣质的结构单元，常通过 4,8-或 4,6-位以 C-C 缩合形成缩合鞣质，主要存在于含鞣质的木本植物中。

黄烷-3-醇类中最常见的化合物是儿茶素。儿茶素又称儿茶精，其化学结构式为 5,7,3′，4′-四羟基黄烷-3-醇。其分子中有 C-2、C-3 2 个手性碳原子，故应有 4 个立体异构体，即

（＋）儿茶素、（－）儿茶素、（＋）表儿茶素（epicatechin）和（－）表儿茶素。它们在热水中易发生差向立体异构化反应。在天然界中分布最广泛的是（＋）儿茶素和（－）表儿茶素。

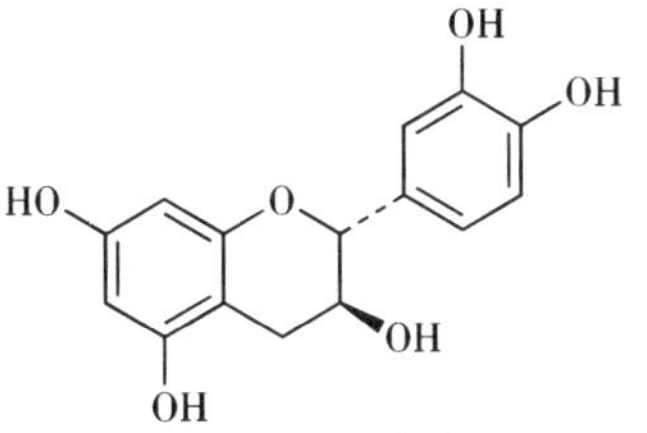

(+)儿茶素 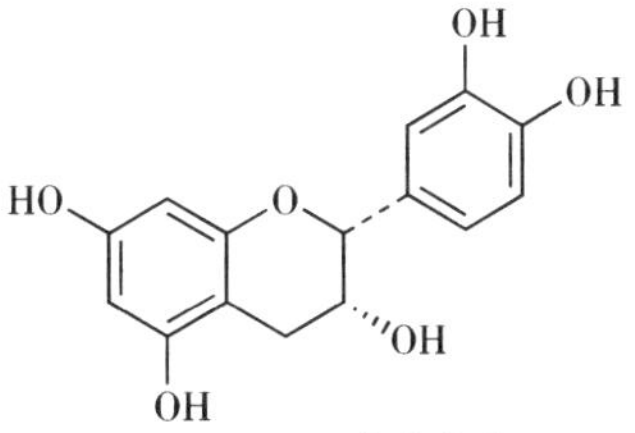　　　　　　　　　　　　(+)表儿茶素

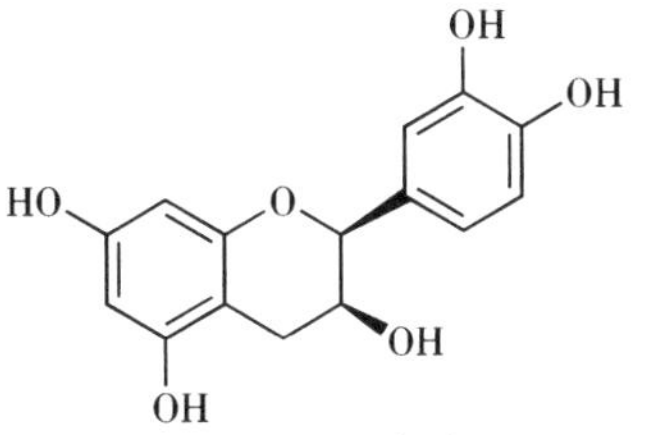

(–)儿茶素 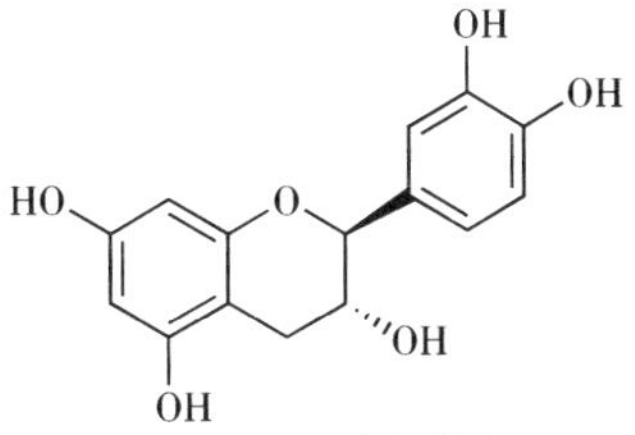　　　　　　　　　　　　(–)表儿茶素

黄烷-3,4-二醇类又称为无色花色素或白花素类（leucoanthocyanidins），它们也是缩合鞣质的前体物。黄烷-3,4-二醇的化学性质比黄烷-3-醇活泼，容易发生聚缩反应。在植物体内含量很少，常见的化合物有无色矢车菊素（leucocyanidin）、无色天竺葵素（leucopelargonidin）、无色飞燕草素（leucodelphinidi）、（＋）白刺槐定（leucorobinetinidin）、（＋）柔金合欢素（mollisacacidin）、（－）白漆苷元（leucofisetinidin）、（－）黑金合欢素（melacacidin）等。

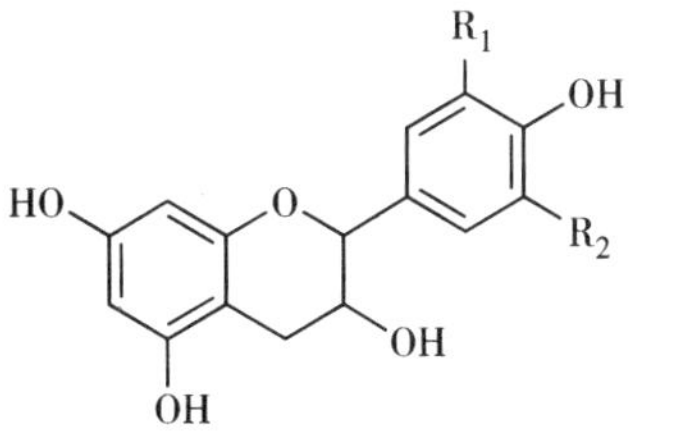

无色矢车菊素　R_1=OH R_2=H　　　　　(+)白刺槐定　　R=OH
无色飞燕草素　R_1=R_2=OH　　　　　　(+)柔金合欢素　R=H
无色天竺葵素　R_1=R_2=H

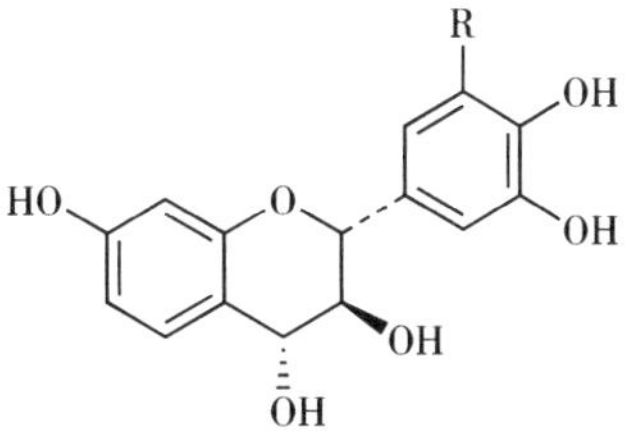

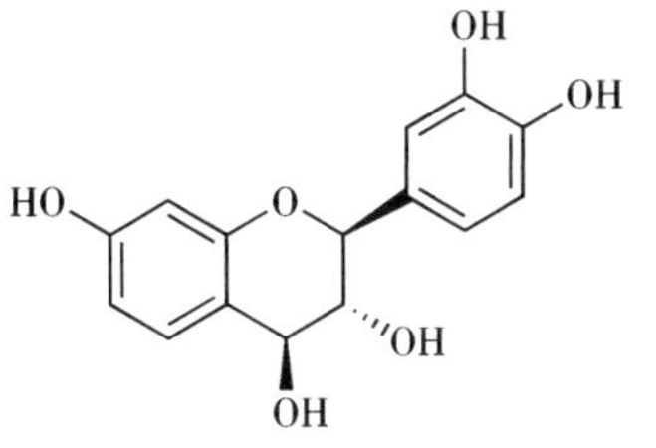

(–)白漆苷元 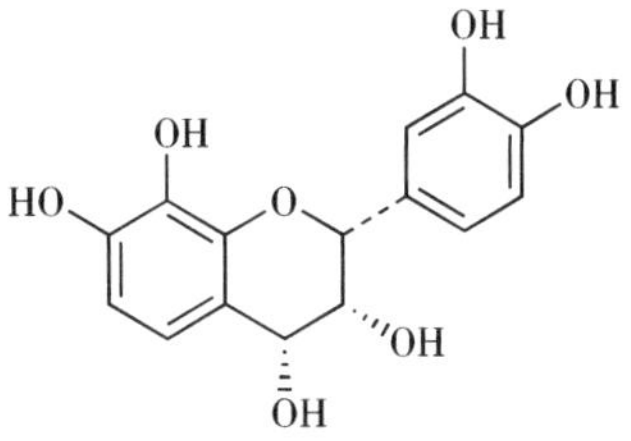　　　　　　　　　　　(–)黑金合欢素

十三、双黄酮类

双黄酮类是由 2 分子黄酮或其衍生物聚合而成的二聚物，其组成单元可以是不同类型的黄酮单体化合物。双黄酮单体化合物主要存在于蕨类植物和裸子植物中，尤其在松柏纲、银杏纲

和凤尾纲等植物中含量较多。常见的天然双黄酮是由 2 个分子的芹菜素或其甲醚衍生物构成的，根据它的结合方式可分为 3 类。

（一） 3′,8″-双芹菜素型

例如由银杏叶中分离出的银杏素、异银杏素等双黄酮即属此型。

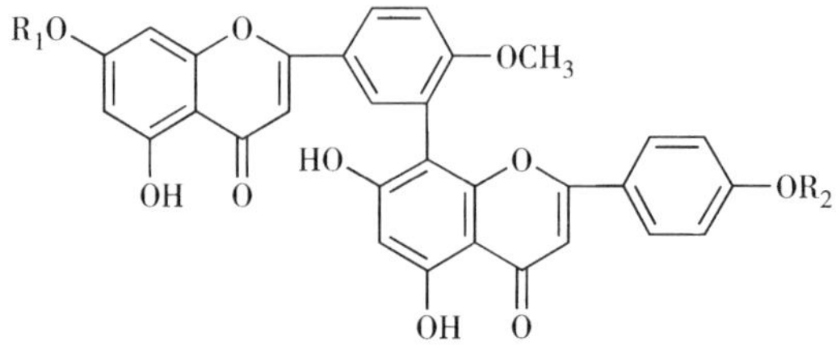

银杏素　　$R_1=CH_3$　$R_2=H$
异银杏素　$R_1=H$　　$R_2=CH_3$
白果素　　$R_1=H$　　$R_2=H$

（二） 8,8″-双芹菜素型

例如柏黄酮（cupresuflavone）。

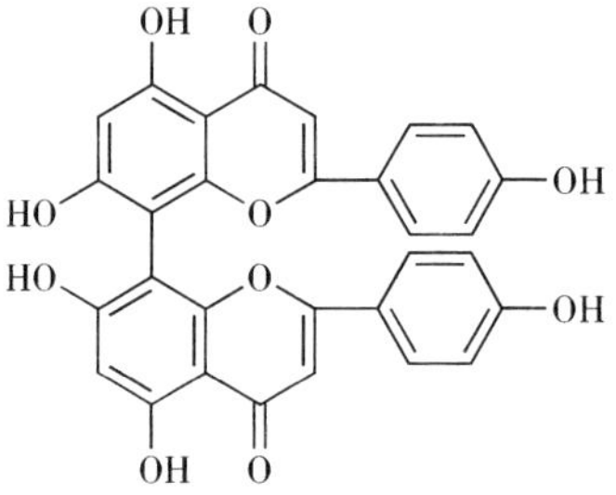

柏黄酮

（三） 双苯醚型

例如扁柏黄酮（hinokiflavone），是由 2 分子芹菜素通过 $C_{4'}-O-C_{6'}$ 醚键连接而成。

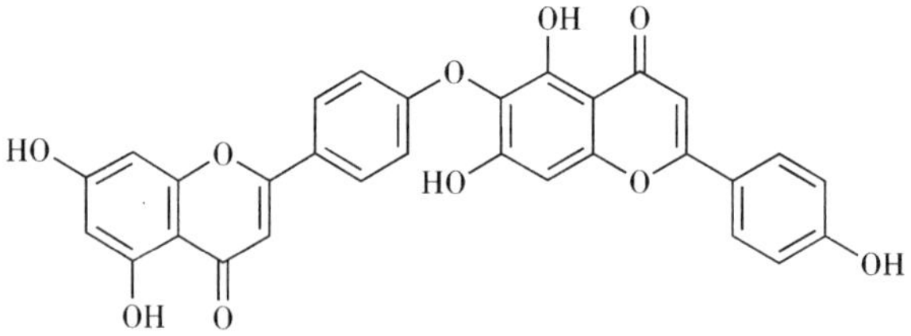

扁柏黄酮

十四、其他黄酮类

𠮶酮类又称双苯吡酮或苯骈色原酮，其基本母核由苯环与色原酮的 2-、3- 位骈合而成，是一种特殊的黄酮。如存在于石韦、芒果 *Mangifera indica* 叶中有止咳祛痰作用的异芒果素。另有少数结构比较特殊的黄酮类化合物，如榕碱（ficine）为黄酮生物碱（flavonoid alkaloids），水飞蓟素为黄酮木脂素类（flavonolignan）化合物。

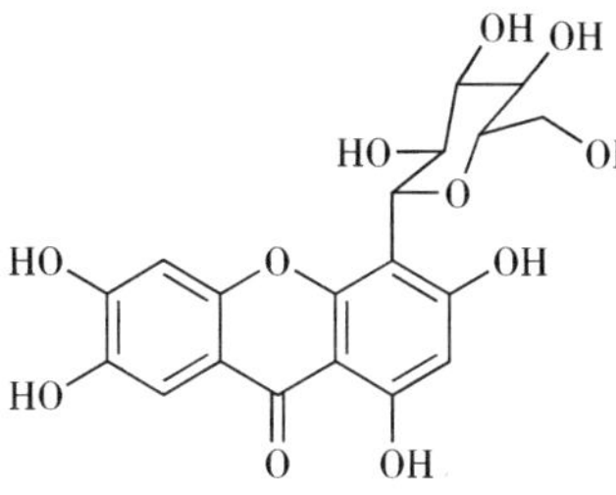

异芒果素

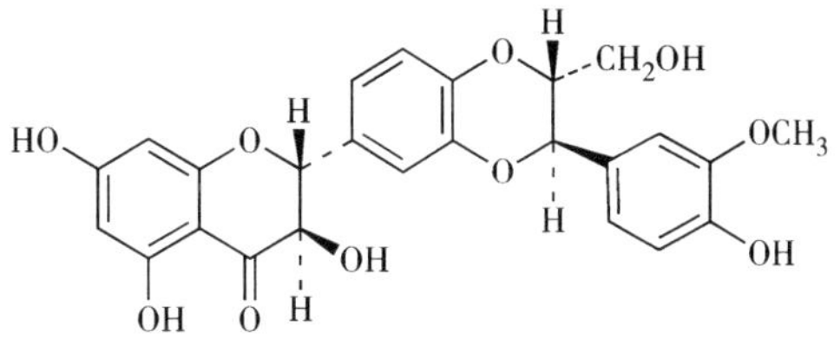

水飞蓟素

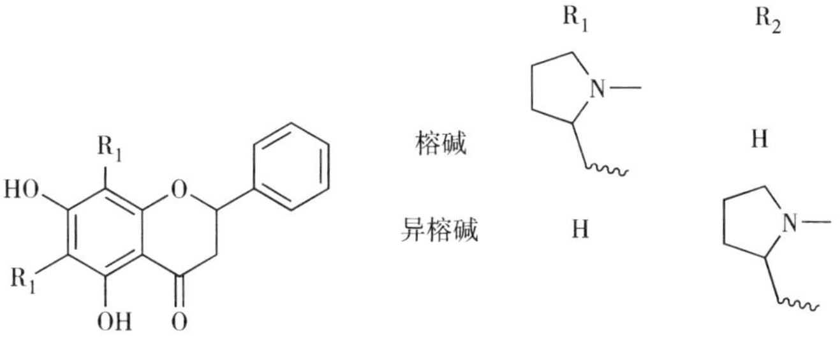

	R_1	R_2
榕碱		H
异榕碱	H	

第三节 黄酮类化合物的理化性质及显色反应

一、性状

黄酮类化合物多为结晶性固体，少数为无定形粉末，如黄酮苷类。

在二氢黄酮、二氢黄酮醇、二氢异黄酮及黄烷醇结构中含有手性碳原子，均具有旋光性，其余的黄酮类化合物的苷元无光学活性。而黄酮苷类化合物结构中含有糖部分，因此均有旋光性，且多为左旋。

黄酮类化合物的颜色与分子中是否存在交叉共轭体系、含有的助色团（—OH、—OCH₃）的类型、数目以及取代基的位置有关。以黄酮为例，其色原酮部分原本无色，但在2-位上引入苯环后，即形成交叉共轭体系，并通过电子转移、重排，使共轭链延长，而显现出颜色。

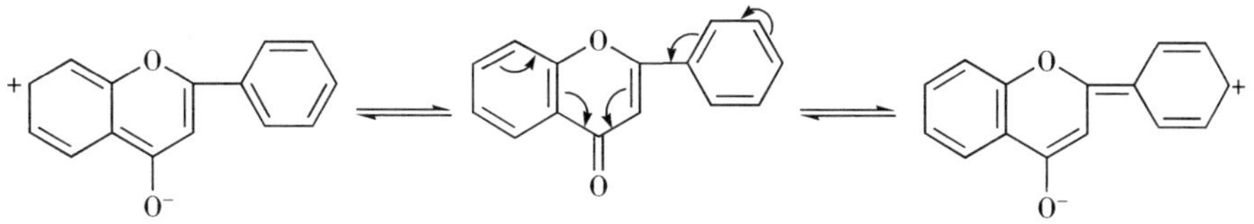

如果黄酮、黄酮醇分子中，尤其在7-位或4′-位引入—OH或—OCH₃等助色团后，因其促进电子移位、重排，而使化合物的颜色加深。但其他位置引入—OH或—OCH₃等助色团则影响较小。黄酮类化合物的颜色情况见表7-2。

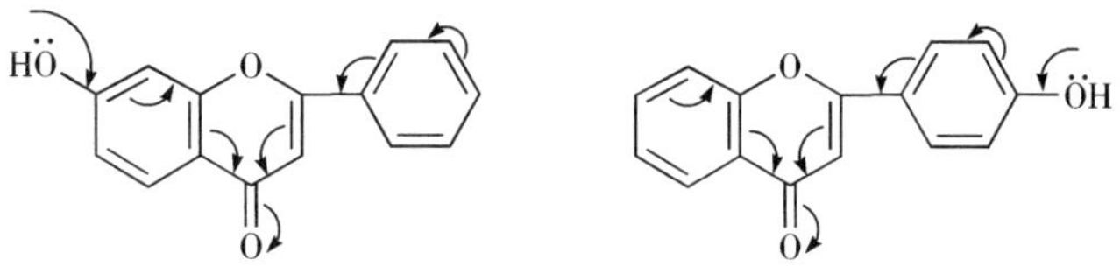

表 7-2　黄酮类化合物颜色及在紫外照射下的荧光情况

类型	一般情况	紫外线照射
黄酮	灰黄→黄色	暗棕色
黄酮醇	灰黄→黄色	亮黄色或黄绿色荧光
二氢黄酮	无色	不显色
二氢黄酮醇	无色	不显色
查耳酮	黄色→橙红色	深黄棕色或亮黄色荧光
异黄酮	微黄色	紫色荧光
花色素	pH<7，红色；pH 8.5，紫色；pH>8.5，蓝色	棕色荧光

二、溶解性

黄酮类化合物的溶解度因其结构及存在状态不同而有很大差异。

一般游离苷元难溶或不溶于水，易溶于甲醇、乙醇、丙酮、乙酸乙酯、乙醚等有机溶剂及稀碱水溶液中。其中黄酮、黄酮醇、查耳酮等，它们的分子中存在着交叉共轭体系，分子结构为平面型，分子与分子间排列紧密，分子间引力较大，因此难溶于水；二氢黄酮及二氢黄酮醇等，其分子中的吡喃环已被氢化，为近似于半椅式的非平面结构，分子排列不紧密，分子间引力降低，有利于水分子进入，在水中溶解度比平面型分子稍大。

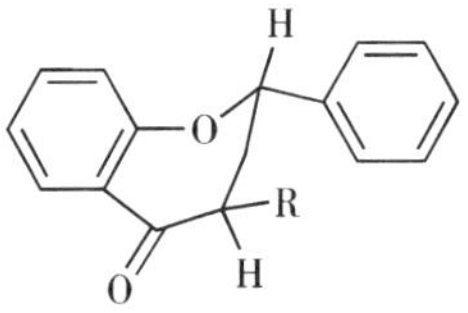

二氢黄酮　R=H
二氢黄酮醇 R=OH

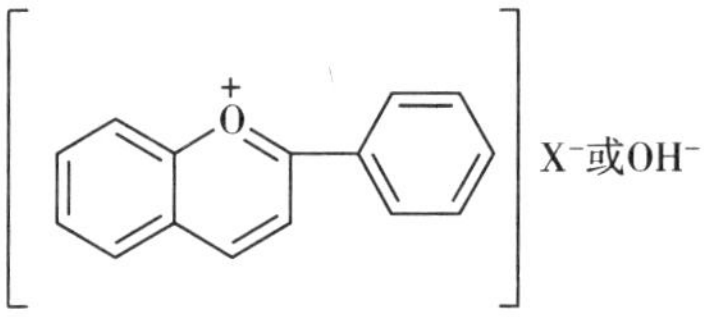

花青素

异黄酮类化合物的 B 环受吡喃环羰基的立体阻碍，也不是平面分子，亲水性比平面分子增加。

花色素苷元（花青素）类虽也为平面性结构，但因以离子形式存在，具有盐的通性，故亲水性较强，水溶度较大。

黄酮类苷元分子中引入羟基，将增加在水中的溶解度；而羟基经甲基化后，则增加了在有机溶剂中的溶解度。黄酮类化合物多数属于多羟基化合物，一般不溶于石油醚中，故可与脂溶性杂质分开，但川陈皮素（5,6,7,8,3′,4′-六甲氧基黄酮）却可溶于石油醚。

黄酮类化合物的羟基糖苷化后，在水中的溶解度增大，在有机溶剂中的溶解度减小。黄酮苷一般易溶于水、甲醇、乙醇等强极性溶剂中，但难溶或不溶于苯、三氯甲烷等有机溶剂中。

黄酮苷分子中糖基数目多少和结合的位置，对溶解度也有一定的影响。一般多糖苷比单糖苷水溶性大，3-位羟基苷比相应的 7-位羟基苷水溶性大，例如槲皮素-3-O-葡萄糖苷的水溶性比槲皮素-7-O-葡萄糖苷大，这是由于 3-位糖基与 4-位羰基的立体障碍使分子的平面性减弱，同时 7-位羟基比 3-位羟基极性大的缘故。

三、酸性与碱性

（一）酸性

黄酮类化合物因分子中多具有酚羟基，故显酸性，可溶于碱性水溶液、吡啶、甲酰胺及二甲基甲酰胺中。该类化合物的酸性强弱与酚羟基数目的多少和位置有关。以黄酮、黄酮醇为例，其酚羟基酸性由强到弱的顺序依次为：$7,4'$-二 OH＞7-或 $4'$-OH＞一般酚 OH＞5-OH。7-位和 $4'$-位同时有酚羟基者，在 p-π 共轭效应和 4-位羰基诱导效应的影响下，显示插烯酸的酸性，使酸性增强而溶于碳酸钠水溶液中；7-位或 $4'$-位上有酚羟基者，只溶于碳酸钠水溶液；具有一般酚羟基者，只溶于氢氧化钠水溶液；只有 5-位酚羟基者，因 5-OH 可与 4-位羰基形成分子内氢键，酸性最弱，所以可以用 pH 梯度法分离黄酮类化合物。但二氢黄酮类和异黄酮类 $4'$-位上的酚羟基为一般酚羟基，缺乏插烯酸的酸性，如二氢黄酮和异黄酮等。

（二）碱性

黄酮类化合物由于分子中的 γ-吡喃环上的 1-位氧原子具有未共用电子对，因此表现出微弱的碱性，可与强无机酸，如浓硫酸、盐酸等生成锌盐，该锌盐极不稳定，加水后即可分解。

$$\xrightarrow[\text{H}_2\text{O}]{\text{HCl}}$$

此外，黄酮类化合物溶于浓硫酸时，所生成的锌盐常表现出特殊的颜色，可用于鉴别。

四、显色反应

黄酮类化合物的显色反应主要作用于分子中的酚羟基及 γ-吡喃酮结构部分。

（一）还原反应

1. 盐酸-镁粉（或锌粉）反应　此为鉴别黄酮类化合物最常用的颜色反应。方法是将试样溶于甲醇或乙醇，滴加几滴浓盐酸，再加入少许镁粉（或锌粉）振摇（必要时微热），$1\sim2$min 即可显出颜色。多数黄酮、黄酮醇、二氢黄酮和二氢黄酮醇显橙红色至紫红色，少数显紫色至蓝色。而查耳酮、橙酮、儿茶素类则为阴性反应。异黄酮类除少数例外，也不显色。

由于花色素、部分查耳酮、橙酮等单纯在浓盐酸酸性条件下也能产生颜色变化，故应注意区别。必要时须预先做空白对照实验，即在供试液中不加镁粉（或锌粉），仅加入浓盐酸进行观察，若产生红色，则表明供试液中含有花色素或某些查耳酮或某些橙酮等。另外，为避免在该反应中提取液本身颜色较深的干扰，可注意观察加入镁粉后升起的泡沫颜色，如泡沫为红色，即为阳性反应。

盐酸-镁粉反应的机制过去解释为由于生成了花色苷元所致，现在一般认为是由于生成阳碳离子的缘故。

2. 四氢硼钠反应　四氢硼钠（$NaBH_4$）是对二氢黄酮类化合物专属性较高的一种还原剂。二氢黄酮类化合物可被四氢硼钠还原产生红色至紫红色。其他黄酮类化合物均不显色，可与之区别。方法是在试管中加入适量的试样甲醇液，加入等量的 2% NaBH₄ 的甲醇液，1min 后，再加浓盐酸或浓硫酸数滴，生成紫色至紫红色。此反应也可在滤纸上进行，将样品的甲醇液点在滤纸上，喷上 2% NaBH₄ 的甲醇液，1min 后，熏浓盐酸蒸气，则二氢黄酮类或二氢黄酮醇类的斑点被还原显色。

（二）金属盐类试剂的络合反应

黄酮类化合物分子结构中，多具有 3-羟基、4-羰基，或 5-羟基、4-羰基，或邻二酚羟基，故可以与许多金属盐类试剂如铝盐、锆盐、镁盐、锶盐和铅盐等反应，生成有色的络合物。

1. 三氯化铝反应　样品的乙醇溶液和 1% 三氯化铝乙醇溶液通过纸斑反应后，置于紫外灯下显鲜黄色荧光，但 4′-OH 黄酮醇或 7,4′-二羟基黄酮醇类显天蓝色荧光。

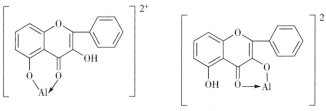

5-羟基黄酮醇铝盐络合物　　　　黄酮醇铝盐络合物

2. 锆盐-枸橼酸反应　可以用来鉴别黄酮类化合物分子中 3-OH 或 5-OH 的存在。黄酮类化合物分子中有游离的 3-OH 或 5-OH 时，均可与 2% 二氯氧锆（ZrOCl₂）甲醇溶液反应生成黄色的锆盐络合物。但 3-OH、4-羰基与锆盐生成的络合物的稳定性比 5-OH、4-羰基络合物稳定性强（仅二氢黄酮醇除外），5-OH、4-羰基络合物容易被弱酸分解，故当反应液中继续加入枸橼酸后，5-OH 黄酮的黄色溶液显著褪色（锆盐-枸橼酸反应阴性），而 3-OH 黄酮溶液仍呈鲜黄色（锆盐-枸橼酸反应阳性）。

锆盐显色反应也可在滤纸上进行，得到的锆盐络合物斑点多呈黄绿色并有荧光。

锆盐络合物

3. 醋酸镁反应　试样的乙醇溶液和 1% 醋酸镁甲醇溶液通过纸斑反应后，置于紫外灯下观察荧光。二氢黄酮、二氢黄酮醇类可显天蓝色荧光，若有 5-OH 存在时，颜色更明显。而黄酮、黄酮醇和异黄酮类等显黄色～橙黄色～褐色。

4. 氨性氯化锶反应　黄酮类化合物的分子中如果有邻二酚羟基，则可与氨性氯化锶试剂反应。方法是取少许样品置小试管中，加入 1mL 甲醇溶解（必要时可在水浴上加热）后，再加 0.01mol/L 氯化锶（SrCl₂）的甲醇溶液 3 滴和被氨气饱和的甲醇溶液 3 滴，如产生绿色至棕色乃至黑色沉淀，则表示有邻二酚羟基。

反应式（结构图）

5. 醋酸铅反应 黄酮类化合物可与 1‰ 醋酸铅或碱式醋酸铅水溶液反应生成黄色至红色沉淀。色泽因化合物分子中羟基数目和位置不同而异。其中醋酸铅只能与分子中具有邻二酚羟基或兼有 3-位羟基、4-酮基或 5-位羟基、4-酮基结构的化合物作用，但碱式醋酸铅的沉淀范围要大得多，一般酚类化合物均可与之沉淀。

6. 三氯化铁反应 三氯化铁水溶液或醇溶液为常用的酚类显色剂，可与多数含有酚羟基的黄酮类化合物产生显色反应，但一般仅当含有氢键缔合的酚羟基时，才呈现明显的颜色。

（三）硼酸显色反应

黄酮类化合物分子中含有下列结构时，在无机酸或有机酸存在条件下，可与硼酸反应，产生亮黄色。具有 5-羟基的黄酮及 2′-羟基查耳酮类结构，在酸性溶液中能与硼酸反应显黄色并具有黄绿色荧光。但 5-羟基二氢黄酮呈阴性反应。因此，可用此反应区别 5-羟基黄酮、2′-羟基查耳酮与其他黄酮。

结构图

一般在草酸存在下，显黄色并带绿色荧光；但在枸橼酸丙酮存在条件下，则只显黄色而无荧光。

（四）碱性试剂显色反应

黄酮类化合物溶于碱性溶液显黄色、橙色或红色等，化合物类型不同，显色情况不同。因此，利用碱性试剂可帮助鉴别分子中某些结构特征。具体显色结果见表 7-3。

表 7-3 黄酮类化合物用碱性试剂显色结果

类型	条件	现象
黄酮	冷或热 NaOH 溶液	黄色→橙红色
黄酮醇	NaOH 溶液	先呈黄色，经空气氧化后变为棕色
二氢黄酮	冷 NaOH 溶液	黄色→橙色，放置后，红色→紫红色
查耳酮	NaOH 溶液	红色或紫红色
含邻三酚羟基的黄酮	稀 NaOH 溶液	暗绿色纤维状沉淀

此外，也可将黄酮类化合物与碱性试剂通过纸斑反应，在可见光或紫外光下观察颜色变化情况来鉴别黄酮类化合物。其中用氨蒸气处理后呈现的颜色变化置空气中随即褪去，但经碳酸钠水溶液处理而呈现的颜色置空气中却不褪色。

第四节 黄酮类化合物的提取与分离

一、黄酮类化合物的提取

黄酮及其苷类不但种类多，性质各异，而且在植物体内存在的部位不同，其结合状态也不同，如在花、叶、果等组织中主要以苷的形式存在，在木质部坚硬组织中主要以苷元的形式存在，所以应根据欲提取的黄酮及其苷的具体情况选用合适的溶剂提取。

黄酮苷类和极性较大的苷元（如羟基黄酮、双黄酮、橙酮、查耳酮等），一般可用乙醇、甲醇、水、丙酮、乙酸乙酯等提取，其中用得最多的是甲醇或甲醇-水（1∶1），一些多糖苷类则可用沸水进行提取。花色素类可用 0.1％盐酸进行提取，但提取其他苷类成分时则不应加酸，避免发生水解。为了防止酶水解，可按苷类的提取方法事先破坏酶的活性。提取苷元，宜用三氯甲烷、乙醚、乙酸乙酯，多甲氧基黄酮苷元也可用苯、石油醚进行提取。

对得到的粗提取物可进行精制处理，大致有以下几种方法。

（一） 溶剂萃取法

根据混入杂质的极性不同，选用不同溶剂进行萃取，以达到精制纯化的目的。低极性溶剂的提取液常伴有亲脂性杂质如叶绿素、油脂与蜡等，可将提取液浓缩，用石油醚处理，亲脂性杂质即转溶于石油醚中。药材中如含有大量油脂则应在提取前先用石油醚脱脂。植物叶类天然药物的醇提取液中也常伴存有叶绿素、胡萝卜素等脂溶性色素杂质，可用石油醚处理除去。而某些水提取溶液则可加入多倍量醇，以沉淀除去蛋白质、多糖类等水溶性杂质。

有时溶剂萃取过程也可以用逆流分配法连续进行，常用的溶剂系统有水-乙酸乙酯、正丁醇-石油醚等。在除去杂质的同时，往往还可以达到分离苷和苷元或分离极性苷元与非极性苷元的效果。

（二） 碱提酸沉法

由于黄酮类化合物大多具有酚羟基，有弱酸性，故可用碱性水（石灰水、碳酸钠、稀氢氧化钠）或碱性稀醇（如 50％的乙醇）浸出，浸出液用盐酸酸化后，游离状态的黄酮及水溶性较小的黄酮苷可沉淀析出。

需要注意的是，用碱水进行提取时，所用碱水的浓度不可太高，以免在强碱条件下，尤其加热时破坏黄酮母核。在加酸进行酸化时，酸性也不能太强，以免生成𨦥盐，降低产品的收率。当分子中有邻二酚羟基时，可加硼酸进行保护。提取时所用的碱水多用石灰水，因石灰水能使含有多羟基的鞣质、含有羧基的果胶和黏液质等水溶性杂质生成钙盐沉淀，不被溶出，有利于精制纯化。橙皮苷、黄芩苷和芦丁均可用此法提取。

（三） 大孔吸附树脂法

将植物的水或稀醇提取液，加入到大孔吸附树脂柱上，用水洗去杂质，依次用不同浓度的醇洗下所需的酚类成分，最后用浓醇或丙酮洗脱完全。在洗脱过程中，可以用 HCl-Mg 粉反应进行检测。吸附树脂法在制药工业中应用越来越广泛，如银杏叶总黄酮的提取精制（参见实例部分）。

（四）超临界萃取法

超临界萃取技术与有机溶剂萃取法相比较，具有提取效率高、无溶剂残留、不稳定成分不易被分解等优势，能把高沸点、低挥发性、易热解的物质在远低于其沸点温度下萃取出来，对提取或精制热敏性或易氧化的物质尤为适用。通过改变温度和压力达到萃取的目的，将温度固定，通过降低压力实现分离纯化；反之，压力固定，通过改变温度也可将物质分离。

二、黄酮类化合物的分离

黄酮类化合物分离方法的原理主要有 3 种：①依据化合物极性大小不同，利用各种吸附色谱或分配色谱进行分离；②根据分子大小不同，利用葡聚糖凝胶色谱进行分离；③根据化合物酸性强弱不同，利用 pH 梯度萃取法进行分离。

（一）柱色谱法

分离黄酮类化合物常用的吸附剂或载体有硅胶、聚酰胺及葡聚糖凝胶等。此外，尚有氧化铝、氧化镁、硅藻土及纤维素粉等。

1. 硅胶色谱法　此法应用范围最广，主要用于分离异黄酮、二氢黄酮、二氢黄酮醇和高度甲基化或乙酰化的黄酮及黄酮醇类。硅胶加水去活化后也可用于分离极性较大的化合物，如多羟基黄酮醇及其苷类。供试硅胶中混存的微量金属离子，应预先用浓盐酸处理除去，以免干扰分离效果。

用硅胶柱色谱分离黄酮苷元时，一般选有机溶剂为洗脱剂，可用三氯甲烷 - 甲醇混合溶剂作流动相；分离黄酮苷时，可用三氯甲烷 - 甲醇 - 水或乙酸乙酯 - 丙酮 - 水作流动相。如以石油醚 - 丙酮、三氯甲烷 - 丙酮或三氯甲烷 - 甲醇 - 水梯度洗脱。如从金丝桃中分离得到槲皮素、槲皮苷（槲皮素 - 3 - O - 鼠李糖苷，quercitrin）、金丝桃苷（槲皮素 - 3 - O - β - D - 半乳糖苷，hyperin）以及芦丁。

2. 聚酰胺色谱法　聚酰胺是分离黄酮类化合物较为理想的吸附剂，其吸附容量较高，分离能力较强，适合于分离各种类型的黄酮类化合物，包括苷及苷元。其吸附强度主要取决于黄酮类化合物分子中酚羟基的数目与位置及溶剂与黄酮类化合物或与聚酰胺之间形成氢键缔合能力的大小。黄酮类化合物在聚酰胺色谱柱上大体有下列氢键吸附规律。

（1）黄酮类化合物分子中能形成氢键的基团即酚羟基数目越多，则吸附力越强，在色谱柱上越难以被洗脱。例如对桑色素的吸附力强于山柰酚。

桑色素　>　山柰酚

（2）分子中酚羟基数目相同时，所处位置易于形成分子内氢键，则其与聚酰胺的吸附力减小，易被洗脱下来。例如对大豆素的吸附力强于卡来可新（calycosin）。

大豆素 　　　　卡来可新

（3）分子内芳香化程度越高，共轭双键越多，则吸附力越强，故查耳酮要比相应的二氢黄酮吸附力强，黄酮的吸附力强于二氢黄酮。

橙皮查尔酮 　　　　橙皮素

（4）不同类型黄酮类化合物，被吸附的强弱顺序为：黄酮醇＞黄酮＞二氢黄酮＞异黄酮。

（5）各种溶剂在聚酰胺柱上的洗脱能力由弱至强的顺序为：水＜甲醇或乙醇（浓度由低到高）＜丙酮＜稀氢氧化钠水溶液或氨水＜甲酰胺＜二甲基甲酰胺（DMF）＜尿素水溶液。

值得注意的是，用聚酰胺柱分离黄酮类化合物时，若以含水流动相（如甲醇-水）作洗脱剂：①分离苷和苷元时，若苷元母核结构相同，糖连接数目不同，则洗脱先后顺序为，叁糖苷＞双糖苷＞单糖苷＞苷元，符合反相分配色谱规律；②分离苷元时，若苷元母核结构相同，只是酚羟基取代位置和数目不同，被吸附的强弱顺序符合氢键吸附规律。若以有机溶剂（如三氯甲烷-甲醇）作洗脱剂，结果则相反，苷元比苷先洗脱下来，后者不符合"氢键吸附"规律，且糖数目越多的苷，极性越强，也是后被洗脱，洗脱顺序符合正相分配色谱规律。有人认为这是由于聚酰胺具有"双重色谱"性能之故，即其分子中既有非极性的脂肪链，又有极性的酰胺基团，当用含水流动相（如甲醇-水）洗脱时，聚酰胺作为非极性固定相，其色谱行为类似反相分配色谱，因苷比苷元极性大，所以，苷比苷元容易洗脱。同样，糖数目越多的苷，极性越强，先被洗脱。当用有机溶剂（如三氯甲烷-甲醇）洗脱时，聚酰胺作为极性固定相，其色谱行为类似正相分配色谱，因苷元的极性比苷小，所以苷元比苷容易洗脱。例如，槲皮素与槲皮素 $3-O-\beta-D-$ 半乳糖在聚酰胺柱色谱中，用苯-丁酮-甲醇（60：20：20）洗脱时，槲皮素先被洗脱下来。同样，糖数目越多的苷，极性越强，后被洗脱。

用聚酰胺柱分离黄酮苷元时，可用三氯甲烷-甲醇-丁酮-丙酮或苯-石油醚-丁酮-甲醇等混合溶剂洗脱；从粗制提取物中分离黄酮苷和苷元时，可用甲醇-水或乙醇-水混合溶剂洗脱。

聚酰胺柱色谱的操作过程，是先将植物总酚类的样品溶于有机溶剂，加入少量聚酰胺粉拌匀，挥去有机溶剂，加于聚酰胺柱顶上。也可将总植物酚类的水溶液直接上聚酰胺柱。后法操作虽简便但效果不如前法。上柱后开始洗脱，先用水洗去糖及其他杂质，然后以不同浓度乙醇，如10％、20％、30％……90％的乙醇洗脱，洗脱的每一流分用薄层色谱检查，合并相同成分的流分，浓缩，选择合适的溶剂进行重结晶，即得各个单体。例如由补骨脂总黄酮中分离补骨脂双氢黄酮与异补骨脂查耳酮，可用聚酰胺柱色谱分离，如下所示。

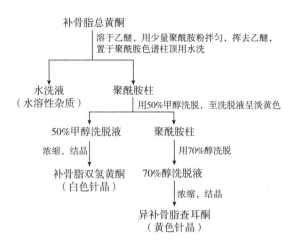

3. 葡聚糖凝胶色谱法 在黄酮类化合物的分离中，主要用 Sephadex G 和 Sephadex LH‑20 两种类型的凝胶。Sephadex G 型葡聚糖凝胶只适合在水中使用。Sephadex LH‑20 既可在水中使用，也可在有机溶剂中使用。分离苷元时，主要是利用吸附作用，即凝胶对苷元吸附强度大小取决于游离酚羟基数目的多少，游离酚羟基数目越多，吸附力越强，越难洗脱。分离苷时主要靠分子筛作用，洗脱时按苷分子量由大到小的顺序依次被洗出色谱柱。部分黄酮类化合物在 Sephadex LH‑20 柱上以甲醇为溶剂的洗脱顺序见表 7‑4。

表 7‑4 黄酮类化合物在 Sephadex LX‑20 上（甲醇）的 V_e/V_0

黄酮类化合物	取代基	V_e/V_0
芹菜素	5,7,4′-三羟基	5.3
木犀草素	5,7,3′,4′-四羟基	6.3
槲皮素	3,5,7,3′,4′-五羟基	8.3
杨梅素	3,5,7,3′,4′,5′-六羟基	9.2
山奈酚-3-鼠李糖基半乳糖-7-鼠李糖苷	三糖苷	3.3
槲皮素-3-芸香糖苷	双糖苷	4.0
槲皮素-3-鼠李糖苷	单糖苷	4.9

表 7‑4 中 V_e 为洗脱样品时需要的溶剂总量或称洗脱体积，V_0 为柱子的室体积。所以 V_e/V_0 数值越小说明化合物越容易被洗脱下来。表 7‑2 所列数据清楚地表明，苷元的羟基越多，V_e/V_0 数值越大，越难洗脱，而苷的分子量越大，所连糖的数目越多，V_e/V_0 数值越小，越容易洗脱。

葡聚糖凝胶柱色谱中常用的洗脱剂有：碱性水溶液（如 0.1mol/L NH_4OH）、含盐水溶液（如 0.5mol/L NaCl）、醇及含水醇（如甲醇、甲醇‑水，正丁醇‑甲醇、乙醇等）、三氯甲烷‑甲醇、二氯甲烷‑甲醇等。

（二）pH 梯度萃取法

pH 梯度萃取法适合于分离酸性强弱不同的游离黄酮类化合物。黄酮类化合物由于酚羟基数目及位置不同，其酸性强弱也不同。将混合黄酮溶于有机溶剂（如乙醚）后，依次用 5％ $NaHCO_3$、5％ Na_2CO_3、0.2％NaOH 及 4％NaOH 的水溶液进行萃取，以达到分离的目的。

用 pH 梯度法萃取黄酮的一般规律如下。

酸性：

7,4′-二羟基＞7或4′-羟基＞一般酚羟基＞5-羟基

5%NaHCO₃   5%Na₂CO₃   0.2%NaOH   4%NaOH

在实际工作中，常将上述各种方法相互配合应用，可以达到较好的分离效果。近年来，利用液滴逆流分离法、高效液相色谱法分离较难分离的化合物已取得了很好的效果。

三、黄酮类化合物的提取分离实例

（一）甘草中甘草苷和甘草素的提取

甘草为豆科植物甘草 *Glycyrrhizauralensis* Fisch.、胀果甘草 *Glycyrrhizainflata* Bat. 或光果甘草 *Glycyrrhizaglabra* L. 的干燥根和根茎。甘草中除了含有具有甜味的甘草皂苷外，还有二氢黄酮类的甘草苷和甘草素，也是甘草中的有效成分。2015 年版《中国药典》规定，甘草药材中甘草苷含量不得少于 0.50%，甘草饮片中甘草苷含量不得少于 0.45%。甘草苷和甘草素具有解痉，抗溃疡等作用，临床上主要用于消化性溃疡等疾病。

甘草苷和甘草素的结构如下：

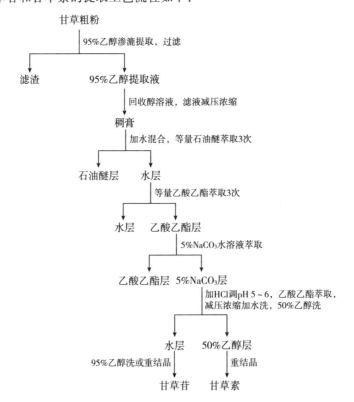

甘草素 R=H
甘草苷 R=glc

甘草中甘草苷和甘草素的提取工艺流程如下：

甘草粗粉
↓ 95%乙醇渗滤提取，过滤
滤渣   95%乙醇提取液
↓ 回收醇溶液，滤液减压浓缩
稠膏
↓ 加水混合，等量石油醚萃取3次
石油醚层   水层
↓ 等量乙酸乙酯萃取3次
水层   乙酸乙酯层
↓ 5%NaCO₃水溶液萃取
乙酸乙酯层   5%NaCO₃层
↓ 加HCl调pH 5~6，乙酸乙酯萃取，减压浓缩加水洗，50%乙醇洗
水层   50%乙醇层
↓ 95%乙醇洗或重结晶   ↓ 重结晶
甘草苷   甘草素

（二）　芫花中芫花素的提取

芫花为瑞香科植物芫花 *Daphne genkwa* Sieb. et Zucc. 的干燥花蕾，芫花中含有多种黄酮类成分，是芫花有效成分之一。2015 年版《中国药典》规定，芫花药材中含芫花素不得少于 0.2%。芫花素具有收缩子宫、降血压等作用，临床上主要用于催产或者治疗子宫出血。

芫花素的结构式如下：

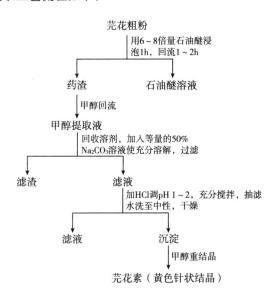

芫花素

芫花中芫花素的提取工艺流程如下：

```
                    芫花粗粉
                      │ 用6～8倍量石油醚浸
                      │ 泡1h，回流1～2h
         ┌────────────┴────────────┐
        药渣                    石油醚溶液
         │ 甲醇回流
      甲醇提取液
         │ 回收溶剂，加入等量的50%
         │ Na₂CO₃溶液使充分溶解，过滤
    ┌────┴──────────┐
   滤渣            滤液
                    │ 加HCl调pH 1～2，充分搅拌，抽滤
                    │ 水洗至中性，干燥
            ┌───────┴────────┐
           滤液            沉淀
                            │ 甲醇重结晶
                     芫花素（黄色针状结晶）
```

第五节　黄酮类化合物的色谱检识

黄酮类化合物的色谱检识主要有硅胶薄层色谱法、聚酰胺薄层色谱法、纸色谱法。

一、薄层色谱法

薄层色谱法是分离和检识黄酮类化合物的重要方法之一。一般采用吸附薄层，吸附剂大多用硅胶和聚酰胺，其次是纤维素薄层色谱。

1. 硅胶薄层色谱法　硅胶薄层色谱法是检识黄酮类化合物的常用方法，通过调整展开剂的极性，既可以分离检识大多数黄酮苷元，也可用于分离和检识极性较大的黄酮苷。

分离检识黄酮苷元常用有机溶剂系统展开，如甲苯-甲酸甲酯-甲酸（5∶4∶1），也可以根据待分离成分极性的大小适当地调整甲苯与甲酸的比例，另外尚有苯-甲醇（95∶5）、三氯甲烷-甲醇（8.5∶1.5，7∶0.5）、苯-甲醇-醋酸（35∶5∶5）等。苯-醋酸（45∶4）或二氯甲烷-醋酸-水（2：1：1）对分离检识二氢黄酮苷元较好。

分离检识黄酮苷类则采用极性较大的溶剂系统展开，如分离黄酮 O-苷、黄酮 C-苷和黄酮醇 O-苷类的溶剂系统有正丁醇-醋酸-水（3：1：1）、甲酸-乙酸乙酯-水（9：1：1）、三氯甲烷-乙酸乙酯-丙酮（5：1：4）和三氯甲烷-甲醇-水（65：45：12）等。分离二氢黄酮 O-苷类的溶剂系统有三氯甲烷-醋酸（100：4）、苯-醋酸（100：4）或三氯甲烷-醋酸-甲醇（90：5：5）等。

2. 聚酰胺薄层色谱法　聚酰胺薄层色谱法适宜分离与检识各类型含游离酚羟基的黄酮苷元和苷，其色谱行为可参考柱色谱中的规律。

由于聚酰胺对黄酮类化合物氢键吸附能力较强，因此，需要用展开能力较强的展开剂，在展开剂中大多含有醇、酸或水，或兼有两者。分离检识黄酮苷元常用有机溶剂为展开剂，如三氯甲烷-甲醇（94：6，96：4）、三氯甲烷-甲醇-丁酮（12：2：1）、苯-甲醇-丁酮（90：6：4，84：8：8，60：20：20）等。分离检识黄酮苷常用含水的有机溶剂为展开剂，如甲醇-醋酸-水（90：5：5）、甲醇-水（1：1）、丙酮-水（1：1）、异丙醇-水（3：2）、水-乙醇-丁酮-乙酰丙酮（65：15：15：5）和水-正丁醇-丙酮-醋酸（16：2：2：1）等。

3. 纤维素薄层色谱法　纤维素无吸附性，属于分配色谱，与纸色谱相似，但其斑点更集中，分离速度也比纸色谱快，因此可以代替纸色谱。纤维素色谱适用于分离极性较强的黄酮苷类成分。经典的溶剂系统即 5%～40% 醋酸、正丁醇-醋酸-水（4：1：5，上层，BAW）等。

多数黄酮类化合物在薄层色谱上用紫外灯检识时可以看到有色斑点，以氨熏后常产生明显的颜色变化，置空气中随即褪去。此外，还可以喷以 2% $AlCl_3$ 甲醇液或者 $FeCl_3$-$K_3Fe(CN)_6$（1：1）水溶液等显色剂显色，在紫外灯下检识。

二、纸色谱法

纸色谱法适用于分离各种类型的黄酮化合物，包括黄酮苷元和黄酮苷类。混合物的检识常采用双向纸色谱。以黄酮苷来说，一般第一向采用醇性展开剂如正丁醇-醋酸-水（4：1：5 上层，BAW）、叔丁醇-醋酸-水（3：1：1，TBA）或水饱和的正丁醇等，此为正相分配色谱，极性小的化合物比极性大的化合物 R_f 值大。第二向常采用水性展开剂，如水、2%～6% 醋酸、3% 氯化钠及醋酸-浓盐酸-水（30：3：10）等，其色谱行为类似于反相分配色谱，极性大的化合物比极性小的化合物 R_f 值大。

黄酮苷元化合物的检识，一般宜用醇性展开剂或苯-醋酸-水（125：72：3）、三氯甲烷-醋酸-水（13：6：1）、苯酚-水（4：1）等。而花色素及花色苷的检识则可用含盐酸或醋酸的水溶液作展开剂。

多数黄酮类化合物在纸色谱上用紫外灯检查时，可以看到有色斑点，以氨蒸气处理后常产生明显的颜色变化。此外，还可喷以 2% $AlCl_3$ 甲醇溶液（在紫外灯下检查）或 1% $FeCl_3$-1% $K_3Fe(CN)_6$（1：1）水溶液等显色剂。

黄酮类化合物在纸色谱展开时，R_f 值与结构之间大致有下列关系：

（1）不同类型的黄酮苷元化合物，当用水性展开剂如 3%～5% 醋酸展开时，平面型分子如黄酮、黄酮醇、查耳酮等，几乎停留在原点不动（R_f＜0.02）；而非平面型分子如二氢黄酮、二氢黄酮醇、二氢查耳酮等，因亲水性稍强，故R_f值较大（0.10～0.30），符合反相分配色谱规律。

（2）同一类型的黄酮苷元化合物，在用醇性展开剂（如 BAW）展开时，如分子中羟基数目越多，极性越大，则R_f值越小；相反，羟基数目越少，则R_f值越大，符合正相分配色谱规律。

（3）黄酮苷类如用醇性展开剂展开，因极性较黄酮苷元大，故R_f值较后者相应低。故对同一类型苷元的黄酮苷其R_f值依次为：苷元＞单糖苷＞双糖苷，符合正相分配色谱规律。以在 BAW 中展开为例，多数类型的黄酮苷元（花色苷元例外）R_f值在 0.70 以上，而苷则小于0.70。但在用水性展开剂如水或 2％～8％醋酸、3％氯化钠或 1％盐酸展开时，则上列顺序将会颠倒，黄酮苷元几乎停留在原点不动，苷类的R_f值可在 0.5 以上，糖链越长，则R_f值越大，符合反相分配色谱规律。另外，糖的结合位置对R_f值也有重要的影响。

不同类型黄酮类化合物在双向纸色谱展开时常常出现在特定的区域，据此可推测它们的结构类型以及判定是否成苷以及含糖数量。

第六节　黄酮类化合物的结构测定

一、紫外及可见光谱

紫外及可见光谱是黄酮类化合物结构研究的一种重要手段。另外，一些诊断试剂的使用还能提供较多的结构信息。

（一）黄酮类化合物在甲醇溶液中的 UV 光谱特征

在甲醇溶液中，大多数黄酮类化合物的紫外吸收光谱由 2 个主要吸收带组成。出现在300～400nm 之间的吸收带称为带Ⅰ，出现在 240～280nm 之间的吸收带称为带Ⅱ。带Ⅰ是由 B环桂皮酰基系统的电子跃迁引起的吸收，而带Ⅱ是由 A 环苯甲酰基系统的电子跃迁引起的吸收，如下式所示。

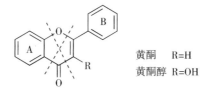

黄酮　　R=H
黄酮醇　R=OH

不同类型的黄酮化合物的带Ⅰ或带Ⅱ的峰位、峰形和吸收强度不同，如图 7-3、表 7-5 所示。因此，根据它们的紫外光谱特征可以大致推测黄酮类化合物的结构类型。

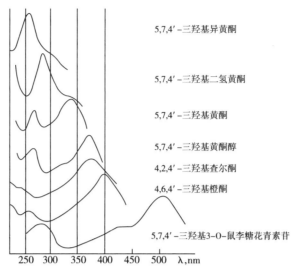

图 7-3   不同类型黄酮类化合物的紫外光谱

表 7-5   黄酮类化合物 UV 吸收范围

带Ⅱ (nm)	带Ⅰ (nm)	黄酮类型
250～280	304～350	黄酮
250～280	328～357	黄酮醇（3-OH 取代）
250～280	358～385	黄酮醇（3-OH 游离）
245～270	310～330（肩峰）	异黄酮
270～295	300～330（肩峰）	二氢黄酮、二氢黄酮醇
220～270（低强度）	340～390	查耳酮
230～270（低强度）	370～430	噢呫
270～280	465～560	花青素及其苷

1. 黄酮及黄酮醇类   从图 7-3 可见，黄酮和黄酮醇的 UV 光谱图形相似，其共同特征是均出现 2 个主峰，且 2 个峰图形相似，强度相近。但两者的带Ⅰ位置不同，黄酮带Ⅰ位于 304～350nm，黄酮醇带Ⅰ位于 358～385nm。据此可以对这两类化合物进行区别。

黄酮、黄酮醇的 B 环或 A 环上取代基的性质和位置不同，将影响带Ⅰ或带Ⅱ的峰位和峰形。例如 7- 和 4′- 位引入羟基、甲氧基等含氧基团，可引起相应吸收带红移。又如 3- 或 5- 位引入羟基，因能与 4 位的 C＝O 形成氢键缔合，前者使带Ⅰ红移，后者使带Ⅰ和带Ⅱ均红移。B 环上的含氧取代基逐渐增加时，带Ⅰ红移值（nm）也逐渐增加（见表 7-6），而不能使带Ⅱ产生位移，但有时可改变带Ⅱ的峰形。

表 7-6   B 环上引入羟基对黄酮类化合物 UV 光谱中带Ⅰ的影响

化合物	羟基位置		带Ⅰ (nm)
	A 或 C 环	B 环	
3,5,7-三羟基黄酮（高良姜素）	3,5,7	—	359
3,5,7,4′-四羟基黄酮（山柰酚）	3,5,7	4′	367
3,5,7,3′,4′-五羟基黄酮（槲皮素）	3,5,7	3′,4′	370
3,5,7,3′,4′,5′-六羟基黄酮（杨梅素）	3,5,7	3′,4′,5′	374

　　带Ⅱ的峰位主要受 A 环氧取代程度的影响，当 A 环上的含氧取代基增加时，使带Ⅱ红移（见表 7-7），而对带Ⅰ无影响，或影响甚微，但 5-羟基黄酮除外。

表 7-7　A 环上引入羟基对黄酮类化合物 UV 光谱中带Ⅱ的影响

化合物	A 环上羟基位置	带Ⅱ（nm）
黄酮	—	250
5-羟基黄酮	5	268
7-羟基黄酮	7	252
5，7-二羟基黄酮	5，7	268
5,6,7-三羟基黄酮（黄芩素）	5，6，7	274
5,7,8-三羟基黄酮（去甲汉黄芩素）	5，7，8	281

　　黄酮或黄酮醇的 3-，5-或 4′-羟基被甲基化或苷化后，可使带Ⅰ紫移。如 3-OH 甲基化或苷化使带Ⅰ（328～357nm）与黄酮的带Ⅰ波长范围重叠（且光谱曲线的形状也相似），5-OH 甲基化使带Ⅰ和带Ⅱ紫移 5～15nm，4′-OH 甲基化或苷化使带Ⅰ紫移 3～10nm。其他位置上的羟基取代对甲醇溶液的 UV 光谱几乎没有影响。黄酮或黄酮醇的酚羟基被乙酰化后，原来酚羟基对 UV 光谱的影响几乎消失。例如槲皮素五乙酰化物的 UV 光谱与无羟基取代的黄酮极为相似。

　　2. 异黄酮、二氢黄酮及二氢黄酮醇类　此 3 类化合物的结构中都有苯甲酰系统，而无桂皮酰系统，所以它们的 UV 光谱特征是带Ⅱ吸收强，而带Ⅰ以肩峰或低强度吸收峰出现（见图 7-3）。因此，很容易与黄酮、黄酮醇及查耳酮、橙酮相区别。

　　异黄酮的带Ⅱ通常出现在 245～270nm，二氢黄酮和二氢黄酮醇的带Ⅱ都出现在 270～295nm，据此可相互区别。这 3 类化合物的带Ⅱ，当 A 环含氧取代基增加时则红移，但带Ⅱ一般不受 B、C 环含氧取代基增加的影响。

　　3. 查耳酮及橙酮类　此 2 类化合物 UV 光谱的特征是带Ⅰ均为主峰且强度很高，而带Ⅱ的吸收弱，为次强峰。利用这一特征可与上述几类黄酮化合物相区别。如表 7-5 所示，查耳酮的带Ⅰ通常出现在 340～390nm 间，而橙酮的带Ⅰ一般位于 370～430nm 范围内。与黄酮、黄酮醇类相同，当 B 环引入氧取代基时，也会使相应的带Ⅰ产生红移。

　　（二）加入诊断试剂的 UV 光谱在黄酮类化合物结构研究中的应用

　　在测定了黄酮类化合物在甲醇溶液中的 UV 光谱后，可向其甲醇溶液中加入各种诊断试剂，如甲醇钠（NaOMe）、醋酸钠（NaOAc）、醋酸钠/硼酸（NaOAc/H_3BO_3）、三氯化铝（$AlCl_3$）及三氯化铝/盐酸（$AlCl_3$/HCl）等试剂，使黄酮类化合物中的不同酚羟基解离或形成络合物等，导致光谱发生变化，据此变化，可以判断各类黄酮化合物的结构，这些试剂对结构具有诊断意义，称为诊断试剂。不同类型的黄酮类化合物，都可以利用在其甲醇溶液中加入诊断试剂的方法以获得更多的结构信息，且均有各自的规律性。本书仅以黄酮、黄酮醇类为例，介绍加入诊断试剂后对其 UV 光谱的影响，几种诊断试剂引起的位移及其结构特征归属如表 7-8 所示。

表 7-8　黄酮、黄酮醇加入诊断试剂的 UV 图谱位移及结构特征归属

诊断试剂	带 Ⅱ	带 Ⅰ	结构特征
NaOMe		红移 40～60nm（ε 不降低）	有 4′-OH（无 3-OH）
		红移 50～60nm（ε 降低）	有 3-OH（无 4′-OH）
	吸收带随测定时间延长而衰退		有对碱敏感的取代模式，如 3,4′；3,3′,4′-；5,6,7-；5,7,8-或 5,3′,4′-OH
NaOAc	红移 5～20nm		有 7-OH（无 3-OH）
		在长波一侧有明显的肩峰	有 4′-OH，但无 3-及/或 7-OH
	光谱图随时间延长而衰退		具有对 NaOAc 敏感取代模式，如 5,6,7-或 5,7,8-或 3,3′,4′-三羟基或 3,4′-二羟基-3′-甲氧基等
NaOAc /H₃BO₃		红移 12～30nm	B 环有邻二酚 OH
	红移 5～10nm		A 环有邻二酚 OH（不包括 5,6-邻二酚 OH））
AlCl₃	AlCl₃＝AlCl₃/HCl 谱图		无邻二酚 OH
	AlCl₃≠AlCl₃/HCl 谱图		有邻二酚 OH
	后者带Ⅰ较前者紫移 30～40nm		B 环上有邻二酚 OH
	后者带Ⅰ较前者仅紫移约 20nm		B 环上有邻三酚 OH
AlCl₃ /HCl	MeOH＝AlCl₃/HCl		无 3-及 5-OH
	AlCl₃≠AlCl₃/HCl 谱图		可能有 3-及（或）5-OH
	加入 AlCl3/HCl 后 ｛ 带Ⅰ红移 35～55nm		有 5-OH 而无 3-OH
	带Ⅰ红移 17～20nm		有 6-含氧取代
	带Ⅰ红移 50～60nm		有 3-或 3,5-二 OH

根据以上这些规律，利用 UV 光谱包括各种加入诊断试剂后测得的 UV 光谱，能够判断出黄酮类化合物的基本母核和取代基，特别是羟基的取代模式。但是，在实际研究中，仍需结合其他波谱方法尤其是 NMR 图谱进行综合分析，才能更为准确地确定被测样品的化学结构。

二、核磁共振谱

（一）氢核磁共振谱

^{1}H-NMR 谱是黄酮类化合物结构研究的一种重要方法，具有简便、快速且可获得大量极有价值的结构信息等优点。根据黄酮类化合物的溶解度的不同，可选用 CDCl₃、DMSO-d₆ 及 C₅D₅N、(CD₃)₂CO 等溶剂进行测定。其中，DMSO-d₆ 在黄酮苷及黄酮苷元的测定中为常用的理想溶剂。使用 DMSO-d₆ 为测定溶剂有很多优点，如大部分黄酮苷及黄酮苷元均易溶于 DMSO-d₆ 中，可直接测定其 ^{1}H-NMR 谱，而不需要制备衍生物；DMSO-d₆ 溶剂信号（δ_H 2.50）也很少与黄酮类化合物信号重叠；对各质子信号分辨率高；可分别观察到黄酮类各酚羟基的质子信号等。但是，DMSO-d₆ 最大的缺点是沸点较高，测定后溶剂的回收一般经冷冻干燥法才能完成。

早期也将黄酮类化合物制备成三甲基硅醚衍生物，用 CCl₄ 为溶剂进行测定。CCl₄ 本身不含质子，使测得的光谱易于分析。但此法由于需要制备衍生物，故目前已基本不被采用。需要指

出的是，本章以下介绍的各种黄酮类化合物的¹H-NMR谱规律均是从将黄酮类化合物制备成三甲基硅醚衍生物后，溶于CCl_4中进行测定而获得的数据中总结出来的。因此，应用下述规律分析在DMSO-d_6中测定的结果时，应注意其各种质子信号的化学位移值也可能超出本书所述范围，但其各种信号的峰形和在整个NMR谱中的相对位置却是基本一致的。

1. C环质子 各类黄酮类化合物结构上的主要区别在于C环的不同，且C环质子在¹H-NMR谱中也各有其特征，故可用来确定它们的结构类型和相互区别。

（1）黄酮和黄酮醇类 黄酮类H-3常以1个尖锐的单峰出现在$\delta 6.30$处。它可能会与5,6,7-或5,7,8-三氧取代黄酮中的H-8或H-6信号相混淆，应注意区别。黄酮醇类的C-3位有含氧取代基，故在¹H-NMR谱上无C环质子信号。

（2）异黄酮类 H-2因受到1-位氧原子和4-位羰基影响，以1个尖锐的单峰出现在$\delta 7.60 \sim 7.80$，比一般芳香质子位于较低场。如用DMSO-d_6作溶剂测定时，该质子信号还可向低场移至$\delta 8.50 \sim 8.70$处。

（3）二氢黄酮类 H-2因受2个不等价的H-3偶合，故被分裂成1个双二重峰（$J_反 = 11.0Hz$，$J_顺 = 5.0Hz$），中心位于约$\delta 5.2$处。2个H-3各因偕偶（$J = 17.0Hz$）和与H-2的邻偶也被分裂成1个双二重峰（$J_反 = 11.0Hz$，$J_顺 = 5.0Hz$），中心位于$\delta 2.80$处，但往往相互重叠（见表7-9）。

（4）二氢黄酮醇类 H-2和H-3为反式二直立键，故分别以二重峰出现（$Jaa = 1.0Hz$），H-2位于$\delta 4.80 \sim 5.00$处，H-3位于$\delta 4.10 \sim 4.30$处。当3-OH成苷后，则使H-2和H-3信号均向低场位移，H-2位于$\delta 5.0 \sim 5.60$，H-3位于$\delta 4.30 \sim 4.60$间（见表7-9）。

表7-9 二氢黄酮和二氢黄酮醇中H-2和H-3的化学位移

化合物	H-2	H-3
二氢黄酮	5.00～5.50dd	接近2.80dd
二氢黄酮醇	4.80～5.00d	4.10～4.30d
二氢黄酮醇-3-O-糖苷	5.00～5.60d	4.30～4.60d

（5）查耳酮类 H-α和H-β分别以二重峰（$J = 17.0Hz$）形式出现，其化学位移在$\delta 6.70 \sim 7.40$和$\delta 7.00 \sim 7.70$处。

查耳酮 橙酮

（6）橙酮类 C环的环外质子=CH常以单峰出现在$\delta 6.50 \sim 6.70$处，其确切的峰位取决于A环和B环上羟基取代情况，增大羟基化作用，使该峰向高磁场区位移（与没有取代的橙酮相比），其中以C-4位（-0.19）和C-6位（-0.16）羟基化作用影响最明显。

2. A环质子

（1）5,7-二羟基黄酮类化合物 5,7-二羟基黄酮类化合物A环的H-6和H-8分别以间位偶合的双重峰（$J = 2.5Hz$）出现在$\delta 5.70 \sim 6.90$之间，且H-6的双重峰总是比H-8的双重峰位于较高场。当7-羟基被苷化后，H-6和H-8信号均向低场位移（见表7-10）。

HO···
5,7-羟基黄酮类化合物

表7-10　5,7-二羟基黄酮类化合物中H-6和H-8的化学位移

化合物	H-6	H-8
黄酮，黄酮醇，异黄酮	6.00～6.20d	6.30～6.50d
上述化合物的7-O-葡萄糖苷	6.20～6.40d	6.50～6.90d
二氢黄酮、二氢黄酮醇	5.75～5.95d	5.90～6.10d
上述化合物的7-O-葡萄糖苷	5.90～6.10d	6.10～6.40d

（2）7-羟基黄酮类化合物　7-羟基黄酮类化合物A环的H-5因与H-6的邻偶，故表现为1个双峰（$J=8.0Hz$），又因其处于4位羰基的负屏蔽区，故化学位移约为8.0。H-6因与H-5的邻偶和H-8的间位偶合，故表现为双二重峰。H-8因与H-6的间位偶合，故表现为1个双峰（$J=2.0Hz$）。7-羟基黄酮类化合物中的H-6和H-8的化学位移值在6.30～7.10处，比5,7-二羟基黄酮类化合物中的相应质子的化学位移值大，并且位置可能相互颠倒（见表7-11）。

HO···
7-羟基黄酮类化合物

表7-11　7-羟基黄酮类化合物中H-5、H-6和H-8的化学位移

化合物	H-5	H-6	H-8
黄酮、黄酮醇、异黄酮	7.90～8.20d	6.70～7.10dd	6.70～7.00d
二氢黄酮、二氢黄酮醇	7.70～7.90d	6.40～6.50dd	6.30～6.40d

3. B环质子

（1）4′-氧取代黄酮类化合物　4′-氧取代黄酮类化合物B环的4个质子可以分成H-2′、H-6′和H-3′、H-5′ 2组，构成AA′BB′系统，每组质子均表现为双重峰（2H，$J=8.0Hz$），出现在δ6.50～7.90，比A环质子处于稍低的磁场，且H-2′、H-6′总是比H-3′、H-5′位于稍低磁场，这是因为C环对H-2′、H-6′的去屏蔽效应及4′-OR的屏蔽作用。H-2′、H-6′的具体峰位取决于C环的氧化水平（见表7-12）。

4′-氧取代

表 7-12　4'-氧取代黄酮类化合物中 H-2'、H-6'和 H-3'、H-5'的化学位移

化合物	H-2'、6'	H-3'、5'
二氢黄酮类	7.10～7.30d	6.50～7.10d
二氢黄酮醇类	7.20～7.40d	6.50～7.10d
异黄酮类	7.20～7.50d	6.50～7.10d
查耳酮（H-2、6 和 H-3、5）类	7.40～7.60d	6.50～7.10d
橙酮类	7.60～7.80d	6.50～7.10d
黄酮类	7.70～7.90d	6.50～7.10d
黄酮醇类	7.90～8.10d	6.50～7.10d

（2）3',4'-二氧取代黄酮类化合物　3',4'-二氧取代黄酮和黄酮醇中 B 环 H-5'因与 H-6'的邻位偶合以双重峰的形式出现在 δ6.70～7.10（d，J=8.0Hz）。H-2'因与 H-6'的间偶，亦以双重峰的形式出现在约 7.20（d，J=2.0Hz）处。H-6'因分别与 H-2'和 H-5'偶合，则以双二重峰出现在约 7.90（dd，J=2.0 和 8.0Hz）处。有时 H-2'和 H-6'峰重叠或部分重叠，需认真辨认（见表 7-13）。

3',4'-二氧取代

表 7-13　3',4'-二氧取代黄酮类化合物中 H-2'和 H-6'的化学位移

化合物	H-2'	H-6'
黄酮（3',4'-OH 及 3'-OH，4'-OCH₃）	7.20～7.30d	7.30～7.50dd
黄酮醇（3',4'-OH 及 3'-OH，4'-OCH₃）	7.50～7.70d	7.60～7.90dd
黄酮醇（3'-OCH₃，4'-OH）	7.60～7.80d	7.40～7.60dd
黄酮醇（3',4'-OH，3-O-糖）	7.20～7.50d	7.30～7.70dd

从 H-2'和 H-6'的化学位移分析，可以区别黄酮和黄酮醇的 3',4'-位上是 3'-OH、4'-OCH₃还是 3'-OCH₃、4'-OH。在 4'-OCH₃、3'-OH 黄酮和黄酮醇中，H-2'通常比 H-6'出现在高磁场区；而在 3'-OCH₃、4'-OH 黄酮和黄酮醇中，H-2'和 H-6'的位置则相反。

3',4'-二氧取代异黄酮、二氢黄酮及二氢黄酮醇中，H-2'、H-5'及 H-6'为一复杂多重峰（常常组成两组峰）出现在 δ6.70～7.10 区域。此时 C 环对这些质子的影响极小，每个质子化学位移主要取决于它们相对于含氧取代基的邻位或对位。

（3）3',4',5'-三氧取代黄酮类化合物　如果 3'、4'、5'均为羟基，则 H-2'和 H-6'以 1 个相当于 2 个质子的单峰出现在 δ6.50～7.50 区域。但当 3'-或 5'-OH 被甲基化或苷化，则 H-2'和 H-6'因相互偶合而分别以 1 个双重峰（J=2.0Hz）出现。

3',4',5'-三氧取代

4. 糖基上的质子

（1）单糖苷类　糖的端基质子（以 H-1″ 表示）与糖的其他质子相比，位于较低磁场区。其具体的峰位与成苷的位置及糖的种类等有关。如黄酮类化合物葡萄糖苷，连接在 3-OH 上的葡萄糖端基质子与连接在 4′- 或 5- 或 7-OH 上的葡萄糖端基质子的化学位移不同，前者出现在约 $\delta 5.80$ 处，后者出现在约 $\delta 5.00$ 处。对于黄酮醇-3-O-葡萄糖苷和黄酮醇-3-O-鼠李糖苷来说，它们的端基质子化学位移值也有较大的区别，但二氢黄酮醇-3-O-葡萄糖苷和 3-O-鼠李糖苷的端基质子化学位移值则区别很小（见表7-14）。当黄酮苷类直接在 DMSO-d_6 中测定时，糖的端基质子有时与糖上的羟基质子信号混淆，但当加入 D_2O 后，羟基质子信号则消失，糖的端基质子可以清楚地显示出来，如木犀草素-7-O-β-D-葡萄糖苷，其端基质子 H-1″ 位于 $\delta 5.10$ 处，见图7-4和图7-5。

黄酮苷类化合物中端基质子信号的偶合常数，可被用来判断其苷键的构型，详见第三章中苷键构型的判断。

表 7-14　黄酮类单糖苷中端基质子（H-1″）的化学位移

化合物	H-1″	化合物	H-1″
黄酮醇-3-O-葡萄糖苷	5.70～6.00	黄酮醇-3-O-鼠李糖苷	5.00～5.10
黄酮类-7-O-葡萄糖苷	4.80～5.20	黄酮醇-7-O-鼠李糖苷	5.10～5.30
黄酮类-4′-O-葡萄糖苷	4.80～5.20	二氢黄酮醇-3-O-葡萄糖苷	4.10～4.30
黄酮类-5-O-葡萄糖苷	4.80～5.20	二氢黄酮醇-3-O-鼠李糖苷	4.00～4.20
黄酮类-6- 及 8-C-糖苷	4.80～5.20		

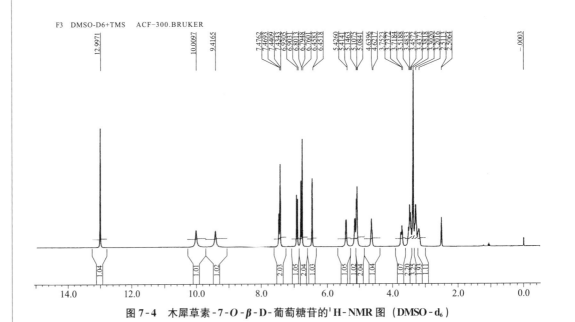

图 7-4　木犀草素-7-O-β-D-葡萄糖苷的 ^{1}H-NMR 图（DMSO-d_6）

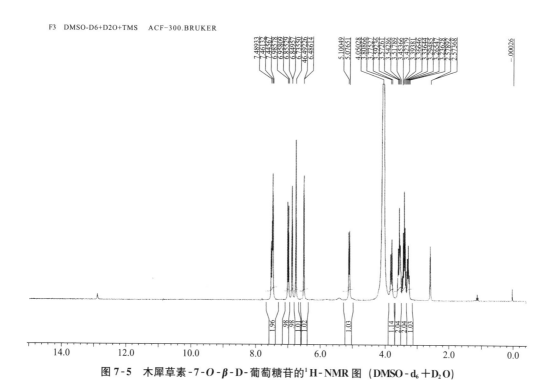

F3 DMSO-D6+D2O+TMS ACF-300.BRUKER

图7-5 木犀草素-7-O-β-D-葡萄糖苷的¹H-NMR图（DMSO-d₆＋D₂O）

在单鼠李糖苷中，鼠李糖上的C—CH₃以1个二重峰（$J=6.5Hz$）或多重峰出现在$\delta0.80\sim1.20$处，易于识别。

（2）双糖苷类 末端糖的端基质子（以H-1‴表示）因离黄酮母核较远，受其负屏蔽影响较小，它的信号比H-1″处于较高磁场，而且，其向高场位移的程度因末端糖的连接位置不同而异。例如由葡萄糖、鼠李糖构成的黄酮类3-或7-O-双糖苷中，常见下列2种类型：

苷元-芸香糖基［即苷元-O-β-D-葡萄糖（6‴→1)-α-L-鼠李糖］

苷元-新橙皮糖基［即苷元-O-β-D-葡萄糖（2‴→1)-α-L-鼠李糖］

2种连接方式可用第三章所述的方法进行确定，有时也可以通过比较鼠李糖上端基质子或C—CH₃质子（H-6‴）的化学位移来区别，如表7-15所示。

表7-15 鼠李糖的H-1‴和H-6‴的化学位移

化合物	H-1‴	H-6‴
芦丁糖基	4.20~4.40（d, $J=2.0Hz$)	0.70~1.00（d)
新橙皮糖基	4.90~5.00（d, $J=2.0Hz$)	1.10~1.30（d)

在双糖苷中，末端鼠李糖上的C—CH₃质子以1个二重峰或多重峰出现在$\delta0.70\sim1.30$处。

5. 其他质子

（1）酚羟基质子 测定酚羟基质子，可将黄酮类化合物直接用DMSO-d₆作溶剂测定。例如，在木犀草素-7-O-β-D-葡萄糖苷的¹H-NMR谱中，酚羟基质子信号分别出现在$\delta12.99$（5-OH）、$\delta10.01$（4′-OH）和$\delta9.42$（3′-OH）处。向被测定的样品溶液中加入D₂O，这些信号即消失（见图7-4和图7-5）。

（2）C₆—和C₈—CH₃质子 C₆—CH₃质子比C₈—CH₃质子出现在稍高磁场处（约$\delta0.2$）。如以异黄酮为例，前者出现在$\delta2.04\sim2.27$处，而后者出现在$\delta2.14\sim2.45$处。

（3）甲氧基质子　除少数例外，甲氧基质子一般以单峰出现在δ3.50～4.10处。虽然糖基上的一般质子也在此区域出现吸收峰，但它们均不是单峰，故极易区别。甲氧基在母核上的位置，可用NOE技术或2D-NMR技术如HMBC谱等确定。

（4）乙酰氧基上的质子　黄酮类化合物有时也作成乙酰化衍生物后进行结构测定。通常糖基上的乙酰氧基质子信号以单峰出现在δ1.65～2.10处。而苷元上酚羟基形成的乙酰氧基质子信号则以单峰出现在δ2.30～2.50处，二者易于区分。

（二）碳核磁共振谱

^{13}C-NMR谱已广泛应用于黄酮类化合物的结构研究。在过去的20年间，通过与简单的模型化合物如苯乙酮、桂皮酸及其衍生物碳谱作比较，或结合经验性的简单芳香化合物的取代基位移加和规律进行计算，以及用已知的黄酮类化合物的碳谱做对照等方法，对大量的各种类型的黄酮类化合物的^{13}C-NMR谱信号已进行了准确的归属，并已阐明了各类型黄酮类化合物碳信号的化学位移的特征。利用这些研究结果，可以比较容易地进行黄酮类化合物的结构确定。

1. 黄酮类化合物骨架类型的判断　黄酮类化合物^{13}C-NMR谱C环的3个碳原子信号因母核结构不同而各具特征，它的化学位移和裂分情况，有助于推断黄酮类化合物的骨架类型。见表7-16。

表7-16　黄酮类化合物C环三碳核的化学位移

化合物	C=O	C-2	C-3
黄酮类	176.3～184.0 (s)	160.0～165.0 (s)	103.0～111.8 (d)
黄酮醇类	172.0～177.0 (s)	145.0～150.0 (s)	136.0～139.0 (s)
异黄酮类	174.5～181.0 (s)	149.8～155.4 (d)	122.3～125.9 (s)
二氢黄酮类	189.5～195.5 (s)	75.0～80.3 (d)	42.8～44.6 (t)
二氢黄酮醇类	188.0～197.0 (s)	82.7 (d)	71.2 (d)
查耳酮类	188.6～194.6 (s)	136.9～145.4 (d) *	116.6～128.1 (d) *
橙酮类	182.5～182.7 (s)	146.1～147.7 (s)	111.6～111.9 (d) (=CH-)

* 查耳酮的C-2为C-β，C-3为C-α。

2. 黄酮类化合物取代模式的确定　黄酮类化合物中的芳环碳原子的信号特征可以用于确定母核上取代基的取代模式。无取代基的黄酮的^{13}C-NMR信号归属如下。

无取代基黄酮的^{13}C-NMR信号

（1）取代基的影响　黄酮类化合物，特别是B环上引入取代基（X）时，引起的位移效应与简单苯衍生物的取代影响基本一致，见表7-17。

表7-17　黄酮类化合物B环上的取代基位移效应

X	Zi	Zo	Zm	Zp
OH	+26.0	-12.8	+1.6	-7.1
OCH$_3$	+31.4	-14.4	+1.0	-7.8

由表 7-17 可见羟基及甲氧基的引入可使同碳原子（α-碳）信号大幅度移向低场，邻位碳（β-碳）及对位碳则向高场位移。间位碳虽然也向低场位移，但幅度较小。

当 A 环或 B 环上引入取代基时，位移影响通常只限于引入了取代基的 A 环或 B 环。如果 1 个环上同时引入几个取代基时，其位移影响具有加和性。但是，当黄酮类母核上引入 5-OH 时，不但会影响 A 环，而且由于 5-OH 与羰基形成氢键缔合，减少 C-4、C-2 位的电子密度，使 C-4 信号和 C-2 信号分别向低场位移 +4.5 和 +0.87，而 C-3 信号则向高场位移 -1.99。如果 5-OH 被甲基化或苷化，氢键缔合被破坏，上述信号则分别向相反方向位移。

（2）5,7-二羟基黄酮中的 C-6 及 C-8 信号特征　多数 5,7-二羟基黄酮类化合物，C-6 及 C-8 信号一般出现在 δ90～100 范围内，而且 C-6 信号的化学位移总是大于 C-8 信号。在二氢黄酮中两碳信号的化学位移差别较小，Δδ 约为 0.9，而在黄酮及黄酮醇中它们的差别则较大，Δδ 约为 4.8。

C-6 或 C-8 有无烃基或芳香基取代可以通过观察 C-6 及 C-8 信号是否发生位移而判定。例如，被甲基取代的碳原子信号将向低场位移 +6.0～10.0 左右，而未被取代的碳原子其化学位移则无多大改变。同理，C-6-碳糖苷或 C-8-碳糖苷或 C-6,8-二碳糖苷也可以据此进行鉴定。

（3）黄酮类化合物-O-糖苷中糖的连接位置　黄酮类化合物形成 O-糖苷后，苷元及糖基的相关碳原子均将产生相应的苷化位移。由于苷元上苷化位置及糖的种类不同，苷元苷化位移的幅度也不相同，可以利用这些规律判断糖在苷元上的连接位置。

在酚苷中，糖的端基碳信号因苷化向低场位移约 +4.0～6.0，其位移的具体数值取决于酚羟基周围的环境。当苷化位置在苷元的 7-或 2'-、3'-、4'-位时，糖的端基碳信号一般位于 δ100.0～102.5 处。如芹菜素-7-O-β-D-葡萄糖苷，糖的端基碳信号位于 δ100.1（见图 7-6）。但 5-O-葡萄糖苷及 7-O-鼠李糖苷例外，其端基碳信号在 δ98.0～109.0。

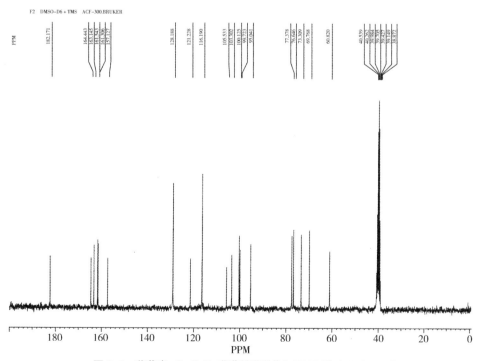

图 7-6　芹菜素-O-β-D-葡萄糖苷的 ^{13}C-NMR 谱（DMSO-d_6）

通常，苷元经苷化后，直接与糖基相连的碳原子向高场位移，其邻位及对位碳原子则向低场位移，且对位碳原子的位移幅度最大，详见表 7-18。因此，利用苷元的苷化位移规律可判断黄酮类化合物氧苷中糖的连接位置。

表 7-18 黄酮类化合物 ^{13}C-NMR 谱上的苷化位移

苷化位置	苷元的苷化位移平均值														
	2	3	4	5	6	7	8	9	10	1′	2′	3′	4′	5′	6′
7-O-糖					+0.8	−1.4	+1.1		+1.7						
7-O-鼠李糖					+0.8	−2.4	+1.0		+1.7						
3-O-糖	+9.2	−2.1	+1.5	+0.4						+1.0	−0.8	+1.1	−0.3	+0.7	+1.5
3-O-鼠李糖	+10.3	−1.1	+2.0	+0.6						+1.1					
5-O-葡萄糖	−2.8	+2.2	−6.0	−2.7	+4.4	−3.0	+3.2	+1.4	+4.3	−1.3	−1.2	−0.4	−0.8	−1.0	−1.2
3′-O-葡萄糖	−0.5	+0.4								+1.6	0		+1.4	+0.4	+3.2
4′-O-葡萄糖	+0.1		+1.0							+3.7	+0.4	+2.0	−1.2	+1.4	0

从表 7-18 中可见，C-3-OH 糖苷化后，对 C-2 引起的苷化位移比一般邻位效应要大得多。这说明 C-2,3 双键与一般的芳香系统不同，而是具有更多的烯烃特征。当 C-7-OH 或 C-3-OH 与鼠李糖成苷时，C-7 或 C-3 信号的苷化位移比一般糖苷要大些，据此可与一般糖苷相区别。当 C-5-OH 糖苷化后，因其与 C-4 羰基的氢键缔合被破坏，故对 C 环碳原子也将产生较大影响，使 C-2、C-4 信号明显移向高场，而 C-3 信号则移向低场。

三、质谱

对于极性较小的黄酮苷元，最常用的是电子轰击质谱（EI-MS），可以得到强的分子离子峰 $[M]^{\ddot{+}}$，且常为基峰。对于极性大、难以气化及对热不稳定的黄酮苷类，在 EI-MS 中往往看不到分子离子峰，须制成甲基化、乙酰化或三甲基硅烷化等适当的衍生物，才能观察到分子离子峰。近年来，由于场解吸质谱（FD-MS）、快原子轰击质谱（FAB-MS）及电喷雾质谱（ESI-MS）等软电离质谱技术的应用，使得黄酮氧苷即使不做成衍生物也能直接进行测定，且能获得很强的分子离子峰 $[M]^{\ddot{+}}$ 或准分子离子峰，同时也能获得有关苷元及糖基部分的重要结构信息，为黄酮苷类化合物的结构确定提供了重要的依据。

（一）黄酮苷元化合物

黄酮苷元化合物的 EI-MS 中，除分子离子峰 $[M]^{\ddot{+}}$ 外，在高质量区常可见 $[M-H]^+$、$[M-CH_3]^+$（含有甲氧基者）、$[M-CO]^{\ddot{+}}$ 等碎片离子峰出现。对鉴定黄酮类化合物最有用的离子，是含有完整 A 环和 B 环的碎片离子。这些离子分别用 A_1^+、$A_2^+\cdots$ 和 B_1^+、$B_2^+\cdots$ 等表示。特别是碎片 A_1^+ 与相应的碎片 B_1^+ 的质荷比之和等于分子离子 $[M]^{\ddot{+}}$ 的质荷比，因此，这 2 个碎片离子在结构鉴定中有重要意义。

黄酮类化合物主要有下列 2 种基本的裂解方式。

裂解方式 I（RDA 裂解）：

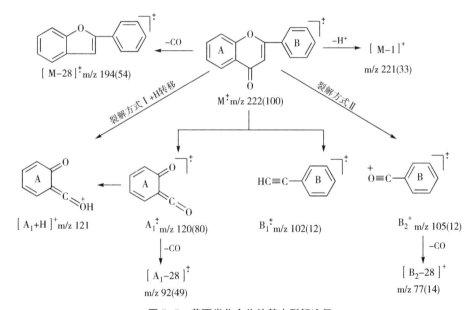

裂解方式Ⅱ：

这2种裂解方式是相互竞争、相互制约的，B_2^+、$[B_2-CO]^+$离子丰度几乎与$A_1^{+\cdot}$、B_1^+离子以及由$A_1^{+\cdot}$、B_1^+进一步裂解产生的一系列离子（如$[A_1-CO]^+$、$[A_1-CH_3]^+$…）丰度成反比。

1. 黄酮类 黄酮类质谱基本裂解方式如图7-7所示：

图7-7 黄酮类化合物的基本裂解途径

大多数黄酮苷元的分子离子峰$[M]^{+\cdot}$为基峰，其他较重要的峰有$[M-H]^+$、$[M-CO]^{+\cdot}$和由裂解方式Ⅰ产生的碎片$A_1^{+\cdot}$、$[A_1-CO]^{+\cdot}$和B_1^+峰。

A环上的取代情况，可根据$A_1^{+\cdot}$碎片的质荷比（m/z）来确定。例如，5,7-二羟基黄酮的质谱中有与黄酮相同的B_1^+碎片（m/z 102），但是，它的A_1^+比后者高32质量单位，即m/z 152代替了m/z 120，说明A环上应有2个羟基取代。同理，B环上的取代情况可根据B_1^+碎片确定。例如，芹菜素（5,7,4'-三羟基黄酮）和刺槐素（5,7-二羟基，4'-甲氧基黄酮）有相同的A_1^+（m/z 152），但是刺槐素的B_1^+（m/z 132）比芹菜素B_1^+（m/z 118）高14个质量单位，说明刺槐素在B环上有1个甲氧基。

有4个或4个以上含氧取代基的黄酮类常常在裂解方式Ⅰ中产生中等强度的$A_1^{+\cdot}$和B_1^+碎

片，具有诊断价值。而有 4 个或 4 个以上含氧取代基的黄酮醇类只能产生微弱的 A_1^+ 和 B_1^+ 碎片离子。

具有 3,6- 及 8- 位异戊烯基取代的黄酮类，除了具有一般黄酮类裂解方式外，侧链还将产生一些新的离子，可用于结构研究。例如，化合物（Ⅰ），产生 m/z 357 碎片离子，因而证明，γ,γ - 二甲烯丙基连接在 A 环上，因为只有前者在裂解过程中才能通过重排产生稳定的 m/z 357 卓鎓离子（Ⅱ）。当然，m/z 357 离子以苄基形式存在也是稳定的。

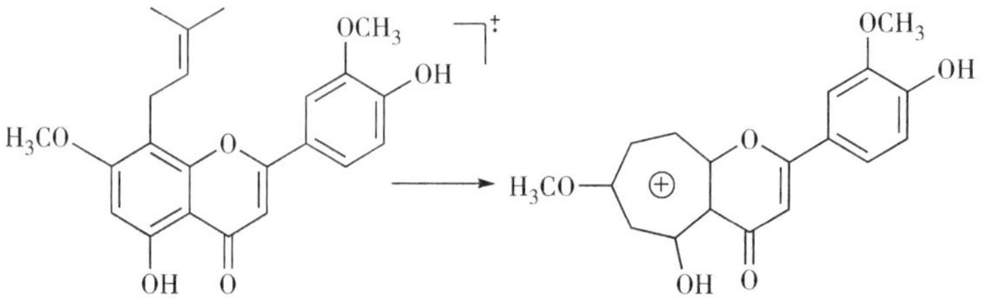

（Ⅰ）　　　　　　　　　　（Ⅱ）m/z 357

在 6- 及 8- 位含有甲氧基的黄酮类，在裂解当中可失去甲基，产生 1 个强的 $[M\text{-}CH_3]^+$ 离子峰，继之再失去 CO，产生 $[M\text{-}43]^+$ 碎片离子。例如：

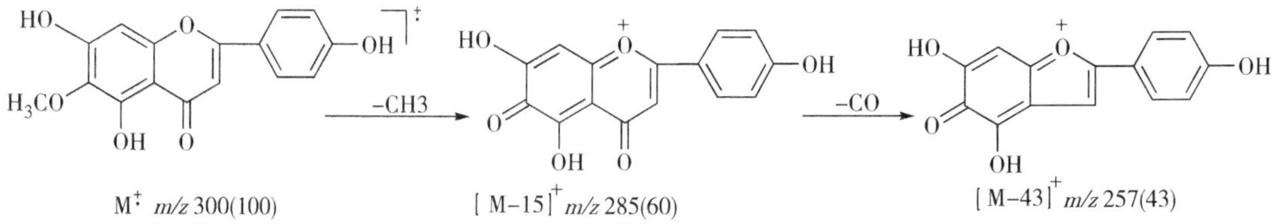

M^+ m/z 300(100)　　　　　　$[M\text{-}15]^+$ m/z 285(60)　　　　　　$[M\text{-}43]^+$ m/z 257(43)

2. 黄酮醇类　黄酮醇类基本裂解方式如下：

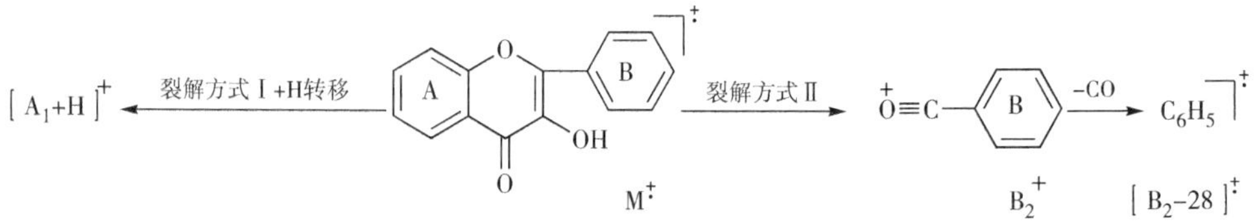

多数黄酮醇苷元的分子离子峰是基峰，裂解时主要按裂解方式 Ⅱ 进行，得到的 B_2^+ 离子及其失去 CO 而形成的 $[B_2\text{-}28]^+$ 离子是具有重要诊断价值的碎片离子。

由于 B_2^+ 和 $[B_2\text{-}28]^+$ 离子总强度几乎与 A_1^+、B_1^+ 及由 A_1^+、B_1^+ 衍生的一系列离子的丰度互成反比。因此，如果在 1 个黄酮或黄酮醇质谱中看不到由裂解方式 Ⅰ 得到的碎片离子时，则应当检查 B_2^+ 离子。例如在黄酮醇分子中，如果 B 环上羟基数不超过 3 个以上时，则其全甲基化的质谱图上，B_2^+ 离子应出现在 m/z 105（B 环无羟基取代），或 135（B 环有 1 个羟基），或 165（B 环有 2 个羟基），或 195（B 环有 3 个羟基）处。其中最强峰即为 B_2^+。由 B_2^+ 和分子离子之间的质荷比差，可以判断黄酮醇中 A 环和 C 环的取代情况。

黄酮醇苷元的质谱上除了 M^+、B_2^+、A_1^+、$[A_1+H]^+$ 离子外，还可看到 $[M\text{-}1]^+$（M－H）、$[M\text{-}15]^+$（M-CH_3）、$[M\text{-}43]^+$（M-CH_3-CO）等碎片离子，可以为结构分析提供重要信息。

具有 2′-羟基或 2′-甲氧基黄酮醇有特有的裂解方式，即容易失去该羟基或甲氧基形成新的稳定的五元杂环。

不仅是 $2'$-羟基黄酮醇，而且所有的 $2'$-羟基黄酮类都有这种特有的裂解方式。

（二）黄酮苷类化合物

以往，黄酮苷类化合物多做成全甲基化（PM）或全氘甲基化（PDM）衍生物再进行 EI-MS 测定，从中获得苷的分子量、糖在母核上的连接位置、糖的种类、糖与糖之间连接方式等信息。

在 PM 或 PDM 的 EI-MS 谱中，一般分子离子峰 $[M]^+$ 强度很弱，基峰通常为苷元的碎片峰。分子离子峰强度为：$7\text{-}O\text{-}$糖苷$>4'\text{-}O\text{-}$糖苷$>3\text{-}$及 $5\text{-}O\text{-}$糖苷，其中 $7\text{-}O\text{-}$糖苷分子离子峰强度最大。另外，在 PM 及 PDM 黄酮类化合物 O-糖苷中，不同的糖苷（已糖基、去氧己糖基、戊糖基及双糖基等）可产生相应的具有诊断价值的碎片离子，为黄酮苷的结构研究提供了重要信息。

黄酮碳苷化合物的质谱与普通的黄酮化合物明显不同，不像苷类那样容易裂解苷键失去糖部分得到苷元的离子峰。以其单葡萄糖苷为例，黄酮碳苷化合物的 EI-MS 出现 $[M-149]^+$ 相当于 $[$苷元$+CH_2]^+$ 的主要碎片峰。

目前，黄酮苷类化合物可直接用 FD-MS、FAB-MS 和 ESI-MS 进行分析，为结构研究提供了方便。FD-MS 可形成很强的分子离子峰 $[M]^+$ 及 $[M+H]^+$ 峰，直接测得分子量，还可以通过调节发射丝电流强度，得到碎片离子峰，为黄酮苷类结构研究提供更多的信息。

FAB-MS 主要形成很强的准分子离子峰，如 $[M+1]^+$、$[M+Na]^+$、$[M+K]^+$ 等，容易测到分子量，通过高分辨质谱（HR FAB-MS），还可以测到精确的分子量，推断分子式。

电喷雾电离质谱（ESI-MS）可提供 $[M+H]^+$ 或 $[M-H]^+$ 离子，而获得样品的分子量，常用于分子量大的黄酮苷类结构分析。

四、黄酮类化合物结构研究中应注意的问题

（一）二氢黄酮和二氢黄酮醇 C-2 和 C-3 的立体化学问题

二氢黄酮和二氢黄酮醇的 C-2 和 C-3 均为手性碳原子，其上取代基的相对构型可以根据 ^{1}H-NMR 谱中 H-2 和 H-3 的偶合常数确定，但绝对构型的确定较为复杂，可以通过化学降解法、X-射线单晶衍射法、在手性氘代溶剂中测定 NMR 以及圆二色谱（CD）等方法测定，最常用的是圆二色谱法。X-射线单晶衍射法要求待测化合物为单晶，有的还需要引入重原子，且操作方法及数据处理复杂，故影响了该方法的推广和应用。

（二）黄酮碳苷和氧苷的区分

近几年来，由于分离技术的进步，从天然药物中分离鉴定的黄酮碳苷化合物数量猛增，目前已知植物来源的黄酮碳苷有 300 多种。黄酮碳苷化合物主要以黄酮或黄酮醇为母核，分布最广的苷元是芹菜素和木犀草素，多数在 6 位或 8 位与糖直接以 C—C 键相连。直接以 C—C 键与芳

环相连的糖除了葡萄糖以外，还包括半乳糖、鼠李糖、木糖和阿拉伯糖。由于糖是直接通过 C—C 键与芳香环相连，黄酮碳苷在常规酸水解条件下发生 Wessely‐Moser 重排，6‐C 或 8‐C 黄酮苷互变生成 6‐C 和 8‐C 黄酮苷的混合物，无法使 C—C 键断裂得到完整的单糖，因此，不能用水解后与糖的标准品比较 R_f 值方法确定糖的类型和种类，必须利用质谱光谱方法才能解决。

绝大部分黄酮碳苷化合物的 7 位均有含氧取代基，如—OH、—OCH_3，或与糖形成氧苷。与黄酮氧苷化合物相比，黄酮碳苷化合物中直接与苷元相连的糖的端基质子出现在较高场，在 $\delta 4.6 \sim 5.0$ 之间，与黄酮氧苷化合物截然不同（$\delta 5.0 \sim 5.6$），J 值与糖的构型有关，β‐糖的 J 为 $6 \sim 10$ Hz，α‐糖的 J 为 $1 \sim 2$ Hz。若是双糖苷，末端糖的端基质子比与苷元直接相连的端基质子处于高场，如木糖端基氢出现在 $\delta 4.0$ 左右因离黄酮母核较远，受其影响较小，且因末端糖的连接位置不同而异。与之相应，黄酮碳苷化合物中直接与苷元相连糖的端基碳的信号出现在高场 $\delta 71 \sim 78$，与黄酮氧苷化合物 $\delta 100 \sim 109$ 有明显区别。

（三）　黄酮碳苷的异构化问题

trans-conformation　　　　　*cis*-conformation

黄酮碳苷类化合物的 NMR 比较复杂，往往会出现成对的谱峰，给结构解析造成一定的难度。图谱的复杂性主要有构象异构化和位置异构化两方面的因素。对于构象异构化的碳苷，可以利用升温实验法使谱图简化，一般在 70℃时测试图谱效果较佳。对于位置异构化，一般为 6‐C 和 8‐C 混合物，图谱较难解析，在 70℃时测试的图谱变化不大，借此可区分构象异构体和位置异构体。构象异构体中以 *cis*‐为优势构象。

（四）　黄酮碳苷取代位置的确定

黄酮碳苷化合物 6‐或 8‐位与糖直接以 C—C 键相连，其取代位置可以通过黄酮苷元[13]C‐NMR 谱中 C‐6 或 C‐8 的化学位移值来判断。黄酮化合物在 6‐位或 8‐位形成碳苷后，其 A 环因与糖相连，碳信号非常有特征。以黄酮的葡萄糖碳苷为例，6‐C‐葡萄糖苷的 6‐位碳信号出现在 $\delta 107 \sim 112$ 之间，8‐位碳信号出现在 $\delta 93 \sim 96$ 之间；8‐C‐葡萄糖苷的 6‐位碳信号出现在 $\delta 104 \sim 110$ 之间，8‐位碳信号出现在 $\delta 97 \sim 99$ 之间；6‐8‐di‐C‐葡萄糖苷的 6‐位碳信号出现在 $\delta 107 \sim 112$ 之间，8‐位碳信号出现在 $\delta 104 \sim 110$ 之间（表 7‐19）。

表 7‐19　不同取代位置黄酮碳苷在核磁谱中的区别（δ）

碳苷取代位置	H‐3	H‐6	C‐6	H‐8	C‐8	端基碳
6‐C‐glycosyl			107~112	6.3~6.7	93~96	
8‐C‐glycosyl	6.5~6.8	6.0~6.4	97~99		104~110	71~78
6,8‐di‐C‐glycoyl			107~112		104~110	

五、黄酮类化合物的结构研究实例

（一）构树叶中一个黄酮类化合物的结构研究

构树叶为桑科（Moraceae）植物构树 *Broussonetia papyrifera*（Linn.）Vent 的叶，味甘，具有凉血利水的功能，民间用其水煎液治疗前列腺炎。从中分得 1 个化合物 D_1，为黄色粉末，盐酸-镁粉反应呈红色，$FeCl_3$ 反应呈蓝色，Molish 反应阳性，用 2% 硫酸水解，水解液中检出葡萄糖。其结构测定如下。

盐酸-镁粉反应呈红色，说明 D_1 为黄酮类化合物。$UV \lambda_{max}^{MeOH}$（nm）：268，333，为典型的黄酮类化合物的紫外吸收光谱图。IR cm^{-1}：3433，3116（酚-OH），1654（C═O），1609、1588、1490（苯环）。EI-MS m/z（%）：270（100，苷元），269（11，苷元-H），242（6，苷元-CO），152（8，A_1），118（15，B_1）。EI-MS 表现苷元的特征裂解，A_1 提示苷元 A 环连接 2 个—OH，B_1 提示苷元 B 环连接 1 个—OH。^1H-NMR 谱中 $\delta7.88$（2H，d，$J=8.2Hz$，H-2′，6′）和 6.94（2H，d，$J=8.2Hz$，H-3′，5′）为黄酮苷元 B 环上的氢质子信号峰，由此可推出 B 环 4′位有取代基，B 环为 $AA'BB'$ 系统；$\delta6.48$（1H，s，H-6）和 $\delta6.65$（1H，s，H-8）为 A 环 2 个质子；$\delta6.81$（1H，s，H-3）处的单氢单峰为黄酮苷元 3-位质子信号；$\delta5.06$（1H，d，$J=7.3Hz$）为葡萄糖端基氢信号，$J=7.3Hz$ 说明苷键为 β 构型。$\delta10.39$（1H，s，加 D_2O 消失），$\delta12.97$（1H，加 D_2O 消失）为 2 个酚羟基，其中 $\delta12.97$ 为 5-OH。^{13}C-NMR 谱中共有 19 个碳信号峰，其中 $\delta101.6$（C-1″）、$\delta74.7$（C-2″）、$\delta77.8$（C-3″）、$\delta71.2$（C-4″）、$\delta78.4$（C-5″）、$\delta62.4$（C-6″）为葡萄糖形成氧苷的特征信号峰；其余的 13 个碳信号峰为黄酮苷元的碳信号，由于分子中存在对称结构，故仅出现 13 个峰；$\delta184.0$ 为黄酮类化合物 4 位 C═O 的特征信号峰；$\delta101.1$ 和 $\delta96.0$ 是 5,7-二氧代黄酮 A 环上 6、8-位碳的特征信号，从而可知葡萄糖通过氧苷键与黄酮苷元的 7-位碳相连。综合以上结构解析，可推断出化合物 D_1 为芹菜素-7-O-β-D-吡喃葡萄糖苷，NMR 数据归属见表 7-20。

芹菜素-7-O-β-D-葡萄糖苷

表 7-20 化合物 D_1 的 ^1H-NMR 和 ^{13}C-NMR 数据（CD_3OD）

No.	^{13}C-NMR	^1H-NMR（J，Hz）	No.	^{13}C-NMR	^1H-NMR（J，Hz）
2	166.8		2′,6′	129.6	7.88（2H，d，8.2）
3	104.0	6.81（1H，s）	3′,5′	117.0	6.94（2H，d，8.2）
4	184.0		4′	162.8	
5	163.1		Glc 1″	101.6	5.06（1H，d，7.3）
6	101.1	6.48（1H，s）	2″	74.7	
7	164.8		3″	77.8	
8	96.0	6.65（1H，s）	4″	71.2	
9	158.9		5″	78.4	
10	107.0		6″	62.4	
1′	122.9		5-OH		12.9（1H，s）

（二） 浅裂鳞毛蕨中一个二氢黄酮类化合物的结构研究

浅裂鳞毛蕨 *Dryopteris sublaeta* Ching et Hsu 是鳞毛蕨科（Dryopteridaceae）鳞毛蕨属（Dryopteris）植物，为贯众的品种之一。《神农本草经》记载其"味苦，微寒，主腹中邪热气，诸毒，杀三虫"。广泛分布于我国中西部地区，在河南卢氏、栾川、嵩县及鲁山等地资源较为丰富，其中主要含有二氢黄酮及其苷类、二苯乙烯苷类成分。从该植物中分到 1 个二氢黄酮类化合物，该化合物的结构推断过程如下。

该化合物遇 $FeCl_3$-$K_3Fe(CN)_6$ 试剂显蓝色，说明含有酚羟基。^{1}H-NMR 谱芳香区出现含 5 个质子的信号，$\delta7.60$（2H，dd，$J=1.6$，7.2Hz），$\delta7.46$（2H，m），$\delta7.40$（1H，m），提示分子中有 1 个单取代的苯环。$\delta5.57$（2H，dd，$J=3.2$，12.4Hz），$\delta3.12$（2H，dd，$J=12.4$，16.8Hz），$\delta2.88$（2H，dd，$J=3.2$，16.8Hz）这一组质子信号为二氢黄酮2-位和3-位氢的特征吸收峰。在高场区 $\delta2.06$ 和 $\delta2.04$ 处分别出现 2 个三氢单峰信号，为 2 个甲基的信号峰。^{13}C-NMR 谱出现 15 个碳信号峰，其中 $\delta8.1$ 和 $\delta7.3$ 为 2 个甲基碳信号，其余的碳信号为二氢黄酮上的碳信号，因分子中存在对称结构，故仅出现 13 个峰。其中 $\delta79.4$ 和 $\delta43.6$ 为二氢黄酮 2-位和 3-位的特征信号，$\delta197.2$ 为二氢黄酮 4-位羰基的信号峰。综合以上分析，确定此化合物的结构为 5,7-二羟基-6,8-二甲基二氢黄酮，即去甲氧基荚果蕨素。其结构式如下所示，NMR 数据归属见表 7-21。

去甲氧基荚果蕨素

表 7-21 去甲氧基荚果蕨素的 NMR 谱数据（CD₃OD）

No.	^{13}C-NMR	^{1}H-NMR（J，Hz）	No.	^{13}C-NMR	^{1}H-NMR（J，Hz）
2	79.4	5.57（1H，dd，3.2，12.4）	9	158.5	—
3	43.6	3.12（1H，dd，12.4，16.8）	10	104.0	
		2.88（1H，dd，3.2，16.8）	1′	140.4	—
4	197.2	—	2′,6′	129.6	7.60（2H，dd，1.6，7.2）
5	162.8	—	3′,5′	129.3	7.46（2H，m）
6	103.2	—	4′	129.1	7.40（1H，m）
7	159.7	—	6-CH3	8.1	2.04（3H，s）
8	102.9	—	8-CH3	7.3	2.06（3H，s）

第七节　含黄酮类化合物的天然药物实例

一、槐米

槐米为豆科植物槐 *Sophora japonica* L. 的干燥花及花蕾，前者习称"槐花"，后者习称"槐米"。具有凉血止血，清肝泻火的功效。

槐米中主要含有芦丁、槲皮素，还含少量皂苷类及多糖、黏液质等成分。近代研究表明，槐米含芦丁可高达 23.5%，槐花开放后降至 13.0%。芦丁可以作为制备槲皮素、羟乙基槲皮素、羟乙基芦丁、二乙胺基乙基芦丁等的原料。2015 年版《中国药典》以芦丁为指标成分进行鉴别和含量测定。

临床上使用的复方芦丁片主要用于脆性增加的毛细血管出血症，也用于高血压脑病、脑出血、视网膜出血、出血性紫癜、急性出血性肾炎、再发性鼻出血、创伤性肺出血、产后出血等的辅助治疗。曲克芦丁片、曲克芦丁注射液都是以芦丁的衍生物为主要成分，用于闭塞综合征、血栓性静脉炎、毛细血管出血等症的治疗。

芦丁为浅黄色粉末或极细微淡黄色针状结晶，含 3 分子结晶水（$C_{27}H_{30}O_{16} \cdot 3H_2O$），加热至 185℃以上熔融并开始分解。$[\alpha]_D^{23}$＋13.82（EtOH）或－39.43（吡啶）。UVλ_{max}^{MeOH}（nm）：259、266sh、299sh、359。芦丁的溶解度，在冷水中 1：10000，沸水中 1：200，沸乙醇中 1：60，沸甲醇中 1：7，可溶于乙醇、吡啶、甲酰胺、甘油、丙酮、冰醋酸、乙酸乙酯中，不溶于苯、乙醚、三氯甲烷、石油醚。

芦丁分子中具有较多酚羟基，显弱酸性，易溶于碱液中，酸化后又可析出，因此可以用碱溶酸沉的方法提取芦丁。

芦丁

芦丁分子中因含有邻二酚羟基，性质不太稳定，暴露在空气中能缓缓氧化变为暗褐色，在碱性条件下更容易被氧化分解。硼酸盐能与邻二酚羟基结合，达到保护的目的，故在碱性溶液中加热提取芦丁时，往往加入少量硼砂。而在实验室内提取芦丁时，将槐米直接加水煮沸提取即可。

芦丁的工业生产提取方法如下：

槐米粉末

> 加约6倍量水及硼砂适量，煮沸，在搅拌下缓缓加入石灰乳至pH 8～9。
> 在保持该pH条件下，微沸20～30min，随时补充失去的水分，趁热抽
> 滤，药渣加4倍量水，同法再提2次

合并提取液

> 在60～70℃下用浓盐酸调pH≈5，搅匀，静置，抽滤，水洗至洗液呈中性，60℃干燥

芦丁粗品

> 热水或乙醇重结品

芦丁

2015年版《中国药典》鉴别槐花以芦丁为对照品，以乙酸乙酯-甲酸-水（8∶1∶1）为展开剂，在硅胶G薄层板上展开，喷以三氯化铝试液，待乙醇挥干后，置紫外光灯（365nm）下检视。供试品色谱中，在与对照品色谱相应的位置上，显相同颜色的荧光斑点。

有报道称，曲克芦丁注射剂可引起急性脑水肿、心律失常及肝脏毒性等不良反应，使用时应注意。

二、黄芩

黄芩为唇形科植物黄芩 *Scutellaria baicalensis* Georgi 的干燥根，具有清热解毒的功效。

黄芩中黄酮类化合物有黄酮苷（含4.0%～5.2%）、黄芩素、汉黄芩苷、汉黄芩素、汉黄芩素-5-O-β-D-葡萄糖苷、木蝴蝶素A（5,7-二羟基-6-甲氧基黄酮）、黄芩黄酮Ⅰ（5,2$'$-二羟基-6,8-二甲氧基黄酮）、黄芩黄酮Ⅱ（5,2$'$-二羟基-6,7,8,6$'$-四甲氧基黄酮）、5,7-二羟基-6,8,2$'$,3$'$-四甲氧基黄酮、白杨素（5,7-二羟基黄酮）、5,8,2$'$-三羟基-7-甲氧基黄酮、5,8,2$'$-三羟基-6,7-二甲氧基黄酮、二氢木蝴蝶素A（5,7-二羟基-6-甲氧基二氢黄酮）等20种成分。其中黄芩苷是主要有效成分，具有抗菌、消炎、降转氨酶的作用，是中成药"注射用双黄连（冻干）"的主要成分。黄芩素的磷酸酯钠盐可用于治疗过敏、喘息等疾病。2015年版《中国药典》以黄芩苷为指标成分进行鉴别和含量测定。

黄芩苷   汉黄芩苷

黄芩苷为淡黄色针晶，mp. 223℃，$[\alpha]_D^{21}$ —144.9°（吡啶＋水），UVλ_{max}^{MeOH}（nm）：244、278、315。几乎不溶于水，难溶于甲醇、乙醇、丙酮，可溶于热乙酸。溶于碱及氨水中初显黄色，不久则变为黑棕色。经水解后生成的黄芩素分子中具有邻三酚羟基，易被氧化转为醌类衍生物而显绿色，有效成分受到破坏，质量随之降低。

黄芩苷   黄芩酶   黄芩素(黄色)   [O]   绿色

黄芩苷的提取分离方法如下：

```
黄芩粗粉
    │ 分别加10倍、8倍量水煎煮2次，
    │ 每次1小时，过滤
    ↓
滤液
    │ 加盐酸调pH1～2，80℃保温30min，
    │ 静置，离心分离
    ↓
沉淀
    │ 加适量水搅匀，加40%NaOH调至pH 7，再加入等量乙醇，过滤
    ↓
滤液
    │ 加盐酸调pH1～2，充分搅拌，加热至80℃，保温30min，过滤
    ↓
沉淀
    │ 水洗，50%乙醇洗涤，再用50%乙醇洗涤或重结晶
    ↓
黄芩苷
```

2015年版《中国药典》鉴别黄芩以黄芩苷、黄芩素、汉黄芩素为对照品，以甲苯-乙酸乙酯-甲醇-甲酸（10∶3∶1∶2）为展开剂，在聚酰胺薄膜上展开，紫外光下观察荧光。

有报道称，双黄连注射剂可引起过敏性休克、过敏样反应、高热、寒战等不良反应，使用时应注意。

三、葛根

葛根为豆科植物野葛 *Pueraria lobata*（Willd.）Ohwi 的干燥根。具有解肌退热，生津止渴，透疹，升阳止泻，通经活络，解酒毒的功效。

葛根中主要含有异黄酮类化合物，有葛根素、大豆苷元、大豆苷、金雀花异黄素、鹰嘴豆芽素 A、染料木素苷、芒柄黄花素、芒柄花苷、3′-羟基葛根素、葛根素木糖苷、3′-甲氧基葛根素等30余种异黄酮。

临床上使用的葛根素注射液，用于辅助治疗冠心病、心绞痛、心肌梗死、视网膜动、静脉阻塞、突发性耳聋及缺血性脑血管病、小儿病毒性心肌炎、糖尿病等。临床上还有片剂、软胶囊等剂型。

2015年版《中国药典》以葛根素为指标成分进行鉴别和含量测定。

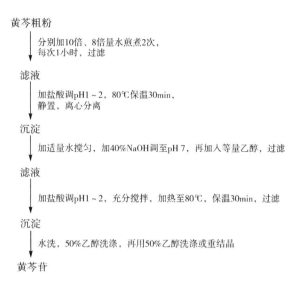

大豆素 $R_1=R_2=R_3=H$
大豆苷 $R_1=R_3=H$，$R_2=glc$
葛根素 $R_2=R_3=H$，$R_1=glc$

葛根中分离大豆素、大豆苷及葛根素流程如下：

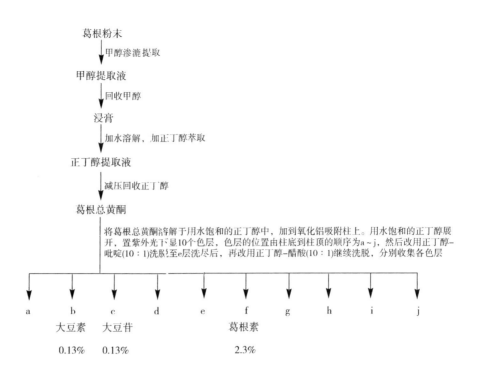

2015 年版《中国药典》鉴别葛根以葛根对照药材、葛根素对照品进行对照，以三氯甲烷-甲醇-水（7：2.5：0.25）为展开剂，在硅胶 G 薄层板上展开，取出，晾干，置紫外光灯（365nm）下检视。供试品色谱中，在与对照药材色谱和对照品色谱相应的位置上，显相同颜色的荧光条斑。

有报道称，葛根素注射液会引起皮疹、发热等过敏现象，使用时应注意。

四、银杏叶

银杏叶为银杏科植物银杏 *Ginkgo biloba* L. 的干燥叶。具有活血化瘀，通络止痛，敛肺平喘，化浊降脂的功效。

银杏叶主要化学成分为黄酮类和萜内酯类化合物。黄酮类化合物根据其结构可分为 3 类：单黄酮类、双黄酮类和儿茶素类。单黄酮类主要为槲皮素、山奈酚和异鼠李素及其苷类物质。双黄酮类化合物主要有银杏双黄酮、异银杏双黄酮、去甲银杏双黄酮、穗花杉双黄酮、金松双黄酮及 1-5′-甲氧基去甲银杏双黄酮等，儿茶素类主要有儿茶素、表儿茶素、没食子酸儿茶素和表没食子酸儿茶素等。萜内酯类主要有银杏内酯 A、B、C、M、J 和白果内酯等。

银杏黄酮类化合物可以扩张血管，增加冠脉及脑血管流量，降低血黏度，改善脑循环，是治疗心脑血管疾病的有效药物。萜内酯是 PAF 受体特异性拮抗剂。临床上使用的银杏叶胶囊、滴丸、分散片，主治瘀血阻络所致的胸痹心痛，中风，半身不遂，舌强语謇，冠心病稳定型心绞痛、脑梗死见上述症候者。

2015 年版《中国药典》以银杏对照药材、银杏内酯 A、银杏内酯 B、银杏内酯 C 及白果内酯为指标成分进行鉴别。含量测定包含总黄酮醇苷和萜类内酯 2 部分，测定槲皮素、山奈素和异鼠李素的含量，按换算公式计算总黄酮醇苷的含量，不得少于 0.40%；含萜类内酯以银杏内酯 A、银杏内酯 B、银杏内酯 C 和白果内酯的总量计，不得少于 0.25%。

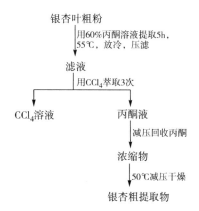

穗花杉双黄酮	$R_1=R_2=R_3=R_4=H$
去甲银杏双黄酮	$R_1=CH_3$，$R_2=R_3=R_4=H$
异银杏双黄酮	$R_1=R_3=CH_3$，$R_2=R_4=H$
银杏双黄酮	$R_1=R_2=CH_3$，$R_3=R_4=H$
金松双黄酮	$R_1=R_2=R_3=CH_3$，$R_4=H$
1-5'-甲氧基去甲银杏双黄酮	$R_1=CH_3$，$R_2=R_3=H$，$R_4=OCH_3$

银杏叶现多用其总提取物，提取物中以黄酮类化合物为主，含少量萜内酯。银杏叶总黄酮的提取工艺研究较多，主要的提取方法有以下几种。

1. 丙酮提取法

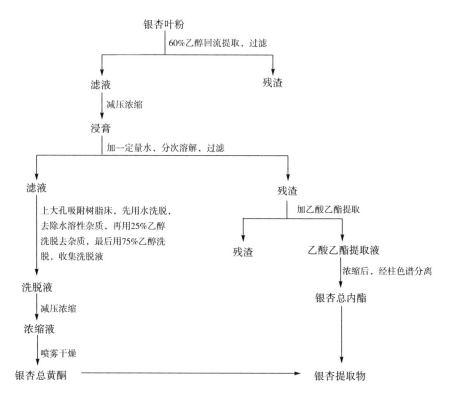

2. 乙醇提取、大孔吸附树脂分离法

3. 超临界流体萃取 目前，超临界二氧化碳（SFE-CO2）提取技术已成功地用于提取银杏叶中的黄酮类化合物，特别是在超临界二氧化碳萃取中加入一定量的乙醇作为夹带剂，提高了萃取能力，得到的银杏提取物色泽好，提取率高，产品总黄酮含量超过 24%，总内酯含量超过 6%，而且能保持产品天然特性，又没有有机溶剂的残留。

《中国药典》鉴别银杏叶以银杏叶对照药材、银杏内酯 A、银杏内酯 B、银杏内酯 C 及白果内酯为对照品，以甲苯-乙酸乙酯-丙酮-甲醇（10：5：5：0.6）为展开剂，在 15℃ 以下展开，取出，晾干，在乙酸酐蒸气中熏 15min，在 140～160℃ 中加热 30min，置紫外光灯（365nm）下检视。供试品色谱中，在与对照品色谱相应的位置上，显相同颜色的荧光斑点。

有报道称，银杏叶胶囊长期服用可以导致消化道刺激、心功能紊乱等现象，使用时应注意。

知识点总结

细目	知识点
结构分类	黄酮、黄酮醇、二氢黄酮、二氢黄酮醇、花色素、黄烷醇、查耳酮、二氢查耳酮、异黄酮、二氢异黄酮、橙酮、双黄酮
理化性质	性状、溶解性、酸性与碱性、显色反应
提取方法	溶剂萃取法、碱提酸沉法、大孔吸附树脂法、炭粉吸附法
分离方法	柱色谱法、pH 梯度萃取法
检识方法	理化检识、色谱检识（硅胶薄层色谱法、聚酰胺薄层色谱法、纸色谱法）
结构检测	UV、^{1}H-NMR、^{13}C-NMR、MS 的规律

思考题

1. 阐述黄酮（醇）、查耳酮难溶于水的原因及二氢黄酮、异黄酮、花色素水溶性比黄酮大的原因。

2. 同一类型黄酮苷进行纸色谱试验，以 2%～6% 醋酸溶液为展开剂，R_f 值大小依次为三糖苷＞双糖苷＞单糖苷＞苷元，试阐明原因。

3. 如何分离芦丁和槲皮素？说明分离原理。

4. 如何运用紫外光谱法来鉴别黄酮与黄酮醇、二氢黄酮和二氢黄酮醇？

5. 用纸色谱检识芦丁和槲皮素，分别以醇性系统 BAW（4：1：5，上层）和水性展开系统 5% 乙酸分别展开，比较 2 种化合物的 R_f 值大小。

6. 不同类型的黄酮化合物 C 环质子氢谱特征有何不同？

主要参考文献

［1］Williams C A, Grayer R J. Anthocyanins and other flavonoids［J］. Nat Prod Rep，2004（21）：539.

［2］Paul M. Dewick. Medicinal Natural Products：Biosynthetic Approach（2nd edition）［M］. New York：John Wiley & Sons，2001.

［3］冯卫生. 构树叶的化学成分［J］. 药学学报，2008，43（2）：173-180.

［4］冯卫生. 浅裂鳞毛蕨中的一个新二氢黄酮［J］. 药学学报，2005，40（5）：443.

第八章　鞣质及其他酚类

大纲提示：

1. 掌握鞣质的结构类型及检识方法。
2. 熟悉鞣质的提取、分离方法。
3. 了解鞣质的含义、分类、结构鉴定方法。
4. 了解其他酚类的结构特征。

第一节　鞣　质

鞣质又称单宁（tannins）或鞣酸（tanninc acid），是由没食子酸（或其聚合物）的葡萄糖（及其他多元醇）酯、黄烷醇及其衍生物的聚合物或两者混合共同组成的复杂多元酚类化合物。鞣质分子较大，结构复杂，能与蛋白质结合生成不溶于水的沉淀，在水或乙醇中形成胶体。其味涩，具有收敛作用和鞣制皮革的性质。

鞣质在植物界广泛分布，目前世界上共 87 科 600 多种植物含鞣质，我国约有 300 种。在高等植物中最为普遍，低等植物（藻类、菌类）和苔藓植物含鞣质较少。种子植物中以被子植物富含鞣质，如蔷薇科、大戟科、蓼科、茜草科、石榴科等较为集中，其中五倍子、地榆、大黄、虎杖、仙鹤草、老鹳草、四季青、麻黄等植物中含鞣质较为丰富，十字花科、罂粟科很少，单子叶除棕榈科外，也较贫乏。植物中鞣质主要以原花色苷元组成的缩合鞣质较普遍，水解鞣质则少见。

鞣质具有多方面的生物活性，主要包括抗肿瘤作用，如茶叶中的 EGCG（epigallocatechin gallate）、月见草中的月见草素 B（oenothein B）等有显著的抗肿瘤促发作用、抗脂质过氧化、清除自由基作用、抗病毒作用及抗过敏、抗疱疹等作用。

近年来，我国在鞣质的化学及其应用研究上也取得了不少的成果，例如抗肿瘤二类新药威麦宁胶囊，以四季青鞣质为原料制成的治疗烫伤、烧伤有良效的制剂；以茶叶中的鞣质为主制成的茶多酚产品，主要用于抗衰老。此外，从含鞣质 6％以上的植物水提液所得的浓缩产品"栲胶"，主要用于皮革工业的鞣皮剂，酿造工业用作澄清剂，工业用作木材黏胶剂、墨水原料、染色剂、防垢除垢剂等。

一、鞣质的化学结构与分类

根据鞣质的化学结构特征，鞣质分为可水解鞣质（hydrolysable tannins）、缩合鞣质（condensed tannins）和复合鞣质（complex tannins）3 大类。

（一）可水解鞣质类

可水解鞣质分子中具有酯键和苷键，在酸、碱、酶，特别是鞣质酶（tannase）或苦杏仁酶的催化作用下，可水解成小分子酚酸类化合物和糖或多元醇，水解后鞣质特性消失。根据水解主要产物（酚酸及其多元醇）不同，又分为没食子鞣质（gallotannins）、逆没食子鞣质（鞣花酸鞣质，ellagitannins）及其低聚体（oligomers）、C-苷鞣质（C-glycosidic tannins）和咖啡鞣质（caffeetannins）等。

1. 没食子鞣质　水解后生成没食子酸（gallic acid，GA）和糖（或多元醇），此类鞣质的糖（或多元醇）的羟基全部或部分被酚酸或缩酚酸（depside）酯化。植物中较常见的没食子酸鞣质是以吡喃葡萄糖为核心，1～12 个没食子酰基分布在葡萄糖的 1、2、3、4、6 位上的没食子酰基葡萄糖类，其中代表化合物是五倍子鞣质和大黄鞣质。

结构中常见的糖为 D-葡萄糖、D-金缕梅糖（D-hamamelose）、木糖（xylose）、果糖（fructose）等；多元醇酸为奎宁酸（quinic acid）和莽草酸（shikimic acid）；少见的三萜醇与咖啡酸多元酚形成的鞣质，如齐墩果烷型三萜形成的凸锥鞣质等。

奎宁酸　　　　莽草酸

没食子酸　　　　鞣花酸

五倍子鞣质，也称中国鞣质（chinese gallotannin），来源于中药五倍子，为漆树科植物盐肤木 *Rhuschinensis* Mill. 幼枝上五倍子虫（寄生蚜虫）所产生的虫瘿，含量达 60%～77%。其基本骨架为 1,2,3,4,6-五没食子酰基-β-D-葡萄糖，聚没食子酰基不规则的分布在 C-2、C-3、C-4 位，通常由 5～12 个没食子酰基葡萄糖组成，平均分子量为 1434，酰基度（葡萄糖与没食子酰基之比）为 8.3。五倍子具有敛肺降火、敛汗、止血等功效和抗肿瘤、抗菌、抗氧化等生物活性。五倍子鞣质制成软膏外用具有收敛止血作用，与蛋白质相结合制成鞣酸蛋白（tannalbin），内服用于治疗腹泻、慢性胃肠炎及溃疡等。五倍子鞣质经酸或酶水解可以得到大量的没食子酸，是制药工业上合成磺胺增效剂 TMP 的重要原料。

五倍子鞣质的基本结构式

应用 Sephadex LH 20 和高效液相层析技术，从五倍子鞣质混合物中分离得到 8 个单体化合物，它们的组分（G5～G12）见表 8-1。

表 8-1　五倍子鞣质的组成

化合物	没食子酰基的相对组成（%）	
五没食子酰基葡萄糖（G5）	$I + m + n = 0$	4
六没食子酰基葡萄糖（G6）	$I + m + n = 1$	12
七没食子酰基葡萄糖（G7）	$I + m + n = 2$	19
八没食子酰基葡萄糖（G8）	$I + m + n = 3$	25
九没食子酰基葡萄糖（G9）	$I + m + n = 4$	20
十～十二没食子酰基葡萄糖（G10 ～G12）	$I + m + n = 5～7$	21

此外，从大黄中分得的没食子酰-β-D-葡萄糖、龙芽草中结晶性成分的金缕梅鞣质（5,6-di-galloyhamamelose）和诃子酸（chebulinic acid）等均属于没食子鞣质。

没食子酰-β-D-葡萄糖　　　　　金缕梅鞣质

2. 逆没食子鞣质　　又称鞣花鞣质，是六羟基联苯二甲酰基（hexahydroxydiphenoyl, HHDP）或与六羟基联苯二甲酰基有生源关系的酚羧酸与多元醇（多数是葡萄糖）形成的酯，水解后首先产生 HHDP 结构单元，HHDP 继续水解转化形成逆没食子酸（又称鞣花酸，ellagic acid），不溶于水、醇，沉淀析出，是一种有价值的鞣料。广泛分布在金缕梅亚纲、五桠果亚纲和蔷薇亚纲中，其中最著名的是诃子鞣质和栗木鞣质。

六羟基联苯二酸　　　　　　逆没食子酸　　　　　　黄没食子酸

与 HHDP 有生源关系的酚羧酸酰基有：六羟基联苯二甲酰基（hexahydroxydiphenoyl, HHDP）、橡腕酰基（valoneoyl, Val）、脱氢二没食子酰基（dehydrodigalloyl, DHDG）、地榆

酰基（sanguisorboyl，Sang）、脱氢六羟基联苯二酰基（dehydrohexahydroxydiphenoyl，DH-HDP）、诃子酰基（chebuloyl，Che）等。

DHDG　　　　DHHDP　　　　Val

这些酰基态的酚羧酸在植物体内均来源于没食子酰基，是相邻的 2 个、3 个或 4 个没食子酰基之间发生脱氢、偶合、重排、裂环、氧化环合等变化形成的。与酚羧酸结合组成鞣花鞣质的多元醇有：β-D-葡萄糖、原栎醇、scyllo-栎醇、葡萄糖苷等。因此，多数植物体内的逆没食子酸，都是没食子酸的代谢产物。

HHDP 片段与葡萄糖常在 2,3-位或 4,6-位连接，葡萄糖构象大的取代基处于平伏键，葡萄糖大多为 $^4C_1$ 构象，HHDP 为 S 构型，结构相对稳定，自然界中存在较多；当连在 3,6-位或 2,4-位时，HHDP 为 R 构型，葡萄糖构象大的取代基处于直立键，葡萄糖大多为 $^1C_4$ 构象，结构不太稳定。

逆没食子鞣质是植物中分布最广泛、种类最多的一类可水解鞣质。目前已分离获得 500 多个化合物。该类化合物因 HHDP 基及没食子酰基的数目、结合位置等不同，可组合成各种各样的结构，生物活性广泛，包括杀菌作用、驱虫、杀灭软体动物、灭螺、保肝、抑制 HIV 的复制、抑制单纯疱疹病毒（HSV）、抗肿瘤活性、抗氧化作用、抑制由过氧化物引发的脂质氧化酶活性等。具有 DHDG 基的逆没食子鞣质，如仙鹤草 *Agrimonia pilosa* Ledeb. 中的仙鹤草因（agrimoniin）；老鹳草 *Geranium wilfordii* Maxim 中的老鹳草素（geraniin）具有 DHHDP基；月见草中的月见草素 B（oenothein B）具有 Val 基；地榆 *Sanguisorba officinalis* L. 中的地榆素 H-2（sanguiin H-2）具有 Sang 基；诃子次酸（chebulinic acid）具有 Che 基。

R= ——glc——glc

诃子鞣质

地榆素 H-2

3. C-苷鞣质　木麻黄宁（casuarinin）是最初从麻黄科植物中分得的 C-苷鞣质，糖开环后端基 C-C 相连。后来又分得很多 C-苷鞣质，如旌节花素（stachyurin）等。

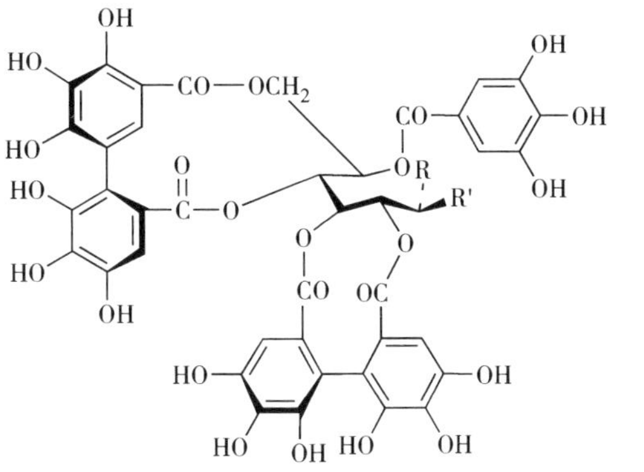

	R	R'
木麻黄宁	OH	H
旌节花素	H	OH

4. 咖啡鞣质　咖啡豆所含的多元酚类成分主要是绿原酸（chlorogenic acid），其无鞣质活性。但含有少量的 3,4-、3,5- 及 4,5- 二咖啡酰奎宁酸类化合物则具鞣质活性，这些化合物称为咖啡鞣质。详见本章第二节中缩酚酸类化合物。

（二）缩合鞣质类

缩合鞣质（condensed tannins）以黄烷-3-醇（flavan-3-ol）为构成单位，分子骨架为 C_6-C_3-C_6，结构复杂，其聚合体结构取决于构成单元的类型，单元间的连接位置及构型，按照黄烷醇的单元数目、分支及聚合体可分为简单缩合鞣质和复杂缩合鞣质 2 大类。

1. 简单缩合鞣质　多数由 $5,7,3',4'$-四羟基和 $5,7,3',4',5'$-五羟基黄烷-3-醇单位，通过 $C_4 \rightarrow 8$ 或 $C_4 \rightarrow 6$ 位碳碳键（单键或双键），缩合形成二聚体、三聚体、四聚体等，相对分子质量为 500～3000，因此也称为黄烷类鞣质（flavonoid tannin）。根据缩合鞣质的聚合度的不同，分为以下几类：

（1）**单体黄烷醇类**　组成单体黄烷醇类缩合鞣质最重要的单元是儿茶素，根据儿茶素在 C 环C-2 和 C-3 位的构型不同，又可分为下列 4 种立体异构体：（＋）儿茶素（catechin）、（－）表儿茶素（epicatechin）、（－）儿茶素（catechin）、（＋）表儿茶素（epicatechin）等。

B 环有 2 个羟基的儿茶素类较多，有 3 个羟基为棓儿茶素，1 个羟基的黄烷-3-醇较少。此外，黄烷醇结构中 3-OH 常与没食子酸缩合酯，如 EGCG，具有较好的抗肿瘤、抗氧化、抗衰老的活性。

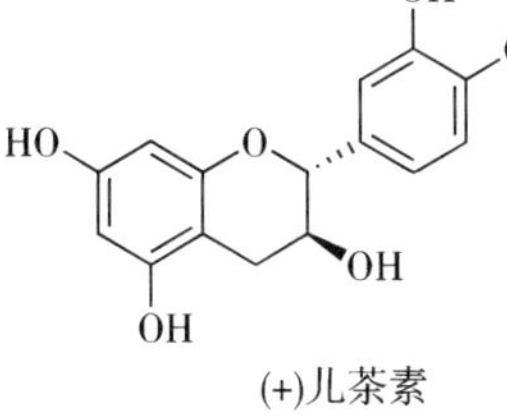

(+)儿茶素	(-)儿茶素	(+)表儿茶素	(-)表儿茶素

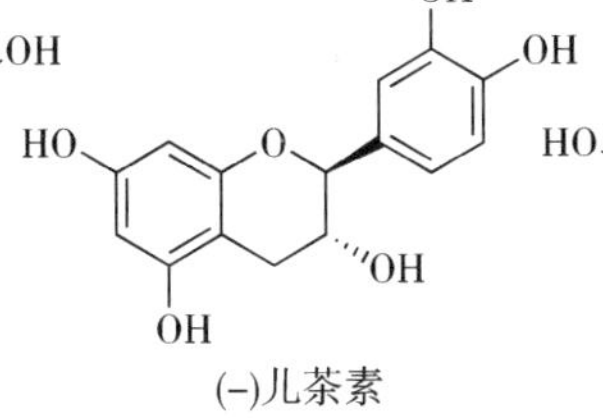

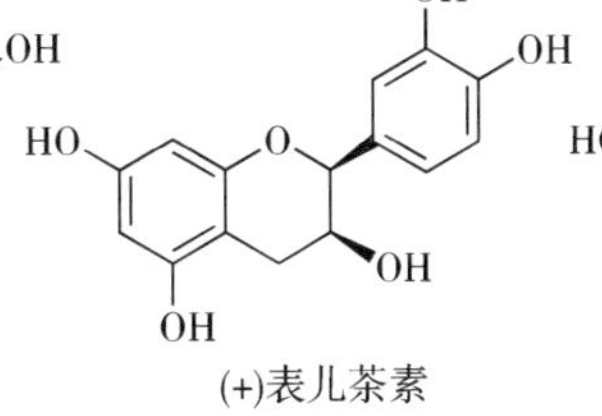

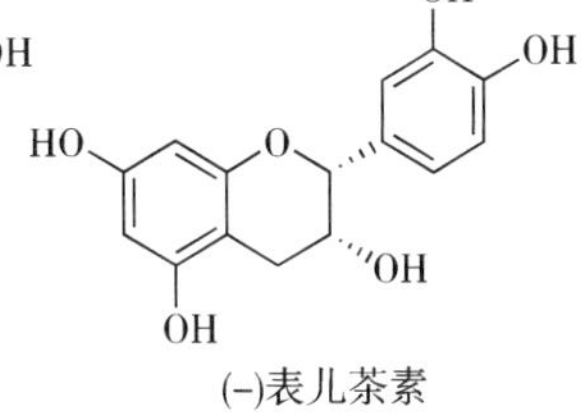

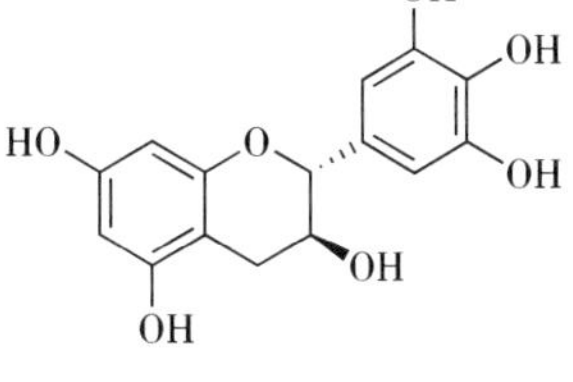

(+)棓儿茶素	(-)表棓儿茶素	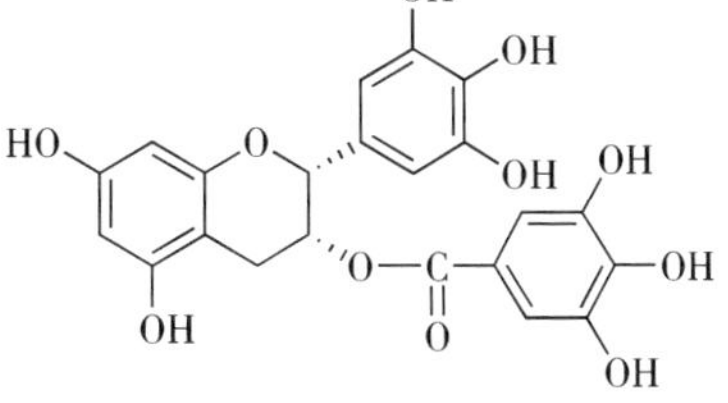 EGCG　(-)epigallocatechin-3-O-gallate

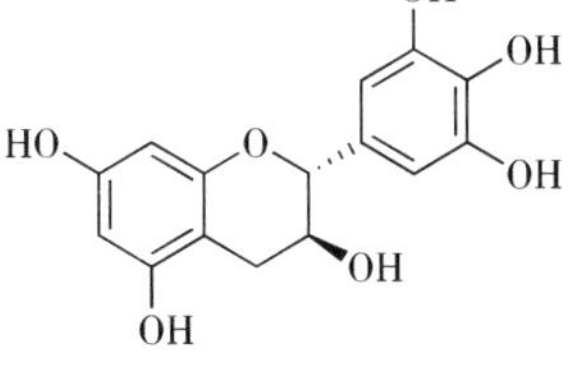

（2）原花青素二聚体　主要由黄烷醇类单体结构通过脱水缩合形成，通过连接类型的不同，分为 A 型原花青素（procyanidin A）和 B 型原花青素（procyanidin B）。A 型原花青素多为黄烷醇单元的 C_2 和 C_4 2 个位置连接在另一个黄烷醇单元的 C_7 和 C_6 或 C_8，如桂皮中 procyanidin A2；B 型为 C_4-$C_{8'}$ 键（称为 B1～4 型）或 C_4-$C_{6'}$ 键（称为 B5～8 型）连接，该类化合物主要分布于大黄、何首乌、儿茶、桂皮、茶和葡萄籽中，如葡萄籽中的 procyanidin B1。

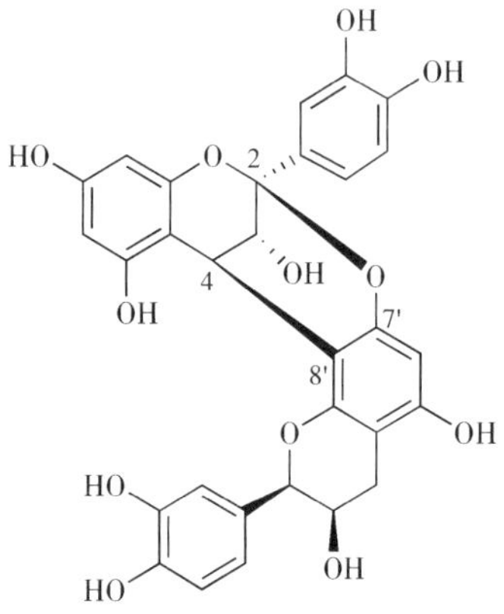

procyanidin A2 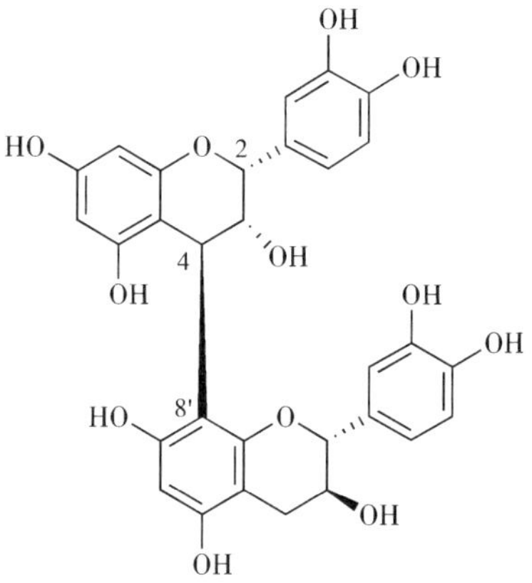　　　　　　　　　　procyanidin B1

2. 复杂缩合鞣质　主要由异戊二烯基黄烷醇类、羧甲基黄烷醇等黄烷醇衍生物构成单元结构。在自然界中分布较广，如地榆中的 gambiriin A1。

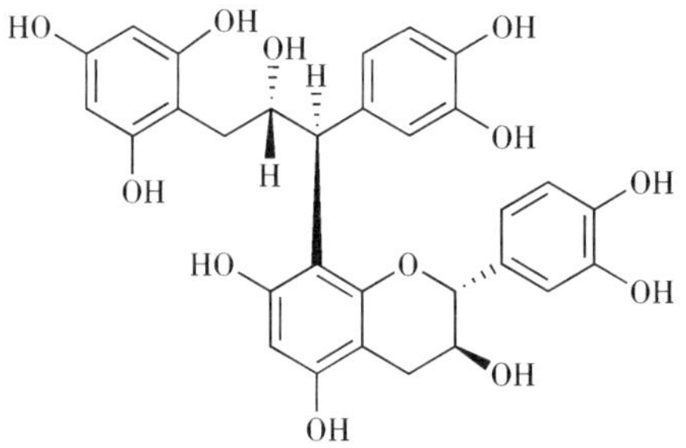

gambiriin A1

缩合鞣质与空气接触，特别是在酶的影响下，很易氧化、脱水缩合，形成分子量更大、难溶于水的暗红色沉淀，称为鞣红。缩合鞣质与酸、碱共热或有缩聚剂存在时，鞣红的形成更为迅速。如切开的水果放置后变成红棕色，茶叶水溶液久置，形成棕红色不溶物就是因为形成了鞣红。

此类鞣质在植物界的分布比可水解鞣质广泛，天然鞣质大多属于此类。它们主要存在于植物的果实、种子及树皮等中。例如柿子、槟榔、钩藤、山茶、麻黄、翻白草、茶叶、大黄、肉桂等都含有缩合鞣质。

（三）复合鞣质

复合鞣质（complex tannins）是由可水解鞣质和缩合鞣质 2 种结构单元通过碳碳键连接的一类化合物。根据其结构特征分为以下几类。

1. 黄烷-鞣花鞣质　是最常见的复合鞣质，通常以 1 个黄烷-3-醇的 6 和 8 位通过碳碳键和可水解鞣质的开链葡萄糖 C_1 连接，如窄叶青冈鞣花素 B（stenophynins B）。

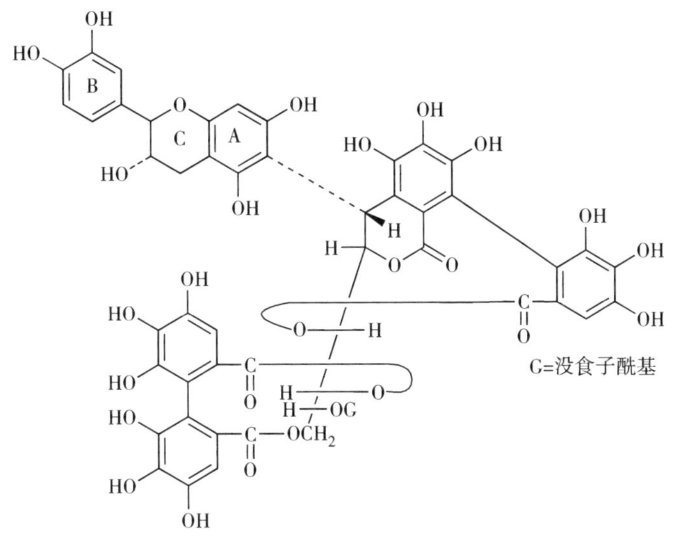

窄叶青冈鞣花素B

2. 原花色素-鞣花鞣质　如蒙古栎卡宁（mongolicanin）是原花青定 B-3 部分的 8 位和鞣花鞣质甜粟鞣花素部分 1 位通过碳碳键连接而成。

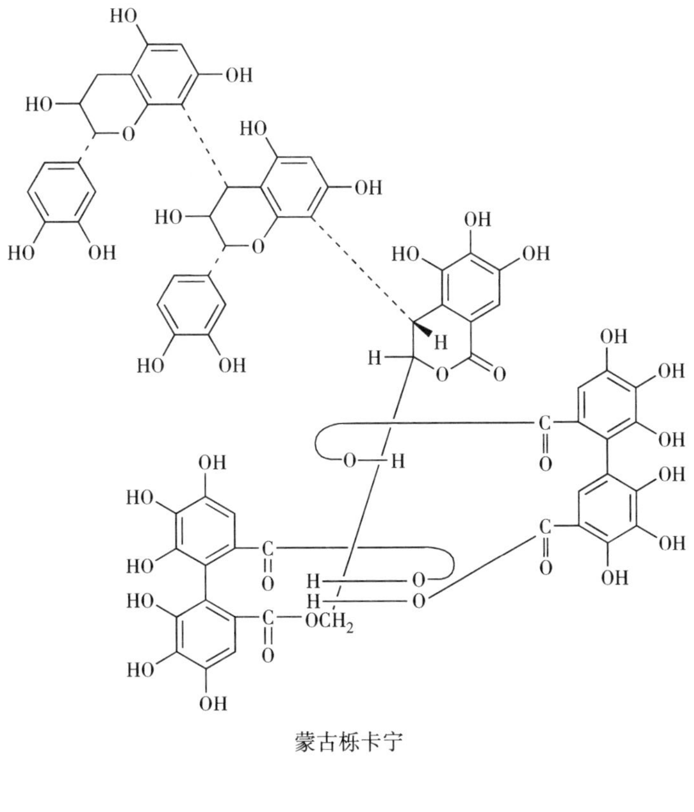

蒙古栎卡宁

3. 黄酮-鞣花鞣质　是黄酮苷的 6 位或 8 位与鞣花鞣质部分通过碳碳键连接构成的一类复合鞣质，如蒙古栎素 A（mongolicin A）。

蒙古栎素 **A**

二、鞣质的理化性质

（一）物理性质

鞣质的分子量通常在 500～3000 之间，大多数为无定形粉末，具有吸湿性，只有少数能形成晶体（如老鹳草素）。由于多具酚羟基，特别是邻位酚羟基，所以很容易被氧化。大多为灰白色、米黄色、棕色，甚至褐色无定形粉。多具有吸湿性。鞣质极性较强，溶于水、甲醇、乙醇、丙酮，可溶于乙酸乙酯、丙酮和乙醇的混合液，难溶或不溶于乙醚、苯、三氯甲烷、石油醚及二硫化碳等。少量水存在能够增加鞣质在有机溶剂中的溶解度。

（二）化学性质

1. 还原性　鞣质含有很多酚羟基，为强还原剂，很易被氧化，能还原斐林试剂，可用作抗氧剂。

2. 与蛋白质沉淀　鞣质可与蛋白质相结合而形成不溶于水的化合物。动物的皮革含有大量的明胶（一种较简单的蛋白质），因此，用鞣质处理动物皮（牛皮、羊皮、猪皮等），能产生不透水而有韧性的革，此法可提纯、鉴别鞣质。鞣质的水解产物没食子酸和儿茶素均不具有鞣质的性质。鞣质可与口中唾液的蛋白相结合而使唾液失去润滑性，并能引起舌的上皮组织收敛而产生涩感。未成熟果实因含鞣质而具涩味，当果实成熟后涩味消失或减轻，原因之一是鞣质聚合成鞣红所致。

鞣质与蛋白质的结合在一定条件下是可逆的。如用丙酮回流鞣质与蛋白质所形成的沉淀，鞣质可溶于丙酮而与蛋白质分离。这一性质可用于分离鞣质类成分。

3. 与金属离子络合　鞣质因具有邻位酚羟基而可与许多金属离子络合。如鞣质的水溶液遇高铁离子产生蓝色或绿色反应或沉淀，工业上利用该性质制造蓝黑墨水。鞣质的水溶液遇醋酸铅、醋酸铜、氯化亚锡或碱土金属氢氧化物（如氢氧化钙），可与金属离子络合而产生沉淀，在提取、分离或除去鞣质时均可利用该性质。

4. 与生物碱沉淀　鞣质的水溶液可与生物碱生成难溶或不溶的沉淀，故可用作生物碱的沉淀试剂。在提取分离及除去鞣质时亦常利用这一性质。

5. 与铁氰化钾氨溶液的作用　鞣质与铁氰化钾氨溶液反应呈深红色，并很快变成棕色。

6. 鞣质极易溶于热水，生成胶体，将此溶液长时间放置，或混稀酸加热，可产生无定性红色或棕色沉淀，称为鞣酐。

三、鞣质的提取与分离

（一）鞣质的提取

由于鞣质为多元酚类化合物，分子量大，稳定性差，在水分、日光、氧气和酶的作用下易变质，与一些金属离子发生反应而变色，提取、分离和纯化单体较困难。因此，提取时应避免酸、碱、高温（温度应小于50℃）、金属离子（铁、锡）等，提取时常用玻璃或不锈钢制容器，多采用新鲜植物原料冷浸，常在丙酮中冷冻或浸泡贮存或提取前采用短时间（2～5min）水蒸气加热，使样品中多酚氧化酶失活，避免对成分的影响。注意干燥原料尽可能在短时间内完成。

由于鞣质对醇有溶剂化作用，产生醇解，因此醇类溶剂不适用于提取鞣质。目前，组织破碎溶剂提取法是提取鞣质类化合物最常用的提取方法。具体操作是：干燥或新鲜原料（茎叶类）在高速搅碎机内加溶剂进行组织破碎提取，然后过滤得到浸提液。常用提取溶剂为水或有机溶剂。

1. 水提取法　提取和浓缩时温度应尽量低，一般控制在50℃以下。

2. 有机溶剂提取法　常用的有机溶剂有乙酸乙酯、乙醚-乙醇（4∶1）、50％～80％含水丙酮等。其中含水丙酮是一种比较理想的提取溶剂，因提取率高、沸点低、易于回收、与鞣质无溶剂化作用，现多采用50％～80％的含水丙酮来提取鞣质。具体提取方法：将原料置高速搅碎机内，加入50％～80％含水丙酮，于室温下破碎成匀浆，甩滤，反复提取3次，减压浓缩提取液（浓缩过程中有色素沉淀时可滤出），得粗总鞣质。

（二）鞣质的分离

对于鞣质的分离及纯化，经典方法主要有沉淀法、透析法及结晶法，现在常用柱色谱法。

1. 溶剂法　通常将含鞣质的水溶液先用乙醚等极性小的溶剂萃取，去除极性小的成分，然后再用乙酸乙酯提取，可得到较纯的鞣质。亦可将鞣质粗品溶于少量乙醇和乙酸乙酯中，逐渐加入乙醚，鞣质可沉淀析出。

2. 沉淀法　利用鞣质与蛋白质结合的性质，可从水提取液中分离鞣质。向含鞣质的水溶液中分批加入明胶溶液，滤取沉淀，用丙酮回流，鞣质溶于丙酮，蛋白质不溶于丙酮而析出，这也是将鞣质与非鞣质成分分离常用的方法。

3. 色谱法　具有吸附色谱原理的各种柱色谱，是目前制备纯鞣质及其有关化合物的最主要方法。普遍采用的固定相是 Diaion HP-20、Toyopearl HW-40、Sephadex LH-20 及 MCI Gel CHP-20P（初步分离常用）等，以甲醇-水、乙醇-水、丙酮-水为流动相。其组合使用的顺序一般为 Diaion HP-20 →Toyopearl HW-40→MCI Gel CHP-20P。

（1）葡聚糖凝胶柱色谱　Sephadex LH-20 是分离鞣质类化合物最常用的柱色谱填料，它不仅具有分子筛作用，同时还对含有酚羟基的化合物有一定的吸附作用。常用的洗脱剂为水-

甲醇-丙酮系统。

利用 Sephadex LH-20 柱对鞣质提取物进行初步分离的方法如下：

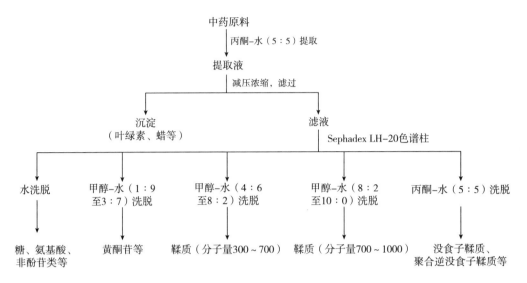

因它们在水中吸附力最强，开始先用水冲洗，洗脱出一些多糖、多肽、蛋白质和非酚性苷等水溶性杂质，然后依次用 10%～30% 甲醇-水洗脱（黄酮苷）、40%～80% 甲醇-水洗脱（分子量 300～700 的聚黄烷醇多酚）、80%～100% 甲醇-水洗脱（分子量 700～1000 的聚黄烷醇多酚）、50% 丙酮洗脱（分子量大于 1000 的没食子鞣质、聚合逆没食子鞣质等），最后用 70% 含水丙酮洗脱使柱子再生。

（2）纤维素柱色谱   MCI Gel CHP-20P 是粗分鞣质常用的一种纤维素吸附剂，洗脱剂用水-甲醇。经 MCI Gel CHP-20P 柱色谱后的各洗脱馏分，可用 HPLC 检测，单一组分者合并后回收溶剂，即可得到单体鞣质化合物。

（3）高效液相色谱法   HPLC 法对鞣质不仅具有良好的分离效果，而且还可以用于判断鞣质分子的大小、各组分的纯度及 α、β-异构体等，具有简便、快速、准确、实用性强等优点。虽然各种新型色谱填料及制备型 HPLC 的应用，使鞣质的研究迅速发展，但其分离和纯化仍费时又困难，通常将鞣质制成甲醚化或乙酸酯衍生物有助于分离。目前缩合鞣质中绝大部分高聚物的纯化合物都是以甲基醚或乙酸酯的形式分离出来的。

表 8-2   正相 HPLC 与反相 HPLC 分离鞣质化合物的应用区别

HPLC 类型	正相 HPLC	反相 HPLC
实用对象	水解鞣质分子大小的判断	判断葡萄糖的 C_1-OH 是否游离；α、β-端基异构体
分离柱类型	Superspher Si 60、Zorbax SIL、Normura Develosil 60 等	Lichrospher RP-18、Fuji gel ODS G3、Prepak 500 等
检测波长	280nm	280nm
流动相	环己烷：甲醇：四氢呋喃：甲酸（60：45：15：1 V/V）＋草酸 500mg/1.2L	甲醇-水，0.01mol/L 磷酸：0.01mol/L 磷酸二氢钾：乙酸乙酯（85：10：5）或 0.01mol/L 磷酸：乙腈（87：13）

续表

HPLC 类型	正相 HPLC	反相 HPLC
测定样品制备	原料用 70% 含水丙酮室温破碎提取，提取液减压浓缩至干，再用适量无水甲醇溶解，离心除去不溶物即可	常规方法
结果	呈现单峰；分子量越大，保留时间越大	呈现双峰时，一是混合物；二是样品中的葡萄糖部分 C_1-OH 游离，从而形成 α、β 端基异构体（加入少量 $NaBH_4$，振摇，还原反应后，在同样条件下进行反相 HPLC，若原来的双峰消失，产生了新的比原来的双峰保留时间较小的单峰，则样品为 α、β 异构体，不需进一步分离；若无变化，样品为 α、β 异构体混合物，需进一步分离）

（4）液滴逆流色谱法（DCCC）　适用于低聚水解鞣质分离，常以不同比例的正丁醇-正丙醇-水为流动相，在外径为 5mm 的玻璃管中可形成小圆滴将鞣质混合物分离。

（5）大孔吸附树脂层析法　以 Diaion HP-20，MIC Gel CHP-20P 和 Toyo Pearl HW-40F 等为填料，用不同比例的水-甲醇或乙醇-丙酮为洗脱剂，进行粗分后，再用 Sephadex LH-20 细分。

（三）　鞣质提取分离实例

仙鹤草为蔷薇科植物龙牙草 *Agrimonia pilosa* Ldb. 的全草，有收敛止痛、消炎止痢的功效。主治各种出血、胃肠炎、痢疾，外用治疗阴道炎等。其主要成分为仙鹤草素，属逆没食子鞣质，具有抗肿瘤、止血、止泻的作用。

仙鹤草中仙鹤草素提取精制流程如下：

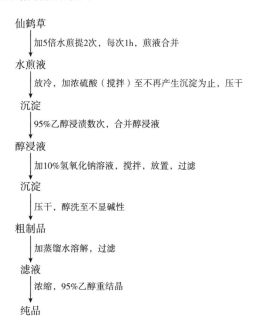

四、鞣质的检识

（一）　理化检识

常用检识鞣质的化学反应是三氯化铁反应、明胶反应、生物碱沉淀反应。这些方法既可用于原药材中的鞣质类成分的检识，也可用于鞣质成品检识，其检识方法如下。

供试液制备：取药材粗粉 5～10g，加水 50～100mL，温浸 1h，滤过，滤液加醋酸调成酸性，供下述试验。

1. 三氯化铁反应 取供试液 1mL，滴加 1%三氯化铁乙醇溶液 1～2 滴。如有鞣质成分存在时，应发生蓝色、蓝黑色或绿～墨绿色反应或产生沉淀。

2. 蛋白质沉淀反应 取供试液 1mL，加氯化钠-明胶试剂 1～2 滴，如有鞣质类成分存在时，应产生白色混浊或沉淀。

3. 生物碱沉淀反应 取供试液 1mL，加 0.1%咖啡碱溶液或其他生物碱盐溶液数滴，如有鞣质成分存在时，应产生棕色沉淀。

4. 利用化学反应初步区别可水解鞣质与缩合鞣质，方法和结果见表 8-3。

表 8-3　可水解鞣质与缩合鞣质的定性区别

试剂	可水解鞣质	缩合鞣质
稀酸（共沸）	无沉淀	暗红色鞣红沉淀
溴水	无沉淀	黄色或橙红色沉淀
三氯化铁	蓝色或蓝黑色（或沉淀）	绿色或绿黑色（或沉淀）
石灰水	青灰色沉淀	棕色或棕红色沉淀
醋酸铅	沉淀	沉淀（可溶于稀醋酸）
甲醛或盐酸（Mannich 反应）	无沉淀	沉淀

（二）薄层色谱检识

鞣质薄层色谱的定性鉴别，通常采用下述方法：

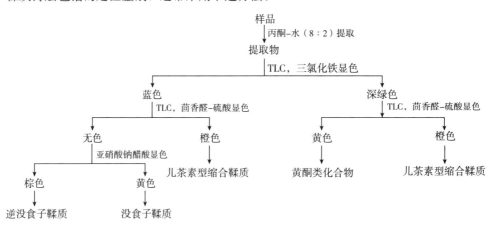

吸附剂：鞣质的薄层色谱常用硅胶和纤维素为吸附剂，聚酰胺只能用于检测结构简单的鞣质，因许多鞣质可与聚酰胺形成不可逆的吸附。

展开剂：常用于硅胶薄层色谱的展开系统为苯-甲酸乙酯-甲酸，不同的比例适用于不同类型和不同分子量大小的鞣质。当比例为 2：7：1 时，适用于三聚体以下的鞣质；当比例为 1：7：1 时，适用于三聚体以上、六聚体以下的缩合鞣质；当比例为 1：5：2 时，适用于逆没食子酸型可水解鞣质。对于纤维素薄层色谱和纸色谱，展开系统常用 2%醋酸水溶液或正丁醇-醋酸-水(4：1：5，上层)，前者适用于儿茶素单体和可水解鞣质，后者适用于逆没食子鞣质。

显色剂：①1%～5%三氯化铁水溶液或乙醇溶液，加盐酸少许。②茴香醛浓硫酸试剂（浓硫酸 1mL 加到含茴香醛 0.5mL 的冰醋酸溶液 50mL 中）。

五、除去鞣质的方法

天然药物注射剂即使含有少量鞣质，肌肉注射也可引起局部硬结、疼痛、坏死，静脉注射则可致凝血。鞣质易被氧化而使注射液颜色变深，或缩合生成沉淀，是药液在灭菌及贮存过程中变色、变浑浊及析出沉淀的主要原因，因而在天然药物液体制剂中鞣质常作为杂质被除去。除去的方法有以下几种。

（一）　热处理法

鞣质的水溶液为胶体溶液，高温可破坏胶体的稳定性使之聚集沉淀，而低温可降低其运动速度，使之沉淀析出。因而，可将天然药物的液体制剂加热煮沸 30min 后，再冷冻静置 24h，滤过，即可除去大部分鞣质。

（二）　明胶沉淀法

在天然药物的浓缩水提液中，加入适量的 4％明胶溶液，使鞣质沉淀完全，滤过，滤液浓缩至适量，加入 3～5 倍量乙醇，沉淀滤液中过量的明胶。

（三）　钙盐沉淀法

此方法仅适用于有效成分不被钙盐沉淀的天然药物提取液，在提取液中加入氢氧化钙使鞣质生成沉淀而析出。或在药物原料中拌入石灰乳，使鞣质与钙离子结合生成水不溶物与其他成分分离。

（四）　聚酰胺吸附法

鞣质为多元酚类化合物，能和聚酰胺形成较牢固的氢键，不易被洗脱。将天然药物的水或醇提取液通过聚酰胺吸附柱，用 80％的乙醇洗脱，黄酮、蒽醌等被洗脱，而鞣质被吸附于柱顶端，不易被洗脱而被除去。

（五）　铅盐法

在天然药物水提液中加入饱和醋酸铅或碱式醋酸铅溶液，使鞣质沉淀，滤过后，再用常规方法脱铅。

（六）　溶剂法

鞣质与碱成盐后难溶于醇，常用 40％氢氧化钠调至 pH 9～10，使鞣质沉淀除去。

六、鞣质的结构研究

（一）　化学方法

研究鞣质常用的化学方法有降解、聚合、形成醚键、氧化扩环、鞣质的水解等。

1. 降解

（1）苄硫醇降解　是研究缩合鞣质结构最常用的一种化学方法，控制反应时间，可将缩合鞣质全部或部分降解为小分子黄烷-3-醇单位，再与已知品对照，判断结构。

（2）氧化降解　在三氯化铁作用下，含碳苷键的鞣质可降解。

2. 聚合　将小分子的黄烷-3-醇类化合物通过化学反应生成聚合体，用于缩合鞣质结构确定和生源学说研究。

（1）甲醛缩合　将 3-O-没食子酰基表没食子儿茶素与甲醛在盐酸乙醇溶液中反应，产物经 Sephadex LH-20 柱层析分离，可得到（-）3-O-没食子酰基表没食子儿茶素的 8-8′、8-6′、6-6′

相连的二聚体，其中 8-8′和 8-6′相连的二聚体为乌龙茶的成分 oolonghomobisflavans A 和 B。

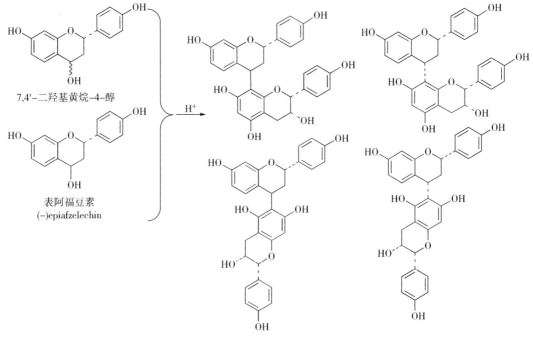

黄烷-3-醇类甲醛缩合反应

（2）酸催化聚合　将 7,4′-二羟基黄烷-4-醇和（一）epiafzelechin 在盐酸-乙醇溶液中振荡 10min，反应物用柱层析分离，可得 4 种黄烷醇的二聚体。

黄烷醇的二聚体　酸催化聚合反应

（3）氧化聚合　黄烷-3-醇类化合物在铁氰化钾作用下，氧化聚合生成一系列 B、B′环相连的黄烷-3-醇二聚体。

3. 形成醚键 单键相连的原花色苷元 B 型化合物，在弱碱条件下与双氧水反应，可得到有醚键两键相连的原花色苷元 A 型化合物。

原花青定 B1   原花青定 A1

4. 氧化扩环 （一）表没食子酰基 - 3 - O - 没食子酸酯和连苯三酚（或没食子酸）在铁氰化钾、碳酸氢钠作用下反应，生成 epitheaflagallin - 3 - O - gallate。

5. 鞣质的水解 利用酸、碱、酶或热水将鞣质的苷键和酯键断开。最常用的方法是酶解，常在温和的条件下水解鞣质，能较好地研究鞣质构型。常用酶有以下 2 种。

（1）鞣质酶（tannase）水解 作用于没食子酸的羧基与糖或其他非糖化合物所形成的羟基所形成的酯键。常将鞣质酶加入鞣质样品的水溶液中，在室温下震荡 10min，可水解鞣质的没食子酰基。

（2）橙皮苷酶（hesperidinase）水解 作用于儿茶素与糖形成的苷键。通常 37℃ 放置过夜。

（二） 波谱分析法

近年来，鞣质的结构确定主要使用的波谱分析方法有 UV、IR、MS、CD，^{1}H - NMR、^{13}C-

NMR、2D-NMR、X射线衍射、HPLC-MS、HPLC-NMR等连用技术。

1. 紫外光谱 可水解鞣质一般在205～224nm和260～283nm范围内显示2个中强的特征吸收峰，其中短波处的峰为最大吸收峰。利用紫外特征可推测可水解鞣质的结构骨架和单元。

2. 红外光谱 鞣质结构中含有羟基、芳环、酯键3大主要特征，以KBr压片进行测定，酯羰基通常出现在1740～1710cm^{-1}范围，若含共轭双键的羰基，向低波数移动；羟基一般在3400cm^{-1}处出现强峰；芳香环一般在1620～1420cm^{-1}范围出现3个特征吸收。

3. 核磁共振氢谱 ^{1}H-NMR谱可较好地确定水解鞣质糖环上取代基的类型和数量，见表8-4。

表8-4 水解鞣质糖环上取代基^{1}H-NMR谱特征

取代基种类	^{1}H-NMR 特征峰	
	芳香氢部分	糖基部分（4～6）
没食子酰基（G）	δ6.9～7.2出现2H单峰（H-2和H-6）	
鞣花酰基（HHDP）	在δ6.3～6.8出现2个1H单峰（HA和HB）	$J=8$Hz，糖环为^{4}C$_1$型；邻位偶合常数小，存长距离小偶合，糖环为^{1}C$_4$型
橡椀酰基（Val）	在δ6.3～6.8出现2个1H单峰信号（HA和HB），在δ6.9～7.2出现1个1H单峰信号（HC）	
脱氢二榕酰基（DHDG）	在δ6.8～7.42出现2个1H双峰（$J=2$Hz）和在δ7.0～7.2出现1个1H单峰信号	
脱氢六羟基联苯二酰基（DH-HDP）	5.0、6.4和7.1处出现3个1H单峰，4.8和6.1处出现双峰（$J=2$Hz）分别为五元环或六元环半缩醛结构中次甲基和乙烯基上的氢质子信号	

4. 核磁共振碳谱 ^{13}C-NMR能判断可水解鞣质中没食子酰基、六羟基联苯二甲酰基的数目、酰化位置及糖基的构型。一般说来，对于^{4}C$_1$的葡萄糖基，某2个碳原子上的羟基被酰化时，该2个碳原子的δ值增加0.2～1.2，而相邻碳原子的δ值降低1.4～2.8。例如4、6位被酰化时，C-4、C-6的δ值增加，C-3、C-5的δ值降低。

近年来，HMQC及HMBC的应用使得鞣质化学结构的研究更为方便、准确。通过前者测定，可以知道结构中C与H的关系，测定后者可以了解相距2个或3个键以上的C与H间的偶合，从而确定它们之间的相对位置。根据分子中葡萄糖残基的构象差异，水解鞣质单体中的葡萄糖残基可分为3类。

（1）具有^{4}C$_1$吡喃葡萄糖核心 包括没食子鞣质和多数鞣花鞣质（单聚体和低聚体）。几种可水解鞣质葡萄糖部分^{13}C-NMR谱数据，见表8-5。

表 8-5　可水解鞣质葡萄糖部分[13]C-NMR 谱 （50.1MHz，MeOH-d[4]）

化合物	碳 (δ)					
	C-1	C-2	C-3	C-4	C-5	C-6
1,2,3,4,6-五-O-没食子酰-葡萄糖	93.4	71.9	73.5	69.5	74.1	62.9
1,2,3,6-四-O-没食子酰-葡萄糖	93.5	71.9	76.0	69.5	76.1	63.7
1,2,4,6-四-O-没食子酰-葡萄糖	93.4	73.8	73.3	71.7	74.0	63.1
1,2,3-三-O-没食子酰-葡萄糖	94.2	72.5	76.7	69.8	79.2	62.4
1,2,6-三-O-没食子酰-葡萄糖	93.6	73.9	75.5	71.2	76.0	64.0
1,3,6-三-O-没食子酰-葡萄糖	95.6	72.3	78.8	69.4	75.8	64.0
木麻黄亭	92.4	76.0	77.3	69.3	73.5	63.1
玫瑰素 A	94.2	72.2	73.6	71.2	73.6	63.6
玫瑰素 B	92.8	76.4	77.6	69.8	74.0	63.5
小木麻黄素	95.9	74.7	75.6	72.8	73.2	63.7
地榆素 H-4	91.4	74.5	79.1	68.0	76.6	61.8

（2）具有[1]C[4]吡喃葡萄糖残基和船型构象的水解鞣质　由于此类鞣质分子中的吡喃葡萄糖在 O-3 至 O-6 位或 O-2 至 O-4 位具有酯链桥，引起吡喃葡萄糖核心从[4]C[1]变为[1]C[4]或相关船型构象。几个可水解鞣质葡萄糖部分[13]C-NMR 谱数据，见表 8-6。

表 8-6　具有[1]C[4]葡萄糖残基[13]C-NMR 谱 （50.1MHz，MeOH-d[4]）

化合物	C-1	C-2	C-3	C-4	C-5	C-6
柯里拉京	94.2	68.8	70.4	62.2	75.5	64.3
愧牛儿素 (a) 型	90.8	69.9	63.3	65.9	72.6	63.6
愧牛儿素 (b) 型	91.8	70.4	62.3	66.8	73.1	63.8
柯黎勒鞣花酸	91.5	70.5	61.7	66.1	73.5	63.9
愧牛儿素吩嗪	91.6	76.6	68.7	67.6	76.8	65.2
1-O-没食子酰-2,4,3,6-二-O-HHDP-D-葡萄糖	91.9	76.0	67.7	67.7	76.9	65.3

（3）具有开链型葡萄糖水解鞣质　主要包括 C-葡萄糖苷鞣质，其葡萄糖碳信号常用 2D-NMR 指定，主要特征是 C-2 的化学位移信号出现在葡萄糖碳信号的最低场，并取决于 C-1 的构型。当 C-1 为 β 型，δ 值约为 76；当 C-1 为 α 型时 δ 值约为 81。表 8-7 为 C-葡萄糖苷鞣质葡萄糖基的[13]C-NMR 谱数据。

表 8-7　C-葡萄糖苷鞣质葡萄糖基的[13]C-NMR 谱

化合物	C-1	C-2	C-3	C-4	C-5	C-6
木麻黄宁	67.6	76.7	69.8	74.2	71.2	64.6
旌节花素	65.2	81.0	70.9	73.3	72.0	64.5
木麻黄因	68.5	77.1	70.8	77.1	68.5	67.2
番石榴素	46.5	81.2	75.8	71.2	71.7	64.4

5. 质谱　FD-MS 和 FAB-MS 对于极性大、热不稳定及难挥发的鞣质具有较好的检测作

用。分子离子峰为主要峰，通常以 $[M+Na]^+$、$[M+K]^+$ 或 $[M+H]^+$ 正离子的方式出现，如果加入少量的 NaCl 或 KCl，可明显增加前 2 种分子离子峰的强度，使之更易检测。

6. 圆二色光谱 CD 谱是测定鞣花鞣质中 HHDP、Val、Sang 基等酚羧酸绝对构型的最有效方法。鞣花鞣质中存在大量的 HHDP 及其衍生物类取代基，由于联苯单键周围取代基的存在，使苯环旋转受阻，致使 HHDP 及其衍生物具有手性，表现为 R、S 两种构型。(R)- HHDP 在 $\lambda_1 = 225\text{nm}$ 处出现负 Cotton 效应，为 HHDP 的特征峰，峰强度与 HHDP 数量成正比，在 $\lambda_2 = 250\text{nm}$ 处出现正 Cotton 效应，而（S）构型正好相反。当 HHDP 与葡萄糖连接形成鞣花鞣质后，Cotton 峰会红移，$\lambda_1 = 235\text{nm}$，$\lambda_2 = 265\text{nm}$，其正负性不变，构型与 HHDP 一致。

七、鞣质结构研究实例

从榛子 *Corylus heterophylla* Fishd. ex Bes 叶 70% 丙酮提取液中，提取分离得到浅棕色粉末，$[\alpha]_D + 34.5°$（c 1.0，MeOH）；UV λ_{max}^{MeOH} nm（lg ε）：223（4.70），273（4.43）；CD（MeOH）$[\theta]$（nm）：$+ 10 \times 10^4$（230）、-3.5×10^4（260）。FAB- MS m/z：809 $[M + Na]^+$。正相 HPLC：t_R 18.6min。通过正相保留时间及所测分子量，推测为可水解鞣质的单聚体。^{1}H- NMR（500MHz acetone-d$_6$）中，δ：7.24（s，2H），7.03（s，2H），6.43（d，$J = 4\text{Hz}$，H-1），5.56（t，$J = 10\text{Hz}$，H-3），5.06（t，$J = 10\text{Hz}$，H-4），5.06（dd，$J = 6.5$，13.5Hz，H-6），4.57（dd，$J = 6.5$，10Hz，H-5），4.22（dd，$J = 4$，10Hz，H-2），3.75（d，$J = 13.5\text{Hz}$，H-6）。^{13}C- NMR（125MHz acetone-d$_6$）δ：92.9 [glu C-1]，70.3（glu C-2），74.3（glu C-3），70.6（glu C-4），70.5（glu C-5），63.3（glu C-6），110.1，110.2（each 2C，G C-2，6），120.5，126.3（G C-1），138.9，139.4（G C-4），145.7，146.7（each 2C，C-3,4），107.7，107.8，（HHDP C-3,3′），115.7，115.8（HHDP，C-1，1′），125.7，126.3（HHDP C-2,2′），136.2，136.4（HHDP C-5,5′），144.3（2C），145.1，145.2（HHDP C-4,4′,6,6′），165.4，167.2，167.3，168.3（ester carbonyl）。

第二节 其他酚类

一、芪类

芪类（stilbenoids）是以 1,2-二苯乙烯为母核的一类酚性化合物。包括二苯乙烯（I）、二苯乙基（Ⅱ）（又称联苄类）、菲类（Ⅲ）及其聚合物，如苯骈呋喃（Ⅳ～Ⅴ）。具有 C_6-C_2-C_6 单元，其基本母核为 1,2-二苯乙烯或 1,2-二苯乙烷。此类化合物具有重要的生理活性，常具有抗菌、抗炎、扩张冠状动脉血管、降胆固醇、降血脂、植物生长调节及激素样作用等生物活性。如存在于葡萄、花生、虎杖等天然植物中的白藜芦醇（resveratrol），具有显著的抗白细胞突变、抗真菌、抗脂质过氧化、抑制血小板聚集、抗冠状动脉扩张和抗癌作用等。二苯乙烯类化合物多方面的生物活性受到普遍的关注，逐渐成为天然药物中的一类重要有效成分。

二苯乙烯类化合物在植物体内的生物合成是通过莽草酸途径和醋酸-丙二酸途径的复合途径而来，由 1 个莽草酸与 1 个桂皮酰辅酶 A 和 3 个丙二酰辅酶 A 在二苯乙烯合成酶及其他酶的作用下生成二苯乙烯类，再经缩合反应生成二苯乙烯低聚体化合物。

二苯乙烯类化合物是植物界分布较广的一类天然产物，目前至少在 21 个科 31 个属的 72 种植物中发现了此类化合物，如葡萄科的葡萄属、蛇葡萄属，豆科的落花生属、决明属、槐属，百合科的藜芦属，桃金娘科的桉属等。虎杖 *Polygonum cuspidatum* Sieb. et Zucc.、何首乌 *Fallopia multiflora*（Thunb.）Harald.、大黄 *Rheum palmatum* L. 等都含有此类化合物。

Ⅰ　　　　　Ⅱ　　　　　Ⅲ　　　　　Ⅳ　　　　　Ⅴ

（一）结构及分类

二苯乙烯类化合物的基本母核为 2 个苯环通过 2 个碳连接而成。该类化合物还可以由若干个二苯乙烯母核及其衍生物聚合生成多聚体，不仅可以游离形式存在，也可与糖结合以苷的形式存在，还可与黄酮、萜类、木脂素等缩合而成复合型化合物。根据 2 个苯环间的 2 个碳原子的饱和程度、基本母核聚合情况，可将其分为简单的二苯乙烯类、多聚二苯乙烯类、联苄类和多聚联苄类 4 类。

1. 简单二苯乙烯类　天然的二苯乙烯单体根据双键构型的不同，分为顺式（Z）和反式（E）2 种构型，反式构型化合物较稳定，分布较顺式广泛。常见反式二苯乙烯单体有白藜芦醇（resveratrol，1）、异丹叶大黄素（isohapontigenin，2）、氧化白藜芦醇（oxyresveratrol，3）等。该类化合物存在于松属、牡荆属、山姜属、红光树属等属植物中。

	R_1	R_2	R_3	R_4
1:	H	H	OH	H
2:	H	OCH₃	OH	H
3:	OH	H	OH	H

2. 多聚二苯乙烯类　由 2 个以上二苯乙烯类化合物缩合而成，常见白藜芦醇的低聚体衍生物。二聚体如顺式射干素 B、三聚体如 gnemonol L、四聚体如（−）-ampelopsin H 等，它们大多存在于葡萄属、地锦属、买麻藤属、槐属、坡垒属、五层龙属、蛇葡萄属等属植物中。白藜芦醇低聚体常分为 A、B 2 大类。A 类为反式 2-苯基-2,3-二氢苯骈呋喃，结构中至少有 1 个含氧杂环，由 ε-viniferin 中间体衍化而来。B 类结构中不含任何氧杂环，由单体直接通过碳

碳键聚合而成。天然多聚二苯乙烯类大部分属于 A 类，少数属于 B 类。

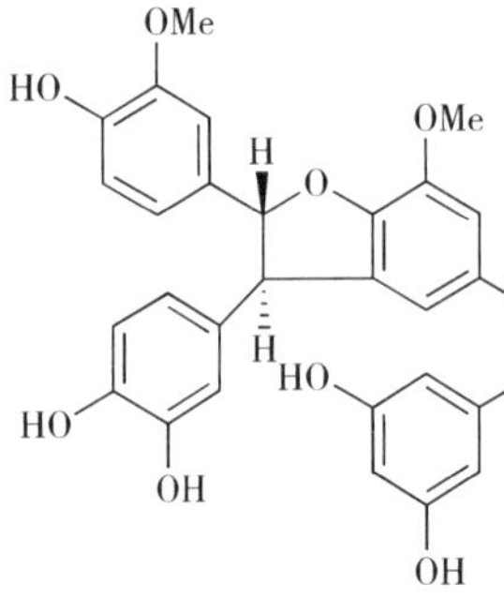

顺式射干素B

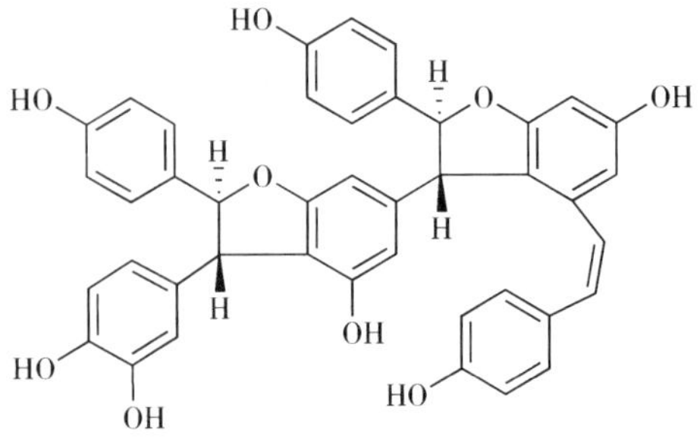

gnemonol L

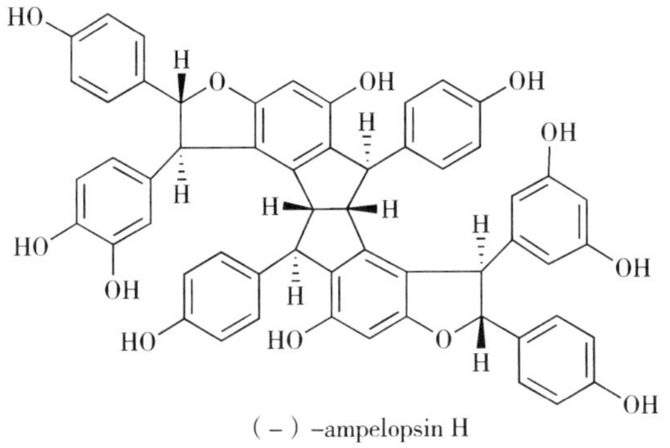

（－）–ampelopsin H

3. 联苄类 即简单二苯乙烷类，由于该类化合物由 2 个苄基连接而成，因而称为联苄（bibenzyl）。如毛兰素、石斛酚。

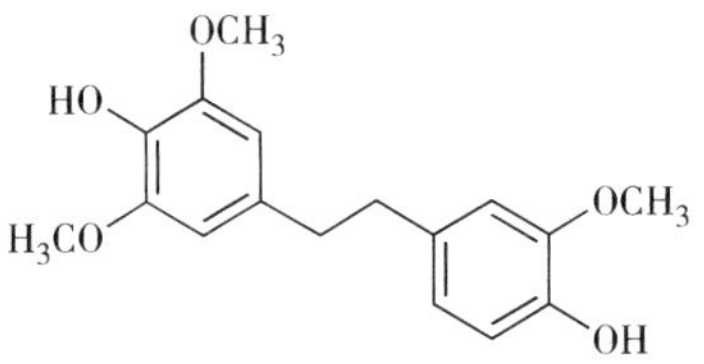

石斛酚

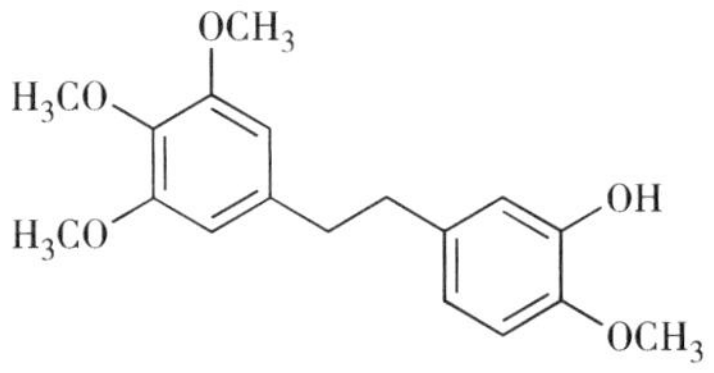

毛兰素

4. 多聚联苄类 是存在于苔藓植物中的一类结构特殊的化合物，通常是联苄类的二聚体或多聚体，如 bazzanin。迄今已从苔类植物的地钱科、扁萼苔科、绿片苔科、羽苔科、瘤冠苔科、叶苔科、钱苔科及壶苞苔科等植物中获得了 70 多个多聚联苄类化合物，其中二聚体数量最多。根据苯环间连接方式（C—C 或 C—O—C）和连接位置的不同，多聚联苄类化合物可分为不同结构类型。

二苯乙烯类化合物具有多方面的生物活性，其中抗氧化活性和清除自由基活性最强。这主要与二苯乙烯在体内的代谢产物（主要是多羟基化合物）有关。从大量的药理活性机制来看，二苯乙烯类化合物的活性大多建立在抗氧化的基础上，即芳环上的羟基是活性的根源。因此，羟基的多少和取代位置至关重要。一般来说，苯环上有间位取代，而另一苯环上有对位取代是活性所必需的，如果增加一邻位取代则活性增强。

（二） 理化性质

1. 性状 二苯乙烯类化合物多为无色针状结晶，少数为白色的粉末状固体。

2. 溶解性 游离二苯乙烯类化合物溶于甲醇、乙醇、丙酮等亲水性有机溶剂，可溶于亲水性有机溶剂与乙酸乙酯的混合液，难溶或不溶于乙醚、苯、石油醚等亲脂性有机溶剂。二苯乙烯类化合物成苷后，溶于水和甲醇、乙醇、丙酮等亲水性有机溶剂，难溶或不溶于三氯甲烷、乙醚、苯、石油醚等亲脂性有机溶剂。

3. 酸性　二苯乙烯类化合物因分子中具有酚羟基，故显酸性，可溶于碱性水溶液、吡啶、甲酰胺等。酸性的强弱与酚羟基的数目和位置有关。

4. 与重金属盐的沉淀反应　二苯乙烯类化合物的水溶液能与重金属盐，如醋酸铅、醋酸铜、氯化亚锡或碱土金属的氢氧化物溶液等作用，生成沉淀。在提取分离及除去植物多酚时可利用这一性质。

（三）提取与分离

二苯乙烯化合物一般用甲醇、乙醇、丙酮等溶剂提取。也有用一定 pH 值的碱水溶液进行提取的，提取液再用稀盐酸调至弱酸性可析出二苯乙烯类化合物。但此法得率较低，产物需进一步分离纯化。提取后得到的含二苯乙烯类化合物的浸膏，以三氯甲烷、石油醚等溶剂萃取除去非极性成分，再用硅胶、Sephadex LH-20 或反相 C18 等色谱方法分离。但要注意硅胶与该类成分可产生不可逆吸附，往往使样品有一定损失。

（四）结构测定

1. 紫外光谱　二苯乙烯类的紫外光谱主要具 308～330nm 和 281～313nm 2 个吸收带，分别对应 2 个苯环的单取代和双取代。

2. 红外光谱　二苯乙烯类的红外光谱与一般酚性化合物类似。通常有酚羟基吸收（3100～3450cm^{-1}）、双键吸收（1620cm^{-1}）和苯环吸收（1450～1600cm^{-1}）。

3. 质谱　游离二苯乙烯 EI-MS 有较强的分子离子峰。二苯乙烯苷类极性较大，需要用 ESI-MS 或 FAB-MS 来确定分子量。以低聚白藜芦醇类的分子量为例，如白藜芦醇为 m/z 228，二聚体为 m/z 454，三聚体为 m/z 680。

4. 核磁共振谱　二苯乙烯类化合物 ^{1}H-NMR 中苯环质子出现在 $\delta 6.1～7.4$，因取代方式不同显现不同裂分（见表 8-8），亚甲基质子出现在 $\delta 2.0～3.0$；^{13}C-NMR 苯环碳信号出现在 $\delta 110～160$，亚甲基信号在 $\delta 30～40$。

对于简单的二苯乙烯类化合物，用一维 ^{1}H-NMR 和 ^{13}C-NMR 就可确定结构。对于多聚二苯乙烯类，因质子较多，信号相互重叠，增加解析的难度，常应用 HMQC、HMBC 和 ^{1}H-^{1}H COSY 等二维核磁共振技术确定各苯环和乙烯或乙烷桥的信号归属、取代基的位置，通过 HMBC、NOESY 和 X-结晶衍射法等确定苯环连接方式、空间位置及分子的相对构型。

5. 结构测定实例　从金雀花 *Caragana sinica* 根中分到 1 个二苯乙烯类化合物 1，为棕色粉末，mp.＞240℃，$[\alpha]_D^{23} -55°$（c 0.04 MeOH），HR-ESI-MS m/z 945.2529 [M＋Na]$^+$。^{1}H-NMR 谱和 ^{13}C-NMR 谱显示为四聚二苯乙烯类化合物。^{1}H-NMR 谱显示出四组邻位偶合的芳香环质子与 4 个酚羟基相关，$\delta 7.61$，6.54（2H，d，$J = 8.9$Hz）；$\delta 7.03$，6.64（2H，d，$J = 8.6$Hz）；$\delta 6.98$，6.66（2H，d，$J = 8.6$Hz）；$\delta 6.46$，6.32（2H，d，$J = 8.4$Hz）；有一组芳香环质子在 AB$_2$ 系统中：$\delta 6.20$（2H，d，$J = 2.1$Hz），6.16（1H，d，$J = 2.1$Hz）；两组间位偶合的芳香环质子 $\delta 6.14$，6.11（1H，d，$J = 2.1$Hz），6.05，6.42（1H，d，$J = 2.1$Hz）；在 $\delta 5.87$ 出现芳环质子的单峰。^{1}H-NMR 谱数据显示出 2 组相互偶合的脂肪族质子：$\delta 5.70$，4.06（each，1H，d，$J = 11.0$Hz），$\delta 5.20$（1H，d，$J = 3.1$Hz），$\delta 4.62$（1H，br.s，$J = 2.1$Hz）；$\delta 5.27$（1H，d，

$J=5.2\text{Hz}$），$\delta 3.14$（1H，dd，$J=4.9$，5.2Hz），$\delta 4.32$（1H，d，$J=4.9\text{Hz}$）；通过 HSQC 和 HMBC 确定了各个碳氢的归属（见表8-8），通过 NOESY 和相关文献报道，确定化合物 1 的立体结构。

化合物 1

表8-8　化合物 1 的 NMR 数据（CD_3OD，^1H-NMR 400MHz，^{13}C-NMR 100MHz）

NO.	δ_H	δ_C	NO.	δ_H	δ_C
1a		130.78	1c		128.76
2 (6) a	6.98 (d, 8.6)	130.16	2 (6) c	7.61 (d, 8.9)	132.54
3 (5) a	6.66 (d, 8.6)	116.17	3 (5) c	6.54 (d, 8.9)	117.28
4a		158.97	4c		167.3
7a	5.70 (d, 11.0)	89.01	7c		203.56
8a	4.06 (d, 11.0)	49.78	8c	5.27 (d, 5.2)	61.32
9a		142.72	9c		146.12
10a		120.59	10c		118.42
11a		157.92	11c		157.86
12a	6.14 (d, 2.1)	101.58	12c	5.87 (s)	104.63
13a		157.86	13c		153.83
14a	6.11 (d, 2.1)	105.32	14c		125.72
1b		134.58	1d		138.10
2 (6) b	6.47 (d, 8.4)	128.5	2 (6) d	7.03 (d, 8.6)	129.88
3 (5) b	6.47 (d, 8.4)	115.56	3 (5) d	6.64 (d, 8.6)	115.73
4b		155.76	4d		156.43
7b	5.20 (d, 3.1)	41.84	7d	4.32 (d, 4.9)	59.64
8b	4.62 (br, s)	44.48	8d	3.14 (dd, 4.9, 5.2)	63.41
9b		140.25	9d		149.85
10b		119.40	10 (14) d	6.20 (d, 2.0)	106.77
11b		160.78	11 (13) d		159.76
12b	6.05 (d, 2.1)	97.01	12d	6.16 (t, 2.1)	102.11
13b		159.76			
14b	6.42 (d, 2.1)	110.11			

二、缩酚酸类

酚酸类成分在植物中广泛分布，其基本结构是酚羟基取代的芳香羧酸，天然产物中发现的酚酸类化合物主要有以下 2 种骨架类型：C_6-C_1 型，基本骨架是苯甲酸，如原儿茶酸、没食子酸；C_6-C_3 型，基本骨架是苯丙酸，如咖啡酸（caffeic acid）、阿魏酸（ferulic acid）、对羟基桂皮酸（p-hydroxycinnamic acid）、异阿魏酸（isoferulic acid）和芥子酸（sinapic acid）等。

酚酸类化合物中酚羟基是优良的氢或中子的给予体，能明显清除引起人体衰老和慢性病的过氧自由基（·OOH）和羟自由基（·OH）等。因此该类化合物具有良好的抗氧化、收敛、抗菌消炎、止血等药理作用，表现出抗肿瘤、抗突变、抗脂质体过氧化、抗变态反应、抗氧化、抗病毒、抗炎抑菌及抑制 HIV 复制等多种生物活性。

缩酚酸（depside）是由酚酸与不同的醇、酸等类成分经酯键缩合而成的一类化合物。缩酚酸类化合物主要有咖啡酰缩酚酸类和苯甲酰缩酚酸类 2 大类。苯甲酰缩酚酸主要分布于地衣、苔藓、真菌等低等植物中。而咖啡酰缩酚酸类在菊科、豆科、伞形科、旋花科等高等植物中广泛存在。不少缩酚酸具有较强的生理活性，如抗氧化活性、抗炎活性、抗微生物活性、酶抑制作用、肝细胞保护作用、抑制血小板聚集作用等。

很多苯乙醇苷类化合物的结构中也含有咖啡酰基、阿魏酰基或苯甲酰基，因此，本书把具有咖啡酰基、阿魏酰基或香草酰基等结构片段的苯乙醇苷也归入缩酚酸类化合物。本小节主要介绍咖啡酰缩酚酸类。

（一）结构及分类

根据缩酚酸类化合物的组成结构单元和数量的不同，主要可分为咖啡酰奎宁酸类和丹参素缩酚酸类 2 种类型。

1. 咖啡酰奎宁酸类 咖啡酰奎宁酸类（caffeoylquinic acid）化合物是由奎宁酸（quinic acid）和数目不等的咖啡酸通过酯键链接而成的一类缩酚酸类化合物，广泛存在于植物界，如金银花 Lonicera japonica、杜仲 Eucommia ulmoides Oliver、白花刺参 Morina nepalensis D. Don var. alba 等天然药物中。以奎宁酸为母核，根据分子中咖啡酸数目，分为单咖啡酰奎宁酸类、双咖啡酰奎宁酸类、三咖啡酰奎宁酸类和多咖啡酰奎宁酸类等，其中，单咖啡酰奎宁酸类和双咖啡酰奎宁酸类较常见。当分子中含咖啡酸的个数较少时，不表现鞣质活性，但少量含有 3,4-、3,5- 及 4,5- 二咖啡酰奎宁酸类的化合物则具鞣质活性，这些化合物也称为咖啡鞣质。此类双咖啡酰奎宁酸类化合物多见于菊科植物。该类化合物分子中具有酯键、不饱和双键、多元酚，化学性质多不稳定，见光、高热易分解。植物中常见咖啡酰奎宁酸类化合物，见表 8-9。

表 8-9　常见的咖啡酰奎宁酸类化合物

化合物	R₁	R₂	R₃	R₄	R₅
绿原酸（3-咖啡酰奎宁酸）	caffeoyl	H	H	H	H
4-O-咖啡酰奎宁酸	H	H	H	caffeoyl	H
3,4-二-O-咖啡酰奎宁酸	H	H	caffeoyl	caffeoyl	H
3,5-二-O-咖啡酰奎宁酸	H	H	caffeoyl	H	caffeoyl
4,5-二-O-咖啡酰奎宁酸	H	H	H	caffeoyl	caffeoyl
1,3-二-O-咖啡酰奎宁酸	caffeoyl	H	caffeoyl	H	H

2. 丹参素缩酚酸类　丹参素缩酚酸类是由咖啡酸衍生物或其二聚物和丹参素〔D-(＋)-(3,4-二羟基苯基)乳酸〕以酯键的形式缩合而成的一类化合物。该类化合物主要存在于鼠尾草、紫草等高等植物中。丹参 Salvia miltiorrhiza Bge. 的水溶性有效成分即属于该类化合物，故称为丹酚酸。丹酚酸都具有很强的抗脂质过氧化和清除自由基作用，其中含量最高的 2 个成分丹酚酸 A（salvianolic acid A）和丹酚酸 B（salvianolic acid B）的活性最强，对脂质过氧化引起的细胞膜损伤有明显的保护作用。

丹酚酸的化学结构复杂，但咖啡酸和丹参素是各种丹酚酸的基本化学结构片段，各种丹酚酸均可看作是不同数量的咖啡酸和丹参素缩合而成。如迷迭香酸（rosmarinic acid）是由 1 分子丹参素和 1 分子咖啡酸缩合而成；丹酚酸 A 是 1 分子丹参素与 2 分子咖啡酸缩合而成；丹酚酸 B 为 3 分子丹参素与 1 分子咖啡酸缩合而成；丹酚酸 C 则为 2 分子丹参素缩合而成。其他丹酚酸亦有类似结构。根据咖啡酸和丹参素及其衍生物的数目可分为单体（monomer）、二聚体（dimer）、三聚体（trimer）及四聚体（tetramers）等。

（1）单体　指咖啡酸和丹参素及其衍生物，它们是各种丹酚酸的基本化学结构单元。丹酚酸通常是由它们通过酯键、醚键或碳碳键聚合而成。通过酯键聚合时，一般由咖啡酸提供羧基，丹参素提供羟基。

丹参素

（2）二聚体　如迷迭香酸、丹酚酸 G。

迷迭香酸　　　　　　丹参酸丙　　　　　　丹参酸 G

（3）三聚体　如丹酚酸 A、丹酚酸 J。

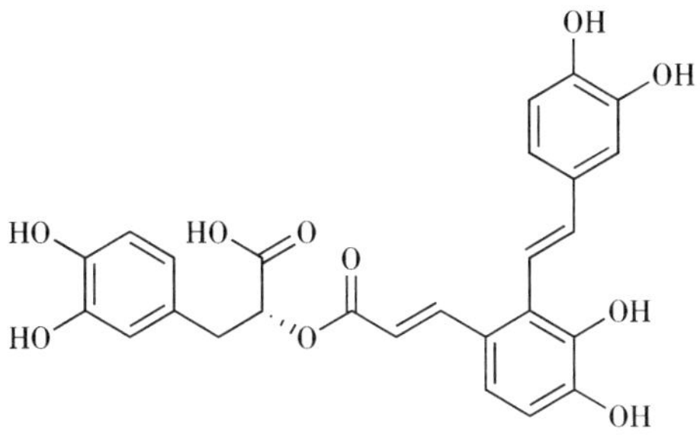

丹酚酸 A 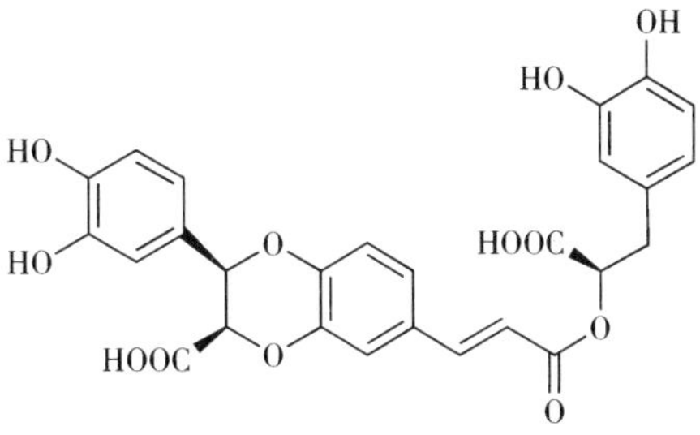　　　　　　　　　　　　　丹酚酸 J

（4）四聚体　如丹酚酸 B、丹酚酸 E，其中丹酚酸 B 是丹参中含量最高的多酚酸类成分。

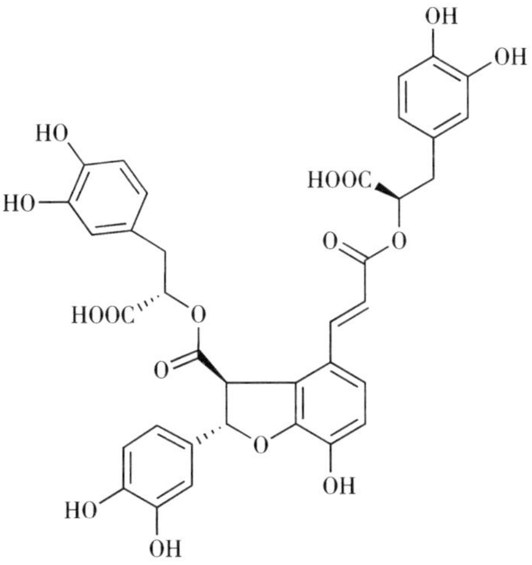

丹酚酸 B 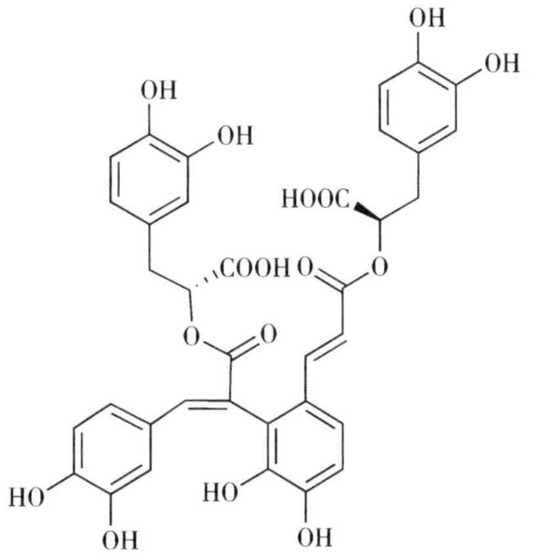　　　　　　　　　　　　　丹酚酸 E

3. 苯乙醇苷缩酚酸类　苯乙醇苷类化合物是指苯乙醇和糖（最常见的糖是葡萄糖）端基碳结合形成的氧苷。在苯乙醇苷的结构中，葡萄糖的 C-2～C-6 羟基往往与咖啡酰基、阿魏酰基以及香草酰基等形成酯苷，或与鼠李糖、芹菜糖等结合形成双糖苷或三糖苷。如连翘 *Forsythia suspensa* 中含有的连翘酯苷 A～C（forsythoside A～C），又如苦苣苔科植物石胆草 *Corallodiscus flabellata* 中的抗病毒有效成分（石胆草苷 A、B）。

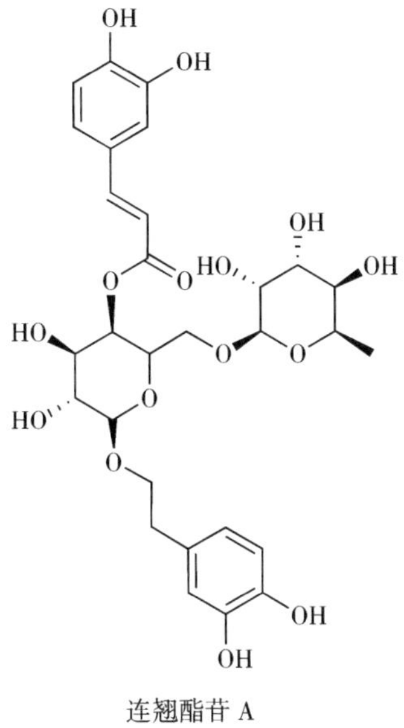

连翘酯苷 A

（二） 理化性质

1. 性状 缩酚酸类化合物多为无定形的粉末，少数为结晶。大多为灰白色、黄色或淡黄色，少数为白色。

游离缩酚酸类化合物极性中强或较强者，溶于水、甲醇、乙醇、丙酮等亲水性有机溶剂，难溶或不溶于苯、石油醚等亲脂性有机溶剂。有水存在能够增加缩酚酸类化合物在有机溶剂中的溶解度。缩酚酸成苷后，溶于水、甲醇、乙醇、丙酮等亲水性有机溶剂，难溶或不溶于乙醚、苯、石油醚等亲脂性有机溶剂。

2. 酸性 缩酚酸类化合物因分子中都具有酚羟基，故显酸性，酸性的强弱与酚羟基数目的多少和位置有关。一般可溶于碱性水溶液、吡啶、甲酰胺等。此外，缩酚酸分子中多数含有酯键，在提取分离时注意避免发生水解反应。

（三） 提取与分离

1. 缩酚酸类化合物的提取 由于这类化合物的结构中都有邻位酚羟基，在加热时极易被氧化，所以不稳定。同时，缩酚酸类化合物多是通过酯键聚合而成的，因此在碱性条件下容易发生降解，这给提取分离带来一定的困难。因此，提取分离应尽量避免高温和过长时间。目前常用的提取方法有乙醇提取和水提取2种方法。

乙醇提取法是将粉碎的药材用95％的乙醇在室温下冷浸，回收乙醇后浸膏用水充分提取，减压浓缩后的水提取物加一定量硅胶拌匀，在改良的索氏提取器中依次用三氯甲烷、乙酸乙酯、乙醇提取，乙醇提取液浓缩后溶于水，并用乙酸乙酯萃取，总缩酚酸即在乙酸乙酯提取液中。

水提取法是将粉碎的药材用水回流提取，减压浓缩后加一定量的乙醇，使含醇量为70％。放置过夜，过滤后减压浓缩，将浓缩液依次用三氯甲烷、乙酸乙酯、正丁醇萃取。萃取后的水溶液用10％盐酸酸化，并继续用乙酸乙酯和正丁醇萃取。酸化前后的乙酸乙酯和正丁醇提取液均含总缩酚酸类化合物。

2. 酚酸类化合物的分离 可将得到的总缩酚酸以硅胶、Sephadex LH-20 或反相 C18 HPLC 等色谱分离。如硅胶干柱色谱，用 80～100 目硅胶作吸附剂，三氯甲烷：甲醇：甲酸（85：15：1）作展开剂，把展开后的柱色谱切割成若干份，分别用热乙醇洗脱，根据极性大小将总缩酚酸粗分成几个部分。继续用硅胶 H 作吸附剂，不同比例的三氯甲烷：甲醇：甲酸（95：5：1、90：10：1、85：15：1）作洗脱剂进行低压柱色谱，可将粗分后的酚酸进一步分离纯化，得到单体化合物。制备薄层色谱或制备高效液相可用于微量、较难分离的酚酸类化合物的分离和纯化。

（四） 结构测定

1. 紫外光谱 缩酚酸类化合物的结构均具有咖啡酰基，紫外光谱在 203、290 和 310nm 左右有 3 个吸收带，显示咖啡酰基类的紫外特征，大部分化合物在 220nm 处出现肩峰。如果化合物有较强的共轭体系，在 300～340nm 区域内会出现 2 个吸收带。

2. 红外光谱 在 3100～3450cm^{-1} 有酚羟基吸收，1640～1670cm^{-1} 有共轭羰基，3050～2400cm^{-1}（宽强）有羧基吸收，1620cm^{-1}（宽强）有双键吸收，在 1450～1600cm^{-1} 有苯环吸收。

3. 核磁共振谱 缩酚酸类结构中含有咖啡酰基、阿魏酰基、香草酰基和丹参素侧链等结构单元，每个结构单元都有特征的 ^{1}H-NMR 信号。

(1) 咖啡酰基和阿魏酰基 咖啡酰基和阿魏酰基的特征峰是—CH＝CH—COOH 的信号峰，^{1}H-NMR 谱在不饱和区出现 2 个单质子双峰，其中 β-H 出现在低场（$\delta 7.30 \sim 7.80$），而 α-H 在较高场（$\delta 6.20 \sim 6.30$），根据偶合常数可以判断双键的构型（多数情况下是反式构型），J 值 16～17Hz，这是反式双键的特征 H 信号。^{13}C-NMR 谱中在高场区 $\delta 167$ 处出现羰基的信号，反式双键上碳原子 $\delta 115 \sim 116$（C-α）、$145 \sim 146$（C-β），以及 6 个芳香碳信号 $\delta 128$（C-1）、116（C-2）、145（C-3）、145（C-4）、116（C-5）和 117（C-6）。苯环上的 H 呈现一组 ABC 系统，若为阿魏酰基，则比咖啡酰基多出 1 个甲氧基的 NMR 信号，$\delta_H\ 3.7 \sim 3.8$（3H，s），$\delta_C\ 56 \sim 57$。

(2) 丹参素侧链 ^{1}H-NMR 谱中丹参素的苯环上氢也呈现典型的 ABX 型偶合质子信号。丹参素侧链上氢与苯环相连的—CH$_2$—上的 2 个质子（H-7′）经常裂分为 2 个 dd 峰，出现在 $\delta 3.0 \sim 3.5$，H-8′ 出现在 $\delta 5.18 \sim 5.33$（dd，$J = 4.7$，9.0Hz）。丹参素部分上 2 个饱和碳原子出现在 $\delta 37.0$ 和 74.0，羰基出现在 $\delta 176.0$。

(3) 苯乙醇基 苯乙醇苷结构中苯乙醇侧链上的 2 个—CH$_2$—的 NMR 信号是其特征。α（8）位—CH$_2$—上的 C 和 H 均出现在较低场，$\delta 71 \sim 72$，其上的 2 个 H 发生裂分，分别出现在 $\delta 3.9$、3.6，表现为多重峰；β（7）位—CH$_2$—虽不与氧原子相连，但连接在苯环上，故较其他—CH$_2$—处于较低场，$\delta 35.0 \sim 36.5$，^{1}H-NMR 谱中在 $\delta 2.7$ 附近出现 1 个 2H 的三重峰，$J = 7.6$Hz，有时峰形较复杂，表现为 m 峰。

(4) 香草酰基 香草酰基在 ^{13}C-NMR 谱低场区 $\delta 166 \sim 169$ 间出现 1 个羰基的信号，在 ^{1}H-NMR谱不饱和区也出现一组 ABC 系统。另外，—OCH$_3$ 与阿魏酰基上的—OCH$_3$ 相似，$\delta_H\ 3.7 \sim 3.8$（3H，s），$\delta_C 56 \sim 57$。

(5) 糖基 在苯乙醇苷的结构中，糖基上往往连有咖啡酰基、阿魏酰基、香草酰基或其他糖基，常见的糖基有葡萄糖基、芹糖基。芹糖在苯乙醇苷中往往连在葡萄糖基的 2、3 或 4 位，属于五碳糖，其特征是 C-3 为季碳，C-5 为仲碳，^{13}C-NMR 中出现 $\delta 109 \sim 110$（C-1）、$77 \sim 78$（C-2）、$78 \sim 79$（C-3）、$74 \sim 75$（C-4）、$67 \sim 68$（C-5）。^{1}H-NMR 谱芹糖的端基 H 出现在 $\delta 5.23$，为单氢宽单峰，有时裂分明显，$J \leqslant 2.5$Hz。

缩酚酸低聚体类化合物，因质子较多，信号相互重叠，增加解析的难度，可采用二维核磁技术，如 ^{1}H-^{1}H COSY、HMQC 和 HMBC 以及 NOESY 等。

4. 质谱 缩酚酸类化合物分子量大，难于气化，因此多用 FAB、ESI 等离子源的质谱测定分子量，常得 [M＋Na]$^+$、[M＋K]$^+$、[M＋H]$^+$ 或 [M－H]$^-$ 等准分子离子峰。其甲基化产物的 EI-MS 呈现二甲基丹参素的酯，经麦氏重排后产生的碎片离子 m/z 222 及其互补离子 M$^+$-222 和其他特征碎片离子 m/z 191、163、151。

5. CD 谱 丹参素的 8′位碳为手性碳，其绝对构型可用 CD 谱确定。通常是与已知构型的化合物进行比较而确定，若分子结构中既有 R 型，又有 S 型，Cotton 曲线则基本抵消。

三、多聚间苯三酚类

多聚间苯三酚类化合物是由若干个间苯三酚通过氧取代基和异戊二烯取代基在苯环的多个位置取代构成的。至今已从 16 种植物中分离得到 119 个此类化合物。这类化合物具有高氧化度和复杂的立体化学结构，具有抗真菌、抗氧化、抗肿瘤、抗抑郁、降血糖、抗炎、抗疟疾、扩张血管等多种生物活性，使此类化合物成为植物化学成分研究的热点之一。根据结构特点，此类化合物可分为贯叶金丝桃素类、笼状元宝草素类、绵马次酸类等类型。

本小节主要介绍由绵马次酸类衍生而成的多聚间苯三酚类化合物。该类化合物主要存在于蔷薇科和鳞毛蕨属植物中，它们一般具有较强的生物活性，早期临床用作驱蛔虫和绦虫的药物。如蔷薇科植物苦苏 *Hagenia abyssinica*、仙鹤草 *Agrimonia pilosa* 和鳞毛蕨属植物绵马贯众 *Dryopteris crassirhizoma*。

多聚间苯三酚类化合物的生物合成是由乙酰辅酶 A 为起始物，延伸碳链过程中只有缩合过程，生成的聚酮类中间体经不同途径环合而成乙酰间苯三酚，再经缩合反应生成多聚间苯三酚类，其结构特点是芳环上的含氧取代基（—OH、—OCH₃）多互为间位。

（一）结构及分类

多聚间苯三酚类化合物的结构是多个间苯三酚由—CH₂—碳桥连接而成。基本结构单元主要为绵马酚和绵马根酸，含有不同的酰基侧链而形成多种化学性质极为相似的一系列同系物。常见的酰基有乙酰基（简写为A）、丙酰基（简写为P）、丁酰基（简写为B）等。多聚间苯三酚根据含芳香环的数目可分为二聚体（如黄绵马酸）、三聚体（如从贯众中分离得到的 trisdesaspidin）和多聚体（如从绵马贯众中分离得到的四聚黄绵马酸 BBBB）3 种类型。

绵马酚衍生物　　　　　　　绵马根酸衍生物

trisdesaspidin　　　　　　　四聚黄绵马酸BBBB

（二）理化性质

多聚间苯三酚类化合物多为白色片状结晶，少数为无定形的粉末固体。其极性较强，溶于甲醇、乙醇、丙酮等亲水性有机溶剂，可溶于亲水性有机溶剂与乙酸乙酯的混合液，难溶或不溶于苯、石油醚等亲脂性有机溶剂。

多聚间苯三酚类因分子中具有酚羟基，故显酸性，可溶于碱性水溶液、吡啶、甲酰胺等。

（三）提取与分离

多聚间苯三酚类化合物一般用甲醇、乙醇、丙酮等溶剂提取，浓缩后再以石油醚、三氯甲烷、乙酸乙酯、正丁醇等溶剂依次萃取，各萃取部位回收溶剂后，用硅胶、Sephadex LH-20 或反相 C18 色谱分离纯化。

（四）结构测定

多聚间苯三酚类化合物的结构是多个间苯三酚由—CH₂—碳桥连接而成的一类化合物。本系列化合物的结构主要依靠 MS 谱和 ¹H-NMR 来确定。

1. 质谱　多聚间苯三酚类化合物的质谱裂解首先发生于苯环间—CH₂—连接处。因此，质谱能明显地区分出单环分子（质量数 250 以下）、二聚体（质量数 350~450）、三聚体（质量数 600~700）、四聚体（质量数 750~900）等部分，并可从碎片离子峰得到各单环部分的质量。由于各间苯三酚单环部分的结构质量数的主要差别在于酰基侧链，因而能从质谱碎片峰的质量数得知酰基侧链的种类，如乙酰基、丙酰基、正丁酰基、异丁酰基、异戊酰基、2-甲基丁酰基等。

2. 氢谱　绵马酚类结构中苯环甲基出现在 δ2.10 左右。绵马根酸类结构中的同碳二甲基出现在 δ1.30~1.50。

由于连接间苯三酚的—CH₂—碳桥质子受绵马根酸羟基的去屏蔽作用影响而向低场位移，

因而可以根据—CH$_2$—碳桥质子的化学位移来推测各环的连接关系。绵马根酸与绵马根酸相连，则—CH$_2$—碳桥出现在δ3.35；绵马根酸与绵马酚相连，则—CH$_2$—在δ3.55；绵马酚与绵马酚相连，—CH$_2$—在δ3.80。可据此推断多聚间苯三酚类化合物的结构。

知识点总结

细目	知识点
结构分类	可水解鞣质类、缩合鞣质类、复合鞣质类
理化性质	性状、溶解性、还原性、沉淀反应、络合反应
提取方法	溶剂提取法
分离方法	溶剂法、沉淀法、色谱法
检识方法	理化检识、色谱检识（薄层色谱）
结构检测	UV、IR、^{1}H-NMR、^{13}C-NMR、MS、CD

思考题

1. 鞣质分为哪几类？每一类具有哪些结构特征？

2. 鞣质类化合物常用的鉴别反应有哪些？

3. 怎样除去天然药物注射剂中的鞣质？

4. 组成可水解鞣质和缩合鞣质的结构单元分别主要有哪些？

主要参考文献

［1］奥田拓男. 药用天然药物化学［M］. 东京：广川书店，1990.

［2］Feng Wei-sheng, et al. Polyphenols of Euphorbia heioscopia［J］. Chin J Nat Med，2009，7（1）：1-4.

［3］郑晓珂. 浅裂鳞毛蕨地上部分化学成分研究［J］. 天然产物研究与开发，2005，17（4）：434-436.

［4］郑晓珂. 石胆草中两个新的苯乙醇苷类成分［J］. 药学学报，2003，38（4）：268-271.

［5］郑晓珂. 石胆草中的一个新苯乙醇苷［J］. 药学学报，2004，39（9）：716-718.

［6］张东明. 酚酸化学［M］. 北京：化学工业出版社，2009.

［7］Ke Jun Chen, et al. A new tetrastilbene from *Caragana sinica*［J］. Chin. Chem. Lett.，2008（19）：711-715.

第九章　萜类和挥发油

大纲提示：

1. 掌握萜的定义和主要分类法，熟悉代表性化合物。

2. 掌握草酚酮、环烯醚萜、薁类的结构特点、主要性质和检识方法。

3. 熟悉萜类化合物的提取和分离方法。

4. 掌握挥发油的化学组成、通性、提取分离方法和检识方法。

5. 了解萜类化合物的生物合成、波谱特征及研发实例。

第一节　概　　述

　　萜类化合物（terpenoids）是一类广泛存在于自然界，结构种类繁多，具有显著生物活性的天然药物化学成分，某些化合物已经被成功地开发成为治疗药物，如青蒿素（qinghaosu，arteannuin，artemisinin）、紫杉醇（taxol）、穿心莲内酯（andrographolide）等。本章主要介绍单萜、倍半萜、二萜、二倍半萜等萜类，三萜及其皂苷类化合物分布广泛、性质独特，多具有重要的生物活性，将在第十章介绍。挥发油（volatile oil）又称精油（essential oil），具有广泛的生物活性和特殊的气味，是在古代医疗实践中较早被注意到的药物，《本草纲目》中记载了世界上最早提炼、精制樟油及樟脑的方法。由于单萜与倍半萜是挥发油的主要组成部分，因此将萜类与挥发油放在同一章中介绍。

一、萜类的含义和分类

（一）萜类化合物的含义

　　从生物合成途径看，甲戊二羟酸（mevalonic acid，MVA）是萜类化合物生物合成途径中的关键前体；从化学结构特征看，萜类化合物是异戊二烯（isoperene）首尾相连的聚合物及其衍生物，其骨架一般以 5 个碳为基本单位，少数例外。因此，萜类化合物是一类由甲戊二羟酸衍生而成，大多数分子式符合 $(C_5H_8)_n$ 通式的衍生物。

（二）萜类化合物的分类

　　萜类化合物有多种分类方法，目前主要沿用经典的 Wallach 异戊二烯法则（isoprene rule），根据分子结构中异戊二烯单位的数目进行分类，具体分类见表 9-1。多数萜类化合物为含氧衍生物，依据官能团可分为醇、醛、酮、羧酸、酯等。有的化合物分子中含有氮原子，称为萜类生物碱，如乌头碱（aconitine）。有的化合物和糖结合以苷的形式存在，如环烯醚萜苷、三萜皂苷等。

表 9-1 萜类的分类及存在形式

类别	碳原子数	异戊二烯单元数目 n	存在形式
半萜	5	$n=1$	植物叶
单萜	10	$n=2$	挥发油
倍半萜	15	$n=3$	挥发油
二萜	20	$n=4$	树脂、苦味质、植物醇
二倍半萜	25	$n=5$	海绵、植物病菌、昆虫代谢物
三萜	30	$n=6$	皂苷、树脂、植物乳汁
四萜	40	$n=8$	植物胡萝卜素
多聚萜	$7.5\times10^3\sim3\times10^5$	$n>8$	橡胶、硬橡胶

萜类化合物在天然药物中分布极为广泛，主要分布于裸子植物、被子植物及海洋生物中，藻类、菌类、地衣类、苔藓类、蕨类等植物中均有存在。单萜大量存在于唇形科、伞形科、樟科及松科的腺体、油室及树脂道内。倍半萜种类数量最多，集中分布在木兰目、芸香目、山茱萸目及菊目中。二萜主要分布的科属有五加科、马兜铃科、菊科、橄榄科、杜鹃花科、大戟科、豆科、唇形科和茜草科。二倍半萜数量不多，在羊齿植物、菌类、地衣类、海洋生物及昆虫的分泌物中存在。三萜是构成植物皂苷、树脂等的重要物质。四萜主要是一些脂溶性色素，在植物中广泛存在。

二、萜类的生源学说

大多数萜类是具有 2 个或 2 个以上的 C_5 结构单位特征的化合物，表明萜类化合物有共同的生源途径。在研究其生物合成途径中，曾有过多种假说，其中先后占主导地位的有 2 种，即经验的异戊二烯法则（empirical isoprene rule）和生源的异戊二烯法则（biogenetic isoprene rule）。

1. 经验异戊二烯法则　1887 年 Wallach 提出"异戊二烯法则"，认为自然界存在的萜类化合物是由异戊二烯衍生而成的首尾相连的聚合体及其衍生物，并以分子骨架是否符合异戊二烯法则作为判断是否为萜类化合物的一个重要原则。

但是，随着新的萜类化合物不断增多，研究发现有许多萜类化合物的碳架结构不符合异戊二烯法则，如艾里莫酚酮（eremophilone）和土青木香酮（aristolone）等。

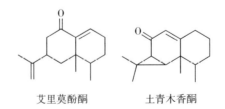

艾里莫酚酮　　土青木香酮

2. 生源异戊二烯法则　生源异戊二烯法则是 Ruzicka 先提出的假设，后由 Lynen 证明焦磷酸异戊烯酯（Δ^3-isopentenyl pyrophosphate，IPP）的存在而得到验证，Folkers 又于 1956 年发现 IPP 的关键性前体物质是 $3R$-甲戊二羟酸（$3R$-mevalonic acid，MVA），确证了生源异戊二烯法则的合理性。

　　在萜类化合物的生物合成过程中，甲戊二羟酸是生物合成的最关键前体。首先由乙酰辅酶 A（acetyl‐CoA）生成甲戊二羟酸，再经数步反应生成焦磷酸异戊烯酯（isopentenyl pyrophosphate，IPP），IPP 经硫氢酶和焦磷酸异戊酯异构酶作用转化成焦磷酸 γ,γ‐二甲基烯丙酯（γ,γ‐dimethyl pyrophosphate，DMAPP）。IPP 和 DMAPP 是生物体内的"活性异戊二烯"，起着烷基化延长碳链的作用，二者在异构化酶的作用下可以相互转化，均可转化为半萜，并在酶的作用下，头尾相连缩合为焦磷酸香叶酯（geranyl pyrophosphate，GPP），衍生为单萜类化合物，或继续与 IPP 分子缩合衍生为其他萜类化合物。萜类化合物主要生物合成途径如图 9‐1 所示。

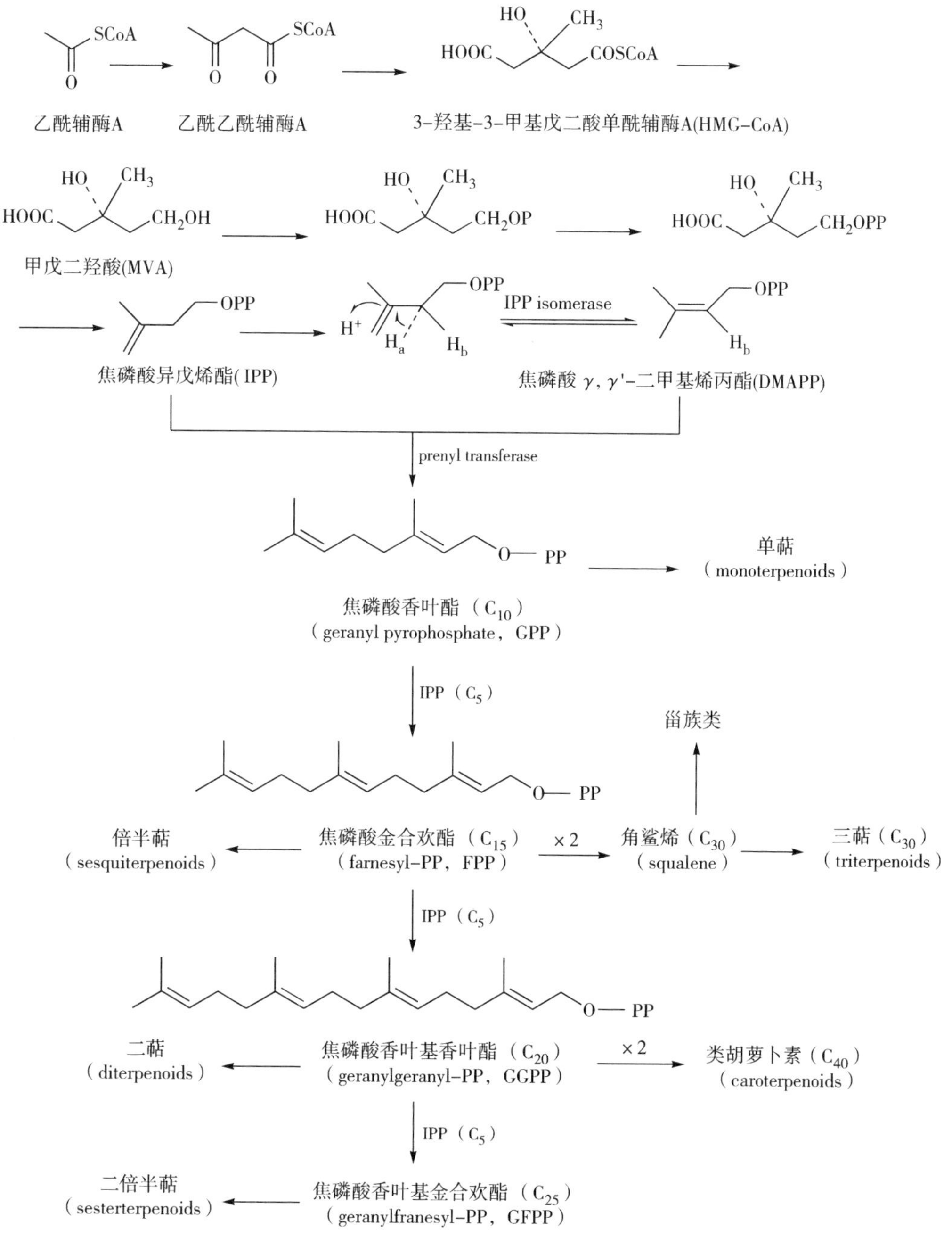

乙酰辅酶A　　　乙酰乙酰辅酶A　　　3-羟基-3-甲基戊二酸单酰辅酶A(HMG–CoA)

甲戊二羟酸(MVA)

焦磷酸异戊烯酯(IPP)　　　IPP isomerase　　　焦磷酸 γ,γ'-二甲基烯丙酯(DMAPP)

prenyl transferase

焦磷酸香叶酯（C_{10}）（geranyl pyrophosphate，GPP）　→　单萜（monoterpenoids）

IPP（C_5）

甾族类

倍半萜（sesquiterpenoids）　←　焦磷酸金合欢酯（C_{15}）（farnesyl–PP，FPP）　$\times 2$　角鲨烯（C_{30}）（squalene）　→　三萜（C_{30}）（triterpenoids）

IPP（C_5）

二萜（diterpenoids）　←　焦磷酸香叶基香叶酯（C_{20}）（geranylgeranyl–PP，GGPP）　$\times 2$　类胡萝卜素（C_{40}）（caroterpenoids）

IPP（C_5）

二倍半萜（sesterterpenoids）　←　焦磷酸香叶基金合欢酯（C_{25}）（geranylfranesyl–PP，GFPP）

图 9-1　萜类化合物的生物合成途径

　　有些萜类化合物的结构不符合异戊二烯法则，甚至在组成上碳原子数不是 5 的倍数，是因为其在生物合成过程中产生异构化或发生降解反应等的结果。

第二节　萜　类

一、萜类的结构类型及重要代表物

（一）单萜

单萜（monoterpenoids）是指分子中含有 2 个异戊二烯单位即含 10 个碳原子的化合物类群。单萜是植物挥发油的主要组成成分（单萜苷类除外），广泛存在于高等植物的腺体、油室及树脂道等分泌组织内，在昆虫和微生物的代谢产物及海洋生物中也有存在。它们多具有较强的生物活性和香气，是医药、化妆品及食品工业的重要原料。

单萜类化合物按其基本骨架可分为无环（链状）和环状单萜，其中环状单萜又根据环的多少可分为单环、双环及三环单萜等，碳环大多为六元环，也有三元、四元、五元及七元环者。

1. 无环单萜（acyclic monoterpenoids）　无环单萜的结构类型较少，常见的有月桂烷型（mycrane）、薰衣草烷型（lavandulane）和艾蒿烷型（artemisane）等。

| 月桂烷型 | 薰衣草烷型 | 艾蒿烷型 | 月桂烯 | 罗勒烯 |

月桂烯（myrcene，又称香叶烯）和罗勒烯（ocimene）互为同分异构体，是典型的链状单萜烯。月桂烯存在于月桂 *Opsmanthus fragrans* Lours 叶、蛇麻 *Humulus lupulus* Linn. 花、马鞭草 *Verbena officinalis* L. 等挥发油中，罗勒烯存在于罗勒 *Ocimum basilicum* L. 叶、吴茱萸 *Euodiarutaecarpa* （Juss.） Benth. 果实等挥发油中。这 2 个化合物均为油状液体，有特殊香味，为香料工业的重要原料。

香叶醇（geraniol）习称"牻牛儿醇"，存在于玫瑰油、香叶油等中。玫瑰花中含有香叶醇葡萄糖苷（geranyl-β-D-glucoside），可缓慢水解，使花的芳香保持久长。香橙醇（nerol，又称橙花醇）是香叶醇的反式几何异构体，在香橙油及香柠檬果皮挥发油中存在。香茅醇（citronellol）存在于香茅油、玫瑰油等多种植物的挥发油中，亦可从香叶醇或香橙醇部分氢化还原后的产物中得到。香茅醇具有光学活性，其中以左旋体的经济价值较高。上述 3 种萜醇常共存于同一挥发油中，都属玫瑰系香料，是香料工业不可缺少的原料。

| 香叶醇 | 香橙醇 | 香茅醇 | 香叶醛 | 橙花醛 |

柠檬醛（citral，又称枸橼醛）有顺反异构体，反式为α-柠檬醛，又称香叶醛（geranial），顺式为β-柠檬醛，又称橙花醛（neral），通常以混合物共存，以反式柠檬醛为主。柠檬醛存在于多种植物的挥发油中，柠檬草油和香茅油中的含量较高，在香茅油中的含量可达70％～85％。柠檬醛具有柠檬香气，作为柠檬香味原料应用于香料和食品工业。含大量柠檬醛的挥发油，如香茅油具有止腹痛和驱蚊作用，在医药中有广泛用途。

2. 单环单萜（monocyclic monoterpenoids）　常见的结构类型有薄荷烷型（p-menthane）、环香叶烷型（cyclogeraniane）等。

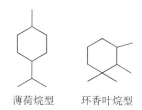

薄荷烷型　　环香叶烷型

（1）薄荷烷型　薄荷醇（menthol）是薄荷 *Mentha haplocalyx* Briq. 和欧薄荷 *Mentha longifolia*（Linn.）Hudson 等挥发油中的主要成分。薄荷醇有8种异构体，左旋体（-）薄荷醇（l-薄荷醇）习称"薄荷脑"，具有镇痛、止痒、局麻、防腐、杀菌等作用，有薄荷香气并有清凉作用。

薄荷醇可氧化生成薄荷酮（menthone），常与薄荷醇共存于薄荷油中，在薄荷油中含左旋薄荷酮10％～25％，也有浓郁的薄荷香气。胡椒酮（piperitone）习称辣薄荷酮、洋薄荷酮，存在于芸香草等多种植物挥发油中，有松弛平滑肌作用，是治疗支气管哮喘的有效成分。

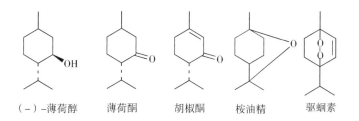

（−）-薄荷醇　　薄荷酮　　胡椒酮　　桉油精　　驱蛔素

桉油精（cineole, eucalyptol）是桉叶挥发油中的主成分（约占70％），亦存在于樟油、蛔蒿花蕾等挥发油中，有似樟脑的香气，有解热、消炎、抗菌、防腐、平喘和镇痛作用，常用作香料和防腐杀菌剂。

驱蛔素（ascaridole）为含过氧结构的单萜，遇高温易爆炸，在130～150℃时可爆炸分解，提取时必须低温处理。

（2）环香叶烷型　紫罗兰酮（ionone）存在于千屈菜科指甲花（散沫花）*Lawsonia inermis* L. 挥发油中，工业上由柠檬醛与丙酮缩合制备，得到α-紫罗兰酮和β-紫罗兰酮的混合物。利用两者的亚硫酸氢钠加成物的性质不同而分离，即β-体的加成物在水蒸气蒸馏时被分解而馏出，留下的是α-体加成物，可用碱处理再生成α-体；或者将亚硫酸氢钠加成物溶液以食盐饱和，使α-体加成物沉淀而与β-体加成物分离，分别再生得α-和β-紫罗兰酮。α-紫罗兰酮可作香料，β-紫罗兰酮是合成维生素 A 的原料。

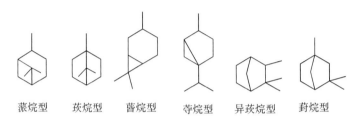

α-紫罗兰酮　　　　　　　β-紫罗兰酮

3. 双环单萜（bicyclic monoterpenoids）　　双环单萜的类型比较多，常见的有蒎烷型（pinane）、莰烷型（camphane）、蒈烷型（carane）、苧烷型（thujane）、异莰烷型（isocamphane）和葑烷型（fenchane）6 种，其中前 4 种可看成是由薄荷烷在不同位置之间进一步环合而成，以蒎烷型和莰烷型较稳定，形成的衍生物数量也较多。

蒎烷型　　莰烷型　　蒈烷型　　苧烷型　　异莰烷型　　葑烷型

（1）蒎烷型　芍药苷（paeoniflorin）是芍药 *Paeonia lactiflora* Pall. 根中的蒎烷单萜苷，具有扩张血管、镇痛镇静、抗炎抗溃疡、解热解痉、利尿等作用，还有抗肿瘤、防治老年性痴呆的生物活性。

（2）莰烷型　樟脑（camphor）是樟科植物樟树 *Cinnamomum camphora*（L.）Presl. 中提取并经升华精制而成的一种结晶性萜酮，易升华，有特殊钻透性的香味。天然樟脑油中右旋樟脑约占 50%，左旋樟脑在菊蒿 *Tanacetum vulgare* L. 油中存在。合成品为消旋体。樟脑有局部刺激和防腐作用，可用于制备中枢神经兴奋剂（如十滴水、仁丹）和复方樟脑酊等。

龙脑（borneol）俗称"冰片"，又称樟醇，可视为樟脑的还原产物，其右旋体主要得自龙脑香 *Dryobalanops aromatica* Gaertn. f. 树树干空洞内的渗出物，左旋龙脑则得自海南产的艾纳香 *Blumea balsamifera*（L.）DC. 全草，合成品是消旋龙脑。冰片可以通过改善缺血脑组织的血氧供应，进而改善该区域的能量代谢，起到防止脑缺血的作用。其中右旋龙脑是许多贵重中成药如"苏冰滴丸""六神丸""喉风散"的重要成分。

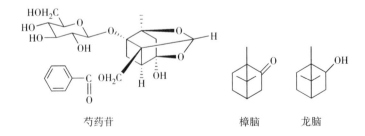

芍药苷　　　　　　　樟脑　　　龙脑

4. 三环单萜（tricyclic monoterpenoids）　　三环白檀醇（teresantalol）存在于檀香 *Santalumalbum* L. 木部挥发油中，白檀香油曾用为尿道灭菌剂。香芹樟脑是藏茴香酮（carvone）经日光长期照射的产物。

三环白檀醇　　香芹樟脑

5. 草酚酮（troponoides）　草酚酮是一类变形的单萜，其结构中有 1 个七元芳环、1 个酮基和 1 个酚羟基，碳架不符合异戊二烯法则，具有较特殊的性质。

草酚酮

（1）由于羰基的存在使七元环显示一定的芳香性，具有芳香化合物的性质，环上的羟基具有酚羟基的通性，且由于羟基邻位强吸电子基团（羰基）的存在而呈较强的酸性，其酸性介于酚类和羧酸之间。此酚羟基还易于甲基化，但不易酰化。

（2）分子中的羰基类似羧酸中羰基的性质，但不能和一般羰基试剂反应。红外光谱显示羰基（1600～1650cm^{-1}）和羟基（3100～3200cm^{-1}）的吸收峰，与一般化合物中羰基略有区别。

（3）能与多种金属离子形成络合物结晶体，并显示不同颜色，可用于鉴别。如铜络合物为绿色结晶，铁络合物为红色结晶。

较简单的草酚酮类化合物是一些真菌的代谢产物，在柏科树木的心材中也含有。如 α-崖柏素（α-thujaplicin）和 γ-崖柏素（γ-thujaplicin）在北美乔柏 *Thuja plicata* Donn ex D. Don 和罗汉柏 *Thujopsis dolabrata*（L. f.）Sieb. et Zucc. 的心材中含有，β-崖柏素（β-thujaplicin）也称为扁柏酚（hinokitiol），在台湾扁柏 *Chamaecyparis taiwanensis* Masam. et Suzuki 和罗汉柏心材中含有。草酚酮类化合物多具有抗菌活性，但同时多有毒性。

α-崖柏素　　　　　γ-崖柏素　　　　　β-崖柏素

6. 环烯醚萜类（iridoids）　环烯醚萜是一类特殊的单萜，为臭蚁二醛（iridoidial）的缩醛衍生物，臭蚁二醛原是从臭蚁 *Iridomyrmex detectus* 的防卫分泌物中分离得到。环烯醚萜类化合物在植物界分布较广，以双子叶植物尤其在玄参科、茜草科、唇形科及龙胆科等植物中较为常见。

植物体内的环烯醚萜系由焦磷酸香叶酯（GPP）衍生而成，但其生物合成途径有别于其他单萜。GPP 在植物体内先逐步转化成臭蚁二醛，再衍生成环烯醚萜，其 C-4 位甲基经氧化脱羧，形成 4-去甲基环烯醚萜（4-demethyliridoids）；C-7 和 C-8 处断键开环，则形成裂环环烯醚萜（secoiridoids），并多与糖结合形成苷。环烯醚萜类化合物生物合成途径如图 9-2 所示。

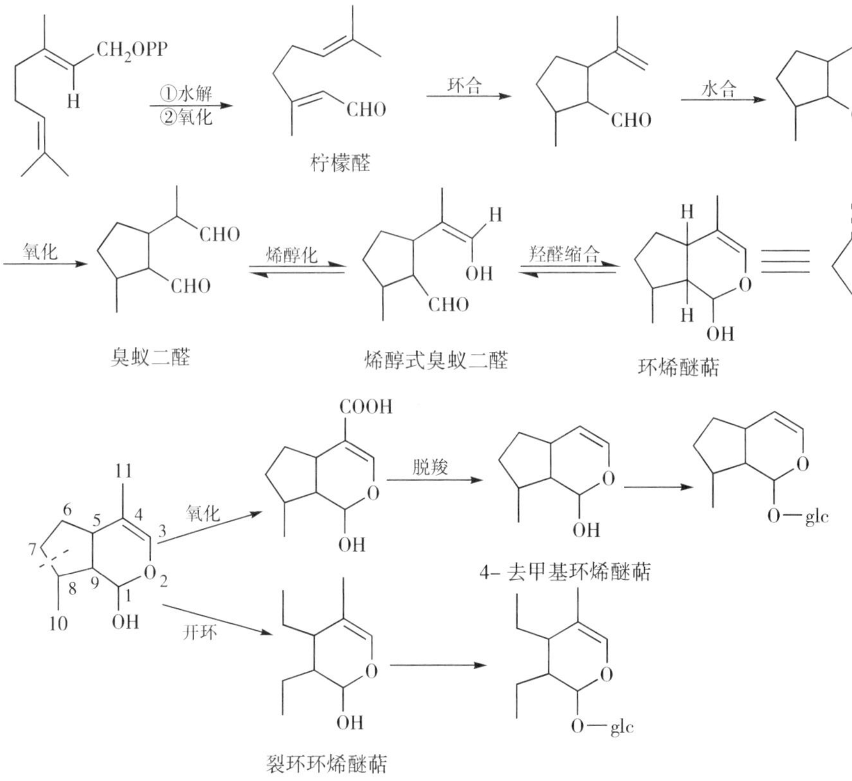

图 9-2 环烯醚萜类化合物的生物合成途径

（1）环烯醚萜的结构和分类　环烯醚萜多具有半缩醛及环戊烷环的结构特点，其半缩醛 C-1 位羟基不稳定，主要以 C-1 位羟基与糖成苷的形式存在于植物体内，且多为 β-D-葡萄糖苷。根据其环戊烷环是否裂环，可分为环烯醚萜苷及裂环环烯醚萜苷 2 大类。在环烯醚萜苷中根据 C-4、C-8 位取代基的有无，又可分为环烯醚萜苷及 4-去甲基环烯醚萜苷等类型。

1）环烯醚萜苷　苷元碳架部分由 10 个碳组成，C-4 位多连甲基或羧基、羧酸甲酯、羟甲基，又称为 C-4 位有取代基环烯醚萜苷。C-8 多连甲基、羟甲基或羟基，结构中常有双键存在，一般为 $\Delta^{3(4)}$，也有 $\Delta^{6(7)}$、$\Delta^{7(8)}$ 或 $\Delta^{5(6)}$，C-5、C-6、C-7 有时连羟基，C-6 或 C-7 可形成环酮结构，C-7 和 C-8 之间有时具环氧醚结构，C-1、C-5、C-8、C-9 多为手性碳原子。

栀子苷（geniposide，京尼平苷）、羟异栀子苷（gardenoside）及京尼平-1-O-龙胆双糖苷（genipin-1-O-gentiobioside）存在于栀子 *Gardenia jasminoides* Ellis 中，有利胆、抗炎、保肝、镇痛等作用，与栀子的清热泻火、治疗湿热黄疸有一定关系。

鸡矢藤苷（paederoside）是鸡矢藤 *Paederia scandens*（Lour.）Merr. 的主成分，其 C-4 位羧基与 C-6 位羟基形成 γ-内酯，C-10 位的甲硫酸酯在鸡矢藤组织损伤时酶解产生甲硫醇，从而产生鸡屎样的恶臭。

臭蚁内酯（iridomyrmecin）也是从臭蚁防卫分泌物中分离出的成分，是从动物体内发现的第一个抗生素，可抑制根霉、青霉、麦菊霉等多种真菌生长，并有杀灭多种昆虫作用，且对人畜无害。

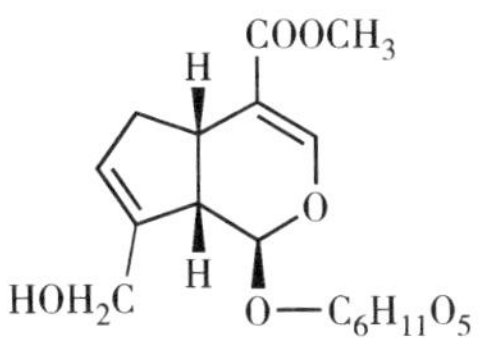

栀子苷 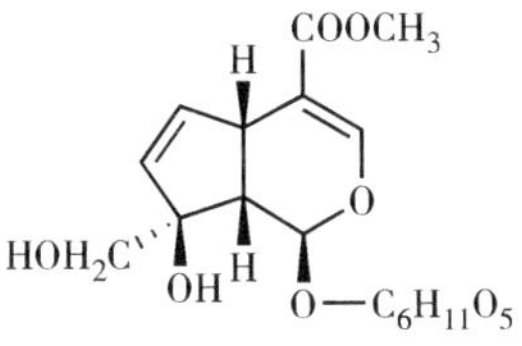　　　　羟异栀子苷 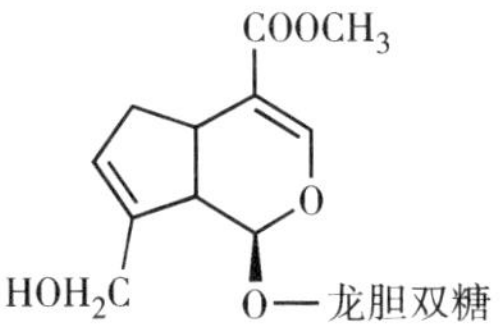　　　　京尼平-1-O-龙胆双糖苷

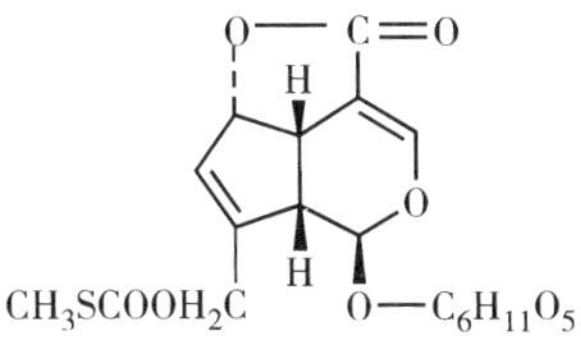

鸡矢藤苷 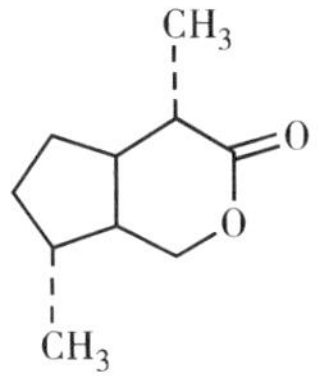　　　　臭蚁内酯

2）4-去甲基环烯醚萜苷　为环烯醚萜苷 C-4 位去甲基降解苷，苷元碳架部分由 9 个碳组成，又称作 C-4 位无取代基环烯醚萜苷，其他取代与环烯醚萜苷相似。

哈巴俄苷（harpagoside，钩果草苷）属于环戊烷型，存在于玄参 *Scrophularia ningpoensis* Hemsil. 根中，有镇痛、抗炎等活性。

梓醇（catalpol）属于 7,8-环氧型，是地黄 *Rehmannia glutinosa* Libosch. 降血糖的有效成分，并有较好的利尿及迟缓性泻下作用，是地黄滋阴作用的活性成分。

桃叶珊瑚苷（aucubin）属于环戊烯型，是杜仲 *Eucommia ulmoides* Oliv.、车前草 *Planta-goasiatica* L.、地黄等天然药物的有效成分之一，具有清湿热、利小便、镇痛、降压、保肝、抗肿瘤等作用，其苷元及多聚体是一种抗生素。

梓醇、哈巴俄苷等 C-4 位去甲基环烯醚萜苷，水解后的苷元均不稳定，易变为深色，含此类苷的地黄及玄参等中药在炮制及放置过程中因此而变成黑色。

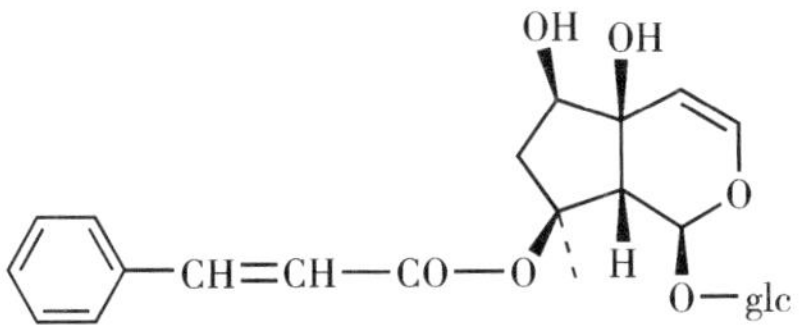

哈巴俄苷 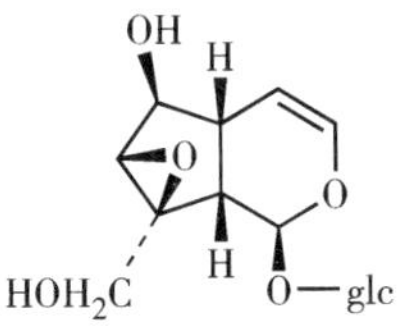　　　　梓醇 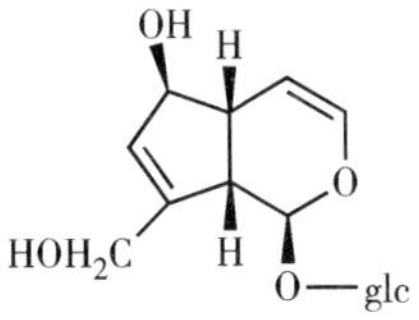　　　　桃叶珊瑚苷

此外，还有 8-去甲基和 4,8-去甲基环烯醚萜苷，为环烯醚萜 C-8 位或 C-4、C-8 位去甲基降解所形成，苷元碳架分别由 9 个和 8 个碳原子组成，化合物数目较少。

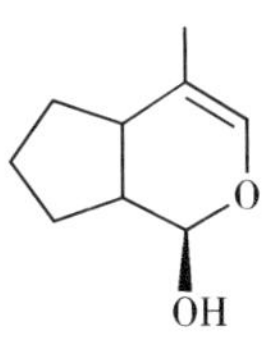

8-去甲基环烯醚萜 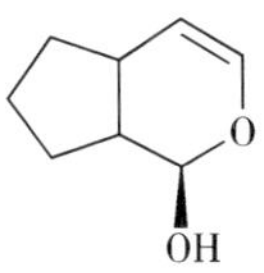　　　　4,8-去甲基环烯醚萜

3）裂环环烯醚萜苷　苷元的结构特点为 C-7 和 C-8 处断键成裂环状态，C-7 断裂后有时还可与 C-11 形成六元内酯结构。此类成分多具苦味，在龙胆科、忍冬科、木犀科等植物中分布较广，在龙胆科的龙胆属及獐牙菜属分布更为普遍。

龙胆苦苷（gentiopicroside，gentiopicrin）在龙胆科龙胆 *Gentiana scabra* Bge.、当药 *Swertia pseudochinensis* Hara 及獐牙菜 *Swertia bimaculata*（sieb. et zucc）Hook. f. et Thoms. ex C. B. Clarke 等植物中均有存在，味极苦，其 1∶12000 的水溶液仍有显著苦味。龙胆苦苷在氨的作用下可转化成龙胆碱（gentianine）。龙胆苦苷或含龙胆苦苷 50％以上的龙胆总苷具有抗病毒作用。

獐牙菜苷（sweraside，当药苷）及獐牙菜苦苷（swertiamarin，当药苦苷）是獐牙菜、当药中的有效成分和苦味成分，具有治疗肝炎、改善肠胃功能等作用。獐牙菜苦苷已开发为解痉止痛药物，用于胃肠痉挛、胃肠炎等引起的疼痛。

龙胆苦苷　龙胆碱　獐牙菜苷　R=H
獐牙菜苦苷 R=OH

（2）环烯醚萜的理化性质　大多数为白色结晶或粉末（极少为液态），多具有旋光性，味苦。易溶于水和甲醇，可溶于乙醇、丙酮和正丁醇，难溶于三氯甲烷、乙醚和苯等亲脂性有机溶剂。

环烯醚萜苷易被水解，生成的苷元因有半缩醛结构，其化学性质活泼，容易进一步聚合，难以得到结晶性的苷元。苷元遇酸、碱、羰基化合物和氨基酸等能变色，可用于检识及鉴别。如苷元遇氨基酸并加热，即产生深红色至蓝色，最后生成蓝色沉淀，与皮肤接触也能使皮肤染成蓝色；苷元溶于冰醋酸溶液中，加少量铜离子，加热显蓝色。

（二）倍半萜

倍半萜类（sesquiterpenoids）是指分子中含有 3 个异戊二烯单位即含 15 个碳原子的化合物类群。倍半萜多与单萜类共存于植物挥发油中，是挥发油高沸程（250～280℃）的主要组分，也有低熔点的固体。在植物中多以醇、酮、内酯或苷的形式存在，亦有以生物碱的形式存在。倍半萜的含氧衍生物多有较强的香气和生物活性，是医药、食品、化妆品工业的重要原料。

倍半萜的骨架类型及化合物数量是萜类成分中最多的一类，可分为无环（链状）和环状倍半萜，其中环状倍半萜又根据环的多少可分为单环、双环及三环等结构种类，碳环可有五、六、七甚至十二元的大环。

1. 无环倍半萜（acyclic sesquiterpenoids）　常见类型为金合欢烷型（麝子油烷型，farnesane）。金合欢烯（farnesene）又称麝子油烯，有 α、β 2 种构型，其中 β-金合欢烯在生姜 *Zingiber officinale* Rosc.、蛇麻花和藿香 *Pogostemon cablin*（Blanco）Benth. 等挥发油中存在。

金合欢醇（farnesol）在金合欢 *Acacia farnesiana*（L.）Willd. 花油、橙花油、香茅油中含量较多，为重要的高级香料原料。橙花醇（nerolidol）又称苦橙油醇，具有苹果香气，是橙花油中主成分之一。

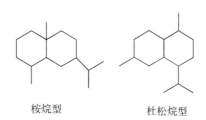

金合欢烷型　　α-金合欢烯　　β-金合欢烯　　金合欢醇　　橙花醇

2. 单环倍半萜（monocyclic sesquiterpenoids）　　单环倍半萜碳架变化多样，有从三元环至十二元环等多种类型，其中以六元环居多。不同环状的倍半萜类型如没药烷型（bisabolane）、吉马烷型（germacrane）和蛇麻烷型（葎草烷型，humulane）等。

没药烷型　　　吉马烷型　　　蛇麻烷型

鹰爪甲素（yingzhaosu）属于没药烷型，是从民间治疗疟疾的有效草药鹰爪 *Artabotrys uncinatus*（L.）Merr. 根中分离的具有过氧基团的倍半萜化合物，对鼠疟原虫的生长有强抑制作用。

吉马酮（germacrone，又称牻牛儿酮、杜鹃酮）属于吉马烷型，存在于牻牛儿苗科植物大根老鹳草 *Geranium macrorrhizum* Linn.、杜鹃花科植物兴安杜鹃 *Rhododendron dauricum* L. 叶的挥发油中，用于平喘、镇咳。

青蒿素（artemisinin）是从青蒿（黄花蒿）*Artemisiaannua* L. 中分离得到的具过氧结构的倍半萜内酯，有很好的抗恶性疟疾活性，被 WHO 誉为"世界上目前唯一有效的疟疾治疗药物"。

鹰爪甲素　　　吉马酮　　　青蒿素

3. 双环倍半萜（bicyclic sesquiterpenoids）　　双环倍半萜结构类型很多，以双环并环的类型为多，最常见的是 2 个六元环骈合而成的萘型，如桉烷型（eudesmane）、杜松烷型（cadinane）等。

桉烷型　　　　杜松烷型

（1）桉烷型　　桉叶醇（eudesmol）有 2 种异构体，即 α-桉醇（α-eudesmol）及 β-桉醇（βeudesmol)，在桉油及厚朴 *Magnolia officinalis* Rehd. et Wils.、苍术 *Atractylodes lancea* (Thunb.) DC. 等中含有。苍术酮（atractylone）存在于苍术挥发油中，分子结构有一个呋喃环，性质不稳定。

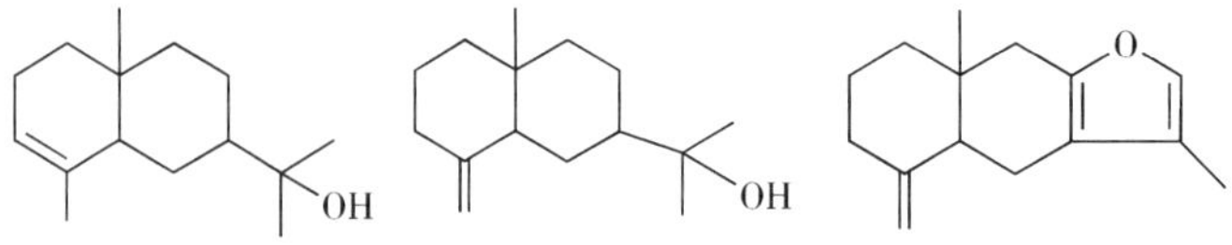

α-桉醇　　　　　β-桉醇　　　　　苍术酮

（2）杜松烷型　棉酚（gossypol）为杜松烷型倍半萜双分子衍生物，在棉籽（cottonseed）中为消旋体，在棉的茎、叶中亦含有，是有毒的黄色色素，有杀精子作用，还有抗菌、杀虫活性。

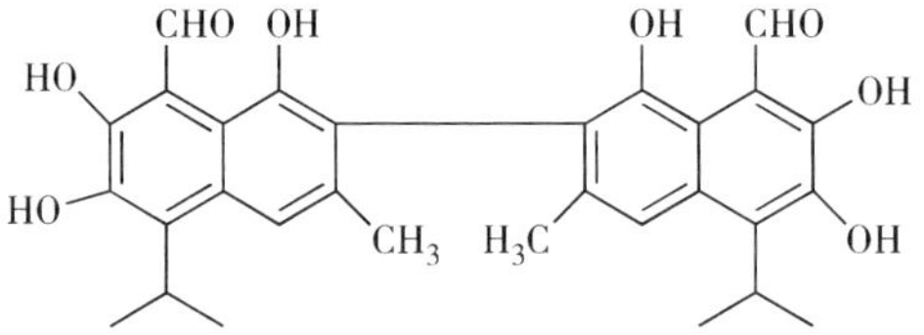

棉酚

（3）其他　β-白檀醇（β-santalol）为白檀油中沸点较高的组分，属于β-檀香烷型，用作香料的固香剂，并有较强的抗菌作用。

马桑毒素（coriamyrtin）和羟基马桑毒素（tutin）先从日本产毒空木 *Coriaria japonica* A. Gray 叶中分得，在国产马桑 *Coriaria sinica* Maxim. 及马桑寄生 *Loranthus parasiticus*（L.）Merr. 中也分离得到。可用于治疗精神分裂症，但副作用较大。

莽草毒素（anisatin）为莽草 *Illicium anisatum* L.（毒八角）、大八角 *Illicium majus* Hook. f. et Thoms. 果实、叶、树皮中所含的双内酯倍半萜化合物，对人体有毒。

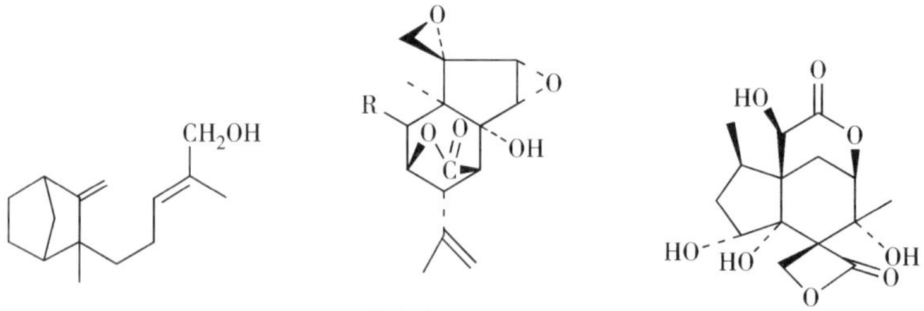

β-白檀醇　　　　马桑毒素　　R=H　　　　莽草毒素
　　　　　　　　羟基马桑毒素　R=β-OH

4. 薁类化合物（azulenoids）　薁类化合物是由五元环与七元环骈合而成具有芳环骨架的一类特殊倍半萜，可以看成是由环戊二烯负离子和环庚三烯正离子骈合而成的非苯型芳烃类化合物，具有一定的芳香性。

薁类化合物在少数天然药物中存在，多为其氢化产物，多无芳香性，且多属愈创木烷结构。如愈创木醇（guaiol）是存在于愈创木 *Guajacum officinale* L. 木材挥发油中的氢化薁类衍生物，当愈创木醇类成分在蒸馏、酸处理时可氧化脱氢而成薁类。

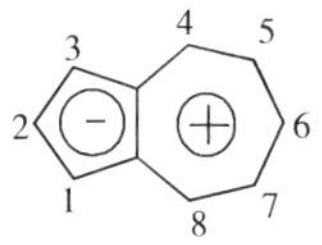

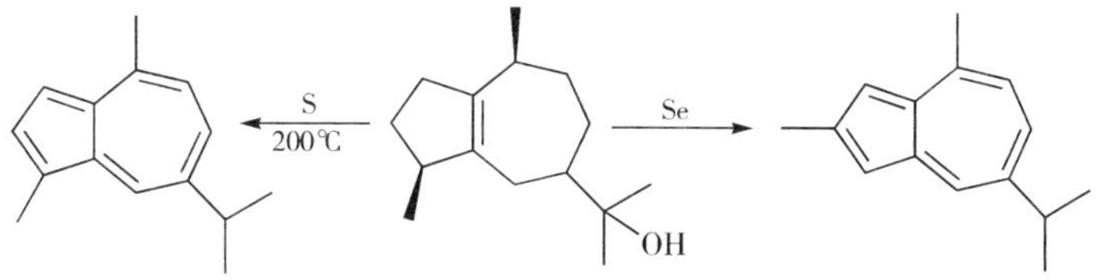

奠 愈创木奠 愈创木醇 2,4-二甲基-7-异丙基奠

奠的沸点较高，一般在 250～300℃，在挥发油分级蒸馏时，高沸点馏分中有时可看见蓝色、紫色或绿色馏分，显示可能有奠类成分存在。其能溶于石油醚、乙醚、乙醇等有机溶剂，不溶于水，可溶于强酸，加水稀释又可析出，故可用 60%～65%硫酸或磷酸提取。能与苦味酸或三硝基苯试剂产生 π 络合物结晶，具有敏锐的熔点，可供鉴别使用。奠分子结构中具有高度的共轭体系，在可见光（360～700nm）吸收光谱中有强吸收峰。

检测挥发油中是否含有奠类多用溴化反应（Sabaty 反应），取挥发油 1 滴溶于 1mL 三氯甲烷中，加入 5%溴的三氯甲烷溶液数滴，如产生蓝色、紫色或绿色，显示含有奠类衍生物。也可用对-二甲氨基苯甲醛浓硫酸试剂（Ehrlich 试剂）与挥发油反应，如产生紫色或红色时，显示有奠类衍生物。

奠类化合物多具有抑菌、抗肿瘤、杀虫等活性。如莪术醇（curcumol）存在于莪术 *Curcuma phaeocaulis* Val. 根茎的挥发油中，具有抗肿瘤活性。泽兰苦内酯（euparotin）是圆叶泽兰 *Eupatorium rotundifolium* L. 中抗癌活性成分之一。

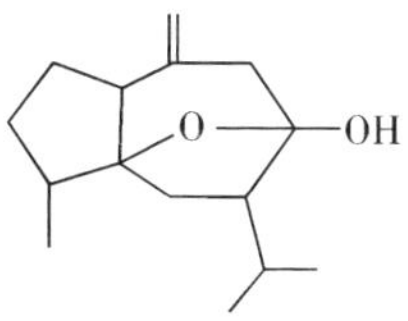

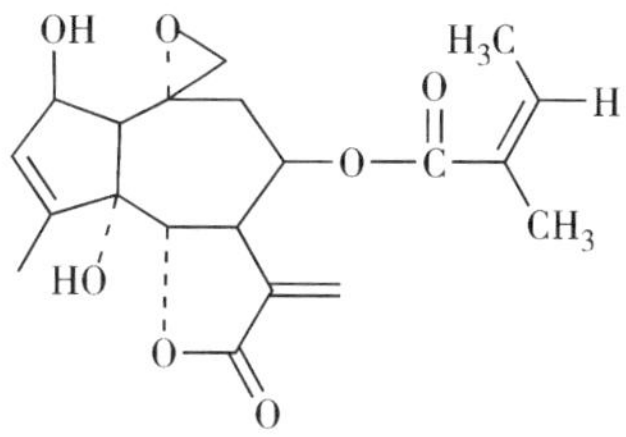

莪术醇 泽兰苦内酯

5. 三环倍半萜（tricyclic sesquiterpenoids） α-白檀醇（α-santalol）存在于白檀木挥发油中，属 α-檀香烷衍生物，有较强的抗菌作用。

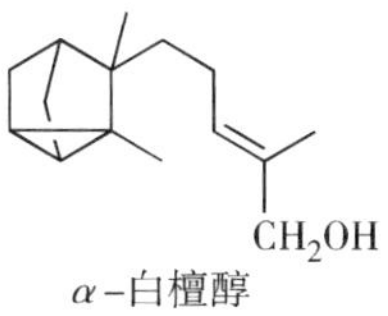

α-白檀醇

（三）二萜

二萜类（diterpenoids）指分子中含有 4 个异戊二烯单位即含 20 个碳原子的化合物类群。二萜广泛分布于自然界，植物的乳汁及树脂多以二萜类化合物为主要成分，在松科中分布尤为普遍。此外，在菌类的代谢物及海洋生物中也发现不少二萜类化合物。许多二萜的含氧衍生物具有很好的生物活性，如紫杉醇、穿心莲内酯、雷公藤内酯、银杏内酯等，有些是临床常用药物。

二萜可分为无环（链状）和环状二萜，其中环状二萜又根据环的多少可分为单环、双环、三环、四环、五环等类型，天然无环及单环二萜较少，双环及三环二萜数量较多。

1. 无环二萜（acyclic diterpenoids）　植物醇（phytol）是叶绿素的组成成分，也是维生素 E 和 K_1 的合成原料。

2. 单环二萜（monocyclic diterpenoids）　维生素 A（vitamin A）又称视黄醇（其醛衍生物称视黄醛）是一个具有脂环的不饱和一元醇，主要存在于动物肝脏中，特别是鱼肝中含量更丰富。维生素 A 可促进视觉细胞内感光色素的形成，是保持正常夜间视力的必须物质。皮肤癌、肺癌、喉癌、膀胱癌和食道癌的发生都跟维生素 A 的摄取量有关。

植物醇　　　　　　　　　　　　　维生素A

3. 双环二萜（bicyclic diterpenoids）　半日花烷型（labdane）二萜如穿心莲内酯（andrographolide），为穿心莲 *Andrographis paniculata*（Burm. f.）Nees 中抗菌消炎的主要成分，对细菌性与病毒性上呼吸道感染及痢疾有特殊疗效，被誉为天然抗生素药物，临床用于治疗急性菌痢、胃肠炎、咽喉炎、感冒发热等。本品为二萜类内酯化合物，难溶于水，通常仅能口服给药，为增强其水溶性，将穿心莲内酯（Ⅰ）在无水吡啶中与丁二酸酐作用，制备成丁二酸半酯（Ⅱ）的钾盐；与亚硫酸钠在酸性条件下制备成穿心莲内酯磺酸钠（Ⅲ），成为水溶性化合物，用于制备浓度较高的注射剂。

半日花烷型

穿心莲内酯（Ⅰ）

银杏内酯 A、B、C、M、J（ginkgolide A、B、C、M、J）是银杏 *Ginkgo biloba* L. 根皮及叶的强苦味成分，基本结构中有 3 个内酯环，但碳环只有 2 个。银杏内酯及银杏总黄酮是银杏叶制剂中治疗心脑血管病的主要有效成分。

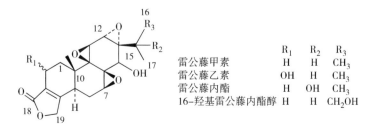

	R_1	R_2	R_3
银杏内酯A	OH	H	H
银杏内酯B	OH	OH	H
银杏内酯C	OH	OH	OH
银杏内酯M	H	OH	OH
银杏内酯J	OH	H	OH

4. 三环二萜（tricyclic diterpenoid） 有松香烷型（abietane）、海松烷型（右松脂烷型，pimarane）、紫杉烷型（taxane）、瑞香烷型（daphane）等类型。

松香烷型　　　　海松烷型　　　　瑞香烷型　　　　紫杉烷型

左松脂酸（levopimaric acid）、松脂酸（pimaric acid）和松香酸（abietic acid）是从松树干中流出的黏稠液体，称为松脂（松香），其中挥发油称松节油，不挥发性成分中以左松脂酸为主。其在空气中放置能转化为松脂酸，如用热的矿酸处理可得松香酸，松脂经水蒸气蒸馏分出松节油后，剩余部分全部转变为松香酸，而不再以左松脂酸存在。

左松脂酸　　　　松脂酸　　　　松香酸

雷公藤甲素（triptolide）、雷公藤乙素（tripdiolide）、雷公藤内酯（triptolidenol）及16-羟基雷公藤内酯醇（16-hydroxytriptolide）是从雷公藤 *Tripterygium wilfordii* Hook. f. 中分离出的抗癌活性物质。雷公藤甲素有抑制乳腺癌和胃癌细胞形成的作用，可作为一种预防和治疗前列腺癌的药物；还具有抗类风湿作用，是治疗类风湿病雷公藤片、雷公藤多苷片等制剂的主要有效成分。16-羟基雷公藤内酯醇具有较强的抗炎、免疫抑制和雄性抗生育作用，但这些成分毒性较大。

	R_1	R_2	R_3
雷公藤甲素	H	H	CH_3
雷公藤乙素	OH	H	CH_3
雷公藤内酯	H	OH	CH_3
16-羟基雷公藤内酯醇	H	H	CH_2OH

瑞香毒素（daphnetoxin）为欧亚瑞香 *Daphne mezerum* L. 中的有毒成分。芫花酯甲（yuan-nhuacin）及芫花酯乙（yuanhuadin）是从芫花 *Daphne genkwa* Sieb. et Zucc. 根中提取得到，具有中期妊娠引产作用，已用于临床。此类二萜酯具有刺激皮肤发赤、发泡作用及毒鱼活性。

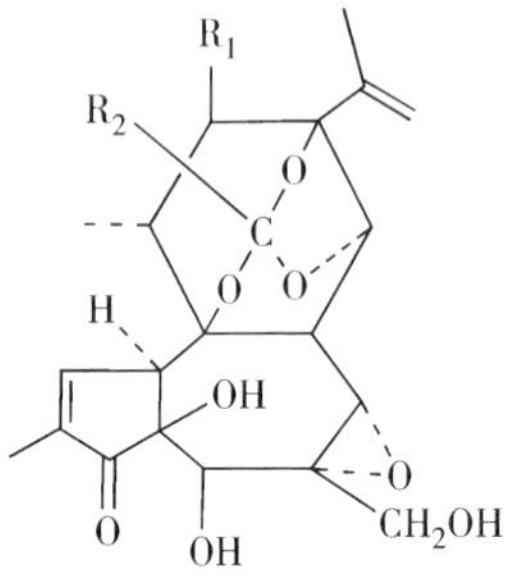

	R₁	R₂
瑞香毒素	H	C_6H_5
芫花酯甲	$OCOC_6H_5$	$(CH=CH)_2(CH_2)_4CH_3$
芫花酯乙	$OCOCH_3$	$(CH=CH)_2(CH_2)_4CH_3$

紫杉醇（taxol）又称红豆杉醇，最早由 Wani 等从短叶红豆杉 *Taxus brevifolia* Nutt. 树皮中分离并确定化学结构，是具有抗癌作用的二萜生物碱类化合物，为 20 世纪 90 年代国际上抗肿瘤药三大成就之一，临床用于治疗卵巢癌、乳腺癌和肺癌等疗效较好。现已从红豆杉属植物中分离出 300 多个紫杉烷二萜衍生物，受到世界医药界的重视。

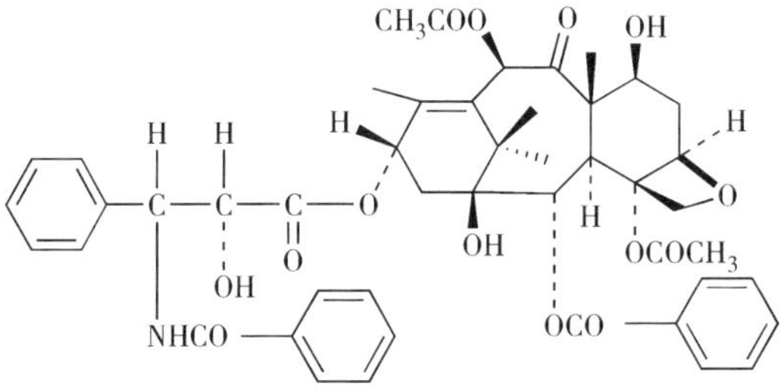

紫杉醇

5. 四环二萜（tetracyclic diterpenoid） 有贝壳杉烷型（kaurane）、大戟烷型（phorbane）、木藜芦毒烷型（grayanotoxane）等类型。

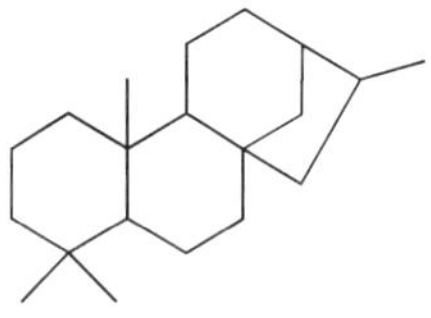

贝壳杉烷型 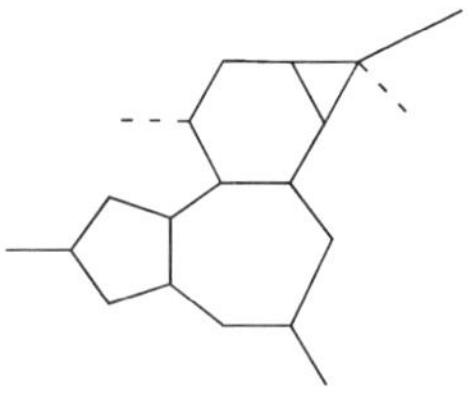　　　　大戟烷型 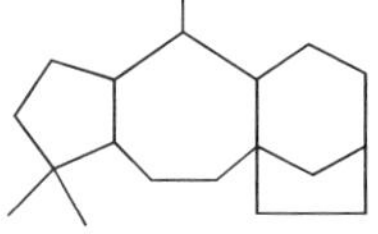　　　　木藜芦毒烷型

甜菊苷（stevioside）是菊科植物甜叶菊 *Stevia rebaudiana* Bertoni 叶中所含的贝壳杉烷型二萜类化合物，还含有甜菊苷 A、D、E（rebaudioside A、D、E）等多种甜味苷。总甜菊苷含量约 6%，其甜度约为蔗糖的 300 倍，其中甜菊苷 A 甜味最强，但含量较少。甜菊苷具有高甜度、清热、利尿、调节胃酸等功效，应用于医药、食品等工业。

冬凌草甲素（oridonin）是从冬凌草 *Rabdosia rubescens*（Hemsl.）Hara 中提取得到的贝壳杉烷型二萜化合物，有较强的抗肿瘤活性，临床主要用于治疗白血病、中晚期食道癌、肝癌等多种癌症以及急性化脓性扁桃体炎。

甜菊苷（ R₁=glc，R₂=glc $\frac{2 \ 1}{}$ glc ）　　　　冬凌草甲素

大戟醇（phorbol）为大戟二萜醇型成分，存在于大戟科和瑞香科的许多植物中，属于辅致癌剂。大戟属植物具有双重生理活性，既有抗菌、抗炎、抗病毒、抗结核、抗肿瘤以及神经生长因子促进作用等生理活性，又表现出对皮肤、口腔及胃肠道黏膜强烈的刺激性和致炎、促发致癌的毒性作用，这种双重生理活性与所含的大戟二萜醇酯类成分及其结构密切相关。

闹羊花毒素Ⅲ（rhomotoxin Ⅲ）属木藜芦毒烷型，从六轴子（即羊踯躅 *Rhododendron molle* (Blume) G. Don 的果实）中得到，对重症高血压有紧急降压及对室上性心动过速有减慢心率作用。

大戟醇（巴豆醇）　　　　闹羊花毒素Ⅲ

（四）二倍半萜

二倍半萜类（sesterterpenoids）指分子中含有 5 个异戊二烯单位即含 25 个碳原子的化合物类群。此类化合物发现较晚，在羊齿植物、植物病原菌、地衣类、海洋生物及昆虫分泌物中陆续被发现，化合物数量不多，是萜类家族中最少的一员。二倍半萜可分为无环和环状二倍半萜，其中环状二倍半萜又根据环的多少可分为单环、双环、三环、四环、五环等类型。

呋喃海绵素 - 3（furanspongin - 3）是从海绵 *Phylum Porifera* 中分得的无环二倍半萜化合物。

蛇孢假壳素 A（ophiobolin A）是真菌稻芝麻枯 *Ophiobulus miyabeanus* 病菌的三环二倍半萜类成分，具有 C_5 - C_8 - C_5 骈合基本骨架，有抑制白癣菌、毛滴虫菌等生长发育的作用。

网肺衣酸（retigeranic acid）是从网肺衣 *Lobariaretigera* 及其地衣的近缘种中得到的具有五环骨架的二倍半萜。在昆虫分泌物中分离到多种大环二倍半萜。

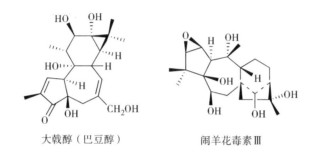

呋喃海绵素-3

蛇孢假壳素A　　　　网肺衣酸

二、萜类化合物的理化性质

（一）物理性质

1. 性状　单萜和倍半萜在常温下多为油状液体，少数为固体结晶，具挥发性及特异性香气，可随水蒸气蒸馏。其沸点随结构中异戊二烯单位数、双键数、含氧基团极性升高而规律性地升高，在提取分离时可利用这些性质。二萜和二倍半萜多为固体结晶。萜苷多为结晶性固体或粉末，不具挥发性。

萜类化合物多具苦味，有的味极苦，早年所称苦味素（bitter principles）成分多为萜类，如龙胆苦苷。也有少数萜具有较强甜味，如甜菊苷。

大多数萜类化合物具手性碳，有旋光性，且多有异构体存在。低分子萜类具有较高的折光率。

2. 溶解性　游离萜类化合物溶于甲醇、乙醇，易溶于乙酸乙酯、乙醚、三氯甲烷、苯等亲脂性有机溶剂，难溶于水。具有羧基、酚羟基及内酯结构的萜能溶于碱水，加酸使之游离或环合后，又可自水中析出，可用于提取分离。

萜苷类化合物具有一定的亲水性，随分子中糖数目的增加而水溶性增强，一般能溶于热水，易溶于甲醇及乙醇，难溶或不溶于亲脂性有机溶剂。

应注意，萜类化合物对高温、光、酸和碱较敏感，长时间接触常会引起其氧化、重排及聚合反应，导致结构变化，因此在提取、分离及贮存时，应尽量避免这些因素的影响。

（二）化学性质

1. 加成反应　多数萜烯、萜醛和萜酮，因含有双键或羰基，可与相应的试剂发生加成反应，加成产物常因其溶解性改变而析出结晶，可供识别分子中不饱和键的存在和不饱和程度，还可用于分离和纯化这些类型的化合物。

（1）双键加成反应

①与卤化氢加成反应　萜类双键能与氯化氢、溴化氢等卤化氢类试剂在冰醋酸溶液中反应，其加成产物可于冰水中析出结晶。如柠檬烯（limonene）的冰醋酸溶液中加入氯化氢饱和的冰醋酸，反应完成后加入冰水，即析出柠檬烯二氢氯化物结晶。

②与溴加成反应　不饱和萜的冰醋酸或乙醚-乙醇混合溶液，在冰冷却条件下滴加溴，可生成其溴加成物的结晶。

③与亚硝酰氯反应　许多不饱和萜的双键能与亚硝酰氯（Tilden 试剂）发生加成反应，生成亚硝基氯化物。将不饱和萜或其冰醋酸溶液与亚硝酸异戊酯（或亚硝酸乙酯）混合，冷却下加入浓盐酸，振摇，即可析出亚硝基氯化物结晶（必要时可用乙醇及丙酮重结晶），其结晶多为蓝色或蓝绿色，可用于不饱和萜的分离及鉴别。

萜烯的亚硝基衍生物还可与伯胺或仲胺（常用六氢吡啶）缩合成亚硝基胺类，此缩合物具有较好的结晶及一定的物理常数，具有鉴定价值。

④ Diels-Alder 反应　具共轭二烯结构的萜类化合物能与顺丁烯二酸酐发生 Diels-Alder 反应，生成物为结晶，可据此初步证明共轭双键的存在。

（2）羰基加成反应

①亚硫酸氢钠加成　具羰基的萜类化合物可与亚硫酸氢钠加成，生成结晶性的加成物，其

加成物用酸或碱（多用草酸、硫酸或碳酸钠溶液）处理，分解复原成原萜醛或萜酮。用此法处理含双键的萜醛或萜酮时要注意控制反应条件，因反应时间过长或温度过高，会使双键发生不可逆的加成。如柠檬醛和亚硫酸氢钠的加成，条件不同其加成产物各异。

②吉拉德（Girard）试剂加成　吉拉德试剂是一类带季铵基团的酰肼，可与具羰基的萜类生成水溶性加成物而与脂溶性的非羰基萜类分离，常用试剂为吉拉德 T 及 P 试剂（Girard T、Girard P）2 种。

$$(CH_3)_3\overset{+}{N}CH_2CONHNH_2Cl^-$$
吉拉德试剂T

$$\overset{+}{N}—CH_2CONHNH_2Cl^-$$
吉拉德试剂P

在含有萜醛及萜酮样品的醋酸-无水乙醇（1：10，重量比）溶液中加入吉拉德试剂（加醋酸为促进反应），加热回流，反应完成后加水稀释，用乙醚萃取非羰基类化合物后，分取水层用硫酸或盐酸酸化，再用乙醚萃取，乙醚萃取液蒸去溶剂即得原萜醛或萜酮。

2. 氧化反应　萜类成分在不同条件下可被不同的氧化剂氧化，生成不同的氧化产物。常用的氧化剂有臭氧、铬酐（三氧化铬）、四醋酸铅、高锰酸钾等，其中以臭氧的应用最为广泛。例如萜类化合物中的双键可被臭氧氧化，可用来推测分子中双键的位置，亦可用于相关的醛酮合成。

3. 分子重排反应 萜类化合物在发生加成、消除或亲核取代反应时，常发生 Wagner - Meerwein 重排，使碳架发生改变。目前工业上由 α - 蒎烯合成樟脑，就是经 Wagner - Meerwein 重排后，再进行氧化制得。

三、萜类化合物的提取分离

（一） 萜类化合物的提取

1. 水蒸气蒸馏法 单萜、倍半萜及其含氧衍生物多具有挥发性，因此可用水蒸气蒸馏法提取。

2. 溶剂提取法

（1）游离萜类化合物的提取 除环烯醚萜苷外，萜类化合物多以游离形式存在，一般用甲醇或乙醇提取后，浓缩至一定体积，并调整适当的醇浓度，再用石油醚、三氯甲烷或乙酸乙酯等亲脂性有机溶剂萃取。也可直接用不同极性的有机溶剂按极性递增的方法依次萃取，得到不同脂溶性的萜类提取物。

（2）萜苷类化合物的提取 环烯醚萜多以单糖苷的形式存在，亲水性强，多用甲醇或乙醇作溶剂，也可用水、稀丙酮。提取液经减压浓缩后加水溶解，滤去水不溶性杂质，用乙醚、三氯甲烷或石油醚萃取除去脂溶性杂质，脱脂后的萜苷水溶液可用正丁醇萃取，萃取液经减压浓缩可得到粗总萜苷。

应注意的是，萜类化合物尤其是倍半萜内酯化合物容易发生结构重排，二萜类易聚合而树脂化，引起结构变化。萜苷类化合物易发生苷键的裂解，宜选用新鲜药材或迅速晾干的药材，事先破坏酶的活性，并尽可能避免酸、碱的处理。

3. 碱提酸沉法 具有内酯结构的萜类可先用提取萜的方法提取出粗总萜，然后利用内酯在热碱溶液中易开环成盐溶于水、酸化环合又可析出原内酯的特性，用碱水提取、酸化沉淀的方法处理，可得到较纯的总萜内酯（倍半萜内酯用此法较多）。但某些遇酸碱易引起结构发生不可逆变化的萜内酯不宜采用此法。

4. 吸附法 常采用大孔树脂吸附法，用大孔树脂吸附水溶液中萜苷后，先用水及稀乙醇依次洗脱除去水溶性杂质，再用合适浓度的乙醇洗脱萜苷。如用大孔树脂法提取分离得到栀子、地黄、独一味等天然药物的环烯醚萜苷。

（二） 萜类化合物的分离

1. 利用结构中特殊官能团进行分离 萜类化合物结构中常见的官能团有双键、羰基、内酯环、羧基、碱性氮原子（萜类生物碱）及羟基等，可有针对性地用加成、碱开环酸环合、酸碱成盐及形成酸性酯等反应，使具有相应官能团萜的溶解性发生改变，以固体析出或液体转溶的形式从总萜中分离。

2. 结晶法分离 有些萜类提取液经适当浓缩，会析出粗晶（有的提取物不经浓缩即可析晶），过滤，再用适当溶剂或方法重结晶，可得到纯度较高的结晶。如薄荷醇、樟脑、茴香脑等可用结晶法分离纯化。

3. 柱色谱法分离

（1）硅胶或氧化铝吸附色谱法 许多用其他方法难以分离的萜类化合物可用吸附柱色谱法分离。常用吸附剂为硅胶和中性氧化铝（非中性氧化铝易引起萜类化合物结构变化），其中硅胶应用最广。

对于结构中有双键的萜类化合物，如单用硅胶或氧化铝为吸附剂难以分离，可用硝酸银-硅胶或硝酸银-氧化铝作吸附剂进行络合吸附。其分离机制主要是硝酸银可与双键形成 π 络合物，由于萜的双键数目、位置及立体构型的不同，形成 π 络合物难易程度和稳定性有差异，据此进行分离。

（2）反相柱色谱法 通常以反相键合相硅胶 RP-18、RP-8 或 RP-2 为填充剂，用甲醇-水或乙腈-水等溶剂为洗脱剂。反相色谱柱需用相对应的反相薄层色谱进行检识，如预制的 RP-18、RP-8 等反相高效薄层板。

（3）凝胶柱色谱法 利用分子筛原理对分子量不同的化合物进行分离，常用 Sephadex LH-20 凝胶柱，洗脱剂为不同浓度的甲醇、乙醇或水。

实际工作中常将多种色谱法结合应用，一般先用硅胶柱色谱进行分离，再用反相柱色谱、凝胶色谱或高效液相色谱等方法进一步分离。

四、萜类化合物的结构测定

（一）波谱法在萜类结构鉴定中的应用

萜类化合物种类繁多，其谱学特征共性较少。但环烯醚萜类化合物与其他萜类相比，结构母核较固定，波谱特征规律性较强，用波谱法并佐以少量必要的化学手段测定，使环烯醚萜这种特殊萜类化合物的结构研究较为容易。下面主要介绍环烯醚萜类化合物的几种波谱特征规律。

1. 紫外光谱 C-4 有—COOH、—COOR 取代基的环烯醚萜类化合物，由于分子中具有发色团 α、β-不饱和酸、酯和内酯结构，故在 $230\sim240\mathrm{nm}$ 之间有较强吸收，ε 值约为 10000。环戊烷部分有羰基时，则在 $270\sim290\mathrm{nm}$ 处出现 $n\rightarrow\pi*$ 引起的弱峰，ε 值多小于 100。

UV 光谱可用于判断 α、β-不饱和酯及烯醚键是否存在。根据 $230\sim240\mathrm{nm}$ 峰的存在与否，可判断分子中 C-4 取代状况，C-4 有—COOR 者均有此峰，而 C-4 无取代基的降解环烯醚萜类或 C-4 取代基为—CH3、—CH2OH、—CH2OR 者则无此峰。

2. 红外光谱 环烯醚萜类化合物的主要 IR 光谱特征如下：

（1）共同特征是在 $1640\mathrm{cm}^{-1}$ 左右有强峰，系烯醚双键的伸缩振动引起。

（2）若 C-4 有—COOR 基，在 $1680\mathrm{cm}^{-1}$ 左右（个别可在 $1710\mathrm{cm}^{-1}$）有 α、β-不饱和酯的羰基吸收，也是强峰。此特征可与 C-4 无取代基或 C-4 取代基为—CH3、—CH2OH 等相区别。

（3）若戊烷部分有环酮结构存在，在 $1740\mathrm{cm}^{-1}$（$1710\sim1750\mathrm{cm}^{-1}$）附近有一强峰。

（4）若五元环部分有环氧存在，如丁香醚苷，有 $1250cm^{-1}$、$830\sim890cm^{-1}$ 2 个吸收峰。裂环环烯醚萜类化合物分子中多有乙烯基（—CH=CH_2）结构，在 $990cm^{-1}$、$910cm^{-1}$ 2 处有红外吸收。

总之，可用 IR 光谱特征判断化合物是否为环烯醚萜类，C-4 有无—COOR 取代基，是否为裂环环烯醚萜类，五元环中有无羟基、羰基、双键及环氧结构等。

3. 核磁共振氢谱　氢谱对环烯醚萜类化合物的结构测定有极为重要的作用，可用于判定其结构类型，并能确定许多立体化学（构型、构象）结构问题。环烯醚萜类化合物中 H-1 与 H-3 的 NMR 信号最具有鉴别意义。

（1）H-1 的 NMR 信号。由于 C-1 原子与 2 个 O 原子相连，故 H-1 共振发生在较低磁场，化学位移在 $4.5\sim6.2$ 之间。H-1 与 H-9 相互偶合，其偶合常数 $J_{1,9}$ 是判断二氢吡喃环构型和构象的重要依据。$J_{1,9}$ 很小（$0\sim3Hz$），表明 H-1 处于平伏键，而 C-1 的—OH（或 C-1-O-glc）则处于直立键，此时 C-1 折向平面上方。$J_{1,9}$ 很大（$7\sim10Hz$），表明 H-1 处于直立键，而 C-1-OH（或 C-1-O-glc）处于平伏键，在此情况下，二氢吡喃环几乎处于同一平面，但 C-1 折向下方。

（2）H-3 的 NMR 信号可用以区别 C-4 有—COOR、—CH_3、—CH_2OR 及 C-4 无取代基的环烯醚萜类。当 C-4 有—COOR 取代基（包括裂环环烯醚萜类）时，H-3 因受—COOR 基影响处于更低的磁场区，一般 δ 值在 $7.3\sim7.7$（个别可在 $\delta7.1\sim8.1$）之间，因与 H-5 为远程偶合，故 $J_{3,5}$ 很小，为 $0\sim2Hz$，该峰为 C-4 有—COOR 取代基的特征峰。当 C-4 取代基为—CH_3 时，H-3 化学位移在 $\delta6.0\sim6.2$，为多重峰。当取代基为—CH_2OR 时其化学位移在 $\delta6.3\sim6.6$，也为多重峰。当 C-4 无取代基时，H-3 的化学位移与 C-4 取代基为—CH_3 或—CH_2OR 时相近（也在 $\delta6.5$ 左右），但峰的多重度及 J 值有明显区别。因 H-3 与 H-4 为邻偶，同时 H-3 与 H-5 又有远程偶合，故 H-3 多呈现双二重峰（dd），J_1 约 $6\sim8Hz$，J_2 为 $0\sim2Hz$。如车前草中的甲基梓醇（methyl catalpol）H-3 化学位移为 $\delta6.5$，也为 dd 峰，$J_1=6Hz$，$J_2=2Hz$。

（3）其他质子信号。C-8 上常连有 10-CH_3，若 C-8 为叔 C，则 10-CH_3 化学位移多在 $\delta1.1\sim1.2$，为二重峰，$J=6Hz$。若 C-7、C-8 之间有双键，则该甲基化学位移移至 2 左右，变成单峰或宽单峰。分子中如有—COOMe 取代基，其—OCH_3 信号一般出现在 $\delta3.7\sim3.9$ 之间，为单峰。

4. 核磁共振碳谱　环烯醚萜类化合物碳谱中较特征的信号为 C-1、C-3、C-4、C-10。

（1）C-1 位　对于一般的环烯醚萜苷来说，C-1-OH 与葡萄糖成苷，C-1 化学位移在 $\delta95\sim104$ 左右。4-去甲基环烯醚萜苷由于 4 位无甲基，所以 C-3 化学位移一般在 $\delta139\sim143$，C-4 在 $\delta102\sim111$ 之间。

（2）C-3 和 C-4 位　环烯醚萜大多数有 $\Delta^{3(4)}$，由于 2 位氧的影响，C-3 比 C-4 处于低场，当 C-4 取代基不同时，C-3 和 C-4 化学位移有所不同。如 C-4 为—COOH 或—COOCH_3，C-3 化学位移为 $\delta148.5\sim155.9$，C-4 化学位移为 $\delta104.7\sim116.6$；如 C-4 为—CHO，C-3 化学位移为 $\delta161.4\sim166.2$，C-4 化学位移为 $\delta122.2\sim126.6$；如无 $\Delta^{3(4)}$ 且 C-3 无取代，C-3 化学位移为 $\delta56$ 左右。

（3）C-10 位　C-10 位如为甲基，一般化学位移在 $\delta13.9\sim27.5$；如果 C-10 为羟甲基，化学位移为 $\delta66$ 左右，若 C-7 有双键，化学位移为 $\delta61$ 左右；C-10 为羧基时，化学位移在

$\delta175\sim177$ 之间。C-11 通常为羧酸甲酯、羧基或醛基，如为醛基时，化学位移在 $\delta190$ 左右；如为羧基时，化学位移在 $\delta170\sim175$ 之间；如果形成羧酸甲酯，化学位移在 $\delta167\sim169$ 左右。

环烯醚萜 C-5 位连有羟基时，化学位移在 $\delta71\sim74$；C-6 位存在羟基时，化学位移在 $\delta75\sim83$；C-7 位连有羟基时，化学位移在 $\delta75$ 左右；C-8 位连有羟基时，化学位移约在 $\delta62$。8-去甲基环烯醚萜苷由于 8 位无甲基，有 $\Delta^{7(8)}$ 时，化学位移在 $\delta134\sim136$；若 C-7 和 C-8 与氧形成含氧三元环，化学位移一般在 $\delta56\sim60$ 之间。

5. 旋光谱 具有环戊酮结构的环烯醚萜类，一般都显示较强的（-）Cotton 效应，对于判断羰基的存在及某些立体结构有价值。

（二）结构鉴定实例

梓醇

梓醇是从玄参科植物地黄的块根中分离到的环烯醚萜，为无色粉末，mp. $208\sim210$℃。

FAB-MS m/z：455 [M＋甘油]$^+$、385 [M＋Na]$^+$、363 [M＋1]$^+$ 和裂解碎片 201 [苷元＋1]$^+$，183 [苷元-OH]$^+$，提示分子量为 362，且为葡萄糖苷类化合物。

UV $\lambda_{\max}^{\text{MeOH}}$(nm)：204，提示分子中无共轭基团。

^{1}H-NMR 谱和 ^{13}C-NMR 谱显示其为环烯醚萜苷，数据见表 9-2。

表 9-2 梓醇的 ^{1}H-NMR 谱和 ^{13}C-NMR 谱数据（CD$_3$OD）

No.	δ_H	δ_C	No.	δ_H	δ_C
1	5.02 (1H, dd, $J=10.2$Hz)	95.3	glc		
3	6.33 (1H, dd, $J=6.0, 1.8$Hz)	141.8	1′	4.76 (1H, d, $J=8.4$Hz)	99.7
14	5.06 (1H, dd, $J=6.0, 4.8$Hz)	104.0	2′	3.24 (1H, dd, $J=9.0, 8.4$Hz)	74.9
5	2.26 (1H, ddt, $J=1.2, 4.8, 7.8$Hz)	39.1	3′	3.38 (1H, t, $J=9.0$Hz)	79.6
16	3.89 (1H, dd, $J=7.8, 1.2$Hz)	77.7	4′	3.23 (1H, dd, $J=9.0, 8.4$Hz)	71.8
7	3.42 (1H, br. s)	62.5	5′	3.30 (1H, ddd, $J=1.8, 6.6, 8.4$Hz)	78.6
18	—	66.2	6′	3.62 (1H, dd, $J=6.6, 12.0$Hz)	62.9
9	2.52 (1H, dd, $J=7.8, 10.2$Hz)	43.6		3.91 (1H, dd, $J=6.6, 12.0$Hz)	
110	3.78 (1H, d, $J=13.2$Hz)	61.6			
	4.12 (1H, d, $J=13.2$Hz)				

^{1}H-NMR 谱中，由于 C-1 原子与 2 个 O 原子相连，故 H-1 共振发生在较低磁场，可知 $\delta5.02$（1H，d，$J=10.2$Hz）为 H-1 信号。$\delta6.33$（1H，dd，$J=6.0$，1.8Hz）为 H-3 的信号，因 H-3 与 H-4 邻偶，H-4 与 H-5 邻偶，H-5 与 H-6 邻偶，可知 $\delta5.06$（1H，dd，$J=6.0$，4.8Hz）、2.26（1H，ddt，$J=1.2$，4.8，7.8Hz）、3.89（1H，dd，$J=7.8$，1.2Hz）分别为 H-4、H-5 和 H-6 的信号。H-9 分别与 H-1 和 H-5 相互偶合，确定 $\delta2.52$（1H，dd，$J=7.8$，10.2Hz）为 H-9 信号。C-8 一般连有甲基或羟甲基，可知 4.12（1H，d，$J=13.2$Hz）和 3.78（1H，d，$J=13.2$Hz）为 H-10 上的 2 个磁不等价氢的信号，3.42（1H，br. s）为 H-7 信号。其余为糖上氢的信号，其中 $\delta4.76$（1H，d，$J=8.4$Hz）为葡萄糖基的 H-1′信号，进一步证明该化合物为葡萄糖苷，由 H-1′偶合常数 8.4，可知苷键为 β-构型。

^{13}C-NMR 谱中出现环烯醚萜母核的 9 个碳信号，其中 $\delta95.3$ 信号属于环烯醚萜的 C-1，C-3、C-4 化学位移在 $\delta141.8$ 和 $\delta104.0$，提示该化合物为 4-去甲基环烯醚萜苷。葡萄糖基的

6个碳信号δ99.7、74.9、79.6、71.8、78.6和62.9，其中δ99.7为葡萄糖基端基碳。

综合以上分析，梓醇的结构式如下。

梓醇

五、含萜类化合物的天然药物研究实例

青蒿

青蒿为菊科植物黄花蒿 *Artemisia annua* L. 的干燥地上部分，具有清虚热、除骨蒸、解暑热、截疟、退黄的功效，用于温邪伤阴、夜热早凉、阴虚发热、骨蒸劳热、暑邪发热、疟疾寒热、湿热黄疸。东晋名医葛洪《肘后备急方》中称，有"青蒿一握，水一升渍，绞取汁服"可治"久疟"。通过整理有关古代文献和民间单验方，结合实践经验，发现青蒿乙醚提取中性部分和其稀醇浸膏对鼠疟、猴疟和人疟均呈显著抗疟作用。

青蒿含有多种萜类化合物，如蒿酮（artemisia ketone）、异蒿酮（isoartemisia ketone）、桉油精、樟脑、α-蒎烯、β-蒎烯等单萜；青蒿素、青蒿甲素（qinghaosu A）、青蒿乙素（qinghaosu B）、青蒿丙素（ainghaosu C）、青蒿酸、青蒿醇等倍半萜；β-香树脂乙酸酯等三萜；此外，还含有黄酮、香豆素和植物甾醇等成分。其中，倍半萜内酯化合物研究最为深入，青蒿素是抗疟主要有效成分，系由我国学者于20世纪70年代初首次从青蒿中分离得到的具有过氧基的新型倍半萜内酯，临床治疗间日疟和恶性疟疗效显著、副作用小。目前，以青蒿素类药物为主的联合疗法为世界卫生组织推荐的抗疟疾标准疗法。2015年中国科学家因创制新型抗疟药青蒿素和双氢青蒿素的突出贡献，荣获诺贝尔奖。2015年版《中国药典》以青蒿素为指标成分进行鉴别。

青蒿素　青蒿甲素　青蒿乙素　青蒿丙素　青蒿酸

青蒿素为无色针状结晶，mp. 150～153℃，[α]$_D$ +75°～80°（乙醇）；易溶于丙酮、乙酸乙酯、三氯甲烷，溶于甲醇、乙醇、乙醚及石油醚，几乎不溶于水，易溶于冰醋酸。遇碘化钾-稀硫酸-淀粉指示液显紫色，异羟肟酸铁反应（盐酸羟胺-氢氧化钠-三氯化铁试剂）显深紫红色。

青蒿素的提取分离方法有很多，适合中型生产的工艺流程见图9-3。

NOTE

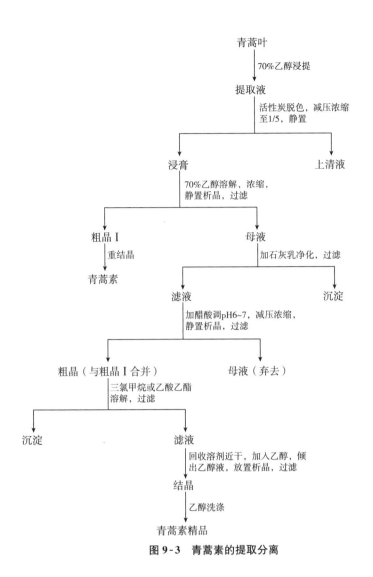

图 9-3 青蒿素的提取分离

由于青蒿素在胃肠道中不易吸收，生物利用度低，在保留其抗疟活性的必需基团——过氧基团的前提下，发现双氢青蒿素（dihydroartemisinin，还原青蒿素）抗疟活性较好，且分子中还原得到 1 个羟基，故多以双氢青蒿素为先导化合物进行结构修饰，得到抗疟活性高、作用迅速、毒副作用小的衍生物，如油溶性蒿甲醚（artemether）以及水溶性青蒿琥酯（artesunate）等。青蒿素、青蒿素栓、双氢青蒿素片、蒿甲醚、蒿甲醚注射液、青蒿琥酯片、注射用青蒿琥酯等均已作为临床广泛应用的抗疟药物。

OH	OCH₃	OCH₂CH₃	OCOCH₂CH₂COOH
双氢青蒿素	蒿甲醚	蒿乙醚	青蒿琥酯

采用生物转化的方法也可制备得到多种青蒿素的衍生物。如雅致小克银汉霉菌 *Cunning-hamella elggan* 可以将青蒿素转化为 9β-羟基青蒿素、3α-羟基去氧青蒿素；利用灰色链霉菌 *Streptomyces griseus* 可将青蒿素及蒿甲醚转化为具有抗疟作用的 9α-羟基青蒿素；利用长春花

和银杏植物悬浮细胞将青蒿素转化为 3α-羟基去氧青蒿素；利用大黄毛状根将青蒿素转化为去氧青蒿素，为新药开发提供了新的途径。

9β-羟基青蒿素　　　　　　青蒿素　　　　　　3α-羟基去氧青蒿素

2015 年版《中国药典》鉴别青蒿以青蒿素为对照品，以石油醚（60～90℃）-乙醚（4∶5）为展开剂，在硅胶 G 薄层板上展开，喷 2％香草醛的 10％硫酸乙醇溶液，在 105℃加热至斑点显色，置紫外光（365nm）下检视。

青蒿素毒性低，使用安全，一般无明显不良反应，少数病例出现食欲减退、恶心、呕吐、腹泻等胃肠道反应，但不严重。

第三节　挥发油

挥发油（volatile oil）又称精油（essential oil），是存在于植物体内的具有挥发性、可随水蒸气蒸馏且与水不相混溶的油状液体。

挥发油在植物界分布非常广泛，我国野生与栽培的含挥发油药用植物数百种。特别是菊科植物，如蒿、艾、苍术、白术、木香等；芸香科植物，如芸香、降香、吴茱萸、花椒等；伞形科植物，如小茴香、川芎、白芷、前胡、柴胡、当归等；唇形科植物，如薄荷、藿香、紫苏、香薷等；樟科植物，如乌药、肉桂、樟等；木兰科植物，如厚朴、辛夷、五味子、八角茴香等；马兜铃科植物，如细辛、马兜铃等；败酱科植物，如败酱、甘松等；姜科植物，如姜、砂仁、豆蔻、高良姜等；胡椒科植物，如胡椒、荜茇等；桃金娘科植物，如丁香、桉等都富含挥发油。此外，松科、柏科、杜鹃花科、三白草科、木犀科、瑞香科、檀香科、蔷薇科、牻牛儿苗科、毛茛科等的某些植物中，也含有丰富的挥发油。

挥发油存在于植物的腺毛、油室、油管、分泌细胞或树脂道等各种组织和器官中，如薄荷油存在于薄荷叶的腺鳞中，桉叶油存在于桉叶的油腔中，茴香油在小茴香果实的油管中，玫瑰油在玫瑰花瓣表皮分泌细胞中，姜油在生姜根茎的油细胞中，松节油在松树的树脂道中等。大多数成油滴存在，也有与树脂、黏液质共存者，还有少数以苷的形式存在，不具有挥发性，如冬绿苷。

挥发油在植物体内存在的部位常随品种的不同而各异，有的全株植物中都含有，有的则集中于根或根茎、叶、花、果某一器官。一般在花或果中分布较丰富，其次是叶，再次是茎。同一植物的不同部位，挥发油的含量也不相同，如鱼腥草、薄荷、紫苏的叶，荆芥的全草，檀香的树干，桂树的皮，茴香的果实，柠檬的果皮，丁香的花，白豆蔻的种子等部位的含油量都较高。有的同一植物的不同部位所含挥发油类成分也有差异，如樟科桂属植物的树皮多含桂皮醛

（cinnamaldehyde），叶则主要含丁香酚（eugenol），而根含樟脑。

植物中含挥发油的量也常随品种不同而不同，差异较大，一般在1％以下，也有少数含量高达10％以上，如丁香含挥发油达14％以上。同一品种植物因药用部位、生长环境或采收季节不同，挥发油的含量和品质（包括成分、香气等）均可能有显著差别，如薄荷的幼叶中含薄荷酮（l-menthone）较高，含薄荷醇（l-menthol）较低；随叶片的生长，薄荷醇含量逐渐增加，含酮量则下降；开花后游离薄荷醇的生成减少，薄荷酯的含量随之不断上升。全草类药材一般以开花前期或含苞待放时含油量最高，而根茎类药材则以秋天成熟后采集为宜。

挥发油大多具有止咳、平喘、祛痰、消炎、祛风、健胃、解热、镇痛、镇静催眠、解痉、杀虫、抗癌、利尿、降压、强心和抗氧化等多方面生物活性。如薄荷油具有清凉、消炎、止痛、止痒作用；茴香油、满山红油和从小叶枇杷中提得的挥发油在止咳、平喘、祛痰、消炎等方面有显著疗效；小茴香油、豆蔻油、木香油有祛风健胃功效；柴胡挥发油具有较好的退热效果；丁香油有局部麻醉止痛作用等；石菖蒲挥发油、酸枣仁油等具有镇静催眠作用；土荆芥油具有驱蛔虫、钩虫等活性；莪术油具有抗癌活性；樟脑油有强心作用。临床应用较广泛的有薄荷油、冰片、丁香油、樟脑等。挥发油不仅在医药上具有重要的作用，在香料、食品及化学工业上也是重要的原料。

一、挥发油的组成与分类

挥发油大多数是由几十种至几百种化合物组成的复杂混合物，如玫瑰油含有近300种成分。虽组成成分复杂，但多以数种化合物占较大比例，为主要成分，从而使不同的挥发油具有相对固定的理化性质及生物活性。挥发油的组成成分主要有萜类、芳香族、脂肪族及其他类化合物。

（一）萜类化合物
萜类化合物在挥发油中所占比例最大，主要是由单萜、倍半萜及其含氧衍生物组成，其含氧衍生物多是该油中生物活性较强或具芳香气味的主要成分。如薄荷油含薄荷醇一般在50％以上，可高达85％；樟脑油含樟脑约为50％。

（二）芳香族化合物
芳香族化合物在挥发油中所占比例仅次于萜类，多为小分子的芳香成分，有些是苯丙素类衍生物，多具有C_6-C_3骨架，且多为酚性化合物或其酯类，如桂皮油中具有解热镇痛作用的桂皮醛，丁香油中具有抑菌和镇痛作用的丁香酚，八角茴香油中具有雌激素样作用和较强致敏作用的茴香醚（anethole）。还有些具有C_6-C_2或C_6-C_1骨架，如花椒油素（xanthoxylin）等。有些是萜源化合物，如百里香酚（thymol）。

桂皮醛　　　　丁香酚　　　　茴香醚　　　　花椒油素　　　　百里香酚

（三） 脂肪族化合物

一些小分子的脂肪族化合物在挥发油中也存在，根据它们具有的功能团，可分以下几类。

1. 烷类 如正二十烷（n-eicosane）存在于丹参 *Salvia miltiorrhiza* Bge. 挥发油中，正庚烷（n-heptane）存在于松节油中。

2. 醇类 如正十四醇（n-tetradecyl alcohol）存在于当归 *Angelica sinensis*（Oliv.）Diels 的种子中，正庚醇（n-heptyl alcohol）存在于丁香 *Eugenia caryophyllata* Thunb. 挥发油中，正壬醇（n-nonyl alcohol）存在于柑橘、玫瑰油中，人参炔醇（panaxynol）存在于人参 *Panaxginseng* C. A. Mey. 挥发油中。

3. 醛类 如鱼腥草 *Hottuynia cordata* Thunb. 挥发油中的癸酰乙醛（decanoylacetaldehyde），即鱼腥草素。

4. 酮类 如甲基正壬酮（undecanone）存在于鱼腥草挥发油中。

5. 酸类 有些挥发油中含高级脂肪族，如秋葵子 *Abelmoschus esculentus* L. Moench 油中含棕榈酸等。

$$CH_3—（CH_2）_7—CH_2OH$$

正壬醇 人参炔醇

$$CH_3—（CH_2）_8—CO—CH_2—CHO$$

癸酰乙醛 甲基正壬酮

（四） 其他类化合物

除以上3类化合物外，有些天然药物经过水蒸气蒸馏能分解出挥发性成分，也常称之为"挥发油"，这些成分在植物体内多数以苷的形式存在，经酶解后的苷元随水蒸气一同馏出而成油。如黑芥子油（mustardoil）是芥子苷经芥子酶水解后产生的异硫氰酸烯丙酯，挥发杏仁油（volatile bitter almond oil）是苦杏仁苷酶水解后产生的苯甲醛，原白头翁素（protoanemonin）是毛茛苷水解后产生的化合物，大蒜油（garlic oil）则是大蒜中大蒜氨酸经酶水解后产生含大蒜辣素（allicin）等的挥发性油状物。

$$CH_2=CH—CH_2—N=C=S$$

异硫氰酸烯丙酯 苯甲醛 原白头翁素 大蒜辣素

此外，如川芎 *Ligusticum chuanxiong* Hort.、烟草 *Nicotiana tabacum* L. 等中的川芎嗪（tetramethlpyrazine）以及烟碱（nicotine）等也有挥发性，但这些成分往往不被作为挥发油成分，而将其归类于生物碱。

川芎嗪 烟碱

二、挥发油的理化性质

（一）性状

1. 形态　挥发油在常温下为透明液体，有的在冷却条件下其主要成分可析出结晶，析出物习称为"脑"，如薄荷脑、樟脑等。滤去析出物的油称为"脱脑油"，如薄荷油的脱脑油习称"薄荷素油"，但其中仍含有28%～40%的薄荷醇。

2. 气味　挥发油大多具有香气，少数具有其他特异气味，如鱼腥草挥发油。挥发油的气味往往是其品质优劣的重要标志。

3. 颜色　挥发油大多为无色或淡黄色的透明液体，少数挥发油具有其他颜色，如洋甘菊油因含薁类化合物而显蓝色，佛手油显绿色，桂皮油显暗棕色，麝香草油显红色，满山红油显淡黄绿色。

4. 挥发性　挥发油常温下可自然挥发而不留任何痕迹，这是挥发油与脂肪油的本质区别，可通过油迹试验加以鉴别。

（二）溶解度

挥发油不溶于水，而易溶于各种有机溶剂，如石油醚、乙醚、二硫化碳、油脂等，在高浓度乙醇中能全部溶解，而在低浓度乙醇中只能部分溶解。

（三）物理常数

挥发油多数比水轻，也有的比水重（丁香油、桂皮油），相对密度一般在0.85～1.07之间。沸点一般在70～300℃之间。几乎均有光学活性，比旋度在－97°～＋117°范围内。多具有强的折光性，折光率在1.43～1.61之间。常见挥发油的物理常数见表9-3。

表9-3　2015年版《中国药典》收载挥发油的物理常数（按相对密度大小排列）

挥发油名称	相对密度	折光率	比旋度
松节油	0.850～0.870	1.466～1.477	
薄荷素油	0.888～0.908	1.456～1.466	－17°～－24°
牡荆油	0.890～0.910	1.485～1.500	
桉油	0.895～0.920	1.458～1.468	
满山红油	0.935～0.950	1.500～1.520	
广藿香油	0.950～0.980	1.503～1.513	－66°～－43°
莪术油	0.970～0.990	1.500～1.510	＋20°～＋25°
八角茴香油	0.975～0.988	1.553～1.560	－2°～＋1°
丁香罗勒油	1.030～1.050	1.530～1.540	
肉桂油	1.055～1.070	1.602～1.614	

（四）稳定性

挥发油与空气及光线经常接触会逐渐氧化变质，使其相对密度增加，颜色变深，失去原有香味，形成树脂样物质，不能随水蒸气蒸馏。因此，制备挥发油的方法要合适，产品也要装入棕色瓶内密封并低温保存。

三、挥发油的提取与分离

（一）挥发油的提取

1. 水蒸气蒸馏法（hydrodistillation，HD） 是提取挥发油最常用的方法，利用挥发油的挥发性和与水不相混溶的性质进行提取。一般将天然药物适当切碎后，加水浸泡，通入水蒸气蒸馏或直接加热蒸馏（共水蒸馏法）；或者将原料置有孔隔层板网上，当底部的水受热产生的蒸气通过原料时，挥发油受热随水蒸气同时蒸馏出来，收集蒸馏液，经冷却后分取油层（隔水蒸馏法）。若油水难以分层，如玫瑰油含水溶性化合物较多，可将蒸馏液重新蒸馏，并在蒸馏液中加氯化钠等无机盐达到饱和状态进行盐析，使挥发油析出，然后分取油层；或盐析后再用低沸点有机溶剂如乙醚或石油醚萃取。也可用同步蒸馏萃取法（simultanous distillation and solvent extraction，SDE），使水蒸气蒸馏和馏出液的溶剂萃取两步合二为一。

水蒸气蒸馏法具有设备简单、容易操作、成本低、提油率高等优点；但挥发油与水接触时间较长，温度较高，某些热不稳定的挥发油成分易分解而影响挥发油品质。

工业上制备含挥发油的中成药复方制剂常采用双提法，如桑菊感冒合剂的制法为：方中苦杏仁压榨去除脂肪油后，用水蒸气蒸馏，收集蒸馏液；薄荷提取挥发油后，药渣与其余桑叶等6味药加水煎煮，煎煮液与上述蒸馏液、挥发油合并，加水至一定量，即得。

2. 溶剂提取法 常用低沸点有机溶剂如石油醚（30～60℃）、乙醚、二硫化碳、四氯化碳等连续回流或冷浸提取，提取液经蒸馏或减压蒸馏除去溶剂，即可得到粗制挥发油浸膏，但往往含有其他脂溶性成分如树脂、油脂、蜡、叶绿素等，可利用乙醇对植物蜡等脂溶性杂质的溶解度随温度下降而降低的特性，先用热乙醇溶解浸膏，放置冷却，滤除杂质，回收乙醇后即得净油。

溶剂提取法具有提取温度较低、设备简单等特点；但得到的挥发油含杂质较多，且需要使用大量有机溶剂，回收溶剂时低沸点成分损失较大，故应用较少。

3. 吸收法 油脂类一般具有吸收挥发油的性质，往往利用此性质提取贵重的挥发油，如玫瑰油、茉莉花油等。可采用冷吸收法，即用无臭味的猪油3份与牛油2份的混合物，均匀涂在面积为50cm×100cm的玻璃板两面，将此玻璃板嵌入高5cm～10cm的木质框架中，在玻璃板上面铺放金属网，网上放一层新鲜花瓣，如此一个个木框玻璃板重叠起来，花瓣被包围在两层脂肪中间，挥发油逐渐被油脂所吸收，待脂肪充分吸收芳香成分后，刮下脂肪，即为"香脂"。或者采用温浸吸收法，即将花等原料浸泡于油脂中，于50～60℃下低温加热，让芳香成分溶于油脂中。吸收挥发油后的油脂可直接供香料工业用，也可加入无水乙醇共搅，减压蒸去乙醇即得精油。

也可采用亲脂性树脂、大孔吸附树脂和活性炭等作为吸收剂来提取挥发油，特别是低沸点的挥发油，如鲜花的头香等成分。

4. 压榨法 适合于含挥发油较多的新鲜植物如鲜橘、柑、柠檬的果皮等。植物经撕裂粉碎压榨（最好在冷却条件下），将挥发油从植物组织中挤压出来，然后静置分层或用离心机分出油，即得粗品。此法在常温下进行，成分不致受热分解；但所得产品不纯，往往含有水分、黏液质及细胞组织等杂质，因而常呈浑浊状，同时不易将药材中挥发油压榨干净。因此常将压榨后的药渣再进行水蒸气蒸馏，使挥发油提取更完全。

　　工业生产方法主要包括整果冷磨法和果皮压榨法。用滚筒压榨的滚筒法，可实现果实的洗净、油细胞的分离、压榨等生产过程机械化。

　　5. 超临界流体萃取（supercritical fluid extraction，SFE）　CO_2 超临界流体萃取应用于提取芳香挥发油，具有萃取率高、操作温度低、防止氧化热解、提高品质、无溶剂残留等突出优点，可提取出较多的低沸点易挥发性成分、热不稳定和易氧化的成分，所得芳香挥发油气味和原料相同。如紫苏 *Perilla frutescens*（L.）Britt. 中特有的香味成分紫苏醛（perilladehyde），用水蒸气蒸馏法提取时易受热分解，而采用 CO_2 超临界流体萃取法所得的挥发油气味与原料相同，品质较好。用 CO_2 超临界流体萃取法提取当归挥发油，因提取温度较低，油中主要成分藁本内酯（ligustilide）含量较高，而水蒸气蒸馏法提取的挥发油中藁本内酯含量较低。但该法属于高压技术，设备投资要求大，目前工业生产还难以普及。

　　6. 其他方法　超声波辅助提取（ultrasonic-assisted extraction，UAE）是利用超声波的强烈空化效应、热效应和机械效应等，加速植物有效成分的溶出，具有提取时间短、温度较低、得油率高、节约能源等优点。可采用超声波提取、超声辅助水蒸气蒸馏法提取、超声-微波辅助提取、超声微波协同水蒸气蒸馏法、超声-索氏提取组合法等。如分别采用超声波提取法和水蒸气蒸馏法提取柽柳 *Tamarix chinensis* Lour. 果实挥发油，结果 2 种方法所得的基本成分一致，超声波提取法耗时较短，芳香性醛酮类化合物含量较高，这是由于醛酮类化合物热稳定性差，更适合用低温超声提取。

　　微波辅助提取（microwave-assisted extraction，MAE）是采用微波辐射加热，使植物组织内部水分快速汽化，将植物组织内的成分带出，具有提取速率快、得率高、工艺简单、能耗低等特点。可采用微波提取、微波辅助水蒸气蒸馏法提取、无溶剂微波辅助提取、微波加速蒸馏法提取、微波辅助水扩散重力法提取等。如利用微波辅助水蒸气蒸馏法提取柴胡 *Bupleurum chinense* DC. 挥发油，相对于水蒸气蒸馏法时间缩短，所含组分与水蒸气蒸馏法所得挥发油类似。

　　酶解辅助提取是利用酶在温和条件下分解植物组织的特点，使提取物组分增多，可较大幅度地提高收率，目前用于天然药物提取的主要是纤维素酶。如用纤维素酶辅助水蒸气蒸馏法提取紫苏叶挥发油，能显著提高得率，因纤维素酶能水解植物纤维素，破坏细胞壁，从而促进挥发油逸出。

　　（二）挥发油的分离

　　从植物中提取的挥发油往往为混合物，需经分离精制后可获得单体化合物，常用分离方法如下。

　　1. 冷冻析晶法　将挥发油于 0℃ 以下放置使析出结晶。若无结晶析出可将温度降至 −20℃，继续放置至结晶析出，再经重结晶可得单体结晶。如薄荷油冷至 −10℃，经 12h 析出第一批粗脑，油再在 −20℃ 冷冻 24h 可析出第二批粗脑，粗脑加热熔融，在 0℃ 冷冻即可得较纯薄荷脑。本法操作简单，但对某些挥发性单体分离不够完全，而且大部分挥发油冷冻后仍不能析出结晶。

　　2. 分馏法　挥发油的组成成分由于类别不同，分子量大小、双键数目、位置及含氧官能团等都可能有差异，因而沸点也有一定的差距，根据沸点差异可进行分离。在单萜中沸点随双键的增多而升高，即三烯＞二烯＞单烯。含氧单萜的沸点随官能团极性增大而升高，即醚＜酮＜醛＜醇＜酸，但酯比相应的醇沸点高。倍半萜的分子量大于单萜，沸点比单萜高。挥发油中萜类成分的沸程见表 9-4。

表 9-4   萜类的沸程

萜类	常压沸程（℃）	萜类	常压沸程（℃）
半萜类	~130	单萜烯烃（无环 3 个双键）	180~200
单萜烯烃（双环 1 个双键）	150~170	含氧单萜	200~230
单萜烯烃（单环 2 个双键）	170~180	倍半萜及其含氧衍生物	230~300

挥发油中的某些成分遇热不稳定，易被破坏，故常采用减压分馏法分离。一般在 35~70℃/133.22Pa 被蒸馏出的是单萜烯类化合物；在 70~100℃/1333.22Pa 蒸馏出的是含氧单萜化合物；而在 80~110℃/1333.22Pa 被蒸馏出的是倍半萜烯及含氧化合物，有时倍半萜含氧物沸点更高。因为所得各馏分中的组成成分常呈交叉状态，所得的每一馏分仍可能是混合物，可分别用薄层色谱或气相色谱检查，了解分离情况，再进一步采用精馏或结合冷冻、重结晶、色谱等方法分离，即可得到纯品。

3. 化学分离法

（1）**碱性成分的分离**   将挥发油溶于乙醚，加 1% 硫酸或盐酸萃取，分取酸水层碱化，用乙醚萃取，蒸去乙醚即可得到碱性成分。

（2）**酚、酸性成分的分离**   将挥发油溶于乙醚，先用 5% 碳酸氢钠溶液萃取，分出碱水层后加稀酸酸化，乙醚萃取，蒸去乙醚可得酸性成分。再用 2% 氢氧化钠萃取，分取碱水层，酸化，乙醚萃取，蒸去乙醚可得酚类或其他弱酸性成分。例如从丁香油中分离丁香酚，用 2% 氢氧化钠从丁香油中提取，用乙醚提取碱液中的杂质，碱水液用稀硫酸酸化，析出丁香酚，真空分馏即得纯品。

（3）**醇类成分的分离**   将挥发油与丙二酸单酰氯或邻苯二甲酸酐或丁二酸酐反应生成酯，再将生成物转溶于碳酸氢钠溶液，用乙醚洗去未作用的挥发油，碱溶液酸化，再用乙醚提取所生成的酯，蒸去乙醚，残留物经皂化，分得原有的醇类成分。一般伯醇容易形成酯，仲醇反应较慢，而叔醇则较难作用。

萜醇   邻苯二甲酸酐   酸性邻苯二甲酸萜醇酯   萜醇

（4）**醛、酮成分的分离**   除去酚、酸类成分的挥发油母液，经水洗至中性，以无水硫酸钠干燥后，加亚硫酸氢钠饱和液振摇，分出水层或加成物结晶，加酸或碱液处理，使加成物分解，以乙醚萃取，可得醛或甲基酮类化合物。也可将挥发油与吉拉德试剂（Girard 试剂）T 或 P 回流 1h，使生成水溶性的缩合物，用乙醚除去不具羰基的组分，再以酸处理，可得醛或酮类化合物。

（5）**其他成分的分离**   萜醚成分在挥发油中不多见，可利用醚类与浓酸形成锌盐易于结晶的性质进行分离，如桉叶油中的桉油精属于萜醚成分，它与浓磷酸可形成白色的磷酸盐结晶；或利用溴、氯化氢、溴化氢、亚硝酰氯等试剂与双键加成，加成产物常为结晶状态，可借以分离和纯化。

挥发油的分离流程见图9-4。

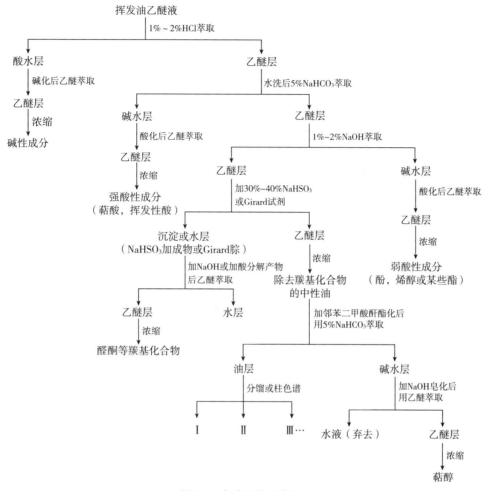

图9-4　挥发油的分离流程

4. 色谱分离法　挥发油经用前述方法分离，多数难以得到单体化合物，将分馏法或化学法与色谱法相结合往往能收到较好的分离效果。

（1）吸附柱色谱　吸附剂多采用硅胶和氧化铝，经粗分处理后的挥发油，以石油醚或己烷等极性小的溶剂溶解后上柱，洗脱剂多用石油醚或己烷混以不同比例的乙酸乙酯组成，一般多可分离得到单体化合物。如香叶醇和柠檬烯常常共存于许多植物的挥发油中，将此挥发油溶于石油醚，上氧化铝吸附柱，石油醚洗脱，极性小的柠檬烯先被洗脱下来，再在石油醚中加入少量甲醇洗脱，极性较大的香叶醇被洗脱下来，从而使二者得到分离。

（2）硝酸银络合色谱　对于双键数目和位置不同的挥发油成分，如用一般色谱法难以分离，可采用硝酸银-硅胶或硝酸银-氧化铝柱色谱及薄层色谱分离，一般硝酸银加入量为2%～25%。分离机制为挥发油成分中双键数目和位置不同，与硝酸银形成π络合物难易程度和稳定性不同，一般有如下规律：①双键越多，吸附力越强，即三烯＞双烯＞单烯＞饱和烃；②顺式双键吸附力强于反式双键；③相同数目的双键，末端双键吸附力强于其他位置双键。

例如将α-细辛醚（α-asarone）、β-细辛醚（β-ararone）和欧细辛醚（euasarone）的混合物，通过用20%硝酸银处理的硅胶柱，用苯-乙醚（5：1）洗脱，分别收集，并用薄层检查，结果α-细辛醚（α-asarone）（反式双键）首先被洗脱，其次是β-细辛醚（β-asarone）（顺式双键），欧细辛醚（eduasarone）（末端双键）最后被洗脱。

α-细辛醚　　　　　　β-细辛醚　　　　　　欧细辛醚

（3）其他色谱　对于难分离的挥发油可用制备薄层色谱进行分离，可用连续二次展开及不同展开剂单向二次展开，以获得较好的分离效果。气相色谱是分离鉴定挥发油的有效方法，应用制备型气-液色谱成功地将挥发油中许多成分分开并予以鉴定。

5. 分子蒸馏（molecular distillation）技术　分子蒸馏是依据不同物质的分子运动平均自由程差别实现分离。混合物沿加热板流动并被加热，分子会逸出液面而进入气相，由于轻、重分子的自由程不同，从液面逸出后移动距离不同，如能恰当地设置一块冷凝板，则轻分子达到冷凝板被冷凝排出，而重分子达不到冷凝板沿混合液排出，从而进行分离。该法具有操作温度低、真空度高、受热时间短、分离效率高等优点，特别适宜于高沸点、热敏性、易氧化物质的分离；但设备要求高。如用分子蒸馏技术对广藿香油中广藿香醇（patchouli alcohol）、香附油中α-香附酮（α-cyperone）、苍术油中苍术素（atractylodin）、桉叶油中桉叶醇等成分进行富集，质量分数有较大提高。

四、挥发油成分的鉴定

（一）理化检识

1. 物理常数的测定　相对密度、比旋度、折光率和沸点等是鉴定挥发油常测的物理常数，一般先测折光率，若折光率不合格，则该挥发油不合格。

2. 化学常数的测定　酸值、酯值和皂化值是衡量挥发油质量的重要指标。

（1）酸值　代表挥发油中游离羧酸和酚类成分含量的指标。用中和1g挥发油中含有游离的羧酸和酚类所消耗氢氧化钾的毫克数表示。

（2）酯值　代表挥发油中酯类成分含量的指标。用水解1g挥发油中所含酯所需要的氢氧化钾毫克数表示。

（3）皂化值　代表挥发油中所含游离羧酸、酚类成分和结合态酯总量的指标。以中和并皂化1g挥发油含有的游离酸性成分与酯类成分所需氢氧化钾的毫克数表示。实际上皂化值是酸值与酯值之和。

3. 官能团的鉴定

（1）酸碱性　测定挥发油的pH值，如呈酸性，表示挥发油中含有游离酸或酚类化合物；如呈碱性，则表示挥发油中含有碱性化合物，如挥发性碱类等。

（2）酚类　将挥发油少许溶于乙醇，加入三氯化铁的乙醇溶液，如产生蓝色、蓝紫色或绿色，表示挥发油中有酚类成分存在。

（3）羰基化合物　用硝酸银的氨溶液检查挥发油，如发生银镜反应，表示有醛类等还原性成分存在；挥发油乙醇溶液加2,4-二硝基苯肼、氨基脲、羟胺等试剂，如产生结晶形衍生物沉淀，表明有醛或酮类化合物存在。

（4）不饱和化合物和薁类衍生物　于挥发油的三氯甲烷溶液中滴加溴的三氯甲烷溶液，如红色褪去表示油中含有不饱和化合物；继续滴加溴的三氯甲烷溶液，如产生蓝色、紫色或绿色，则表明油中含有薁类化合物。此外，在挥发油的无水甲醇溶液中加入浓硫酸，如有薁类衍生物应产生蓝色或紫色反应。

（5）内酯类化合物　用异羟肟酸铁反应检查挥发油，如显红色表示含有内酯类化合物。于挥发油的吡啶溶液中，加入亚硝酰铁氰化钠试剂及氢氧化钠溶液，如出现红色并逐渐消失，表示油中含有 α、β - 不饱和内酯类化合物。

（二）色谱检识

1. 薄层色谱　是分离鉴定挥发油成分的常用方法。吸附剂多采用硅胶 G 或Ⅱ～Ⅲ级中性氧化铝 G。常用石油醚（或正己烷）展开非含氧烃类，用石油醚（或正己烷）-乙酸乙酯（85：15）、苯-甲醇（95：5，75：25）展开含氧烃类。显色剂常用的有 2 类，一类是通用显色剂，如喷 1% 香草醛 - 浓硫酸或茴香醛 - 浓硫酸等，于 105℃ 加热，挥发油大多数成分可产生多种鲜艳的颜色反应；另一类是挥发油不同官能团的显色剂，如喷异羟肟酸铁试剂产生淡红色斑点可检查内酯类化合物，喷 2,4 - 二硝基苯肼产生黄色斑点可检查醛和酮类化合物，喷 0.05% 溴酚蓝乙醇溶液产生黄色斑点可检查酸类化合物，喷硝酸铈铵试剂可使醇类化合物在黄色背景上显棕色斑点，碘化钾 - 冰醋酸 - 淀粉试剂可与过氧化物显蓝色。

2. 气相色谱　气相色谱法具有分离效率好、灵敏度高、样品用量少、分析速度快等优点，已广泛用于挥发油的定性定量分析。常用相对保留时间对挥发油各组分进行定性鉴别，但只能用于已知成分的鉴定，即利用已知成分的对照品与挥发油在同一色谱条件下，进行相对保留值对照测定，以初步确定挥发油中的相应成分。

3. 气相色谱 - 质谱（GC - MS）联用法　对于挥发油中许多未知成分，且又无对照品作对照时，用气相色谱 - 质谱联用技术进行分析鉴定，可大大提高分析鉴定的速度和研究水平。样品经气相色谱分离后得到的各个组分，质谱仪进行检测和结构分析，得到每个组分的质谱，通过计算机与标准质谱数据库检索，给出该化合物的可能结构，再根据挥发油成分及其衍生物的质谱裂解规律并参考文献数据加以确认。串联质谱（MS/MS）技术为复杂挥发油的定性定量提供了新途径，可以将色谱上不能分开的共流物利用时间编程和多通道检测将其分开，尤其是一些空间结构异构体的分离。如采用水蒸气蒸馏法提取，用 GC - MS 技术鉴定了 5 批陕西野生薄荷挥发油中 67 个化学成分，主要有薄荷醇、左旋香芹酮（1evoduction carvone）和乙酸松油酯（terpinyl acetat）等。

五、挥发油的研究实例

（一）薄荷

薄荷为唇形科植物薄荷 *Mentha haplocalyx* Briq 的干燥地上部分，具有疏散风热、清利头目、利咽、透疹、疏肝行气的功效。

薄荷挥发油主要成分是单萜及其含氧衍生物，还有非萜类芳香族、脂肪族化合物等几十种，单萜类化合物如薄荷醇（menthol）、薄荷酮（menthone）、醋酸薄荷酯（menthyl acetate）、桉油精、柠檬烯、新薄荷醇（neomenthol）、辣薄荷醇（piperitol）等。

薄荷醇　　　薄荷酮　　　醋酸薄荷酯　　　桉油精

薄荷醇是薄荷挥发油的主要有效成分，其分子中有 3 个手性碳原子，应有 8 种立体异构体，但只有（－）薄荷醇（薄荷脑）和（＋）新薄荷醇存在于薄荷油中，其他都是合成品。（－）薄荷醇有薄荷香气并有清凉作用，消旋薄荷醇也有清凉作用，其他异构体无清凉作用。

（－）–薄荷醇　　　（－）–异薄荷醇　　　（＋）–新薄荷醇　　　（-)–新异薄荷醇

薄荷挥发油主要产品有薄荷素油和薄荷脑（l-薄荷醇），为芳香药、祛风药及调味品，广泛用于医药工业、日用化工和食品化工。薄荷素油是薄荷新鲜茎和叶经水蒸气蒸馏、冷冻、部分脱脑加工提取的挥发油，薄荷脑为薄荷新鲜茎和叶经水蒸气蒸馏、冷冻、重结晶而制得，质量优劣主要依据薄荷脑含量高低决定。2015 年版《中国药典》规定薄荷含挥发油不少于 0.8%（mL/g）；挥发油以薄荷脑、（－）薄荷酮和桉油精为指标成分进行鉴别和含量测定，规定薄荷脑在素油中含量应为 28.0%～40.0%，在脑中含量应为 95.0%～105.0%。

薄荷素油为无色或淡黄色澄清液体，有特殊清凉香气，味初辛后凉，相对密度 0.888～0.908，$[\alpha]_D -24°～-17°$，n_D 1.456～1.466；易溶于乙醇、乙醚、三氯甲烷等。薄荷脑为无色针状或棱柱状结晶或白色结晶性粉末，有薄荷的特殊香气，味初灼热后清凉，mp. 42～44℃，$[\alpha]_D -50°～-49°$；在乙醇、三氯甲烷、乙醚中极易溶解，在水中极微溶解。

薄荷素油和薄荷醇的提取分离精制一般多采用水蒸气蒸馏法和冷冻分离法，其工艺流程见图 9-5。

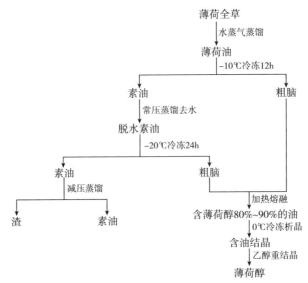

图 9-5　薄荷素油的提取和薄荷醇的冷冻分离工艺

用分馏法也可提取分离薄荷醇，其工艺流程见图 9-6。

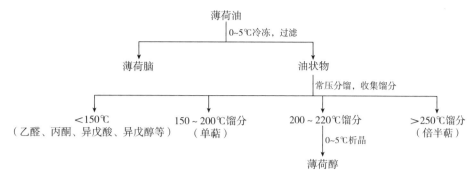

图 9-6 薄荷醇的分馏工艺

2015 年版《中国药典》鉴别薄荷素油以薄荷素油对照提取物为对照品，以甲苯-乙酸乙酯（19∶12）为展开剂，在硅胶 GF$_{254}$ 薄层板上展开，紫外灯（254nm）下观察。喷茴香醛试液，在 105℃加热观察颜色；置紫外灯（365nm）下观察荧光。以桉油精、（-）薄荷酮和薄荷脑为对照品，建立气相色谱指纹图谱进行鉴别，供试品指纹图谱与对照指纹图谱相似度不得低于 0.90。

薄荷油及其主要成分在一定摄入量范围内对人是安全的，但据临床报道，过量服用薄荷油可产生多种不良反应，主要引起中枢麻痹，表现为恶心、呕吐、眩晕、眼花、大汗、腹痛、口渴、四肢麻木、血压下降、心率缓慢、昏迷等，使用时应注意摄入量的控制。

（二）莪术

莪术为姜科植物蓬莪术 *Curcuma phaeocaulis* Val.、广西莪术 *Curcuma Kwangsiensis* S. G. Lee et C. F. Ling 或温郁金 *Curcuma wenyujin* Y. H. Chen et C. Ling 的干燥根茎，后者习称"温莪术"，具有行气破血、消积止痛的功效。

莪术挥发油主要含多种单萜和倍半萜化合物，单萜如 α-蒎烯（α-pinene）、β-蒎烯（β-pinene）、莰烯（camphene）、柠檬烯、桉油精、芳樟醇（linalool）、樟脑、龙脑、异龙脑（isoborneol）、松油醇-4（terpine-4-ol）、α-松油醇（α-terpineol），倍半萜如牻牛儿酮（吉马酮）、呋喃二烯（furanodiene）、莪术烯（curzerene）、莪术醇、莪术二醇（curcumadiol）、莪术酮（curzernone）、莪术二酮（curdione）、β-榄香烯（β-elemene）、γ-榄香烯（γ-elemene）、δ-榄香烯（δ-elemene）等。

牻牛儿酮　　　　呋喃二烯

莪术醇　　　　莪术二酮　　　　β-榄香烯

莪牛儿酮、呋喃二烯、莪术醇、莪术二醇、莪术酮、莪术二酮、β-榄香烯等倍半萜类化合物是主要有效成分，具有抗病毒、抗肿瘤、调节免疫等作用。莪术油注射液为抗病毒药，以β-榄香烯为主要成分的榄香烯注射液为抗肿瘤药。2015 年版《中国药典》规定莪术含挥发油不得少于 1.5％（mL/g）；以莪术醇、莪牛儿酮、莪术二酮、呋喃二烯为指标成分进行鉴别和含量测定，规定含吉马酮不得少于 7.5％，含呋喃二烯不得少于 10％。

莪术油为浅棕色或深棕色的澄清液体，气特异，味微苦而辛；相对密度 0.970～0.990，$[\alpha]_D^{20}+20°～+25°$，$n_D 1.500～1.510$；易溶于甲醇、乙醇、丙酮、乙酸乙酯、三氯甲烷、乙醚、石油醚，几乎不溶于水。莪牛儿酮为无色针晶，mp.56～57℃；溶于甲醇、乙醇，易溶于乙醚、三氯甲烷、石油醚等亲脂性有机溶剂，难溶于水；对光、热不稳定，遇浓硫酸-香草醛显紫红色。莪术醇为无色针状结晶，mp.141～142℃，$[\alpha]_D^{25}-40.5°$（乙醇），$n_D^{25}1.482$（乙醇）；易溶于乙醚、三氯甲烷，溶于乙醇，微溶于石油醚，几乎不溶于水。莪术二酮为无色棱状结晶，mp.60～62℃，$[\alpha]_D^{25}+26°$（三氯甲烷），易溶于甲醇、乙醚、三氯甲烷，微溶于石油醚。β-榄香烯为近无色的澄明油状液体，有辛辣的茴香气味，bp.252℃，相对密度 0.862g/mL，折光率 1.501；易溶于石油醚、乙醚、三氯甲烷或乙醇中，几乎不溶于水。

从莪术油中提取分离莪术醇及莪术二酮的工艺流程见图 9-7。

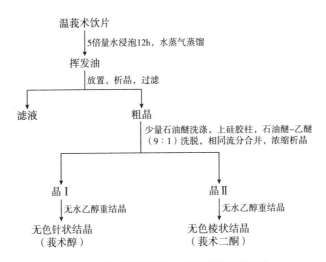

图 9-7 莪术醇及莪术二酮的提取分离工艺

2015 年版《中国药典》鉴别莪术油以莪术醇、莪牛儿酮、莪术二酮对照品，以石油醚（60～90℃）-乙酸乙酯-冰醋酸（60：5：0.5）为展开剂，在硅胶 G 薄层板上展开，喷 5％香草醛硫酸溶液，在 105℃加热观察颜色。以莪牛儿酮、呋喃二烯为对照品建立高效液相指纹图谱，规定供试品指纹图谱与对照指纹图谱相似度不得低于 0.95。

莪术油注射液作为抗病毒药应用于临床，主要不良反应表现有过敏反应、呼吸困难、过敏性休克等，临床应用时应严格掌握适应证，用药过程中避免给药速度过快，加强临床用药监护。

知识点总结

	细目	知识点
萜类化合物	结构分类	单萜、倍半萜、二萜、三萜等
	理化性质	性状，溶解性，化学性质（加成、氧化、分子重排反应），草酚酮、环烯醚萜、薁类化合物的主要性质和显色反应
	提取方法	水蒸气蒸馏法、溶剂提取法、碱提酸沉法、吸收法
	分离方法	利用特殊官能团分离、结晶法、柱色谱法
	结构鉴定	理化检识（显色反应、色谱检识），波谱鉴定（UV、IR、^{1}H-NMR、^{13}C-NMR等）
挥发油	化学组成	萜类（单萜、倍半萜）、芳香族、脂肪族、其他类化合物
	理化性质	性状，溶解性、物理常数、稳定性
	提取方法	水蒸气蒸馏法、溶剂提取法、吸收法、压榨法、超临界流体萃取法、其他方法
	分离方法	冷冻析晶法、分馏法、化学分离法、色谱分离法、分子蒸馏法
	检识方法	理化检识（物理常数、化学常数、官能团鉴定），色谱检识（TLC、GC、GC-MS）

思考题

1. 什么是萜类化合物？其分类主要依据是什么？萜烯的结构通式是什么？单萜、倍半萜、二萜的结构特点是什么？

2. 环烯醚萜的主要结构特点和理化性质是什么？中药地黄、玄参炮制后变黑的原因是什么？

3. 薁类化合物的主要结构特点和理化性质是什么？如何检识挥发油中的薁类化合物？

4. 挥发油的化学组成包括哪些？举例说明。挥发油有哪些理化性质？

5. 挥发油的提取、分离方法主要有哪些？各有何特点？

6. 薄荷醇、冰片、梓醇、青蒿素、莪术醇、穿心莲内酯、紫杉醇分别属于何种萜类化合物？其主要生物活性各是什么？

主要参考文献

［1］董小萍．天然药物化学［M］．北京：中国中医药出版社，2010.

［2］匡海学．中药化学［M］．北京：中国中医药出版社，2011.

［3］郭力．中药化学［M］．北京：中国医药科技出版社，2015.

［4］冯卫生．中药化学成分结构解析［M］．北京：科学出版社，2008.

［5］马合木提·买买提明，米丽班·霍加，赛力慢·哈得尔，等．GC-MS法分析桎柳实挥发油的化学成分［J］．华西药学杂志，2015，30（2）：219-221.

［6］谭承佳，温荣伟，马家骅，等．微波提取柴胡挥发油的工艺研究［J］．中成药，2014，36（6）：1315-1317.

［7］张辰露，梁宗锁，吴三桥，等．不同方法提取紫苏叶挥发油成分GC-MS分析［J］．中药材，2016，39（2）：337-341.

［8］阎博，吴芳，刘海静，等．陕西野生薄荷挥发油化学成分的气相色谱-质谱分析［J］．中国药业，2015，24（8）：12-14.

第十章　三萜及其苷类

第一节　概　述

三萜类（triterpenoids）化合物是一类母核具有 30 个碳原子、基本碳架数由 6 个异戊二烯单位组成，符合 $(C_5H_8)_6$ 通式结构特征的化合物。这类化合物在生物体内主要以游离形式或与糖结合成苷的形式存在。三萜苷类化合物的水溶液振摇后能产生类似肥皂样的持久性泡沫，故被称为三萜皂苷（triterpenoid saponins）。多数三萜皂苷具有羧基，所以又称为酸性皂苷。

三萜及其苷类广泛分布于自然界中，如菌类、蕨类、植物、动物及海洋生物中，尤其以双子叶植物中存在最多。游离的三萜类主要存在于菊科、大戟科、豆科、卫矛科、茜草科、唇形科、橄榄科等植物中。三萜苷类更多分布于五加科、桔梗科、远志科、毛茛科、伞形科、豆科、葫芦科、鼠李科等植物中。常用天然药物如人参、三七、黄芪、甘草、柴胡、桔梗、绞股蓝、苦瓜、远志、泽泻等都含有三萜及其苷类。少数三萜类化合物存在于动物及海洋生物中，如鲨鱼肝脏中的鲨烯，海参等。

三萜皂苷由三萜皂苷元和糖组成。常见的皂苷元母核为四环三萜和五环三萜。构成三萜皂苷的糖常见的有葡萄糖、半乳糖、木糖、阿拉伯糖、鼠李糖、葡萄糖醛酸和半乳糖醛酸，另外还有呋糖、鸡纳糖、芹糖、乙酰氨基糖等。这些糖多数为吡喃型糖，少数为呋喃型糖，通常以低聚糖的形式与苷元结合成苷。根据糖链的数目不同，将皂苷分为单糖链皂苷、双糖链皂苷、三糖链皂苷等。原生苷可以被酸、碱或酶水解，若是部分糖被水解所形成的苷称为次皂苷或次生皂苷（prosapogenins）。

一、三萜类化合物的生物合成

目前，从生源途径发现不同类型的三萜类化合物骨架的生物合成是由鲨烯（squalene）通过不同的环化方式转变而来的，而鲨烯是由焦磷酸金合欢酯（farnesyl pyrophosphate，又称焦磷酸麝子油脂，FPP）尾尾缩合生成（图 10-1）。

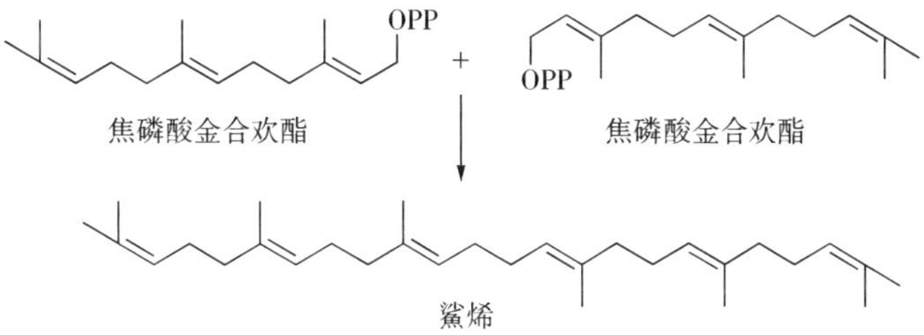

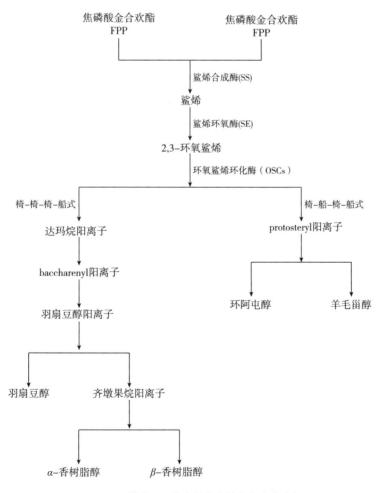

图 10-1 鲨烯的缩合反应

鲨烯进一步通过鲨烯环氧酶（SE）的催化，转变为 2,3-氧化鲨烯，其后在氧化鲨烯环化酶（OSCs）作用下，形成甾醇和三萜类骨架。甾醇生物合成的前体是羊毛甾醇和环阿屯醇骨架。环氧鲨烯可以通过椅-船-椅-船式构象排列产生中间体 C-20 原甾醇阳离子，中间体经骨架重组形成羊毛甾醇或环阿屯醇骨架，这一步环化反应分别由羊毛甾醇合成酶（LS）和环阿屯醇合成酶（CS）催化完成。而五环三萜的形成则是环氧鲨烯通过椅-椅-椅-船式构象变化，首先形成四环达玛烷正碳离子中间体，在环氧鲨烯达玛二烯醇合成酶的催化下，该正离子生成达玛烷型三萜，同时四环达玛烷正碳离子进一步转化形成羽扇豆烷阳离子或齐墩果烷阳离子，再经修饰重排形成羽扇豆烷型、齐墩果烷型或乌苏烷型等五环三萜类化合物。

图 10-2 甾醇和三萜类化合物的生物合成途径

二、三萜类化合物的生物活性

近年来，三萜类化合物的药理研究取得了较大的进展，发现越来越多的该类化合物具有显著的生物活性。

1. 抗菌抗炎 一些三萜类化合物对奥里斯葡萄球菌、金黄葡萄球菌、偶发分枝杆菌、大肠杆菌有抗菌活性；能抑制由 TPA 诱导产生的老鼠耳部水肿，由角叉胶诱导产生的老鼠爪部水肿等。

2. 抗病毒 泽泻 *Alisma plantago-aquatica* Linn. 、甘草 *Glycyrrhiza uralensis* Fisch. 、五味子 *Schisandra chinensis*（Turcz.）Baill. 等所含三萜类化合物均有抗病毒活性包括甲型流感病毒、肝炎病毒等。

3. 抗肿瘤 灵芝 *Ganoderma lucidum*（Leyss. ex Fr.）Karst. 、人参 *Panax ginseng* C. A. Mey. 、雷公藤 *Tripterygium wilfordii* HooK. f. 等所含三萜类化合物均有抗肿瘤活性。三萜类化合物对乳腺癌、肺癌、直肠癌和中枢神经癌等多种肿瘤具有显著的抑制作用。

4. 其他 一些三萜类化合物具有降低胆固醇、降血压、降血糖、抗生育、增强人体免疫力等活性。

第二节　三萜类化合物的结构与分类

三萜类化合物结构类型包括链状三萜、单环三萜、双环三萜、三环三萜、四环三萜和五环三萜等。链状三萜多为鲨烯类化合物，常见于海洋生物中。单环三萜、双环三萜、三环三萜研究报道相对较少。在自然界中存在较广的是四环三萜和五环三萜，多以三萜皂苷形式存在。三萜类化合物的结构多数符合经验异戊二烯法则，具有（C_5H_6）$_6$ 通式特征，少数不符合，但从植物的生源关系判断它们仍属于三萜类。如四环三萜的棟烷型由 26 个碳原子组成，四环三萜的茯苓酸（pachymic acid, $C_{33}H_{52}O_5$）碳数超过 30 个。三萜类化合物的主要结构类型及特点见表 10-1。

表 10-1　三萜类化合物的主要结构类型及特点

结构类型		基本母核	结构特点
四环三萜	羊毛脂甾烷型（lanostane）		A/B，B/C，C/D 环均为反式稠合；C-20 为 *R* 构型，其 C-10、C-13 和 C-14 位分别连有 β、β、α- 甲基；C-17 位侧链为 β 构型，即 10β、13β、14α、17β

续表

结构类型		基本母核	结构特点
四环三萜	大戟烷型 （euphane）		是羊毛脂甾烷的立体异构体，基本碳架相同； C-13、C-14 和 C-17 位上的取代基构型分别为 13α、14β、17α
	达玛烷型 （dammarane）		C-8 位和 C-10 位有 β-甲基 C-13 位有 β-H C-17 位的侧链为 β 构型 C-20 位碳为 R 或 S 构型
	葫芦素烷型 （cucurbitane）		骨架与羊毛脂甾烷型相似； C-5 位和 C-8 位为 β-H； C-10 位为 α-H； C-9 位为 β-CH$_3$
	环菠萝蜜烷型 （cycloartane）		骨架与羊毛脂甾烷相似； C-10 位上的甲基与 C-9 位脱氢形成三元环
	原萜烷型 （protostane）		C-8 位为 α-甲基取代； C-10 和 C-14 位为 β-CH$_3$； C-20 位碳为 S 构型
	楝烷型 （meliacane）		基本母核由 26 个碳构成

续表

结构类型		基本母核	结构特点
五环三萜	齐墩果烷型（oleanane）/ β-香树脂烷型（β-amyrane）		基本碳架是多氢蒎的五环母核，A/B 环、B/C 环、C/D 环均为反式，D/E 环为顺式；母核上有 8 个甲基取代，其中 C-8、C-10、C-17 位的甲基均为 β 型，而 C-14 位的甲基为 α 型，C-4 位和 C-20 位各有 2 个甲基； 有其他取代基如羟基、羧基、羰基和双键等； 母核常有羧基取代，故显酸性，是酸性皂苷的主要结构类型
	乌苏烷型（ursane）/ α-香树脂烷（α-amyrane）		乌苏烷又称熊果烷； 与齐墩果烷分子结构的不同点在于 E 环上 2 个甲基取代位置不同，即在 C-19 位碳和 C-20 位碳上各有 1 个甲基
	羽扇豆烷型（lupane）		与齐墩果烷的不同点是 E 环为五元碳环，D/E 环的构型为反式，且在 E 环 C-19 位有 α-构型的异丙基取代，并有 $\Delta^{20(29)}$ 双键
	木栓烷型（friedelane）		木栓烷在生源上可以看成是由齐墩果烯甲基移位演变而成
	其他类型	羊齿烷型（fernane） 异羊齿烷型（isofernane） 何帕烷型（hopane） 异何帕烷型（isohopane） 石松烷型	羊齿烷型和异羊齿烷型是羽扇豆烷型的异构体，E 环上的取代基在 C-22 位上，而 C-8 位上的角甲基转到 C-13 位上； 何帕烷型和异何帕烷型互为异构体，也是羊齿烷的异构体，C-14 位和 C-18 位有角甲基； 石松烷型的结构特点是 C 环为七元环

一、四环三萜的结构类型

四环三萜（tetracyclic triterpenoids）大部分具有环戊烷骈多氢菲的基本母核，C-17 位上由 8 个碳原子组成的侧链，母核上一般有 5 个甲基，主要包括羊毛脂甾烷型、达玛烷型、葫芦素烷型、环菠萝蜜烷型、原萜烷型及楝烷型。

（一）羊毛脂甾烷（lanostane）型与大戟烷（euphane）型

1. 羊毛脂甾烷型　羊毛脂甾烷也称羊毛脂烷、羊毛甾烷，若 C-3 位有羟基取代，称为羊毛脂甾烷醇。羊毛脂醇，是羊毛脂的主要成分，存在于大戟属植物 *Euphorbia balsamifera* 的乳液中。另从灵芝 *Ganoderma lucidum*（Leyss. ex Fr.）Karst. 中分离出的四环三萜化合物已达 100 余个，它们属于羊毛脂甾烷高度氧化的衍生物。茯苓 *Poria cocos*（Schw.）Wolf 中具有利尿、渗湿、健脾、安神功效的主要成分是茯苓酸，其母核结构也属于此类。

羊毛脂醇　　　　　　　　　茯苓酸

2. 大戟烷型　大戟烷 3 位有羟基取代时，称为大戟醇。大戟属植物乳液中常含有大戟烷衍生物，如甘遂 Euphorbia kansui T. N. Liou ex T. R Wang、狼毒 *Euphorbiae bracteolata* Hayata 和千金子 *Euphorbia lathyris* L. 中均含有大戟醇（euphol）。从无患子 *Sapindus mukorossi* Gaertn. 中分离得到的 sapimukoside A 和 sapimukoside B 为大戟烷型三萜皂苷。乳香 *Boszvelliacarterii* Birdw 中含有乳香二烯酮酸（masticadienonic acid）和异乳香二烯酮酸（iso-masticadienonic acid）。

大戟醇　　　　　　　乳香二烯酮酸 Δ$^{7(8)}$
　　　　　　　　　　异乳香二烯酮酸 Δ$^{8(9)}$

（二）达玛烷（dammarane）型

达玛烷型化合物在自然界存在广泛，如鼠李科植物酸枣 *Zizyphus jujuba* 果实中酸枣仁皂苷 A 和 B（jujuboside A 和 B）的苷元属于该结构类型；五加科人参属人参 Panax *ginseng* C. A. Mey．、西洋参 *Panax quinquefolium* L．、三七 *Panax notoginseng*（Burk.）F．H．Chen 等植物的根、茎、叶、花、果实中含有的多种人参皂苷的苷元主要属于该类型（代表结构见实例）。

酸枣仁皂苷元

（三）葫芦素烷（cucurbitane）型

葫芦素烷类化合物主要分布于葫芦科植物中，在十字花科、玄参科、秋海棠科等高等植物及一些大型真菌中也有发现。如甜瓜蒂、丝瓜子、苦瓜等均含有此类成分，统称为葫芦素类（cucurbitacins）。

罗汉果 *Momordica grosvenori* 为葫芦科植物，其果实具有清热润肺、利咽开音、滑肠通便之功效，所含主要成分为多种罗汉果苷均属此类。如罗汉果苷ⅡE、Ⅲ、Ⅳ、Ⅴ及罗汉果新苷。其中罗汉果苷Ⅴ含量约占鲜果的 0.5%，具有清热镇咳之功效，它的 0.02% 溶液比蔗糖甜约 256 倍，可作为一种低热量甜味剂，是糖尿病患者理想的甜味物质。

罗汉果苷Ⅴ

（四）环菠萝蜜烷（cycloartane）型

环菠萝蜜烷又称为环阿屯烷或环阿尔廷。从豆科植物膜荚黄芪 *Astragalus membranaceus* 中分离所得皂苷绝大多数为环菠萝蜜烷型的三萜皂苷，皂苷元为环黄芪醇（cycloastragenol）。环黄芪醇在黄芪中以与糖结合成单糖链、双糖链或三糖链皂苷的形式存在。近年来从升麻 *Cimicifuga heracleifolia* Kom. 中也分得多种环菠萝蜜烷型的结构。

环黄芪醇

（五）原萜烷（protostane）型

泽泻 *Alismaorientate*（Sam.）Juzep 具有利尿渗湿之功效，近年来从不同的泽泻药材中分离得到了 30 多个三萜类化合物，其结构多为原萜烷型。如泽泻萜醇 A（alisol A）和泽泻萜醇

B（alisol B）等，具有降血脂和保肝作用。

泽泻萜醇A   泽泻萜醇B

（六）棟烷（meliacane）型

棟烷的基本母核由 26 个碳构成。棟科棟属植物果实及树皮中常含有此类结构，具苦味，总称为棟苦素类成分。如有驱蛔作用的川棟皮 *Meliatoosendan* Sieb. et Zucc. 所含活性成分川棟素（chuanliansu）和异川棟素（isochuanliansu），但异川棟素的毒性比川棟素大。

川棟素

二、五环三萜的结构类型

五环三萜（pentacyclic triterpenoids）类化合物是天然药物中一类重要的化学成分，主要的结构类型有齐墩果烷型、乌苏烷型、羽扇豆烷型及木栓烷型。

（一）齐墩果烷（oleanane）型

齐墩果烷类化合物在植物界分布极为广泛，可以游离形式、成酯或苷的结合状态存在。主要分布在豆科、五加科、远志科、桔梗科、桑寄生科、木通科等植物中。齐墩果酸（oleanolic acid）是齐墩果烷类的代表化合物，可以游离形式存在，如存于女贞子、白花蛇舌草、柿蒂、连翘等，但多数以苷的形式存在，如存于人参、三七、紫菀、柴胡、木通、楤木、牛膝等。齐墩果酸可作用于肝脏，已成为治疗急性黄疸型肝炎和迁延型慢性肝炎的药物。

齐墩果酸

常用的天然药物甘草、远志、商陆、柴胡中含有大量皂苷，其苷元的基本母核均属于齐墩果烷型。石竹科长蕊丝石竹 *Gypsophila oldhamiana* 中得到 12 个齐墩果烷型三萜皂苷。茶树 *Camellia sinensis* 花的正丁醇提取物中，发现 3 个酰化的齐墩果烷型三萜皂苷。

（二）乌苏烷（ursane）型

乌苏烷又称 α-香树脂烷（α-amyrane）或熊果烷。乌苏酸（ursolic acid）又称熊果酸，是乌苏烷型的代表化合物。这类化合物在植物界分布也较广泛，如地榆、枇杷叶、女贞子、栀子、山茱萸、蒲公英、车前草等中都含有此类化合物。乌苏酸体外对革兰阳性菌、阴性菌及酵母菌有抑制活性作用，还具有安定作用、抗病毒和抗肿瘤活性。

乌苏酸

（三）羽扇豆烷（lupane）型

羽扇豆烷类成分如羽扇豆 *Lupinus polyphyllus* 种皮中的羽扇豆醇（lupeol），酸枣仁、槐花中的白桦脂醇（betulin）等，桦树皮、酸枣仁、柿蒂、天冬、石榴树皮等中的白桦脂酸（betulinic acid），白头翁、忍冬藤中的多种三萜皂苷也属此类。

羽扇豆醇 R=CH₃
白桦脂醇 R=CH₂OH
白桦脂酸 R=COOH

（四）木栓烷（friedelane）型

木栓烷类化合物是卫矛科植物化学成分的一个重要组成部分，对风湿、白血病和皮肤病有一定疗效。如卫矛科植物雷公藤 *Tripterygium wilfordii* 中的雷公藤酮（triptergone）是失去C-25位甲基的木栓烷型衍生物，可用于治疗类风湿性关节炎、系统性红斑狼疮等症。卫矛科植物独子藤 *Monocelastrus monospermus* 的茎中也含有木栓酮（friedelin）等多种木栓烷型衍生物。

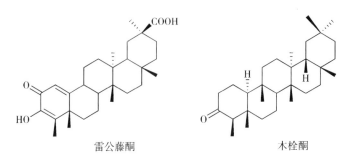

雷公藤酮　　　　　木栓酮

（五）其他类型

1. 羊齿烷（fernane）型和异羊齿烷（isofernane）型　从日本产的白茅根 *Imperata cylin-*

drica Beauv. var. Major（Nees）C. E. Hubb. 中分得多种羊齿烷型和异羊齿烷型三萜成分，包括白茅素（cylindrin）、芦竹素（arundoin）和羊齿烯醇（fernenol）等。

白茅素　　　　　　　　　　芦竹素　　　　　　　　　　的里白烯

2. 何帕烷（hopane）型和异何帕烷（isohopane）型　东北贯众 *Dryopteris crassirhizoma* 和石韦 *Pyrrosia lingua* 全草中含有的里白烯（diploptene），属何帕烷型三萜化合物。

3. 石松烷型　石松 *Lycopodium clavatum* 中的石松素（lycoclavanin）、石松醇（lycocla-vanol）等属于此类化合物。

第三节　三萜类化合物的理化性质

一、物理性质

1. 性状　游离的三萜类化合物多呈白色或无色结晶，但三萜皂苷因分子结构较大，常为无定形粉末，少数为结晶，如紫菀皂苷 A 为无色针状结晶。三萜皂苷极性较大，具有吸湿性，苦味和辛辣味，其粉末对人体黏膜有强烈刺激性，尤其鼻内黏膜，吸入鼻内能引起打喷嚏。

2. 溶解度　游离三萜类化合物极性较小，不溶于水，易溶于石油醚、苯、三氯甲烷、乙醚等极性小的溶剂中，也可溶于甲醇、乙醇等。三萜皂苷极性较大，可溶于水，易溶于热水、稀醇、热甲醇和热乙醇中，难溶于苯、乙醚、丙酮等极性较小的有机溶剂。皂苷在含水丁醇或戊醇中溶解度较好，尤其是在正丁醇溶剂中有较好的溶解度，因此正丁醇常作为提取分离皂苷的首选有机溶剂。次级苷在水中溶解度降低，易溶于醇、丙酮、乙酸乙酯中。皂苷具有助溶性能，可促进其他成分在水中的溶解度。

3. 熔点与旋光性　游离三萜类化合物具有固定的熔点，带羧基者熔点较高。如齐墩果酸为 308～310℃。三萜皂苷的熔点也较高，它们常在到达熔点之前已发生分解，因此多无明显的熔点，测得是分解点，一般在 200～300℃之间。游离三萜类化合物及其皂苷均有旋光性。

4. 表面活性　三萜皂苷能降低水溶液表面张力而具有表面活性作用。三萜皂苷的水溶液经强烈振摇后产生持久性的泡沫，且不因加热而消失，这点可与蛋白质产生的泡沫相区别，也可作为清洁剂和乳化剂应用，如皂角的荚果水溶液富含皂苷，可代肥皂用。皂苷的表面活性作用与其分子内部亲水性和亲脂性结构的比例有关，只有当二者比例适当，才能较好地发挥这种作用。所以，有少数皂苷水溶液经振摇只产生较弱的泡沫，如甘草皂苷泡沫反应就较弱。此外，游离三萜类化合物仅具有亲脂性，故没有表面活性作用。

二、化学性质

（一）显色反应

三萜类化合物在无水条件下，与强酸（硫酸、磷酸、高氯酸）、中等强酸（三氯醋酸）或Lewis酸（氯化锌、三氯化铝、三氯化锑）作用，产生各种颜色变化或荧光。其作用原理目前尚不清楚，可能是羟基脱水，增加双键结构，再经双键移位、双分子缩合等反应生成共轭双烯系统，在酸的不断作用下形成阳碳离子而显色。原有共轭双键的化合物显色快，只有孤立双键的显色较慢，全饱和的、3位无羟基或羰基的化合物显阴性反应。

1. 醋酐 - 浓硫酸（Liebermann - Burchard）反应　将样品溶于醋酐（或冰醋酸）中，加浓硫酸–醋酐（1∶20）数滴，呈黄→红→蓝→紫等颜色变化，最后褪色。水浴加热，可促进颜色反应速度。

2. 三氯醋酸（Rosen - Heimer）反应　将样品三氯甲烷溶液或醇溶液滴在滤纸上，喷25％三氯醋酸乙醇溶液，加热至100℃，显红色渐变为紫色。注意温度过高，斑点易发黑。

3. 三氯甲烷 - 浓硫酸（Salkowski）反应　将样品溶于三氯甲烷中，沿着试管壁滴加浓硫酸，三氯甲烷层（上层）有绿色荧光，硫酸层（下层）显红色或蓝色。注意极性强的皂苷难溶于三氯甲烷，影响该反应进行。

4. 五氯化锑（Kahlenberg）反应　将样品的三氯甲烷或醇溶液滴在滤纸上，喷20％的五氯化锑的三氯甲烷溶液（或三氯化锑的三氯甲烷饱和溶液），干燥后60～70℃加热，显蓝色、灰蓝色、灰紫色等多种颜色。

5. 冰醋酸 - 乙酰氯（Tschugaeff）反应　将样品溶于冰醋酸中，加乙酰氯数滴及氯化锌结晶数粒，稍加热，显淡红色或紫红色。

（二）沉淀反应

皂苷的水溶液可以和一些金属盐类如铅盐、钡盐、铜盐等产生沉淀。

（三）皂苷的水解

皂苷可采用酸水解、酶水解、乙酰解、Smith降解等方法进行水解。选择合适的水解方法或通过控制水解的具体条件，可以使皂苷完全水解，也可使皂苷部分水解。详见第四章苷键的裂解。

三、溶血作用

皂苷的水溶液大多能破坏红细胞而产生溶血作用，所以又称为皂毒类（sapotoxins）。皂苷可与红细胞膜上的胆甾醇结合产生沉淀，破坏了红细胞的正常渗透性，使细胞内渗透压增加而发生崩解，从而导致溶血现象。皂苷溶血作用的强弱用溶血指数表示。溶血指数是指在一定条件（等渗、缓冲及恒温）下，能使同一动物来源的血液中红细胞完全溶血的最低皂苷浓度，浓度越低，毒性越强。如甘草皂苷的溶血指数为1∶4000，薯蓣皂苷的溶血指数为1∶400000，说明薯蓣皂苷的毒性强于甘草皂苷。

通常皂苷水溶液在静脉注射和肌肉注射时发生溶血作用。静脉注射时，低浓度水溶液即可产生溶血作用，肌肉注射时易引起组织坏死，口服则无此作用。皂苷的溶血作用与分子结构有关，是否具有溶血性与皂苷元有关，而溶血作用的强弱与连接的糖有关。因此并非所有的皂苷都具有溶血作用，例如人参总皂苷没有溶血现象，因以原人参三醇及齐墩果酸为苷元的人参皂苷具有显著的溶血作用，而以原人参二醇为苷元的人参皂苷有抗溶血作用。

另外，天然药物中的其他一些成分也有溶血作用，如某些植物的树脂、脂肪酸、挥发油等。鞣质能通过凝集红细胞而抑制溶血。因此判断是否是皂苷引起的溶血，除进一步提纯外，也可以结合胆甾醇沉淀法，如沉淀后的滤液无溶血现象，而沉淀经乙醚分解，除去胆甾醇后的水溶液有溶血作用，则表示确系皂苷引起的溶血现象。

第四节 三萜类化合物的提取与分离

一、三萜皂苷的提取

三萜类化合物可根据其溶解度不同采用适当的溶剂进行提取。游离的三萜类化合物可用亲脂性溶剂如三氯甲烷、乙醚等提取，而三萜皂苷则用亲水性溶剂如甲醇、乙醇等进行提取，三萜酸类可用碱溶酸沉法提取等。

1. 醇类溶剂提取 用乙醇或甲醇提取，提取物分散在水中，依次用石油醚、三氯甲烷或乙醚、水饱和正丁醇等溶剂进行萃取，游离三萜类化合物主要分布在三氯甲烷部分，总皂苷分布在水饱和正丁醇部分。

2. 酸水解有机溶剂提取 有些三萜化合物是以皂苷的形式存在于植物体内，如需皂苷元，可先进行酸水解，再用三氯甲烷或乙醚等溶剂提取出皂苷元，也可先用醇类溶剂提取出皂苷，再加酸水解，用有机溶剂提取。

3. 碱水提取 对含有羧基的三萜皂苷可用碱溶酸沉法提取。

二、三萜皂苷的分离

三萜类化合物的分离可采用分段沉淀法、胆甾醇沉淀法等，但目前应用较多、分离效果最好的仍是各种色谱法。

1. 分段沉淀法 利用皂苷难溶于乙醚、丙酮等溶剂的性质，将粗皂苷先溶于少量甲醇或乙醇中，然后逐滴加入乙醚、丙酮或乙醚‐丙酮（1∶1）的混合溶剂（加入乙醚量以能使皂苷从醇溶液中析出为限），皂苷即可析出。如此处理数次，可提高皂苷的纯度。也可采用分段沉淀法，逐渐降低溶液的极性，将极性不同的皂苷分批沉出。该法简单，但不易获得纯品。

2. 胆甾醇沉淀法 利用皂苷与胆甾醇形成沉淀的特性进行初步纯化。即将粗皂苷溶于少量乙醇中，加入胆甾醇的饱和乙醇溶液，至不再析出沉淀为止（混合后需稍加热），滤过，沉淀依次用水、醇、乙醚洗涤以除去糖类、色素、油脂和游离的胆甾醇。再将沉淀干燥后用乙醚回流，使分子复合物分解，胆甾醇溶于乙醚液中，不溶物为皂苷。但需注意三萜皂苷与胆甾醇形成的复合物没有甾体皂苷与胆甾醇形成的复合物稳定。

3. 色谱分离法 三萜皂苷的极性较大，亲水性较好，常与其他极性相近的杂质共存，且有些皂苷结构比较相似，不易分离，很难用上述分离方法获得单体。因此，需采用多种色谱法以达到分离单体的目的。一般先通过硅胶柱色谱进行分离后，再结合低压或中压柱色谱、薄层制备色谱、高效液相色谱或凝胶色谱等方法做进一步的分离。

（1）**吸附柱色谱法**　吸附柱色谱根据所用吸附剂的性质分为正相柱色谱和反相柱色谱。正相柱色谱常用的吸附剂是硅胶，样品上柱后，可用不同比例的混合溶剂如三氯甲烷-甲醇、三氯甲烷-乙醇、三氯甲烷-甲醇-水、乙酸乙酯-甲醇、乙酸乙酯-甲醇-水或乙酸乙酯-无水乙醇-水等进行梯度洗脱。反相柱色谱通常以反相键合相硅胶 Rp-18 和 Rp-8 为填充剂，常用甲醇-水或乙腈-水等溶剂为洗脱剂。制备薄层色谱也可用于皂苷的分离。

（2）**分配柱色谱法**　三萜皂苷极性较大，采用分配柱色谱法分离效果更好，常用硅胶等为支持剂，以 3% 的草酸水溶液为固定相，以含水的混合有机溶剂为流动相，如三氯甲烷-甲醇-水、二氯甲烷-甲醇-水、乙酸乙酯-乙醇-水等，也可用水饱和的正丁醇为流动相。

（3）**大孔吸附树脂柱色谱**　大孔吸附树脂色谱行为具有反相的性质，常用于分离极性较大的化合物，尤其适用于皂苷的纯化和初步分离。通常先将欲分离的混合物水溶液通过大孔吸附树脂柱后，依次用水、浓度由低到高的含水甲（乙）醇溶液、甲（乙）醇洗脱，可将混合物分离成若干组分。一般是极性大的皂苷，可被 10%～30% 的甲醇或乙醇先洗脱下来；极性小的皂苷，被 50% 以上的甲醇或乙醇洗脱下来。

（4）**凝胶色谱法**　凝胶色谱是利用分子筛原理来分离分子量不同的化合物。即三萜皂苷混合物在凝胶色谱柱上用不同浓度的甲醇、乙醇或水等溶剂洗脱时，分子量大的皂苷先被洗脱下来，分子量小的皂苷后被洗脱下来。应用于皂苷分离较多的凝胶是 Sephadex LH-20。这种凝胶可用有机相作为洗脱剂。

此外，三萜皂苷的分离也可用高速逆流色谱法。高速逆流色谱是一种较新型的液-液分配色谱，其原理是基于样品在旋转螺旋管内的互不混溶的两相溶剂间分配系数的不同而获得分离，因而无须任何固体载体或支撑体，不存在被分离物质的不可逆吸附问题，在短时间内实现高效分离和制备。

三、三萜皂苷的提取分离实例

黄芪为豆科植物膜荚黄芪 *Astragalus membranaceus* 或蒙古黄芪的根，具有补气升阳、固表止汗、利水消肿、生津养血、行滞通痹、托毒排脓、敛疮生肌之功效。从膜荚黄芪中分离鉴定近 20 个皂苷，绝大多数为环菠萝蜜烷型三萜皂苷。如黄芪苷Ⅰ（astragaloside Ⅰ）、黄芪苷Ⅴ（astragaloside Ⅴ）、黄芪苷Ⅶ（astragaloside Ⅶ）等。2015 年版《中国药典》主要检测其中的黄芪苷Ⅳ（astragaloside Ⅳ），也叫黄芪甲苷。

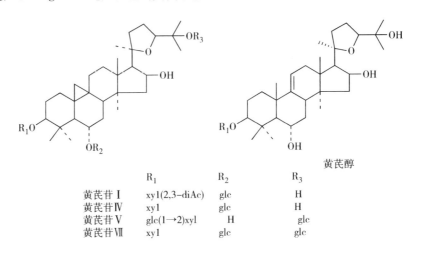

	R₁	R₂	R₃
黄芪苷Ⅰ	xyl(2,3-diAc)	glc	H
黄芪苷Ⅳ	xyl	glc	H
黄芪苷Ⅴ	glc(1→2)xyl	H	glc
黄芪苷Ⅶ	xyl	glc	glc

黄芪甲苷（黄芪苷Ⅳ）的提取分离流程如下：

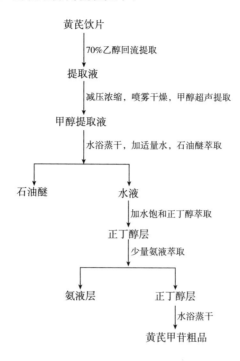

第五节　三萜类化合物的检识

一、理化检识

皂苷的理化鉴别可采用泡沫试验、各种颜色反应及溶血试验。

1. 泡沫试验　取天然药物粉末 1g，加水 10mL，煮沸 10min 后滤出水液，振摇后产生持久性泡沫（15min 以上），则为阳性。使用此反应时需注意可能出现的假阳性或假阴性反应。如蛋白质和黏液质的水溶液也能产生泡沫，但不持久。某些皂苷没有或只有微弱的泡沫反应。

2. 显色反应　Liebermann-Burchard 等各种颜色反应和 Molish 反应，可初步判断是否含三萜或三萜皂苷类化合物。这些反应虽较灵敏，但专属性差。

3. 溶血试验　取供试液 1mL，水浴蒸干，残留物加 0.9% 生理盐水溶解，再加几滴 2% 的红细胞悬浮液，若溶液由浑浊变为澄清，示有皂苷类成分存在，即产生溶血现象。该试验需结合胆甾醇沉淀反应，以排除树脂、脂肪酸、挥发油等成分造成溶血的干扰。

二、色谱检识

1. 薄层色谱　亲脂性的皂苷和皂苷元极性较小，用吸附薄层色谱和分配色谱均可。以硅胶为吸附剂，展开剂有环己烷-乙酸乙酯（1:1）、三氯甲烷-乙酸乙酯（1:1）等。分离酸性皂苷时，使用中性溶剂系统展开，易产生拖尾或分离效果不好，可在展开剂中加入少量甲酸或醋酸加以克服。对亲水性强的皂苷用分配色谱效果较好。常用的展开剂有水饱和的正丁醇、正丁醇-乙酸乙酯-水（4:1:5，上层）、乙酸乙酯-吡啶-水（3:1:3）等。

薄层色谱常用的显色剂有10％硫酸溶液、三氯醋酸试剂、五氯化锑试剂、香草醛-硫酸试剂等。

2. 纸色谱　检识亲水性强的皂苷。常用的展开剂有正丁醇-乙醇-15％氨水（9∶2∶9）、正丁醇-醋酸-25％氨水（10∶2∶5）、乙酸乙酯-吡啶-水（3∶1∶3）等。若皂苷的亲脂性强或是苷元，固定相可选择甲酰胺，流动相用甲酰胺饱和的三氯甲烷溶液等。纸色谱的显色剂为三氯醋酸、五氯化锑试剂等。

第六节　三萜类化合物的结构测定

三萜类化合物的结构测定主要依照生源关系并采用化学和波谱等方法。由于生源关系，同属植物常含有结构类似的化学成分，因此可查阅同属植物的化学成分研究情况，推测所研究植物中的三萜类成分的结构。化学方法，一般可用特征性颜色反应，如 Liebermann-Burchard 反应和 Molish 反应等，初步判断该化合物是否属于三萜皂苷，然后用波谱技术进一步测定。波谱法，目前主要采用 UV、NMR、MS 等方法，尤其是 2D-NMR 在含多糖基的三萜类化合物结构研究中发挥了很大作用。

一、紫外光谱

多数三萜类化合物没有共轭体系，不产生紫外吸收，但齐墩果烷型三萜类化合物由于结构中多具有双键，可用紫外光谱判断其双键类型，如结构中只有1个孤立双键，仅在205～250nm处有微弱吸收；若有α,β-不饱和羰基，最大吸收在242～250nm；如有异环共轭双烯，最大吸收在240nm、250nm、260nm；同环共轭双烯最大吸收则在285nm。此外，可用紫外光谱判断18-H的构型，当18-H为β构型，最大吸收为248～249nm，18-H为α构型，最大吸收为242～243nm。

二、核磁共振谱

1. 核磁共振氢谱　^{1}H-NMR谱可获得三萜及其皂苷中甲基质子、连氧碳上的质子、烯氢质子及糖的端基质子信号等重要信息。

（1）甲基质子　一般甲基质子信号在$\delta 0.60 \sim 1.50$。三萜类化合物^{1}H-NMR谱的最大特征是在高场出现多个甲基单峰。甲基的数目和化学位移值有助于推测三萜类化合物的基本骨架。如有与双键相连的甲基，则可否定齐墩果烷、乌苏烷型的可能性。如甲基信号以二重峰形式出现，则可能为乌苏烷型或羊毛脂甾烷型或环菠萝蜜烷型等。高场区的其他信号有时也具有特征性的意义，如黄芪中的具有环丙烷结构的环黄芪醇为三萜皂苷元，其环丙烷结构中亚甲基的2个质子，非常特征地各以二重峰（$J = 3.5 \sim 4.5$Hz）信号出现在约$\delta 0.3$和0.6左右处，易辨认。羽扇豆烷三萜30位甲基，因与双键相连，$\delta 1.63 \sim 1.80$，具有烯丙偶合，呈宽单峰。此外在高场区$\delta 0.63 \sim 1.50$区域内，常出现堆积成山形的亚甲基信号。

（2）烯氢质子　一般烯氢质子信号在$\delta 4.3 \sim 6.0$。位于低场区的烯氢信号可用于判断双键的取代情况，环内烯氢的δ值多大于5，环外烯氢的δ值多小于5。如齐墩果烷类和乌苏烷类碳C-12位烯氢在$\delta 4.93 \sim 5.50$处出现多重峰，羽扇豆烷的碳C-29位2个同碳氢信号在$\delta 4.30 \sim 5.00$

出现双二重峰。利用这一规律，可以对具有不同类型烯氢的三萜类化合物进行鉴别。

（3）取代基质子　连接羟基的碳上质子信号一般出现在$\delta 3.2\sim 4.0$；连接乙酰氧基的碳上质子信号一般为$\delta 4.0\sim 5.5$，乙酰基中甲基质子的信号在$\delta 1.82\sim 2.07$；甲酯中甲基质子信号在$\delta 3.6$左右。

（4）糖上质子　三萜皂苷糖部分 ^{1}H-NMR 的特征主要是糖的端基质子信号，从端基质子信号的数目可推测糖的个数，偶合常数可用于确定苷键构型。（见糖和苷的章节）

2. 核磁共振碳谱　^{13}C-NMR 是研究三萜类化合物结构最有效的手段，它在确定三萜皂苷元类型，糖与苷元、糖与糖之间连接位置，糖环大小和糖的数目等方面有重要作用。它由于分辨率高，1 个三萜或其皂苷的^{13}C-NMR 谱几乎可给出每一个碳的信号。^{13}C-NMR 中三萜母核上的角甲基一般出现在$\delta 8.9\sim 33.7$，其中 23-CH$_3$ 和 29-CH$_3$ 为 e 键甲基出现在低场，化学位移为$\delta 28$ 和$\delta 33$ 左右。苷元中与氧连接的碳在$\delta 60\sim 90$，烯碳在$\delta 109\sim 160$，羰基碳在$\delta 170\sim 220$，其他碳一般在$\delta 60$ 以下。其中最易分辨的是烯碳和羰基碳。

（1）母核的确定　在三萜皂苷元的结构中，当双键位于不同类型的母核或同一母核的不同位置时，其化学位移有明显差异，且基本不受取代基的影响。几种主要三萜皂苷元类型中烯碳的化学位移见表 10-2。

表 10-2　主要三萜皂苷元中烯碳的化学位移

三萜类型	化合物	烯碳δ值
羊毛脂甾烷型	羊毛脂甾烯醇	C-8, 134.4；C-9, 134.4
	大戟醇	C-8, 134.1；C-9, 133.6
齐墩果烷型	齐墩果酸	C-12, 122.1；C-13, 143.4
	常春藤皂苷元	C-12, 122.2；C-13, 143.6
乌苏烷型	乌苏酸甲酯	C-12, 125.5；C-13, 138.0
羽扇豆烷型	白桦脂酸甲酯	C-20, 150.1；C-29, 109.3
达玛烷型	人参三醇及	C-24, 125～126
	人参二醇	C-25, 130～131

（2）苷化位置的确定　糖与苷元的羟基及糖与糖之间连接后会产生苷化位移。如三萜苷元的 3-OH 苷化，C-3 化学位移向低场位移$\delta 8\sim 10$，同时会影响 C-4 的化学位移值。糖之间连接位置的苷化位移为$+3\sim 8$。当糖与三萜的 28-COOH 成酯苷后，羰基碳向高场位移，其苷化位移约为-2，而糖的端基碳信号一般出现在$\delta 95\sim 96$ 处。

（3）糖数的确定　多数糖的 C-1 化学位移在$\delta 91\sim 105$，C-6 在$\delta 60\sim 65$，可根据$\delta 91\sim 105$ 范围内出现的信号数目确定糖的数目。

3. 其他核磁共振技术　DEPT 谱及 ^{1}H-^{1}H COSY 谱、HMQC、HMBC、TOCSY 及 NOE 等2D-NMR 技术广泛用于三萜类化合物的结构确定。可以利用 DEPT 谱确定碳的类型，如伯、仲、叔、季碳的确定。^{1}H-^{1}H COSY 谱通过分析相邻质子的偶合关系，确定皂苷元及糖上质子的归属、^{13}C-^{1}H COSY 谱（HMQC 谱）是通过 ^{1}H 核检测的异核多量子相关谱，确定分子内碳原子与质子的连接关系。近年异核多键相关谱（HMBC 谱）也被广泛用于糖与皂苷元的连接位置以及糖与糖之间连接位置的确定。全相关谱（TOCSY）对于判断糖环的连续相互偶合氢的归属亦具有特别的作用。

三、质谱

质谱在三萜及其苷类化合物的结构测定中已广泛应用，除可获得化合物准确的分子量以外，还可得到丰富的碎片峰、可能的结构骨架或取代基种类及位置等信息。它们对于三萜及其苷类化合物的结构研究十分有用。

1. 游离三萜类化合物

（1）齐墩果-12-烯或乌苏-12-烯型三萜化合物　特征性裂解方式为 C 环发生 RDA 裂解，把分子离子分成 AB 环和 DE 环 2 大部分，DE 环的离子峰常为基峰。

齐墩果酸 M⁺ m/z 456　　　　　　　　　　m/z 208　　　　　m/z 248(100)

（2）羽扇豆烷型三萜化合物　特征的碎片离子峰为失去异丙基而产生的 M-43 的离子峰。

羽扇豆醇 m/z 426　　　　　　　　　　　　　　　m/z 383

2. 三萜皂苷　三萜皂苷无挥发性，以致电子轰击质谱（EI-MS）和化学电离质谱（CI-MS）技术的应用受到了限制。目前常用的质谱技术为快原子轰击质谱（FAB-MS）和电喷雾电离质谱（ESI-MS）。应用这 2 种质谱可以得到皂苷的正离子检测模式 ［M＋H］⁺、［M＋Na］⁺和 ［M＋K］⁺或负离子检测模式 ［M－H］⁻等准分子离子峰，从而可获得一些分子中糖单元连接顺序的信息。

此外，二级离子质谱（secondary ion-MS，SI-MS）、飞行时间质谱（TOF-MS）、大气压化学电离质谱（APCI-MS）和激光解析质谱（LD-MS）等也可用于皂苷的结构研究。

四、结构研究实例

藤三七皂苷（boussingoside）A₁

藤三七 *Boussingaultia baselloides* 为落葵科植物，主产于云南，近年从其叶的甲醇提取物中分离得到总皂苷，具有很强的降血糖活性。总皂苷用 Sephadex LH-20 和 DCCC 法分离得到藤三七皂苷 A₁，甲醇重结晶得结晶性粉末，mp. 213～215℃，FAB-MS m/z 615 ［（M－H）⁻，100］，440 ［（M－H-175)⁻，70］，因此分子量为 616，分子式 $C_{35}H_{52}O_9$。

¹H-NMR 谱数据和¹³C-NMR 谱数据见表 10-3、10-4、10-5。从氢谱中可见 δ_H4.93（d，

J＝7.9Hz）为 β-吡喃糖苷端基碳上的氢，碳谱中 δc106.9 亦可得到证明；δc179.4 为羧基碳信号，另外，根据糖范围的 4 个信号可以确定为葡萄糖醛酸。从质谱也发现 m/z 440 碎片，为 [M-H-175] 离子，此外水解后乙酰化，用 GC-MS 也确定为葡萄糖醛酸。

表 10-3 藤三七皂苷 A₁ 的 ¹H-NMR 谱化学位移（C₅D₅N）

H	H-2α	H-2β	H-3	H-9	H-11α	H-11β	H-12	H-18	H-19α	H-19β	CH₃-23
δH	2.16m	1.80m	3.34dd	1.55m	2.04m	1.72m	5.43br. s	3.17dd	2.58dd	2.20m	1.27s
H	CH₃-24	CH₃-25	CH₃-26	CH₃-27	H-29	H-1′	H-2′	H-3′	H-4′	H-5′	
δH	0.91s	0.74s	0.93s	1.25s	4.71 4.76	4.93d	4.05dd	4.28dd	4.47dd	4.55d	

表 10-4 藤三七皂苷 A₁ 的 ¹H-NMR 谱偶和常数

J	J₃₋₂α	J₃₋₂β	J₁₈₋₁₉α	J₁₈₋₁₉β	J₁₉α₋₁₉β	J₁′₋₂′	J₂′₋₃′	J₃′₋₄′	J₄′₋₅′
Hz	4.0	11.9	13.7	4.9	13.7	7.9	8.9	8.9	9.4

表 10-5 藤三七皂苷 A₁ 的 ¹³C-NMR 谱化学位移（C₅D₅N）

C	1	2	3	4	5	6	7	8	9	10	11	12
δc	39.5	26.3	90.0	38.1	55.6	18.2	32.9	38.4	47.7	36.7	23.5	122.9
C	13	14	15	16	17	18	19	20	21	22	23	24
δc	144.1	41.8	28.0	23.5	46.9	47.7	41.9	149.0	39.3	30.2	28.0	16.7
C	25	26	27	28	29	1′	2′	3′	4′	5′	6′	
δc	15.2	17.1	26.0	179.4	106.9	106.9	75.2	77.9	73.3	77.2	179.4	

从氢谱和碳谱中可知该化合物有 2 个双键。①δH 5.43 和 δc 122.9、144.1，为 Δ¹²⁽¹³⁾ 双键。②δH 4.71、4.76 和 δc 106.9、149.0 为 C-20～C-29 双键。另外，氢谱中还显示有 5 个甲基峰（δH1.27s，0.91s，0.74s，0.93s，1.25s）。

通过二维相关谱可以进一步得到该化合物结构的信息。¹H-¹HCOSY 谱显示 δH3.34（H₃α，dd，J＝11.9 和 4.6Hz）与 2 个质子 H₂α（δH2.16）和 H₂β（δH1.80）相关；δH3.17（H₁₈，dd，J＝13.7 和 4.9Hz）与 H₁₉β（δH2.20，m）和 H₁₉α（δH2.58，t，J＝13.7Hz）2 个质子相关。

所有质子由 ¹H-¹³C 二维异核相关谱确定。从 ¹H-¹³C 二维异核相关谱中可知 CH₃-24 与 C-4 相关，与 C-3 无关；CH₃-23 与 C-3、C-4 相关；CH₃-27 与 C-8、C-13、C-14 相关；CH₃-26 与 C-8、C-14 相关；CH₃-25 与 C-10 相关。

综合以上数据，确定藤三七皂苷 A₁ 的结构式如下：

藤三七皂苷A₁

第七节 含三萜皂苷的天然药物实例

一、人参

人参为五加科植物人参 *Panax ginseng* 的干燥根，具有大补元气、复脉固脱、补脾益肺、生津养血、安神益智之功效。

人参各部位均含有多种人参皂苷（ginsenosides）。人参根中总皂苷的含量约 5%。人参皂苷包括人参皂苷 Ro、Ra$_1$、Ra$_2$、Rb$_1$、Rb$_2$、Rb$_3$、Rc、Rd、Re、Rf、Rg$_1$、Rg$_2$、Rg$_3$、Rh$_1$ 及 Rh$_2$、Rh$_3$ 等 30 多种，人参总皂苷具有增强人体免疫力、抗肿瘤、抗衰老、抗氧化、抗病毒、美容等多方面药理作用。如中药制剂人参茎叶总皂苷片，可用于冠心病、更年期综合征、隐性糖尿病、慢性肝炎和肿瘤的辅助治疗；人参再造丸用于气虚血瘀、风痰阻络所致的中风，症见口舌㖞斜、半身不遂等症。通常以人参皂苷 Rb$_1$、Re 和 Rg$_1$ 为指标成分进行鉴别。

1. 结构类型 根据人参皂苷元的结构可分为 A、B、C 3 种类型。①原人参二醇型 - A 型，代表化合物人参皂苷 Rb$_1$。②原人参三醇型 - B 型，代表化合物人参皂苷 Re、Rg1。③齐墩果酸型 -C 型，代表化合物人参皂苷 Ro。

	R$_1$	R$_2$
Rb$_1$	-glc $\overset{2}{-}$ glc	-glc $\overset{6}{-}$ glc

人参皂苷Rb$_1$

	R$_1$	R$_2$
Re	-glc $\overset{2}{-}$ rha	glc
Re$_1$	-glc	glc

人参皂苷Re、Rg$_1$

	R$_1$
Ro	-glcA $\overset{2}{-}$ glc

人参皂苷Ro

A 型和 B 型人参皂苷的皂苷元是原人参二醇和原人参三醇。通常皂苷用酸加热水解时，所得水解产物不是真正的皂苷元。即人参总皂苷在 7% 盐酸的稀乙醇溶液中加热水解，不能得到原皂苷元，而是由真正皂苷元 20（S）- 原人参二醇或 20（S）- 原人参三醇侧链 20 位上甲基和羟基发生差向异构化等一系列变化生成人参二醇或人参三醇。

A型皂苷(20S)R$_1$、R$_2$=糖基　　　　原人参二醇(20R)　　　　人参二醇

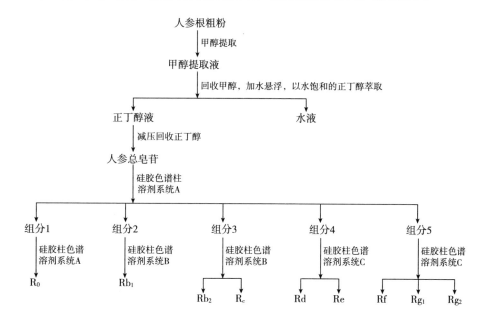

B型皂苷(20S)R₁、R₂=糖基 　　　　　　原人参二醇(20R) 　　　　　　人参二醇

2. 提取分离 人参皂苷一般采用醇溶剂提取，硅胶柱色谱分离，流程如下：

人参根粗粉
↓ 甲醇提取
甲醇提取液
↓ 回收甲醇，加水悬浮，以水饱和的正丁醇萃取

正丁醇液 　　　　　　　　　　　　　水液
↓ 减压回收正丁醇
人参总皂苷
↓ 硅胶色谱柱　溶剂系统A

组分1　　组分2　　组分3　　组分4　　组分5

组分1 ↓ 硅胶柱色谱 溶剂系统A → R₀
组分2 ↓ 硅胶柱色谱 溶剂系统B → Rb₁
组分3 ↓ 硅胶柱色谱 溶剂系统B → Rb₂、Rc
组分4 ↓ 硅胶柱色谱 溶剂系统C → Rd、Re
组分5 ↓ 硅胶柱色谱 溶剂系统C → Rf、Rg₁、Rg₂

　　溶剂系统 A：三氯甲烷-甲醇-水（65：35：10，下层）；溶剂系统 B：正丁醇-乙酸乙酯-水（4：1：2，上层）；溶剂系统 C：三氯甲烷-甲醇-乙酸乙酯-水（2：2：4：1，下层）。

　　目前，工业生产提取人参茎叶总皂苷常采用大孔吸附树脂法。大孔吸附树脂法去除单糖和低聚糖效果较好。流程图如下：

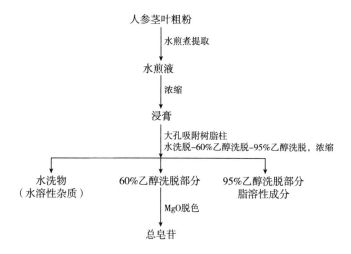

人参茎叶粗粉
↓ 水煎煮提取
水煎液
↓ 浓缩
浸膏
↓ 大孔吸附树脂柱　水洗脱-60%乙醇洗脱-95%乙醇洗脱，浓缩

水洗物　　　60%乙醇洗脱部分　　　95%乙醇洗脱部分
（水溶性杂质）　　　　　　　　　　脂溶性成分
　　　　　　↓ MgO脱色
　　　　　　总皂苷

3. 薄层色谱鉴别 2015 年版《中国药典》鉴别人参以 Rb₁、Re、Rf、Rg₁ 为对照品，三氯

甲烷-乙酸乙酯-甲醇-水（15：40：22：10）10℃以下放置的下层溶液为展开剂，在硅胶 G 板上展开，取出，喷以 10％硫酸乙醇溶液，在 105℃ 加热至斑点显色清晰，分别置日光和紫外光灯（365nm）下检视。

4. 不良反应　据报道，以人参皂苷为主要成分的参麦注射液所致不良反应有发热伴全身性损害，皮肤及附件损害，心血管系统一般损害，胃肠系统损害等。

二、甘草

甘草为豆科植物甘草 *Glycyrrhiza uralensis* 的干燥根及根茎，具有补脾和胃、益气复脉之功效。

甘草中含有甘草皂苷（也称为甘草酸或甘草甜素）和甘草次酸，还含有乌拉尔甘草皂苷 A、B 及多种游离的三萜类化合物。此外，甘草还含有 70 多种黄酮类化合物等。甘草酸是甘草中最重要的活性成分之一，具有抗病毒（包括肝炎病毒、艾滋病病毒等）、抗炎、抗肿瘤、调节免疫等作用。中成药复方甘草酸苷片（派甘能）用于慢性肝病，改善肝功能异常。治疗湿疹，皮肤炎、斑秃。2015 年版《中国药典》以甘草酸为指标成分进行鉴别和含量测定。

1. 结构与性质　甘草酸为无色柱状结晶，mp. 约 220℃（分解），易溶于热稀乙醇，几乎不溶于无水乙醇或乙醚。其水溶液有微弱的起泡性及溶血性。甘草酸可以钾盐或钙盐形式存在于甘草中，其盐易溶于水，于水溶液中加稀酸可析出游离的甘草酸。这种沉淀极易溶于稀氨水中，故可作为甘草酸的提取方法。甘草酸在 5％稀 H_2SO_4 中，加压，110～120℃进行水解，生成甘草次酸及葡萄糖醛酸。

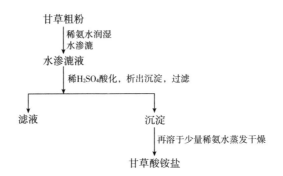

2. 提取分离　甘草酸的含量随品种和产地不同而不同，大体在 5％～11％之间。

（1）甘草酸铵盐的制备

（2）**甘草酸单钾盐的制备** 甘草酸不易精制，常通过制成钾盐后得到精制品。

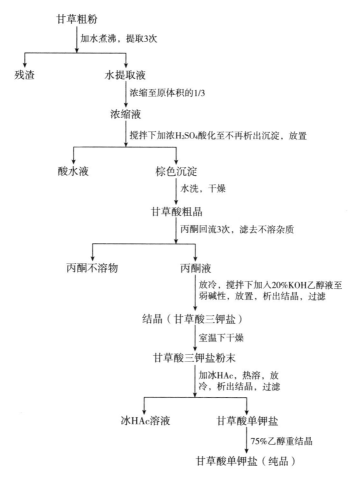

3. 薄层色谱鉴别 2015 年版《中国药典》鉴别甘草以甘草酸单铵盐为对照品，以乙酸乙酯-甲酸-冰醋酸-水（15：1：1：2）为展开剂，在 1％氢氧化钠溶液制备的硅胶 G 薄层板上展开，取出，喷以 10％硫酸乙醇溶液，在 105℃加热至斑点显色清晰，置紫外光灯（365nm）下检视。

4. 不良反应 复方甘草酸苷片治疗慢性肝病时，在双盲法试验 107 例中，7 例（占 6.5％）出现副作用，主要症状有血钾值降低 2 例（占 1.9％）、血压上升 2 例（占 1.9％）、腹痛 2 例（占 1.9％）等。

三、柴胡

柴胡为伞形科植物柴胡 *Bupleurum chinense* 或狭叶柴胡 *Bupleurum scorzonerifolium* 的干燥根。具有疏散退热，疏肝解郁，升举阳气之功效。

柴胡根中主要含柴胡皂苷（1.6％～3.8％），其次含有植物甾醇、侧金盏花醇以及少量挥发油、多糖。目前已从柴胡属植物中分离出近 100 个三萜皂苷，均为齐墩果烷型。柴胡皂苷的主要代表化合物为柴胡皂苷（saikosaponin）a 和 d，其含量较高，具有抗炎和降血脂的作用。中成药有柴胡注射剂，具有清热解表之功效。用于治疗感冒、流行性感冒及疟疾等的发热。通常以柴胡皂苷 a 和 d 为指标成分进行鉴别。

1. 结构类型 根据皂苷元结构不同，将柴胡皂苷分为 5 种：Ⅰ型具有 13β、28β-环氧醚键，是柴胡中的原生皂苷。Ⅱ型为异环双烯类。Ⅲ型为 Δ^{12}-齐墩果烷衍生物，多数皂苷在 11 位有 α-甲氧基取代。Ⅱ型和Ⅲ型皂苷大多是在提取过程中Ⅰ型皂苷的环氧醚键受植物体内酸性成分影响开裂而成。Ⅳ型为同环双烯结构，是原生皂苷水解或在动物胃肠内转化而产生的各种次生苷。Ⅴ型为齐墩果酸衍生物。

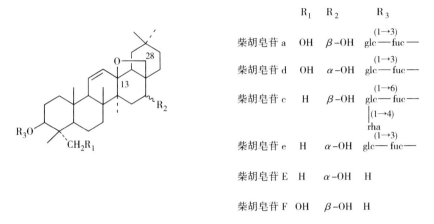

	R₁	R₂	R₃
柴胡皂苷 a	OH	β-OH	glc$\overset{(1\to3)}{-}$fuc—
柴胡皂苷 d	OH	α-OH	glc$\overset{(1\to3)}{-}$fuc—
柴胡皂苷 c	H	β-OH	glc$\overset{(1\to6)}{-}$fuc— $\underset{rha}{\overset{(1\to4)}{|}}$
柴胡皂苷 e	H	α-OH	glc$\overset{(1\to3)}{-}$fuc—
柴胡皂苷 E	H	α-OH	H
柴胡皂苷 F	OH	β-OH	H
柴胡皂苷 G	OH	α-OH	H

注：fuc 为岩藻糖

2. 提取分离　柴胡皂苷 a、d、c 的提取分离。

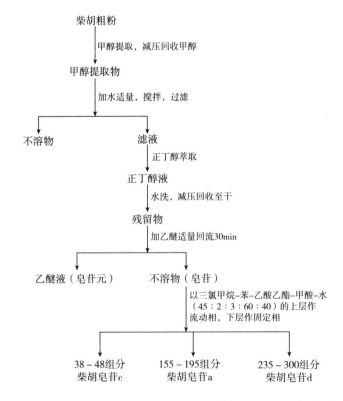

3. 薄层色谱鉴别　2015 年版《中国药典》鉴别以柴胡皂苷 a 和柴胡皂苷 d 为对照品，乙酸乙酯-乙醇-水（8：2：1）为展开剂，硅胶 G 薄层板上展开，取出，喷以 2%对二甲氨基苯甲醛的 40%硫酸溶液，在 60℃加热至斑点显色清晰，分别置日光和紫外光灯（365nm）下检视。

4. 不良反应　柴胡注射液可能引起过敏性反应、过敏性休克、固定性药疹等。

知识点总结

细目	知识点
结构分类	四环三萜：羊毛脂甾烷型、大戟烷型、达玛烷型、葫芦素烷型、环菠萝蜜烷型、原萜烷型、楝烷型
	五环三萜：齐墩果烷型、乌苏烷型、羽扇豆烷型、木栓烷型、其他类型
理化性质	性状、溶解度、表面活性和溶血性、
	颜色反应：醋酐-浓硫酸、三氯醋酸、三氯甲烷-浓硫酸、五氯化锑、冰醋酸-乙酰氯
提取方法	醇类溶剂提取、酸水解有机溶剂提取苷元、碱水提取
分离方法	分段沉淀法、胆甾醇沉淀法、
	色谱分离法：①吸附柱色谱法；②分配柱色谱法；③大孔树脂柱色谱法；④凝胶色谱法
检识方法	理化检识：泡沫试验、各种颜色反应及溶血试验
	色谱检识：薄层色谱、纸色谱等
结构检测	UV、^{1}H-NMR、^{13}C-NMR 及 MS 的基本规律

思考题

1. 什么是溶血指数？如何证明某三萜皂苷是否有溶血作用，并简述其方法。

2. 简述甘草酸的性质与功效。

3. 阐述人参皂苷的结构类型。人参皂苷的真正皂苷元是什么？

4. 2015 年版《中国药典》中主要检测中药甘草、人参、黄芪中哪些成分？

主要参考文献

[1] 吴寿金，赵泰，秦永祺. 现代中草药成分化学 [M]. 北京：中国医药科技出版，2002.

[2] 董小萍. 天然药物化学 [M]. 北京：中国中医药出版社，2010.

[3] 董小萍. 天然药物化学 [M]. 北京：中国医药科技出版社，2015.

[4] 匡海学. 中药化学 [M]. 北京：中国中医药出版社，2011.

[5] 匡海学. 中药化学图表解 [M]. 北京：人民卫生出版社，2008.

[6] 宋小妹，唐志书. 中药化学成分提取分离与制备 [M]. 北京：人民卫生出版社，2004.

[7] 吴立军. 天然药物化学 [M]. 北京：人民卫生出版社，2008.

[8] 李娇妹，郑纺，翟丽娟，等. 三萜类化合物抗肿瘤活性研究进展 [J]. 中草药，2014，45(15)：2265-2271.

[9] 居靖，汪海，孙黄萍，等. 参麦注射液不良反应/不良事件分析 [J]. 安徽医药，2009，13(12)：1593.

第十一章　甾体及其苷类

大纲提示：

　　1. 熟悉强心苷的提取、分离方法。

　　2. 掌握强心苷和甾体皂苷元的结构特征、理化性质和检识方法。

　　3. 了解 C_{21} 甾类、植物甾醇、胆汁酸类、昆虫变态激素、甾体皂苷类、强心苷的含义、分布、生理活性、颜色反应及实例。

第一节　概　述

　　甾体类化合物（steroidal compounds）是一类结构中具有环戊烷骈多氢菲甾体母核的天然化学成分，该类化合物具有强心、镇痛、抗炎、抑菌、抗抑郁、抗肿瘤、抗糖尿病、抗凝血和抗生育等生物活性和药理作用，同时也是合成甾体类激素的重要原料，具有重要的药学研究和开发潜质。甾体类化合物广泛存在于自然界，常见的有强心苷、甾体皂苷、C_{21} 甾体、植物甾醇、胆汁酸、昆虫变态激素等。自 20 世纪 70 年代后期，随着分离手段和分析测试技术的迅猛发展，给甾体类化合物的研究带来了活力，新的甾体成分不断被发现。已发现紫金牛科、石松科、荨麻科、百合科、萝藦科、葫芦科、夹竹桃科、卫矛科、茄科等植物中都存在有甾体成分。其中，重要的甾体化合物如维生素 D、性激素、肾上腺皮质激素等在动植物生命过程中发挥着重要作用。新型植物生长调节剂油菜素内酯及其类似物的发现，对植物发育、农作物产量和品质的提高具有重要意义。

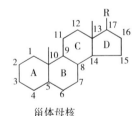

甾体母核

　　随着分子生物学等先进技术的迅猛发展，对甾体类化合物新功能的认识可谓日新月异。虽然人工合成甾体化合物的报道不断，但是在甾体药物中仍以天然成分及其合成衍生物为主体，如地奥心血康胶囊（有效成分为黄山药 *Dioscorea panthaica* Prain et Burk. 中的甾体皂苷）、心脑舒通（有效成分为蒺藜 *Tribulus terrestris* L. 果实中的甾体皂苷）、盾叶冠心宁（有效成分为盾叶薯蓣 *Dioscorea zingiberensis* C. H. Wright 根茎中的水溶性皂苷）等天然药物在治疗冠心病、心绞痛、心肌缺血、脑动脉硬化症和脑血栓形成的后遗症、慢性肺源性心脏病等方面均表现出明显的临床效果。

一、甾体化合物的结构与分类

各类甾体成分在 C-17 位均有侧链。根据侧链结构的不同，又分为不同的种类，见表11-1。

表 11-1 天然甾体化合物的种类及结构特点

名称	A/B	B/C	C/D	C_{17}-取代基
强心苷	顺、反	反	顺	不饱和内酯环
蟾毒配基	顺、反	反	反	六元不饱和内酯环
甾体皂苷	顺、反	反	反	含氧螺杂环
C_{21}甾醇	反	反	顺	—C_2H_5
植物甾醇	顺、反	反	反	8～10 个碳的脂肪烃
胆汁酸	顺	反	反	戊酸
昆虫变态激素	顺	反	反	8～10 个碳的脂肪烃

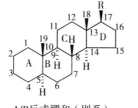

A/B反式稠和（别系）　　　　A/B顺式稠和（正系）

天然甾体化合物的 B/C 环都是反式，C/D 环多为反式，A/B 有顺、反 2 种稠合方式。因此，甾体化合物可分为 2 种类型：A/B 环顺式稠合的称正系，即 C-5 上的氢原子和 C-10 上的角甲基都伸向环平面的前方，处于同一边，为 β 构型，以实线表示；A/B 环反式稠合的称别系（allo），即 C-5 上的氢原子和 C-10 上的角甲基不在同一边，而是伸向环平面的后方，为 α 构型，以虚线表示。通常这类化合物的 C-10、C-13、C-17 侧链大都是 β 构型，C-3 上有羟基，且多为 β 构型。甾体母核的其他位置上也可以有羟基、羰基、双键等功能团。

二、甾体化合物的生物合成途径

甾体化合物都是由甲戊二羟酸的生物合成途径转化而来，从乙酰辅酶 A→角鲨烯（squalene）→2,3-氧化角鲨烯（2,3-oxidosqualene）→羊毛甾醇，再衍生成强心苷元类、甾体皂苷元类、C_{21}甾类、甾醇类等，如下图所示。

三、甾体类化合物的颜色反应

甾体类化合物在无水条件下与酸作用，能产生各种颜色反应。这类颜色反应的机理较复杂，甾体化合物与酸作用，经脱水、缩合、氧化等过程显色。

1. 醋酐-浓硫酸反应（Liebermann-Burchard 反应）　将样品溶于三氯甲烷，加硫酸-醋酐（1∶20），产生红→紫→蓝→绿→污绿等颜色变化，最后褪色。

2. 三氯甲烷-浓硫酸反应（Salkowski 反应）　将样品溶于三氯甲烷，加入硫酸，硫酸层显血红色或蓝色，三氯甲烷层显绿色荧光。

3. 冰醋酸-乙酰氯反应（Tschugaev 反应）　将样品溶于冰醋酸，加几粒氯化锌和乙酰氯共热；或取样品溶于三氯甲烷，加冰醋酸、乙酰氯、氯化锌煮沸，反应液呈现紫红→蓝→绿的变化。

4. 三氯醋酸反应（Rosen-Heimer 反应）　将样品溶液滴在滤纸上，喷 25% 的三氯乙酸乙醇溶液，加热至 60℃ 呈红色至紫色。

5. 五氯化锑反应（Kahlenberg 反应）　将样品溶液点于滤纸上，喷 20% 五氯化锑的三氯甲烷溶液（不含乙醇和水），于 60~70℃ 加热 3~5min，样品斑点呈现灰蓝、蓝、灰紫等颜色。

第二节　强心苷类化合物

一、概述

强心苷（cardiac glycosides）是存在于生物界中一类对心脏有强心作用等显著生理活性的甾体苷类，由强心苷元（cardiac aglycones）与糖缩合的一类苷类化合物。该类成分主要生理作用是能选择性地作用于心脏，加强心肌收缩力，使心输出量增加，减慢窦性频率，改善动脉系统供血状况，因此具有强心作用。临床上主要作为强心剂，用于治疗慢性心功能不全和心律失常等症。强心苷类化合物有一定毒性，有报道表明，某些强心苷具有细胞毒性，可以抑制肿瘤细胞生长。由于能兴奋延髓催吐化学感受区而引起恶心、呕吐以及影响中枢神经系统而产生头痛、眩晕等症，强心苷的安全剂量范围较小，一般的治疗剂量已经接近中毒量的 60%。为了保证临床用药安全，应定期监测血药浓度，做到剂量个体化。

目前，已从自然界得到千余种强心苷类化合物。强心苷主要分布于夹竹桃科、玄参科、百合科、十字花科、桑科、毛茛科、萝藦科以及卫矛科等一百多种植物中。常见的有毛花洋地黄 *Digitalis lanata* Ehrh.、紫花洋地黄 *Digitalis purpurea* L.、黄花夹竹桃 *Peruviana peruviana* (Pers.) K. Schum.、毒毛旋花子 *Strophanthus kombe*、铃兰 *Convallaria keiskei* Miq.、海葱 *Scilla maritime*、羊角拗 *Stropanthus divaricatus* (Lour.) Hook. et Arn. 等。在动物中还没有发现强心苷类成分，蟾蜍中主要成分是一类具有强心作用的甾体化合物，是一类蟾毒配基的脂肪酸酯，不属于苷类化合物。

临床上应用的强心苷类药物，都是从植物中提取分离得到的，如去乙酰毛花洋地黄苷丙（西地兰 cedilanid）、异羟基洋地黄毒苷（狄戈辛 digoxin），两者均从玄参科植物毛花洋地黄叶中提取获得；黄夹苷（强心灵）是从夹竹桃科植物黄花夹竹桃果仁中提取得到；铃兰毒苷是从百合科植物铃兰全草中提取获得。这些成分应用于临床已经有 200 多年的历史，积累了丰富的经验。临床实践表明，洋地黄制剂是目前治疗心力衰竭最常用、有效的药物之一。洋地黄类强心苷不仅能减轻心力衰竭病人的症状，改善病人的生活质量，而且能降低心力衰竭病人的再住院率，对死亡率的影响是中性的，是治疗收缩功能障碍所致心功能不全的最好强心药，这是儿茶酚胺类和磷酸二酯酶类强心剂所不能比拟的。

强心苷存在于植物体的叶、花、种子、鳞茎、树皮和木质部等不同部位。在同一植物体中往往含有几个或几十个结构类似、理化性质近似的苷，同时还有相应的水解酶存在。所以，强心苷结构复杂，性质不够稳定，易被水解生成次生苷，给提取分离工作带来一定的困难。

二、强心苷的结构与分类

强心苷由强心苷元（cardiac aglycones）与糖 2 部分构成。

（一）苷元部分的结构特点

1. 甾体母核　甾体母核上的 A、B、C、D 4 个环的稠合方式是 A/B 环为顺、反 2 种形式，但多为顺式，如洋地黄毒苷元（digitoxigenin）。反式稠合的较少，如乌沙苷元（uzarigenin）。B/C 环均为反式；C/D 环多为顺式。

2. 取代基　甾核母核的 C-10、C-13、C-17 位上各有 1 个侧链，C-10 上大都为甲基，也可能是羟甲基、醛基或羧基；C-13 位为甲基取代；C-17 位为不饱和内酯环，多为 β 构型。C-3 和 C-14 位都有羟基取代，C-3 位羟基大多是 β 构型，少数为 α 构型，C-14 位羟基均为 β 构型。C-3 位—OH常与糖缩合成苷键的形式存在。有的甾核 C-16 位 β 构型羟基还可与一些小分子脂肪酸如甲酸、醋酸或异戊酸等结合形成酯。另外，母核上如有双键，一般位于 C-4、C-5 位或 C-5、C-6 位。

天然存在的一些强心苷元，如洋地黄毒苷元（digitoxigenin）、3-表洋地黄毒苷元（3-epi-digitoxigenin）、乌沙苷元（uzarigenin）、夹竹桃苷元（oleandrigenin）、绿海葱苷元（scilliglaucosidin）、蟾毒素（bufotalin）的结构。

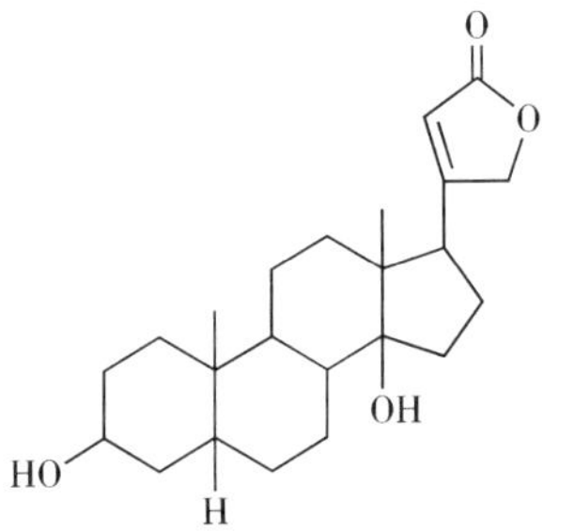

洋地黄毒苷元 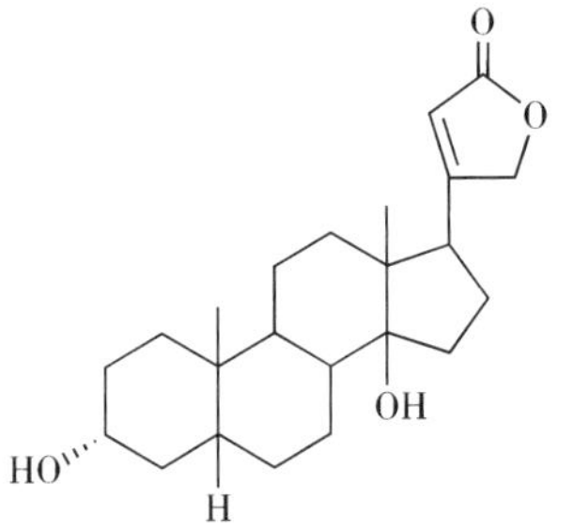　　　　　　3-表洋地黄毒苷元

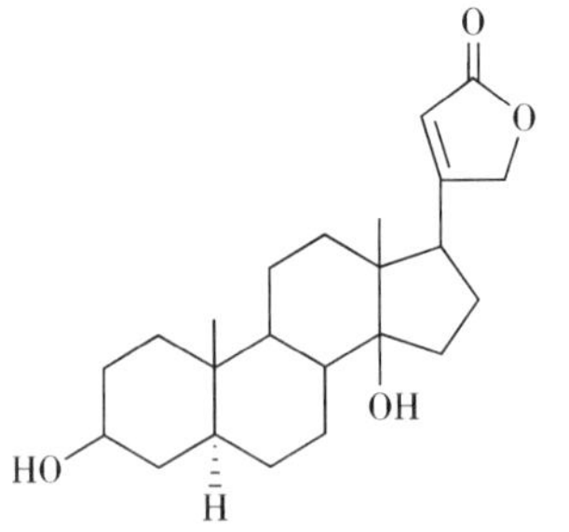

乌沙苷元 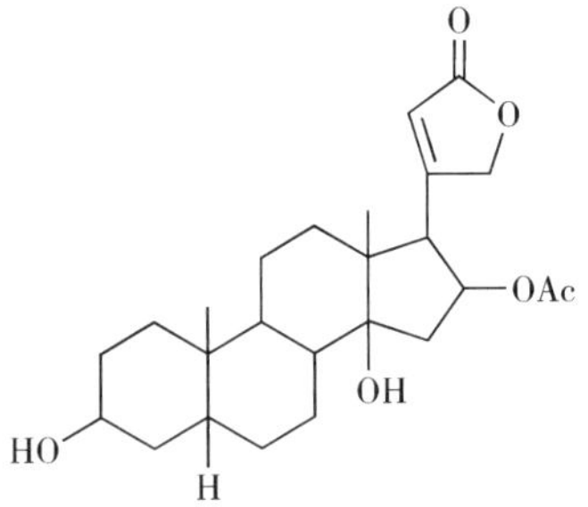　　　　　　夹竹桃苷元

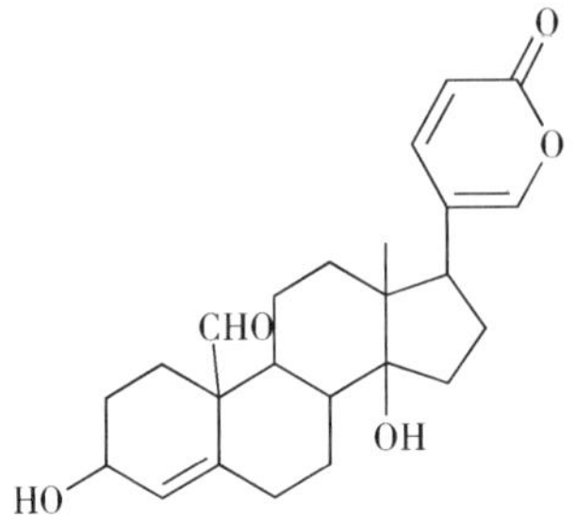

绿海葱苷元 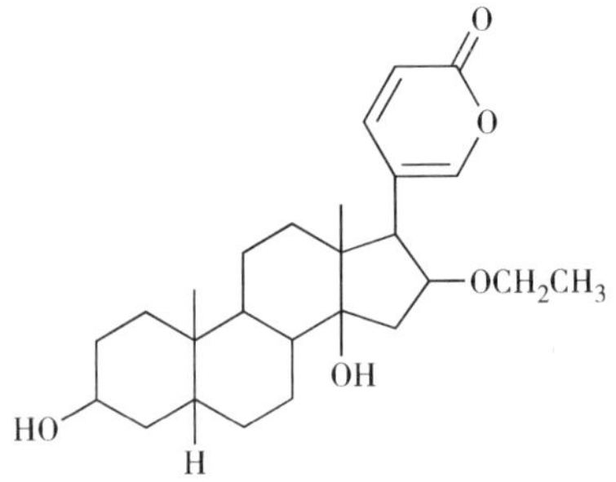　　　　　　蟾毒素

（二）苷元部分的结构分类

根据 C-17 位侧链不饱和内酯环的不同，强心苷元可分为 2 类。

1. 甲型强心苷元　C-17 侧链为五元不饱和内酯环（$\Delta^{\alpha\beta}$-γ-内酯），称强心甾烯类（carde-nolides），即甲型强心苷元。天然存在的强心苷类大多属于此种类型，如夹竹桃苷元（oleander aglycone）。

2. 乙型强心苷元　C-17 侧链为六元不饱和内酯环（$\Delta^{\alpha\beta,\gamma\delta}$-$\delta$-内酯），称海葱甾二烯类（scillanolides）或蟾蜍甾二烯类（bufanolide），即乙型强心苷元。属于这类苷元的强心苷较少，如海葱苷元（scillarenin）。

強心甾烯（甲型强心苷元）　　　　　夹竹桃苷元

海葱甾二烯或蟾蜍甾二烯（乙型强心苷元）　　　海葱苷元

按甾类化合物的命名，甲型强心苷是以强心甾烯（cardenolide）为母核命名，如洋地黄毒苷元的化学名为 $3\beta,14\beta$-二羟基-5β-强心甾-20（22）-烯（$3\beta,14\beta$-dihydroxy-5β-card-20（22）-enolide）；乙型强心苷元则以海葱甾（scillanolide）或蟾酥甾（bufanolide）为母核，例如海葱苷元（scillarenin）化学名为 $3\beta,14\beta$-二羟基-海葱甾-4,20,22-三烯（$3\beta,14\beta$-dihydroxy-acilla-4,20,22-trienolide）。

（三）糖部分的结构

构成强心苷的糖有 20 多种。根据它们 C-2 上有无羟基可以分为 α-羟基糖（2-羟基糖）和 α-去氧糖（2-去氧糖）2 类。α-去氧糖，常见于强心苷中，所以可作为区别于其他苷类成分的一个重要特征。

1. α-羟基糖　组成强心苷的 α-羟基糖除 D-葡萄糖、L-鼠李糖（L-rhamnose）外，还有 6-去氧糖，如 L-夫糖（L-fucose）、D-鸡纳糖（D-quinovose）、D-弩箭子糖（D-antiarose）、D-6-去氧阿洛糖（D-6-deoxyallose）；另外，还有 6-去氧糖甲醚，如 L-黄花夹竹桃糖（L-thevetose）、D-洋地黄糖（D-digitalose）等。

2. α-去氧糖　强心苷中常见 α-去氧糖，如 D-洋地黄毒糖（D-digitoxose）等 2,6-二去氧糖，还有如 L-夹竹桃糖（L-oleandrose）、D-加拿大麻糖（D-cymarose）、D-迪吉糖（D-digi-nose）和 D-沙门糖（D-sarmentose）等 2,6-二去氧糖甲醚。

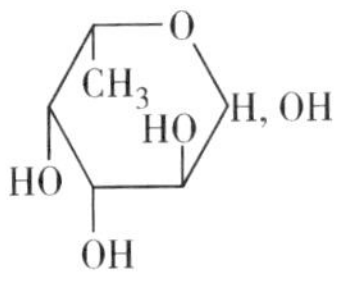

L-夫糖 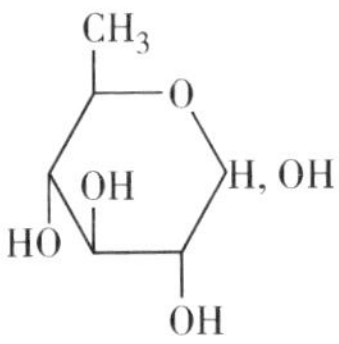　　　　D-鸡纳糖 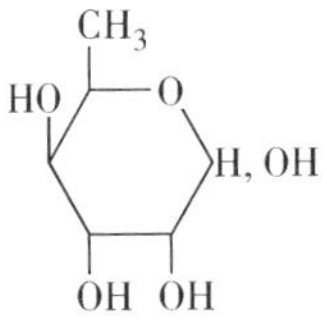　　　　D-弩箭子糖 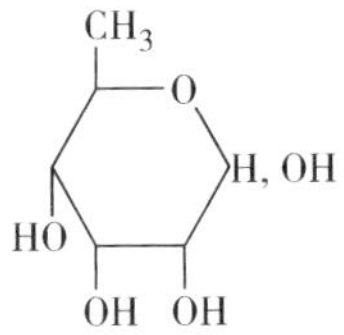　　　D-6-去氧阿洛糖

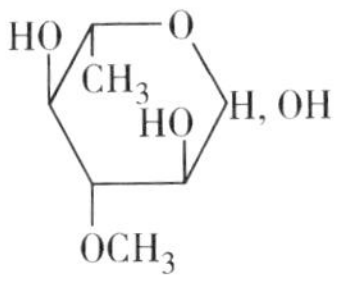

L-黄花夹竹桃糖 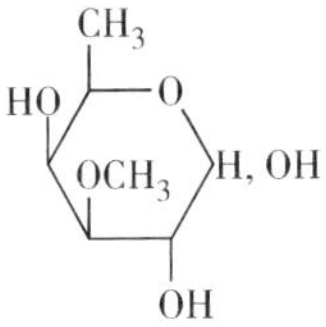　　D-洋地黄糖 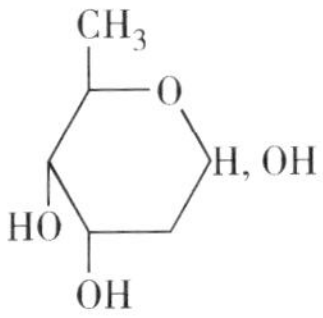　　　D-洋地黄毒糖 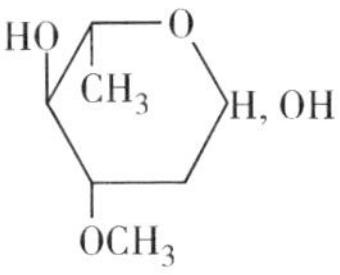　　　L-夹竹桃糖

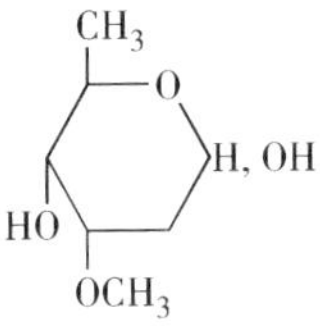

D-加拿大麻糖 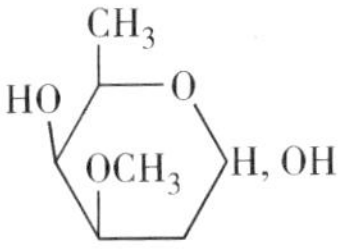　　　D-迪吉糖 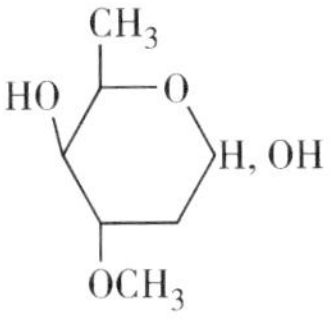　　　D-沙门糖

（四）苷元和糖的连接方式

强心苷大多是低聚糖苷，少数是单糖苷或双糖苷。通常按糖的种类以及和苷元的连接方式，可分为以下 3 种类型：

Ⅰ型苷元-(2,6-去氧糖)$_x$-(D-葡萄糖)$_y$

Ⅱ型苷元-(6-去氧糖)$_x$-(D-葡萄糖)$_y$

Ⅲ型苷元-(D-葡萄糖)$_y$

如紫花洋地黄苷 A（purpurea glycoside A）属于Ⅰ型强心苷；黄夹苷甲（thevetin A）属于Ⅱ型强心苷；绿海葱苷（scilliglaucoside）属于Ⅲ型强心苷。植物界存在的强心苷，以Ⅰ、Ⅱ型较多，Ⅲ型较少。

三、强心苷的结构与活性的关系

强心苷是一类对心脏有强心作用的甾体苷类。大量的研究证明，强心苷的化学结构对其生理活性有较大影响。强心苷的强心作用取决于苷元部分，主要是甾体母核的立体结构、不饱和内酯环的种类及一些取代基的种类及其构型。糖部分本身不具有强心作用，但可影响强心苷的强心作用强度。强心苷的强心作用强弱常以对动物的毒性（致死量）来表示。

1. 甾体母核　影响强心作用的 C/D 环必须顺式稠合。一旦这种稠合被破坏，将失去强心作用。若 C-14 羟基为 β 构型时即表明 C/D 环顺式稠合，若为 α 构型或脱水形成脱水苷元，则强心作用消失。而 A/B 环可以是顺式或反式稠合，A/B 环为顺式稠合的甲型强心苷元，必须具 C-3- β 羟基，否则无活性。A/B 环为反式稠合的甲型强心苷元，无论 C-3 是 β-羟基还是 α-羟基均有活性。

2. 不饱和内酯环　C-17 侧链上 α、β 不饱和内酯环为 β 构型时，有活性；为 α 构型时，活性减弱；若 α、β 不饱和键转化为饱和键，活性大为减弱，但毒性也减弱；若内酯环开裂，活性降低或消失。

3. 取代基　强心苷元甾核中一些基团的改变亦将对生理活性产生影响。如 C-10 位的角甲基转化为醛基或羟甲基时，其生理活性增强；C-10 位的角甲基转为羧基或无角甲基，则生理活性明显减弱。此外，母核上引入 5β、11α、12β 羟基，可增强活性，引入 1β、6β、16β 羟基，可降低活性；引入双键 $\Delta^{4(5)}$ 活性增强，引入双键 $\Delta^{16(17)}$ 则活性消失或显著降低。

4. 糖部分　糖在强心苷结构中本身并不具有强心作用，但它们的种类、数目对强心苷的毒性会产生一定的影响。一般来说，苷元连接糖形成单糖苷后，毒性增加。随着糖数的增多，分子量增大，苷元相对比例减少，又使毒性减弱。如毒毛旋花子苷元组成的 3 种苷的毒性比较，结果见表 11-2。

表 11-2　毒毛旋花子苷元组成的 3 种苷的毒性比较

化合物名称	LD_{50}（猫，mg/kg）
毒毛旋花子苷元	0.325
加拿大麻苷（毒毛旋花子苷元-D-加拿大麻糖）	0.110
k-毒毛旋花子次苷-β（毒毛旋花子苷元-D-加拿大麻糖-D-葡萄糖）	0.128
k-毒毛旋花子苷［毒毛旋花子苷元-D-加拿大麻糖-D-（葡萄糖）$_2$］	0.186

从上表可见，一般甲型强心苷及苷元的毒性规律为：三糖苷＜二糖苷＜单糖苷＞苷元。

在甲型强心苷中，同一苷元的单糖苷，其毒性的强弱取决于糖的种类。如洋地黄毒苷元与不同单糖结合的苷的毒性比较，结果见表 11-3。

表 11-3　洋地黄毒苷元与不同单糖结合的苷的毒性比较

化合物名称	LD_{50}（猫，mg/kg）
洋地黄毒苷元	0.459
洋地黄毒苷元-D-葡萄糖	0.125
洋地黄毒苷元-D-洋地黄糖	0.200
洋地黄毒苷元-L-鼠李糖	0.278
洋地黄毒苷元-加拿大麻糖	0.288

由上表可见，单糖苷的毒性次序为：葡萄糖苷＞甲氧基糖苷＞6-去氧糖苷＞2,6-二去氧糖苷。

在乙型强心苷及苷元中，苷元的作用大于苷，其毒性规律为：苷元＞单糖苷＞二糖苷。

比较甲、乙两型强心苷元时发现，通常乙型强心苷元的毒性大于甲型强心苷元。

四、强心苷的理化性质

（一）性状

强心苷多为无定形粉末或无色结晶，具有旋光性，C-17 位侧链为 β 构型者味苦，为 α 构型者味不苦。对黏膜具有刺激性。

（二）溶解性

强心苷一般可溶于水、醇、丙酮等极性溶剂，难溶于乙醚、苯、石油醚等极性小的溶剂。苷元则难溶于水等极性溶剂，易溶于乙酸乙酯、三氯甲烷等有机溶剂。

强心苷的溶解性与分子所含糖的数目、种类、苷元所含的羟基数及位置有关。

1. 糖的数目　原生苷由于分子中含糖基数目多，而比其次生苷和苷元的亲水性强，可溶于水等极性大的溶剂，难榕于极性小的溶剂。

2. 羟基数目 强心苷溶解性因分子中糖的类型、苷元上羟基的数目不同而异。羟基数目越多，亲水性越强。例如乌本苷（ouabain）虽是单糖苷，但整个分子却有 8 个羟基，水溶性大（1∶75），难溶于三氯甲烷；洋地黄毒苷虽为三糖苷，但是 3 个糖基都是 α-去氧糖，整个分子只有 5 个羟基，故在水中溶解度小（1∶100000），易溶于三氯甲烷（1∶40）。

3. 羟基的位置 分子中羟基是否形成分子内氢键，也可影响强心苷溶解性。如毛花洋地黄苷乙和苷丙，均为四糖苷，苷元上羟基位置不同，前者是 C-14 位、C-16 位二羟基，其中C-16 位羟基能和 C-17 位 β-内酯环的羰基形成分子内氢键，而后者是 C-14 位、C-12 位二羟基，不能形成氢键，所以毛花洋地黄苷丙在水中溶解度（1∶18500）比苷乙大（几乎不溶），而在三氯甲烷中的溶解度则相反。毛花洋地黄苷丙（1∶17500）小于苷乙（1∶500）。此外，分子中的双键、羰基、甲氧基、酯键等也能影响强心苷的溶解度。

（三）脱水反应

强心苷用混合强酸（例如 3‰～5‰ 盐酸）进行酸水解时，苷元往往发生脱水反应。C-14、C-5 位上的 β-羟基最易发生脱水。

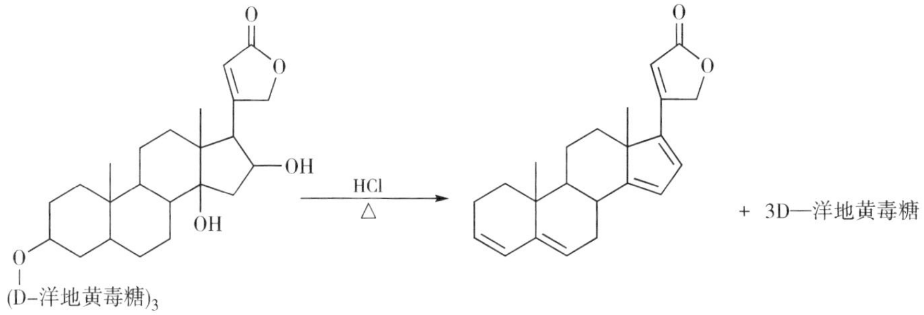

羟基洋地黄毒苷　　　　　　　　　脱水羟基洋地黄毒苷元

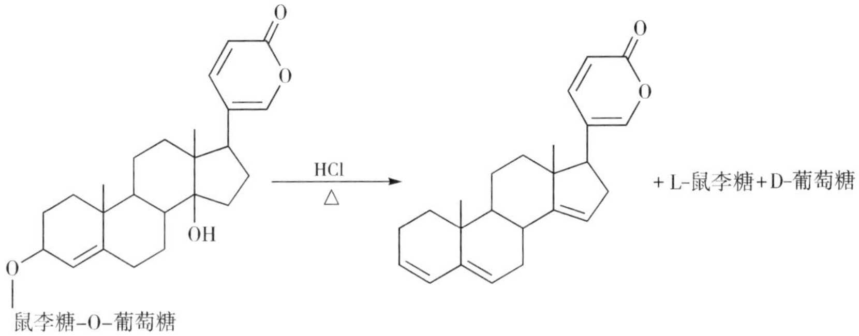

海葱苷A　　　　　　　　　脱水海葱苷元

（四）水解反应

强心苷的苷键可被酸或酶催化水解，分子中的内酯环和其他酯键能被碱水解。水解反应是研究和测定强心苷的组成、改造强心苷结构的重要方法，可分为化学方法和生物方法。化学方法主要有酸水解、碱水解；生物方法有酶水解。强心苷的苷键水解和水解产物因组成糖的不同而有所差异。

1. 酸水解

（1）温和酸水解　用稀酸（0.02～0.05mol/L 的盐酸或硫酸）在含水醇中经短时间（半小

时至数小时）加热回流，可使Ⅰ型强心苷水解为苷元和糖。因为苷元和 α-去氧糖之间、α-去氧糖与 α-去氧糖之间的糖苷键极易被酸水解，在此条件下即可断裂。而 α-去氧糖与 α-羟基糖、α-羟基糖与 α-羟基糖之间的苷键在此条件下不易断裂，常常得到二糖或三糖。由于此水解条件温和对苷元的影响较小，不致引起脱水反应。本法不宜用于 16 位有甲酰基的洋地黄强心苷类的水解，因 16 位甲酰基即使在这种温和的条件下也能被水解。

洋地黄毒糖元

紫花洋地黄苷A　温和酸水解　洋地黄毒糖元 ＋ 2D-洋地黄毒糖　D-洋地黄毒糖–D-葡萄糖

（D-洋地黄毒糖）₃–D-葡萄糖

k-毒毛旋花子苷　温和酸水解　k-毒毛旋花子苷元 ＋ （D-加拿大麻糖）—（D-葡萄糖）₂

（D-加拿大麻糖）—（D-葡萄糖）₂

　　（2）**强烈酸水解**　　Ⅱ型和Ⅲ型强心苷中与苷元直接相连的均为 α-羟基糖，由于糖的 2-羟基阻碍了苷键原子的质子化，酸水解较为困难，用温和酸水解无法使其水解，必须增高酸的浓度（3%～5%），延长作用时间或同时加压，才能使 α-羟基糖定量地水解下来，但由于此条件下反应较为剧烈，常可引起苷元的结构变化，C-14 位羟基、C-16 位羟基易与邻位氢失水形成脱水苷元。

　　（3）**氯化氢-丙酮法**（Mannich 和 Siewert 法）　　将强心苷置于含 1% 氯化氢的丙酮溶液中，20℃放置 2 周。因糖分子中 C-2 位羟基和 C-3 位羟基与丙酮反应，生成丙酮化物，进而水解，可得到原生苷元和糖衍生物。

　　本法适合于多数Ⅱ型强心苷的水解。但是，多糖苷因极性太大，难溶于丙酮中，则水解反应不易进行或不能进行。本法并不适用于所有的Ⅱ型强心苷，例如黄夹次苷乙用此法水解只能得到缩水苷元。

　　2. 酶水解　　酶水解有一定的专属性。不同性质的酶，专属性水解不同性质的苷键。在含强心苷的植物中，有水解葡萄糖的酶，但无水解 α-去氧糖的酶，所以能水解分子中的葡萄糖，保留 α-去氧糖而生成次级苷。

　　含强心苷的植物中均有相应的水解酶共存，故分离强心苷时，常可得到一系列同一苷元的次生苷类，其区别仅在于 D-葡萄糖个数的不同。

此外，还有一些生物中的水解酶亦能使某些强心苷水解。如来源于动物脏器（家畜的心肌、肝等）、蜗牛的消化液、紫苜蓿和一些霉菌中的水解酶，尤其是蜗牛消化酶，它是一种混合酶，几乎能水解所有苷键，能将强心苷分子中糖链逐步水解，直至获得苷元，常用来研究强心苷的结构。

苷元类型不同，被酶解难易程度也不同。毛花洋地黄苷和紫花洋地黄毒苷用紫花苷酶（为β-葡萄糖苷酶）酶解，前者糖基上有乙酰基，对酶作用阻力大，故水解慢，后者水解快。一般来说，乙型强心苷较甲型强心苷易被酶水解。

酶水解在强心苷的生产中有很重要的作用。由于甲型强心苷的强心作用与分子中糖基数目有关，其强心作用的大小顺序为：三糖苷＜二糖苷＜单糖苷，所以经常利用酶水解使植物中的原生苷水解成强心作用更强的次生苷。

3. 碱水解　强心苷的苷键一般不会被碱水解。但碱试剂可使强心苷分子发生酰基水解、内酯环裂开、双键移位及苷元异构化等反应。

（1）酰基的水解　强心苷的苷元或糖上常有酰基存在，它们遇碱可水解脱去酰基。常用的有碳酸氢钠、碳酸氢钾、氢氧化钙、氢氧化钡等。这4种碱只水解酰基，不影响内酯环。氢氧化钠、氢氧化钾由于碱性太强，不仅使所有酰基水解，而且还会使内酯环开裂。

α-去氧糖上的酰基最易脱去，用碳酸氢钠、碳酸氢钾处理即可，而羟基糖或苷元上的酰基较难水解，必须用氢氧化钙、氢氧化钡处理。甲酰基较乙酰基易水解，用氢氧化钙处理，即可发生水解。

（2）内酯环的开裂　在水溶液中，氢氧化钠、氢氧化钾溶液可使内酯环开裂，加酸后可再环合；在醇溶液中，氢氧化钠、氢氧化钾溶液使内酯环开环后生成异构化苷，酸化亦不能再环合成原来的内酯环，是不可逆反应。

甲型强心苷在氢氧化钾的醇溶液中，通过内酯环的质子转移、双键转移，以及C-14位羟基质子对C-20位的亲电加成作用而生成内酯型异构化苷，再经皂化作用开环形成开链型异构化苷。

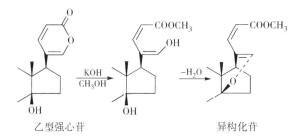

甲型强心苷在氢氧化钾醇溶液中，内酯环上双键20（22）转移到20（21），生成C-22位活性亚甲基。C-22位活性亚甲基与很多试剂可以产生颜色反应。

乙型强心苷在氢氧化钾醇溶液中，不发生双键转移，但内酯环开裂生成甲酯异构化苷。

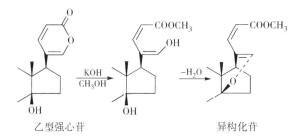

乙型强心苷　　　　　　　　　　　异构化苷

（五）强心苷的检识

1. 颜色反应　强心苷的颜色反应可由甾体母核、不饱和内酯环和 α-去氧糖产生。甾体母核的颜色反应见本章第一节，由不饱和内酯环和 α-去氧糖产生的反应如下。

（1）C-17位上不饱和内酯环的颜色反应　甲型强心苷在碱性醇溶液中，由于五元不饱和内酯环上的双键移位产生 C-22 位活性亚甲基，能与活性亚甲基试剂作用而显色。乙型强心苷在碱性醇溶液中，不能产生活性亚甲基，无此类反应。所以利用此类反应，可区别甲、乙型强心苷。这些有色化合物在可见光区常有最大吸收，故亦可用于定量。

①亚硝酰铁氰化钠试剂（Legal）反应　取样品 1~2mg，溶于吡啶 2~3 滴中，加 3% 亚硝酰铁氰化钠溶液和 2mol/L 氢氧化钠溶液各 1 滴，反应液呈深红色并渐渐褪去。

此反应机制可能是由于活性亚甲基与活性亚硝基缩合生成异亚硝酰衍生物的盐而呈色，凡分子中有活性亚甲基者均有此呈色反应。

$$\left[Fe(CN)_5NO\right]^{-2} + H_2C{<} + 2OH^- \longrightarrow \left[Fe(CN)_5N{=}C\overset{\overset{O}{\uparrow}}{<}\right]^{-4} + 2H_2O$$

②间二硝基苯试剂（Raymond）反应　取样品约 1mg，以少量 50% 乙醇溶解后加入间二硝基苯乙醇溶液 0.1mL，摇匀后再加入 20% 氢氧化钠 0.2mL，呈蓝紫色。

本法反应机制是通过间二硝基苯与活性亚甲基缩合，再经过量的间二硝基苯的氧化生成醌式结构而呈色，部分间二硝基苯自身还原为间硝基苯胺。其他间二硝基化合物如 3,5-二硝基苯甲酸（Kedde）反应、苦味酸（Baljet）反应等也具有相同的反应机制。

③3,5-二硝基苯甲酸试剂（Kedde）反应　取样品的甲醇或乙醇溶液于试管中，加入 3,5-二硝基苯甲酸试剂（A 液：2% 3,5-二硝基苯甲酸甲醇或乙醇溶液；B 液：2mol/L 氢氧化钾溶液，用前等量混合）3~4 滴，产生红色或紫红色。

本试剂可用于强心苷纸色谱和薄层色谱显色剂，喷雾后显紫红色，几分钟后褪色。

④碱性苦味酸试剂（Baljet）反应　取样品的甲醇或乙醇溶液于试管中，加入碱性苦味酸试剂（A 液：1% 苦味酸乙醇溶液；B 液：5% 氢氧化钠水溶液，用前等量混合）数滴，呈现橙色或橙红色。此反应有时发生较慢，放置 15min 以后才能显色。

（2）α-去氧糖颜色反应

①Keller-Kiliani（K-K）反应　取样品 1mg，用冰醋酸 5mL 溶解，加 20% 的三氯化铁水溶液 1 滴，混匀后倾斜试管，沿管壁缓慢加入浓硫酸 5mL，观察界面和醋酸层的颜色变化。如有 α-去氧糖，醋酸层显蓝色。界面的呈色，由于是浓硫酸对苷元所起的作用逐渐向下层扩散，其显色随苷元羟基、双键的位置和数目不同而异，可显红色、绿色、黄色等，但久置后因炭化作用，均转为暗色。

此反应只对游离的 α-去氧糖或在此条件下能解离出 α-去氧糖的强心苷呈阳性，对 α-去氧糖和葡萄糖或其他羟基糖连接的二糖、三糖及乙酰化的 α-去氧糖不显色。因它们在此条件下不能水解出 α-去氧糖。故此反应阳性可肯定 α-去氧糖的存在，但对此反应不显色的有时未必具有完全的否定意义。

②呫吨氢醇（Xanthydrol）反应　取样品少许，加呫吨氢醇试剂（呫吨氢醇 10mg 溶于冰

醋酸 100mL 中，加入浓硫酸 1mL），置水浴上加热 3min，只要分子中有 α-去氧糖即显红色。此反应极为灵敏，分子中的 α-去氧糖可定量地发生反应，故还可用于定量分析。

③对-二甲氨基苯甲醛反应　将样品的醇溶液点于滤纸上，喷对-二甲氨基苯甲醛试剂（1％对二甲氨基苯甲醛的乙醇溶液 4mL，加浓盐酸 1mL），于 90℃加热 30s，分子中若有 α-去氧糖可显灰红色斑点。

④过碘酸-对硝基苯胺反应　将样品的醇溶液点于滤纸或薄层板上，先喷过碘酸钠水溶液（过碘酸钠的饱和水溶液 5mL，加蒸馏水 10mL 稀释），于室温放置 10min，再喷对硝基苯胺试液（1％对硝基苯胺的乙醇溶液 4mL，加浓盐酸 1mL 混匀），则迅速在灰黄色背底上出现深黄色斑点，置紫外灯下观察则为棕色背底上出现黄色荧光斑点。再喷以 5％氢氧化钠甲醇溶液，则斑点转为绿色。

2. 色谱检识　强心苷的色谱检识方法主要为薄层色谱法。强心苷的薄层色谱有吸附薄层色谱和分配薄层色谱，应用上各具特点。在吸附薄层色谱上，常用硅胶作吸附剂，以三氯甲烷-甲醇-冰醋酸（85：13：2）、二氯甲烷-甲醇-甲酰胺（80：19：1）、乙酸乙酯-甲醇-水（8：5：5）等溶剂系统作展开剂。也可用反相硅胶薄层色谱分离强心苷类化合物，常用的溶剂展开系统有甲醇-水、三氯甲烷-甲醇-水等。对于极性较弱的苷元及一些单糖苷，亦可采用氧化铝、氧化镁、硅酸镁作吸附剂，以乙醚或三氯甲烷-甲醇（99：1）等作展开剂。

分配薄层对分离强心苷的效果较吸附薄层更好，斑点集中，分离的样品量较大。常用硅藻土、纤维素作支持剂，以甲酰胺、二甲基甲酰胺、乙二醇等作固定相，三氯甲烷-丙酮（4：1）、三氯甲烷-正丁醇（19：1）等溶剂系统作展开剂，分离极性较强的强心苷类化合物。

强心苷薄层色谱常用显色剂有：

（1）2％ 3,5-二硝基苯甲酸乙醇溶液与 2mol/L 氢氧化钾溶液等体积混合，喷后强心苷显红色，几分钟后褪色。

（2）1％苦味酸水溶液与 10％氢氧化钠水溶液（95：5）混合，喷后于 90～100℃烘 4～5min，强心苷呈橙红色。

（3）2％三氯化锑的氯仿溶液，喷后于 100℃烘 5min，各种强心苷及苷元显不同的颜色。

（六）强心苷的提取分离

由于天然药物中存在的强心苷类成分比较复杂，同一植物中常含有几十个结构相似、性质相近的强心苷，这些成分常与糖类、皂苷、鞣质、色素等共存，影响或改变强心苷在许多溶剂中的溶解度，因此从天然药物中提取分离强心苷比较复杂。另外，多数强心苷是多糖苷，可以被植物中的酶、酸、碱水解成次生苷，与原生苷共存，从而增加了成分的复杂性，也增加了提取分离工作的难度。

由于在提取分离中强心苷易被酸、碱、酶水解、脱水及异构化，因此要特别注意这些因素的影响和应用。当以提取分离原生苷为目的时，首先要注意抑制酶的活性，防止强心苷被酶解。原料要新鲜，采收后尽快干燥，最好在 50～60℃通风快速烘干或晒干，在保存期间要注意防潮，控制含水量，提取时要避免酸碱的影响；如果是以提取次生苷为目的，则可以利用上述影响因素，如酶解及部分酸、碱水解等适当方法，保证目标提取物次生苷的产量。

1. 提取方法　强心苷的原生苷和次生苷均能溶于甲醇、乙醇中，一般常用甲醇或 70％～80％乙醇作提取溶剂，提取效率高，且可以使酶失去活性。

当原料为种子或含亲脂性杂质较多时，需用石油醚或汽油脱脂后提取；原料为含叶绿素较多的叶或全草时，可以用稀碱液皂化法或者将醇提液浓缩，保留适当浓度的醇，放置，则叶绿素等脂溶性杂质成胶状沉淀析出。也可以用活性炭除去提取液中叶绿素等脂溶性杂质，用聚酰胺或氧化铝吸附除去水溶性色素、鞣质、糖、皂苷、酸性及酚性物质。但同时也要注意，除去杂质的同时也会有部分强心苷被吸附而损失。

经过初步除杂质后的强心苷浓缩液，可以用三氯甲烷或不同比例的三氯甲烷-甲醇（乙醇）试剂依次萃取，将强心苷按照极性大小划分为几个部分，以进一步分离。

2. 分离方法　分离强心苷，常采用溶剂萃取法、逆流分溶法和色谱分离法。对于含量较高的成分，可以优选适当的溶剂，利用反复重结晶并配合使用多种方法得到单体。两相溶剂萃取法和逆流分溶法则是利用强心苷在两相溶剂中分配系数的差异而进行分离的方法。例如，毛花洋地黄苷甲、乙、丙的分离，黄夹苷甲、乙的分离等。

分离亲脂性的苷元、次生苷、单糖苷时，一般选用吸附色谱，如以硅胶、中性氧化铝为吸附剂，用三氯甲烷-甲醇、乙酸乙酯-甲醇、正己烷-乙酸乙酯、苯、丙酮等作洗脱剂。对于弱亲脂性成分宜选用分配色谱，可用硅胶、硅藻土、纤维素等为支持剂，以三氯甲烷-甲醇-水、乙酸乙酯-甲醇-水作洗脱剂。

（七）　强心苷类化合物的波谱特征

波谱特征在区别甲型强心苷和乙型强心苷中具有重要作用。

1. 紫外光谱　强心苷类化合物由于分子中苷元部分有五元或六元不饱和内酯环，具有共轭结构，所以其紫外光谱的特征较为显著。具有 $\Delta^{\alpha\beta}$-γ-内酯环的甲型强心苷元，在 $217\sim220$nm（lgε$4.20\sim4.24$）处呈最大吸收；具有 $\Delta^{\alpha\beta,\gamma\delta}$-$\delta$-内酯环的乙型强心苷元在 $295\sim300$nm（lgε3.93）处有特征吸收，借此区别甲型和乙型强心苷。若甲型强心苷有 $\Delta^{16(17)}$ 与 $\Delta^{\alpha\beta}$-γ-内酯环共轭，则在 270nm 处产生强吸收；若有 $\Delta^{14(15),16(17)}$ 双烯和不饱和内酯共轭，则最大吸收进一步红移至 330nm 附近产生强吸收。苷元中有孤立羰基时，在 $290\sim300$nm 有弱吸收（lgε 约 1.8），若为苷时，该吸收更弱，几乎看不到。

2. 红外光谱　强心苷类化合物在红外光谱中最特征的吸收来自不饱和内酯环上的羰基。根据羰基吸收峰的强度和峰位，可以区分五元不饱和内酯环和六元不饱和内酯环，即区分甲型、乙型强心苷元。

具有 $\Delta^{\alpha\beta}$-γ-内酯环的甲型强心苷元，一般在 $1800\sim1700$cm^{-1} 处有 2 个羰基吸收峰，较低波数的是 α、β 不饱和羰基的正常吸收，较高波数的吸收峰为其不正常吸收，随溶剂极性而改变，在极性大的溶剂中，吸收强度减弱或消失，而正常吸收在极性溶剂中，吸收强度不变或略加强。例如，3-乙酰毛花洋地黄毒苷元（3-acetylgitoxigenin）在二硫化碳溶液中测定时，红外光谱有 3 个羰基吸收峰，即 1783cm^{-1}、1756cm^{-1} 和 1738cm^{-1}。其中 1738cm^{-1} 为乙酰基上羰基的吸收；1756cm^{-1} 是不饱和内酯环上羰基的正常吸收峰，因有 $\Delta^{\alpha\beta}$ 共轭而向低波数位移20~30cm^{-1}（α、β 饱和内酯的羰基峰在 1786cm^{-1} 处）；1783cm^{-1} 处的吸收峰则是羰基的不正常吸收峰，可随溶剂性质不同而改变。

具有 $\Delta^{\alpha\beta,\gamma\delta}$-$\delta$-内酯环的乙型强心苷元在 $1800\sim1700$cm^{-1} 区域内也有 2 个羰基吸收峰，但因其环内共轭程度高，故 2 峰均较甲型强心苷元中相应的羰基峰向低波数位移约 40cm^{-1}。例如嚏根草苷元（hellebrigenin），在三氯甲烷中测定时，出现 1740cm^{-1} 和 1718cm^{-1} 2 个吸收峰。

3. 核磁共振氢谱　强心苷类的核磁共振氢谱中可以见到某些质子信号具有明显特征，能够为结构解析提供重要信息。甲型强心苷 $\Delta^{\alpha\beta}$-γ-内酯环 C-21 位上的 2 个质子以宽单峰或三重峰或 AB 型四重峰（$J=18Hz$）出现在 $\delta4.5\sim5.0$ 区域，具体峰形与使用的氘代试剂种类有关。C-22 位上的烯质子因与 C-21 位上的 2 个质子产生远程偶合，故以宽单峰出现在 $\delta5.6\sim6.0$ 区域内。在乙型强心苷中，其 $\Delta^{\alpha\beta,\gamma\delta}$-$\delta$-内酯环上的 H-21 以单峰形式出现在 $\delta7.2$ 左右。H-22 和 H-23 各以二重峰形式分别出现在 $\delta7.8$ 和 6.3 左右，各出现 1 个烯氢双峰。

强心苷元的 C-13 位—CH_3 和 C-10 位—CH_3 在 $\delta1.0$ 左右有特征吸收峰，均以单峰形式出现，易于辨认，且一般 C-13 位—CH_3 的信号位于 C-10 位—CH_3 的低场。若 C-10 位为醛基取代，在 $\delta9.5\sim10.0$ 内出现 1 个醛基质子的单峰。H-3 为多重峰，约在 $\delta3.9$ 处，结合成苷后，向低场位移。

强心苷中除常见的糖外，常连有 2-去氧糖和 6-去氧糖。在 ^{1}H-NMR 谱中，6-去氧糖在高场区 $\delta1.0\sim1.5$ 之间出现 1 个甲基的双峰（$J=6.5Hz$）或多重峰。2-去氧糖的端基质子与 2-羟基糖不同，呈双二重峰（dd 峰），C-2 位上的 2 个质子处于高场区。含有甲氧基的糖，其甲氧基以单峰出现在 $\delta3.5$ 左右。

4. 核磁共振碳谱　甲型强心苷不饱和内酯环上 C-20、C-21、C-22、C-23 位碳信号出现在 $\delta172$、75、117 和 176 左右，乙型强心苷不饱和内酯环显示 1 个不饱和双键和 1 个 α、β 不饱和内酯的羰基信号。当强心苷结构中引入羟基，除被羟基取代的 α-位 C 向低场位移外，β-位 C 也向低场位移。若在 5 位引入 β-羟基，由于竖键与横键的 β 效应不同，对 C-4、C-6 亚甲基碳有不对称去屏蔽作用而向低场位移。当羟基被酰化后，酰氧基碳的 δ 值向低场位移，而其 β-位 C 则向高场位移。

强心苷中，常含有 2,6-二去氧糖和 6-去氧糖，它们与普通糖一样，碳谱中各碳原子也都有各自的化学位移值。据此，可以确定糖的种类、数目以及连接位置。

5. 质谱　强心苷元的开裂方式较多，也较复杂。甲型强心苷元可产生保留 γ-内酯环或内酯环加 D 环的特征碎片离子为 m/z 111、124、163 和 164。乙型强心苷元的裂解可见以下保留 δ-内酯环的碎片离子峰 m/z 109、123、135 和 136，借此可与甲型强心苷元相区别。

$m/z111$　　$m/z124$　　$m/z163$　　$m/z164$

甲型强心苷元的质谱裂解规律

$m/z109$　　$m/z123$　　$m/z135$　　$m/z136$

乙型强心苷元的质谱裂解规律

（八）含强心苷的天然药物及蟾蜍强心成分实例

1. 毛花洋地黄　毛花洋地黄 *Digitais lanata* 是玄参科植物，在临床应用已有百年历史，主要药理作用有兴奋心肌、增加心肌收缩力、使收缩期的血液输出量大为增加、改善血液循环。至今在临床上其仍是治疗心力衰竭的有效药物。从毛花洋地黄叶中分离出的强心苷达30余种，多为次生苷，其苷元均是五元不饱和内酯环的甲型强心苷元。属于原生苷的有毛花洋地黄苷甲、乙、丙、丁和戊（lanatoside A、B、C、D、E），以苷甲和苷丙的含量较高。此外，还含叶绿素、树脂、皂苷、蛋白质、水溶性色素、糖类等杂质和可水解原生苷的酶。

毛花洋地黄是制备强心药西地蓝（cedilanid-D，又称去乙酰毛花洋地黄苷丙）和地高辛（digoxin，又称异羟基洋地黄毒苷）的主要原料。地高辛是西地蓝经酶解去掉末端的葡萄糖产生的次生苷，其特点与西地蓝相似，但作用迅速、蓄积性小，可制成注射液用于急性心脏疾患的治疗。

	R_1	R_2
洋地黄毒苷元	H	H
羟基洋地黄毒苷元	H	OH
异羟基洋地黄毒苷元	OH	H
双羟基洋地黄毒苷元	OH	OH
吉它洛苷元	H	OOCH
洋地黄毒苷	H	H
羟基洋地黄毒苷	H	OH
异羟基洋地黄毒苷	OH	H
双羟基洋地黄毒苷	OH	OH
吉它洛苷	H	OOCH
毛花洋地黄苷甲	H	H
毛花洋地黄苷乙	H	OH
毛花洋地黄苷丙	OH	H
毛花洋地黄苷丁	OH	OH
毛花洋地黄苷戊	H	OOCH

利用毛花洋地黄叶中存在的 β-D-葡萄糖酶水解去除葡萄糖，再用乙醇提取。提取液浓缩至20%时脂溶性杂质溶解度小，析胶效果好，可以除去脂溶性杂质，而成分保留在稀醇溶液中。利用次生苷在三氯甲烷中溶解度较大分离次生苷。再用氢氧化钠洗涤脱去乙酰基并除去残留的叶绿素。最后再利用地高辛在三氯甲烷中溶解度较大得到地高辛粗品。然后可以利用乙醇重结晶法对地高辛粗品进行精制。具体流程如下：

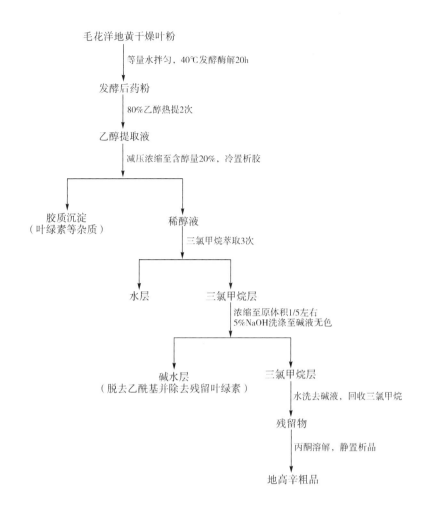

在临床应用方面，强心苷存在的主要问题是安全范围小，有效剂量与中毒剂量接近。例如，洋地黄中毒可致心律失常。通常强心苷类化合物有一定的毒性，它能兴奋延髓极后区催吐化学感受区而致恶心、呕吐等胃肠道反应，能影响中枢神经系统产生眩晕、头痛等症，临床应用时应注意。高血压合并心功能不全者常口服地高辛和复方罗布麻片，罗布麻根含罗布麻苷，若与毒毛旋花子苷合用，可引起强心苷中毒，易出现不同程度的心脏传导阻滞等心律失常。通宣理肺丸、止咳息喘丸、气管炎丸、哮喘冲剂等均含麻黄素，亦不宜与强心苷联用，以防引起强心苷中毒。人参再造丸、大活络丹、半夏露、化痰止咳丸、复方川贝精片等可使心跳加快，心肌收缩力增强，此类中成药不宜与强心苷类合用，以防出现强心苷中毒症状。

2. 黄花夹竹桃　黄花夹竹桃 *Thevetia peruviana* 为夹竹桃科植物。性寒味苦，有毒。其强心利尿、祛痰定喘、祛瘀镇痛功效。临床用于治疗心力衰竭，喘息咳嗽，癫痫，跌打损伤，肿痛，经闭等。其果仁中含有多种强心成分，含量高达 8%～10%，已分离得到黄夹苷甲与黄夹苷乙（thevetin A、B），用发酵酶解方法从次生苷中又得到 5 个单糖苷。从黄花夹竹桃中得到的次生苷混合物（商品名为强心灵），其强心效价比原生苷高 5 倍左右。

	R_1	R_2	R_3
黄夹苷甲	CHO	H	$-\beta-D-glc-\beta-D-glc$
黄夹苷乙	CH_3	H	$-\beta-D-glc-\beta-D-glc$
黄夹次苷甲	CHO	H	H
黄夹次苷乙	CH_3	H	H
黄夹次苷丙	CH_2OH	H	H
黄夹次苷丁	COOH	H	H
单乙酰黄夹次苷乙	CH_3	$COCH_3$	H

3. 羊角拗　羊角拗 *Strophanthus divaricatus* 为夹竹桃科植物，其种子、根、茎、叶及种子的丝状绒毛均可供药用。其味苦，性寒，有毒，具祛风湿、通经络、解疮毒、杀虫之功效。临床用于治疗风湿肿痛、小儿麻痹后遗症，跌打损伤，痈疮，疥癣等。

羊角拗植物各部分均含强心苷，以种子中含量较高，约 2%，亦有记载称为 9%~11%，是多种强心苷的混合物。根据溶解性可分为亲脂性苷与弱亲脂性苷 2 类。种子尚含脂肪油 30%~40%。

亲脂性苷有羊角拗苷（divaricoside），含量约为 1%；异羊角拗苷（divarstroside），含量约 0.4%；还有考多苷（caudoside）等。弱亲脂性强心苷有 D - 羊角拗毒毛旋花子苷 I 、 II 、 III （D - strophanthin I 、 II 、 III）。羊角拗的亲脂性苷对心力衰竭有较好的疗效，其作用与 k - 毒毛旋花子苷相似。

	R_1	R_2	R_3
羊角拗苷	—OH	H	L- 夹竹桃糖
辛诺苷	—OH	=O	L- 夹竹桃糖
考多苷	=O	—OH	L- 夹竹桃糖
异羊角拗苷	—OH	H	L- 迪吉糖

4. 蟾酥　蟾酥是蟾蜍科动物中华大蟾蜍 *Bufobufo gargarizans* 或黑眶蟾蜍 *Bufobufo melanostictus* 等的耳下腺及皮肤腺分泌的白色浆液，经加工干燥而成。其味辛，性温，具解毒、止痛、开窍醒神之功效。临床用于痈疽疔疮，咽喉肿痛，中暑神昏等，是中成药六神丸、喉症丸、救心丸、蟾力苏等多种中药制剂的组成之一。2015 年版《中国药典》规定，蟾蜍华蟾酥毒基和脂蟾毒配基的总量不得少于 6.0%。

（1）主要化学成分及结构　蟾酥浆和蟾酥的化学成分复杂，主要成分有蟾蜍甾二烯类、强心甾烯类、吲哚碱类、甾醇类以及肾上腺素、多糖、蛋白质、氨基酸、有机酸等，前 2 类有强心作用，但并不是强心苷。

①蟾蜍甾二烯类（bufanolide）　蟾蜍甾二烯（乙型强心苷元）类有游离型和结合型。甾环上 C3 多以游离状态存在的为游离型，称蟾毒配基。蟾毒配基主要为蟾毒灵（bufalin）、华蟾毒精（cinobufagin）、蟾毒它灵（bufotalin）、脂蟾毒配基（resibufogenin）、日蟾毒它灵（gamabufotalin）、蟾毒它里定（bufotalidin）等化合物，其中蟾毒灵的强心作用最大。

蟾毒灵	3-β-OH；14-β-OH
华蟾毒精	3-β-OH；14-β-epoxy；15-β-epoxy；16-β-OAc
蟾毒它灵	3-β-OH；14-β-OH；16-β-OAc
脂蟾毒配基	3-β-OH；14-β-epoxy；15-β-epoxy
日蟾毒它灵	3-β-OH；11-α-OH；14-β-OH
蟾毒它里定	3-β-OH；5-β-OH；14-β-OH；19-CHO

结合型甾环上 C3 位按所连接酸的不同可分为蟾毒类（如蟾毒灵 -3-辛二酸精氨酸酯）、蟾毒配基脂肪酸酯（如蟾毒灵 -3-辛二酸单酯）和蟾毒配基硫酸酯（如蟾毒灵 -3-硫酸酯）3 种类型。

蟾毒存在于新鲜的蟾蜍浆中，可被蟾毒体内酶水解或加工成蟾酥过程中被水解或部分水解，蟾酥的化学成分多系蟾毒水解或部分水解产物，从蟾酥中除能分离出蟾毒配基外，还能分离出蟾毒它灵 -3-半辛二酸酯和脂蟾毒配基 -3-半丁二酸酯等部分水解产物。

②强心甾烯类（cardenolides）　这类化合物在蟾蜍中数量较少，其母核为甲型强心苷元，C3 羟基亦多与与脂肪酸氨基酸、脂肪酸、硫酸结合成酯的形式存在。例如从新鲜蟾蜍浆中分离出的沙门苷元 -3-辛二酸精氨酸酯（samentogenin -3- suberoyl - larginine ester）和沙门苷元 -3-硫酸酯（sarmentogene-3-sulfate），以及从蟾酥中分离出沙门苷元 -3-半辛二酸酯（sarmentogenin -3- hydrogensuberate）等均属此类化合物。

③蟾毒色胺类（bufotenines）　该类化合物均含有吲哚环，属蟾蜍加工炮制过程中分解产物的水溶性部分，是具有一定生物活性的吲哚类生物碱，已分离出 5-羟色胺、蟾蜍色胺、蟾蜍季胺等近 10 种吲哚类衍生物。

④其他化合物　从蟾蜍中分离的化合物还有吗啡、肾上腺素、胆甾醇、β-谷甾醇类、蝶啶类和多糖类等化合物。

（2）主要有效成分的检识　检识方法有理化鉴别、薄层色谱、毛细管气相色谱法、高效液相色谱以及凝胶电泳法各种色谱检识等。

蟾酥的理化鉴别主要通过显色反应。一般来说，Legal 反应、Raymond 反应和 Kedde 反应可使蟾酥中的强心甾烯蟾毒类呈阳性反应。但对蟾蜍甾二烯类却呈阴性反应。通常用浓硫酸使蟾蜍甾二烯类显色，反应一般在瓷点滴板上进行，各种蟾蜍甾二烯类成分可呈现不同的颜色。

在色谱法中，薄层色谱法是较常用的方法。例如对脂蟾毒配基、蟾毒灵、华蟾毒精等进行检识时，常用硅胶 G 为吸附剂，三氯甲烷 - 丙酮 - 环己烷（3∶3∶4）为展开剂，显色剂为 10% 硫酸乙醇溶液或取 0.065g 盐酸苯肼加 12mL 水溶解，再加浓硫酸 88mL 即可。100～105℃烘 3min，可见光和紫外光下检识。

第三节　甾体皂苷

一、概述

甾体皂苷（steroidal saponins）是一类由螺甾烷（spirostane）类化合物与糖结合而成的甾体苷类，其水溶液经振摇后多能产生大量肥皂水溶液样的泡沫，故称为甾体皂苷。

甾体皂苷类在植物中分布广泛，但在双子叶植物中较少，主要分布在单子叶植物中，大多存在于百合科、薯蓣科、石蒜科和龙舌兰科，菠萝科、棕榈科、茄科、玄参科、豆科、姜科、延龄草科等植物中也有存在。常见的含有甾体皂苷的天然药物有知母 *Anemarrhena asphodeloides* Bunge.、山萆薢 *Dioscorea tokoro* Makino.、穿山龙 *Dioscorea nipponica* Makino.、黄独 *Dioscorea bulbifera* L.、菝葜 *Smilax china* L.、七叶一枝花 *Paris polyphylla* Smith. 等。此外，在多种海洋生物和动物体内亦分离到一系列结构特殊的甾体皂苷。

由于甾体皂苷元是合成甾体避孕药和激素类药物的原料，国内外学者于 20 世纪 60 年代在寻找该类药物资源和改进工艺等方面做了大量工作。进入 20 世纪 90 年代，分离技术及结构测定手段有了飞速发展，许多新的生物活性物质逐渐被发现，特别是防治心脑血管疾病、抗肿瘤、降血糖和免疫调节等作用引起了广泛关注，一些新的皂苷药物开始进入临床使用，并取得满意的结果。如从黄山药 *Dioscorea panthaica* Prain et Burk. 植物中提取的甾体皂苷制成的地奥心血康胶囊，对心脏病心绞痛发作疗效很好。心脑疏通为蒺藜果实中提取的总皂苷制剂，对缓解心绞痛、改善心肌缺血有较好疗效。甾体皂苷还具有降血糖、降胆固醇、抗菌、杀灭钉螺及细胞毒等活性的作用。如欧铃兰次皂苷有显著的抗霉菌作用，对细菌也有抑制作用；蜘蛛抱蛋皂苷具有较强的杀螺活性；从云南白药原料重楼 *Paris polyphylla* Smith var. chinenisi（Franch）Hara. 中分得 2 个有细胞毒活性的化合物，称皂苷I和皂苷IV，对 P_{388}、L-1210、KB 细胞均有抑制作用。还有研究表明，大蒜中的甾体皂苷是其降血脂和抗血栓作用的活性成分。

甾体皂苷具有的表面活性和溶血作用与三萜皂苷相似，F 环开裂的皂苷不具溶血性，也无抗菌活性。

二、甾体皂苷的结构与分类

（一）甾体皂苷的结构特征

甾体皂苷由甾体皂苷元与糖缩合而成。甾体皂苷元由 27 个碳原子组成，其基本碳架是螺甾烷的衍生物。

1. 甾体母核结构　甾体皂苷元结构中含有 6 个环，除甾体母核 A、B、C 和 D 4 个环外，E 环和 F 环以螺缩酮（spiroketal）形式相连接（C_{22} 为螺原子），构成螺旋甾烷结构。

2. 甾体母核稠合方式　一般 A/B 环有顺、反 2 种稠合反式，B/C 和 C/D 环均为反式稠合。

3. 甾体母核构型　E 环和 F 环中有 C_{20}、C_{22} 和 C_{25} 3 个手性碳原子。其中，20 位上的甲基均处于 E 环的平面后，属于 α 型（$20_{\alpha E}$ 或 $20_{\beta F}$），故 C_{20} 的绝对构型为 S 型。22 位上的含氧侧链处于 F 环的后面，亦属 α 型（$22_{\alpha F}$），所以 C_{22} 的绝对构型为 R 型。C_{25} 的绝对构型依其上的甲基取向的不同可能有 2 种构型，当 25 位上的甲基位于 F 环平面上处于直立键时，为 β 取向（$25_{\beta F}$），其 C_{25} 的绝对构型为 S 型，又称 L 型或 neo 型，为螺旋甾烷；当 25 位上的甲基位于 F 环平面下处于平伏键时，为 α 取向（$25_{\alpha F}$），所以其 C_{25} 的绝对构型为 R 型，又称 D 型或 iso 型，为异螺旋甾烷。螺旋甾烷和异螺旋甾烷互为异构体，它们的衍生物常共存于植物体中，由于 25R 型较 25S 型稳定，因此，25S 型易转化成为 25R 型。

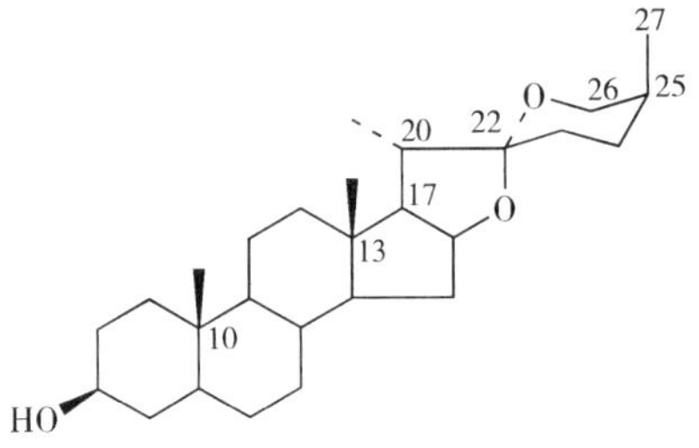

螺甾烷醇（S型，L型或neo型） 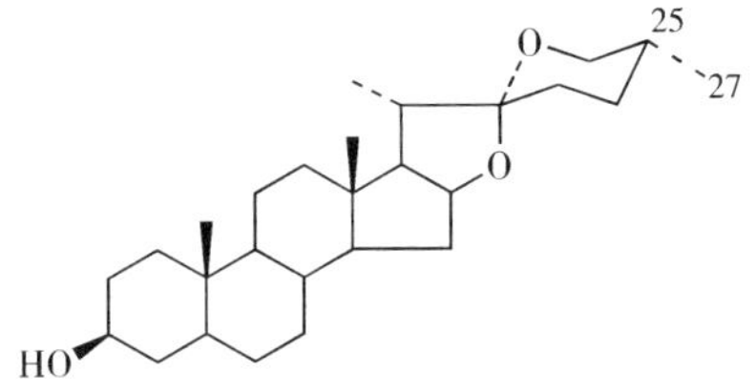　　　　异螺甾烷醇（R型，D型或iso型）

4. 取代基　皂苷元分子中常多含有羟基，大多在 C_3 位上连有羟基，且多为 β 取向。除 C_9 和季碳外，其他位置上也可能有羟基取代，有 β 取向，也有 α 取向。一些甾体皂苷分子中还含有羰基和双键，羰基大多在 C_{12} 位，是合成肾上腺皮质激素所需的结构条件；双键多在 Δ^5 和 $\Delta^{9(11)}$ 位，少数在 $\Delta^{25(27)}$ 位。

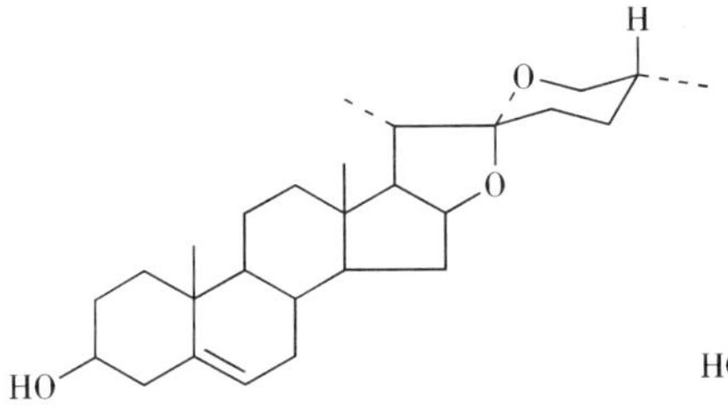

薯蓣皂苷元 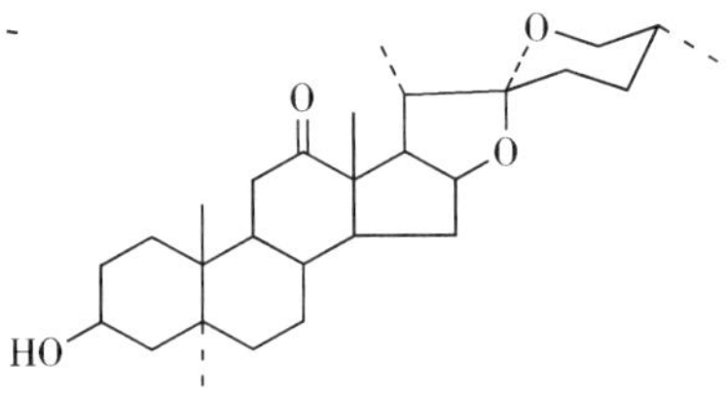　　　　　　　　　海柯皂苷元

5. 组成甾体皂苷的糖　以 D-葡萄糖、D-半乳糖、D-木糖、L-鼠李糖和 L-阿拉伯糖较为常见，此外，也可见到夫糖和加拿大麻糖。在海星皂苷中还可见到 6-去氧葡萄糖和 6-去氧半乳糖。糖基多与苷元的 C_3—OH 成苷，也有在其他位如 C_1、C_{26} 位置上成苷。寡糖链可能为直链或分枝链。皂苷元与糖可能形成单糖链皂苷或双糖链皂苷。

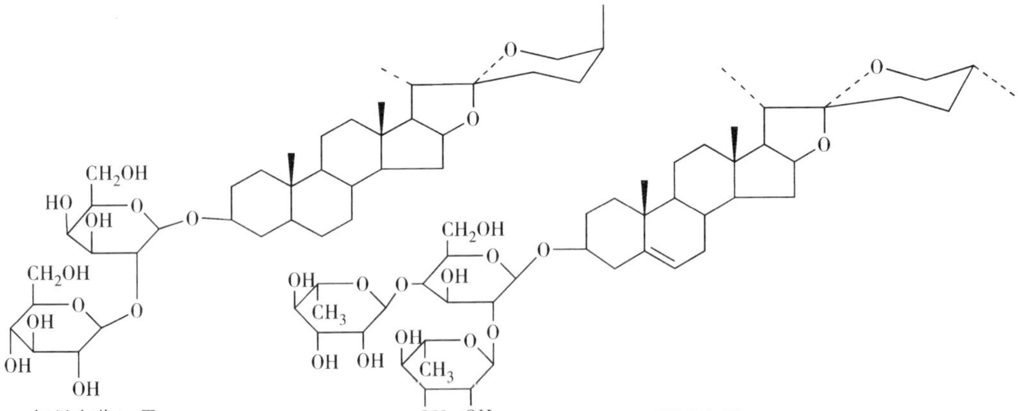

知母皂苷A-Ⅲ　　　　　　　　　薯蓣皂苷

6. 甾体皂苷属性　甾体皂苷分子结构中不含羧基，故呈中性，又称中性皂苷。

（二）甾体皂苷的结构类型

按螺甾烷结构中 C_{25} 的构型和 F 环的环合状态，将其分为 4 种类型。

1. 螺甾烷醇（spirostanol）型　由螺甾烷衍生的皂苷为螺甾烷醇型皂苷。如从知母 *Anemarrhena asphodeloides* Bunge. 中分得的知母皂苷 A-Ⅲ，其皂苷元是菝葜皂苷元（sarsasapogenin），化学名为 $5\beta,20\beta F,22\alpha F,25\beta F$ 螺旋甾 $-3\beta-$ 醇，简称螺旋甾 $-3\beta-$ 醇。

2. 异螺甾烷醇（isosprirostanol）型　由异螺甾烷衍生的皂苷为异螺甾烷醇型皂苷。如从薯蓣科薯蓣属植物根茎中分得的薯蓣皂苷（dioscin），其水解产物为薯蓣皂苷元（diosgenin），化学名为 $\Delta^5-20\beta F,22\alpha F,25\alpha F$ 螺旋甾烯 $-3\beta-$ 醇，简称 Δ^5- 异螺旋甾烯 $-3\beta-$ 醇，是合成甾体激素类药物和甾体避孕药的重要原料。

3. 呋甾烷醇（furostanol）型　由 F 环裂环而衍生的皂苷称为呋甾烷醇型皂苷。呋甾烷醇型皂苷中除 C_3 位或其他位可以成苷外，$C_{26}-OH$ 上多与葡萄糖成苷，但其苷键易被酶解。在 C_{26} 位上的糖链被水解下来的同时 F 环也随之环合，成为具有相应螺甾烷或异螺甾烷侧链的单糖链皂苷。例如菝葜 *Smilax aristolochiaefolia* L. 根中的菝葜皂苷（parillin），属于螺甾烷醇型的单糖链皂苷。与菝葜皂苷伴存的原菝葜皂苷（sarsaparilloside），是 F 环开裂的呋甾烷醇型双糖链皂苷，易被 $\beta-$ 葡萄糖苷酶酶解，失去 C_{26} 位上的葡萄糖，同时 F 环重新环合，转为具有螺甾烷侧链的菝葜皂苷。

原菝葜皂苷　　　　　　　　　　　　　　　　　　菝葜皂苷

4. 变形螺甾烷醇（pseudo-spirostanol）型　由 F 环为呋喃环的螺甾烷衍生的皂苷为变形螺甾烷醇型皂苷。天然产物中这类皂苷较少。其 $C_{26}-OH$ 为伯醇基，均与葡萄糖成苷。在酸水解除去此葡萄糖的同时，F 环迅速重排为六元吡喃环，转为具有相应螺甾烷或异螺甾烷侧链的化合物。如从新鲜茄属植物 *Solanum aculeatissimum* 中分得的 aculeatiside A，是纽替皂苷元（nuatigenin）的双糖链皂苷，当用酸水解时，可得到纽替皂苷元和异纽替皂苷元。

aculeatiside　　　　　　　　　　　　纽替皂苷元

异纽替皂苷元

三、甾体皂苷的理化性质

1. 性状　甾体皂苷大多为无色或白色无定形粉末，不易结晶，而甾体皂苷元多有较好的结晶形状。它们的熔点都较高，苷元的熔点常随羟基数目增加而升高。甾体皂苷和苷元均具有旋光性，且多为左旋。

2. 溶解性 甾体皂苷一般可溶于水，易溶于热水、稀醇，难溶于丙酮，在含水丁醇或戊醇中溶解度较好。几乎不容于或难溶于石油醚、苯、乙醚等亲脂性溶剂。甾体皂苷元则难溶于或不溶于水，易溶于甲醇、乙醇、三氯甲烷、乙醚等有机溶剂。

3. 颜色反应 甾体皂苷在无水条件下，遇某些酸类亦可产生与三萜皂苷相似的显色反应。只是甾体皂苷在进行 Liebermann - Burchard 反应时，其颜色变化最后出现绿色，三萜皂苷最后出现红色；在进行 Rosen - Heimer 反应时，三萜皂苷加热到 100℃ 才能显色，而甾体皂苷加热至 60℃ 即发生颜色变化。由此可区别三萜皂苷和甾体皂苷。

在甾体皂苷中，F 环裂解的双糖链皂苷与盐酸二甲氨基苯甲醛试剂（Ehrlich 试剂，简称 E 试剂）能显红色，对茴香醛（Anisaldehyde）试剂（简称 A 试剂）则显黄色，而 F 环闭环的单糖链皂苷只对 A 试剂显黄色，对 E 试剂不显色。以此可区别 2 类甾体皂苷。

四、甾体皂苷的提取与分离

甾体皂苷的提取分离方法基本上和三萜皂苷相似，只是甾体皂苷一般不含羧基，呈中性，亲水性相对较弱，这在提取分离时应注意。

（一）甾体皂苷的提取

甾体皂苷的提取主要采用甲醇或稀乙醇作溶剂，提取液回收溶剂后，用丙酮、乙醚沉淀或加水后用水饱和正丁醇萃取或用大孔树脂纯化，得到粗皂苷。

（二）甾体皂苷元的提取

由于甾体皂苷元难溶或不溶于水，易溶于有机溶剂，所以用有机溶剂萃取时有 2 种方法。第一种方法是先用有机溶剂（如甲醇、乙醇等）从原料中提出皂苷，然后将粗皂苷加酸加热水解，再用苯、三氯甲烷等有机溶剂自水解液中提出皂苷元。实验室常采用这种方法。

第二种方法是将植物原料直接在酸性溶液中加热水解，水解物水洗干燥后，再用亲脂性有机溶剂提取。这是工业生产中的常用方法。例如从穿龙薯蓣 *Dioscorea nipponica* 干燥根茎中提取薯蓣皂苷元。

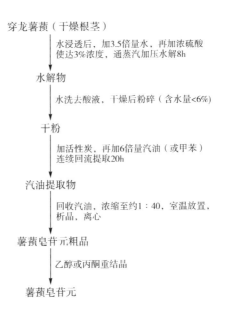

穿龙薯蓣（干燥根茎）
↓ 水浸透后，加3.5倍量水，再加浓硫酸
  使达3%浓度，通蒸汽加压水解8h
水解物
↓ 水洗去酸液，干燥后粉碎（含水量<6%）
干粉
↓ 加活性炭，再加6倍量汽油（或甲苯）
  连续回流提取20h
汽油提取物
↓ 回收汽油，浓缩至约1：40，室温放置，
  析晶，离心
薯蓣皂苷元粗品
↓ 乙醇或丙酮重结晶
薯蓣皂苷元

（三） 甾体皂苷的分离

分离混合甾体皂苷的方法与三萜皂苷相似，常采用溶剂沉淀法（乙醚、丙酮）、胆甾醇沉淀法、吉拉尔试剂法（含羰基的甾体皂苷元）、硅胶柱色谱法、大孔吸附树脂柱色谱、制备 TLC、HPLC、葡聚糖凝胶 Sephadex LH-20 柱色谱及液滴逆流色谱（DCCC）等方法进行分离。

五、甾体皂苷的检识

1. 理化检识 甾体皂苷的理化检识方法与三萜皂苷相似，主要是利用皂苷的理化性质，如显色反应、泡沫试验、溶血试验等。常用的显色反应有 Liebermann-Burchard 反应、Salkows-ki 反应、Rosen-Heimer 反应、五氯化锑反应、茴香醛-硫酸和盐酸-对二甲氨基苯甲醛反应，其中 Liebermann-Burchard 反应和 Rosen-Heimer 反应可用于区别三萜皂苷和甾体皂苷；茴香醛-硫酸和盐酸-对二甲氨基苯甲醛反应可用于区别螺甾烷类和 F 环开环的呋甾烷类甾体皂苷。

2. 色谱检识 甾体皂苷的色谱检识可采用吸附薄层色谱和分配薄层色谱。常用硅胶作吸附剂或支持剂，用中性溶剂系统展开。亲水性强的皂苷，用分配色谱效果较好。若采用吸附薄层色谱，常用的展开剂有三氯甲烷-甲醇-水（65：35：10，下层）、正丁醇-醋酸-水（4：1：5，上层）等；亲脂性皂苷和皂苷元，用苯-甲醇、三氯甲烷-甲醇、三氯甲烷-苯等。

薄层色谱常用的显色剂有三氯醋酸、10％浓硫酸乙醇液、磷钼酸和五氯化锑等，喷雾后加热，不同的皂苷和皂苷元显不同的颜色。

六、甾体皂苷类化合物的波谱特征

甾体化合物的母核都含有环戊烷骈多氢菲的结构。同三萜类化合物相似，由于生源关系，同属植物常含有结构类似的化学成分，所以查阅同属植物的化学成分研究报道，对确定所研究植物中的甾体及皂苷的结构会有很大帮助。对于一些母核较复杂的甾体化合物的结构可采用 2D-NMR 和单晶 X-射线衍射分析等方法进行确定。甾体化合物由于同三萜化合物有相似的骨架结构，易于混淆，波谱学方法是区别二者的较好手段。

（一） 紫外光谱

甾体皂苷元多数无共轭系统，因此在 200～400nm 处无明显吸收。如果结构中引入孤立双键、羰基及 α、β-不饱和酮基或共轭双键，则可产生吸收。例如含孤立双键苷元一般在 201～225nm 有较弱的末端吸收，含羰基苷元在 285nm 有一弱吸收（ε500），具 α,β-不饱和酮基在 240nm 左右有较强的特征吸收，共轭二烯系统在 235nm 左右有吸收。

（二） 红外光谱

甾体皂苷元分子中含有螺缩酮结构，在红外光谱中能显示出 980cm^{-1}（A）、920cm^{-1}（B）、900cm^{-1}（C）和 860cm^{-1}（D）附近的 4 个特征吸收谱带，其中 A 带最强。而且 B 带与 C 带的相对强度与 C-25 位的构型有关，若 B 带＞C 带，则 C-25 为 S 构型（即螺旋甾烷型）；

若 B 带＜C 带，则 C-25 为 R 构型（即异螺旋甾烷型），利用此特征可以区别 C-25 位 2 种立体异构体。如果是 2 种立体异构体的混合物，则 B 带和 C 带强度相近。如果 F 环开裂则没有这种螺缩酮结构的 4 个特征吸收谱带。

（三） 核磁共振氢谱

同三萜化合物类似，甾体皂苷元在高场区亦出现因环上亚甲基和次甲基质子信号相互重叠堆积而成的复杂峰图，但甲基峰数目明显少于三萜化合物。其中可明显地见有 4 个归属于 18、19、21 和 27 位甲基的特征峰，其中 18-CH_3 和 19-CH_3 均为单峰，前者处于较高场，后者处于较低场；21-CH_3 和 27-CH_3 因和邻位氢偶合，都是双峰，后者处于较高场；如果 C-25 位有羟基取代，则 27-CH_3 为单峰，并向低场移动。而且根据 27-CH_3 的化学位移值可鉴别甾体皂苷元的 2 种 C-25 异构体，即 C-25 上的甲基为 α-取向（25R 型）时，其 CH_3 质子信号（δ 约 0.70）要比 β-取向（25S 型）的 CH_3 质子信号（δ 约 1.10）处于较高场。这 2 种 C-25 异构体在氢谱中的区别还表现在 C-26 上 2 个氢质子的信号，在 25R 异构体中 C-26 上 2 个氢的化学位移值相近，在 25S 异构体中则差别较大。

大多数甾体化合物 C-3 上有羟基或其他含氧基团，与其他亚甲基信号重叠较少，易于辨认。此时，3 位质子信号在 $\delta 3.2 \sim 4.0$，受 2 位与 4 位亚甲基质子的偶合，为多重峰。此点是区别三萜化合物的重要特征（三萜类化合物往往由于只有 2 位亚甲基，与 3 位质子发生偶合，而使 3 位质子呈现 dd 峰）。

甾体皂苷糖部分的 ^{1}H-NMR 特征与糖和苷的章节中介绍的相同，最主要的是糖的端基质子信号，从端基质子信号的数目可推测糖的个数，偶合常数可用于确定苷键构型。

（四） 核磁共振碳谱

甾体皂苷元往往有 27 个碳信号，结合 DEPT 谱，可判断碳的类型。其中 16 位和 20 位连氧碳，这 2 个碳信号较为特征，分别在 $\delta 80$ 和 $\delta 109$ 左右。18、19、21 和 27 位的 4 个甲基的化学位移一般均低于 $\delta 20$。

^{13}C-NMR 谱对于鉴别甾体皂苷元 A/B 环的稠合方式及 C-25 异构体可提供重要的信息。甾体皂苷元 C-5 构型是 5α（A/B 反式）时，C-5、C-9 和 C-19 信号的化学位移值分别为 $\delta 44.9$、$\delta 54.4$ 和 $\delta 12.3$ 左右；如为 5β（A/B 顺式）时，则 C-5、C-9 和 C-19 信号的化学位移值分别为 $\delta 36.5$、$\delta 42.2$ 和 $\delta 23.9$ 左右。在螺旋甾烷型甾体皂苷中，27-CH_3 信号的化学位移与 C-25 的构型有关，且因取向不同，还将显著影响 F 环上其他各碳信号的化学位移。在 22α-O、25R-系列中，27-CH_3 信号位于 $\delta 17.1 + 0.1$ 处；在 22α-O、25S-系列中，27-CH_3 信号位于 $\delta 16.2 + 0.2$ 处。

（五） 质谱

由于甾体皂苷元分子中有螺甾烷结构，在质谱中均出现很强的 m/z 139 的基峰，中等强度的 m/z 115 的碎片离子峰及 1 个弱的 m/z 126 碎片离子峰。这些峰的裂解途径如下：

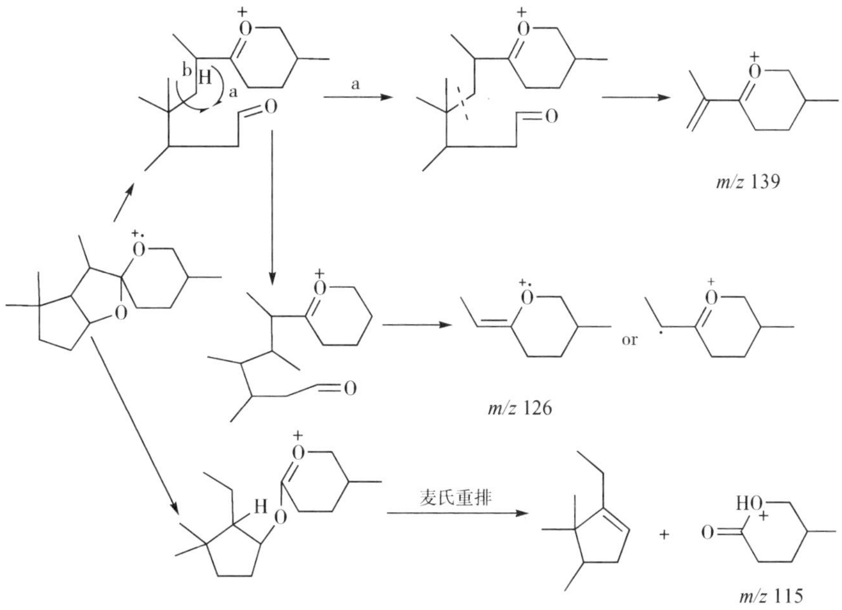

m/z 139

m/z 126

m/z 115

七、含甾体皂苷的天然药物实例

1. 麦冬　麦冬为百合科植物麦冬 *Ophiopogon japonicus* 的干燥块根。味甘、微苦，性微寒。具有养阴生津，润肺清心之功效。用于肺燥干咳，虚劳咳嗽，津伤口渴，心烦失眠，内热消渴，肠燥便秘，咽白喉等。近代临床及药理研究表明，麦冬能提高动物的耐缺氧能力，改善冠脉微循环，具抗心律失常、抗炎、降低血糖、提高机体免疫功能等作用。麦冬的主要有效成分为皂苷、多糖和黄酮类化合物。从不同来源的麦冬中已分得 40 多种甾体皂苷，如麦冬皂苷 A、B、C、D、B′、C′、D′（ophiopogonin A、B、C、D、B′、C′、D′）和麦冬苷 A、B、C、D、E、F、G、H（glycoside A、B、C、D、E、F、G、H）等。麦冬皂苷 A、B、C、D 的苷元都是鲁斯可皂苷元（ruscogenin），其中麦冬皂苷 A、B、C、D 是皂苷元 C_1-OH 与糖链缩合成苷，苷 A、D、G 则是皂苷元 C_3-OH 与糖链缩合成苷，麦冬皂苷 B′、C′、D′ 的苷元是薯蓣皂苷元；麦冬苷 B、C 的苷元是新鲁斯可皂苷元（neoruscogenin），麦冬苷 H 属呋甾烷醇型甾体皂苷。2015 年版《中国药典》以鲁斯可皂苷元为对照品，测定麦冬总皂苷含量，要求含量不得少于 0.12%。鉴别麦冬以麦冬对照药材为对照品，以甲苯 - 甲醇 - 冰醋酸（80：5：0.1）为展开剂，在硅胶 GF_{254} 薄层板上展开，紫外光下（254nm）观察荧光。

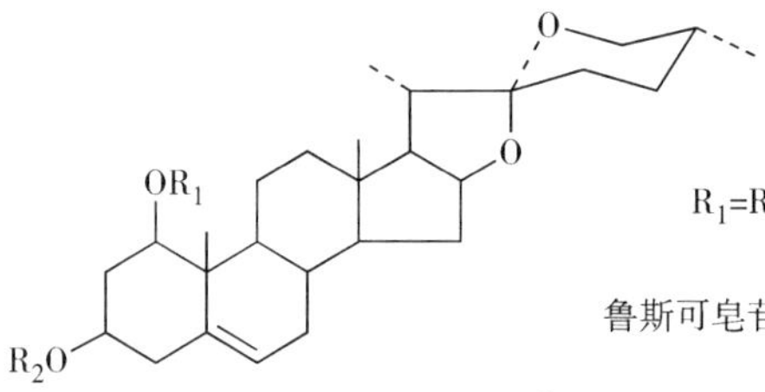

R₁=R₂=H

鲁斯可皂苷元(ruscogenin)

	R₁	R₂
麦冬皂苷A (ophiopogonin A)	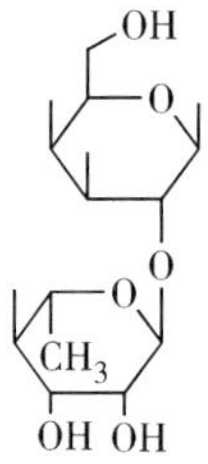	H
麦冬苷A (glycoside A)	H	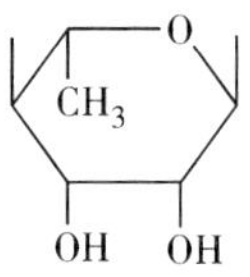

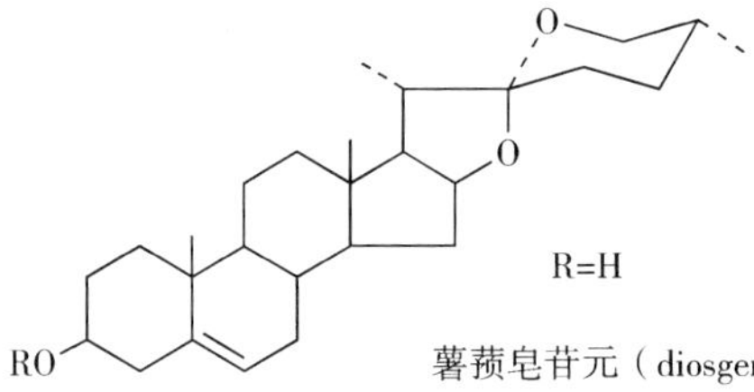

R=H

薯蓣皂苷元（diosgenin）

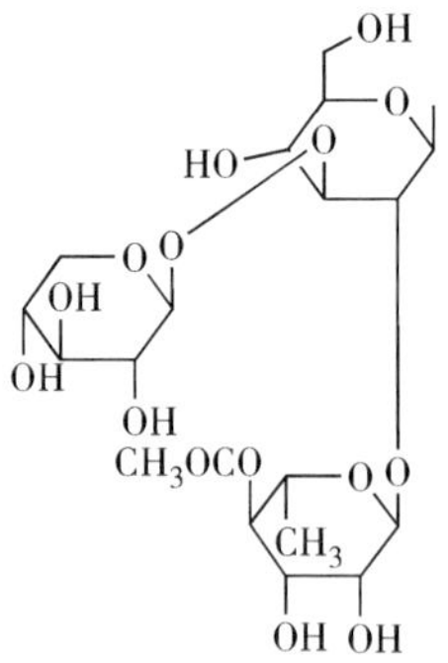

麦冬皂苷B'(ophiopgonin B')

新鲁斯可皂苷元 (neoruscogenin)

$R_1=R_2=H$

	R_1	R_2
麦冬苷B(glycoside B)		
麦冬苷C(glycoside C)		H

麦冬细粉

乙醇回流、回收溶剂

乙醇提取物

加水混悬，乙醚萃取

乙醚层　　　水层

水饱和正丁醇萃取

正丁醇萃取液　　　水层

减压回收溶剂

提取物

硅胶柱色谱、葡聚糖
凝胶LH-20反复柱层析

麦冬皂苷A　　麦冬皂苷B　　麦冬皂苷C　　麦冬皂苷D

2. 薤白　中药薤白为百合科植物小根蒜 *Allium macrostemon* 的干燥鳞茎。味辛、苦，性温。具有通阳散结，行气导滞之功效。临床用于胸痹疼痛，痰饮咳喘，泻痢后重等。

薤白的主要化学成分为甾体皂苷。据报道，已从中分离鉴定了 10 余种薤白苷，如薤白苷A、D、E、F、J、K、L（macrostemonside A、D、E、F、J、K、L）等，经体外实验显示其有较强的抑制 ADP 诱导的人血小板聚集作用。其皂苷元有替告皂苷元（tigogernin）、异拨葜皂苷元（smilagenin）、沙漠皂苷元（samogcnin）等，皂苷中的糖主要有葡萄糖和半乳糖，成苷位置主要在 C_1 和 C_{26} 位。

2015 年版《中国药典》鉴别薤白以薤白对照药材为对照品，以正己烷 - 乙酸乙酯（10：1）为展开剂，在硅胶 G 薄层板上展开，晾干，喷以 10% 硫酸乙醇溶液，在 105℃ 加热至斑点显色清晰，紫外光下（365nm）观察荧光。

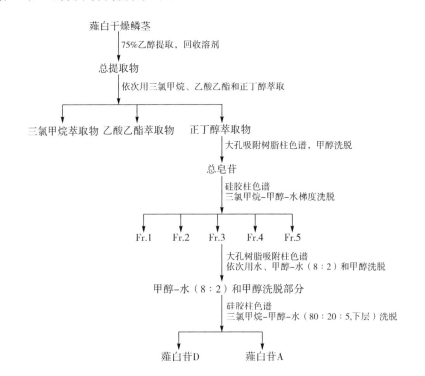

薤白苷 A 和 D 的提取分离流程如下：

第四节　C₂₁甾类化合物

一、概述

C₂₁甾类化合物（C₂₁-steroids）又称为孕甾烷类（pregnanes），是具有 21 个碳原子的甾体衍生物；是目前受到广泛关注的一类重要天然药物，具有镇痛抗炎、抗生育、抗抑郁等多方面的生物活性和药理作用；特别在抗肿瘤方面日益体现出其独特的优势。C₂₁甾体能诱导和促使肿瘤细胞微管蛋白聚合，抑制肿瘤细胞的分裂和增殖，从而达到抑瘤作用。该类化合物主要存在于萝藦科植物中，在玄参科、毛茛科、夹竹桃科等植物中也有存在。其中，研究较多的含有 C₂₁甾体苷的植物有白前属、牛奶菜属、肉珊瑚属、杠柳属等的一些植物。

二、C₂₁甾类化合物的结构特点与主要性质

C₂₁甾类化合物的结构以孕甾烷（pregnane）或其异构体为基本骨架，甾体母核的稠合方式为 A/B 环反式，B/C 环多为反式，C/D 环顺式。取代基有羟基、羰基、酯基、双键等，羟基一般在 C-3、C-8、C-12、C-14、C-17、C-20 位上为 β-羟基，C-11 位则可能为 α-羟基；羰基一般在 C-20 位；双键在 C-5、C-6 位；酯基则可能在 C-11、C-12、C-20 位。常见的母核结构类型有以下 2 种。

该类化合物可以游离存在，也可与糖结合成苷。糖链多数接在苷元 C-3-β-OH，也有少数化合物 C-20-OH 上连接有糖链。与苷元相连的糖除羟基糖外，多数为 2-去氧糖，糖链最多的含有 6 个糖。常见的有毛地黄糖、夹竹桃糖、洋地黄毒糖、黄夹竹桃糖及阿洛糖、葡萄糖等。C₂₁甾类化合物中所含有的糖多为甲基化的去氧糖，羟基被酯化后使极性变的较小，一般可溶解于三氯甲烷中。

C₂₁甾类化合物具有甾体母核的显色反应，如果分子中具有 α-去氧糖，可以用 Keller-Kiliani 反应鉴别。

第五节　植物甾醇类

一、概述

植物甾醇（phytosterols）为甾体母核 C₁₇ 位侧链是 8～10 个碳原子链状侧链的甾体衍生物。

在自然界中分布极广，虽含量不高，但它具有很高应用价值。研究表明，植物甾醇具有十分重要的生理活性，具有控制糖原和矿物质代谢、保持生物内环境稳定、调节应激反应、降低血液胆固醇、抗肿瘤、防止前列腺肥大等多种生理功能并在拮抗胆固醇、预防心血管疾病等方面具有显著的效果。近年来，随着科学研究特别是生命科学、油脂科学和工程技术迅猛发展，植物甾醇在甾体药物合成、医学、食品、化工等领域引起高度重视与关注。

植物甾醇在植物界分布广泛，几乎所有植物中均存在，是植物细胞的重要组分。在植物体中多以游离状态存在，且常与油脂共存于植物种子或花粉中，也有与糖形成苷的形式或高级脂肪酸酯的形式存在。天然药物中常见的植物甾醇有 β-谷甾醇（β-sitosterol）及其葡萄糖苷〔又称胡萝卜苷（daucosterol）〕、豆甾醇（stigmasterol）、α-菠甾醇（α-bessisterol）等。此外，在低等植物中存在的如麦角甾醇（ergosterol），是维生素 D 的前体，经紫外光照射能转化为维生素 D_2。

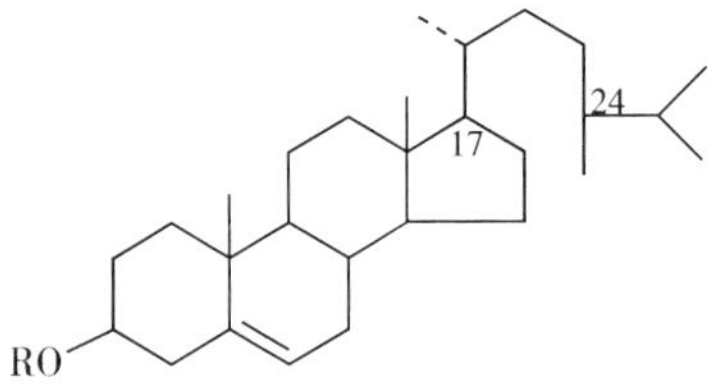

β-谷甾醇　R=H
胡萝卜苷 R=glc

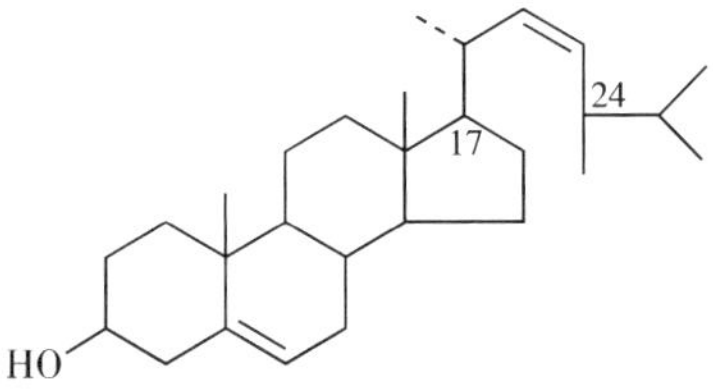

豆甾醇

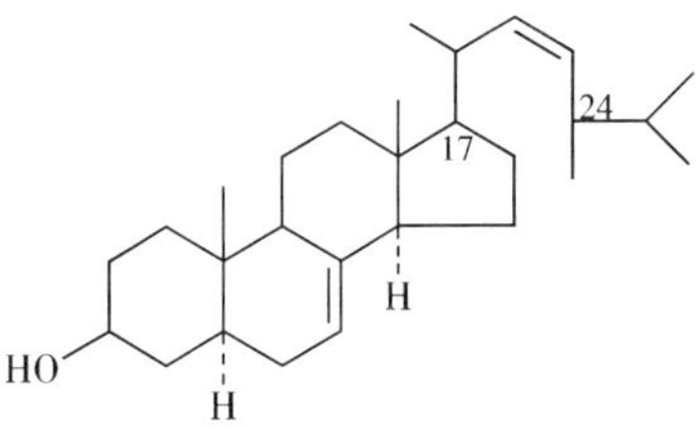

α-菠甾醇

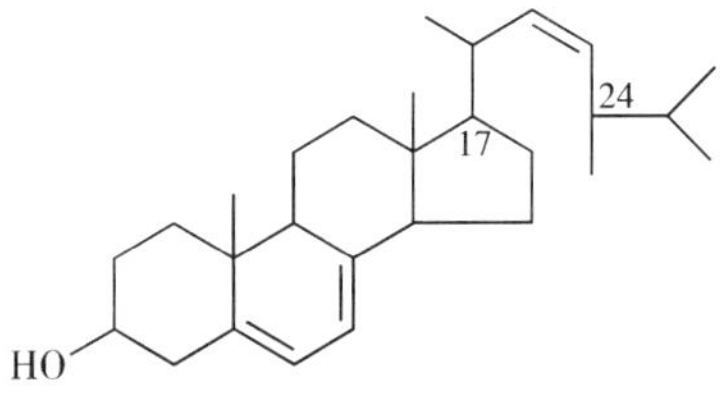

麦角甾醇

二、植物甾醇类的结构特点与主要性质

甾体母核 A/B 环有顺式和反式 2 种稠合方式，B/C 环和 C/D 环均为反式稠合。甾体母核或侧链上多有双键。C_3-OH 可与糖成苷或形成脂肪酸酯。

游离的植物甾醇不溶于水、碱和酸，常温下微溶于丙酮和乙醇，可溶于多种亲脂性有机溶剂，如乙醚、苯、三氯甲烷、石油醚等。一般来说，甾醇分子的侧链基团越大，其亲脂性越强。其苷能溶于醇中。具有甾体母核的颜色反应。

由于植物甾醇常与油脂共存，在提取分离时可用皂化法使油脂皂化为可溶于水的钠皂或钾皂，而与不溶于水的不皂化物分离，不皂化物中即含有甾醇。

第六节　胆汁酸类化合物

一、概述

胆甾酸类（bile acids）是指动物的胆汁中含有羧基的一类甾体化合物，是胆烷酸的衍生物，在动物胆汁中通常与甘氨酸或牛磺酸以肽键结合成甘氨胆汁酸或牛磺胆汁酸并以钠盐形式存在。几乎所有家禽的胆汁中都含有这类化合物，如猪、牛、羊、鸡、鸭、鹅、兔、狗等，另外野生动物如熊、蛇、鸟类、蟾蜍等也含有这类化合物。如动物药熊胆粉、牛黄等均含有胆汁酸，并是其主要有效成分。

二、胆汁酸的结构特点

胆汁酸甾核4个环的稠合方式与植物甾醇相同。在甾核的3、6、7、12等位都可以有羟基或羧基取代，各种动物胆汁中胆汁酸的区别，主要在于羟基数目、位置及构型的区别。胆汁酸在动物胆汁中通常以侧链的羧基与甘氨酸或牛磺酸结合成甘氨胆汁酸或牛磺胆汁酸，并以钠盐的形式存在，如牛磺胆酸（taurocholic acid）等。

胆烷酸　　　　牛磺胆酸

在高等动物的胆汁中，通常发现的胆汁酸为24个碳原子的胆烷酸的衍生物，主要胆汁酸类成分及其在动物胆汁中的分布见表11-4。

表 11-4　主要胆汁酸在动物胆汁中的分布情况

名称	取代基位置	熔点（℃）	$[\alpha]_D$	分布
石胆酸（lithocholic acid）	$3-\alpha-OH$	186	+35	牛、家兔、猪、胆结石
胆酸（cholic acid）	$3-\alpha,7\alpha,12\alpha-OH$	198	+37	牛、羊、狗、蛇、熊、鸟
去氧胆酸（deoxycholic acid）	$3-\alpha,12\alpha-OH$	177	+53	牛、兔、羊、猪
α-猪胆酸（α-hyocholic acid）	$3-\alpha,6\alpha,7\alpha-OH$	189	+5	猪
α-猪去氧胆酸（α-hydroxycholic acid）	$3-\alpha,6\alpha-OH$	197	+5	猪
β-猪去氧胆酸	$3-\beta,6\alpha-OH$	190	+5	猪，特别在结石
（β-hydroxycholic acid）	$3-\alpha,6\beta-OH$	210	+37	猪
鹅去氧胆酸（chenodeoxycholic acid）	$3-\alpha,7\alpha-OH$	140	+11	鹅、牛、熊、鸡、猪
熊去氧胆酸（ursodeoxycholic acid）	$3-\alpha,7\beta-OH$	203	+57	熊

三、胆汁酸的化学性质

1. 酸性　游离或结合型胆汁酸均呈酸性，难溶于水，易溶于有机溶剂，与碱成盐后则可溶于水。利用此性质可以精制各种胆汁酸。

2. 酯化反应　将胆汁酸的末端羧基酯化后，易得到胆汁酸酯结晶，胆汁酸酯类在酸水中回流数小时，即可得到游离的胆汁酸。此性质也可用于精制各种胆汁酸。

3. 羟基与羧基的反应　甾核上的羟基可以乙酰化，其乙酰化物容易结晶，有利于胆汁酸的纯化和精制。甾核上的羟基还可氧化成酮基，再用还原法除去酮基。利用此反应，以来源丰富的胆汁酸为原料，选择适宜的氧化剂和还原剂，可制备某些去氧胆酸。

四、胆汁酸的检识

胆汁酸类除具有甾体母核的颜色反应外，尚具有以下颜色反应。

1. Pettenkofer 反应　取胆汁 1 滴，加蒸馏水 4 滴及 10％蔗糖溶液 1 滴，摇匀，倾斜试管，沿管壁加入浓硫酸 5 滴，置冷水中冷却，则在两液分界处出现紫色环。其原理是蔗糖经浓硫酸作用生成羟甲基糠醛，后者可与胆汁酸结合成紫色物质。

2. Gregory Pascoe 反应　取胆汁 1mL，加 45％硫酸 6mL 及 0.3％糠醛 1mL，塞紧振摇后，在 65℃水浴中放置 30min，胆酸存在的溶液显蓝色。本反应可用于胆酸的定量分析。

3. Hammarsten 反应　取少量样品，用 20％铬酸溶液（20g CrO$_3$ 在少量水中，用醋酸加至 100mL）溶解，温热，胆酸为紫色，鹅去氧胆酸不显色。

五、胆汁酸的提取分离

从动物胆汁中提取分离胆汁酸类化合物的主要依据是胆汁酸在动物体内的存在形式，胆汁酸在动物体内的含量多少，如牛胆中胆酸及去氧胆酸较多，只有痕迹量的鹅去氧胆酸和石胆酸，而猪胆中几乎都是猪去氧胆酸及猪胆酸，以及胆汁酸在各类溶剂中的溶解性。

提取分离主要步骤是，首先取动物胆汁加碱皂化，使结合型胆汁酸皂化为游离型，皂化滤液酸化，使胆汁酸盐成为游离胆汁酸，再以有机溶剂提取，回收溶剂得粗晶，最后重结晶精制得胆汁酸纯品。

1. 胆酸（cholic acid）的提取分离　胆酸（3α,7α,12α-三羟基胆甾酸）可作为配制人工牛黄及制备去氧胆酸的原料，以满足临床医疗需求。

胆酸在胆汁中主要以牛磺胆酸、甘氨胆酸的钠盐形式存在，牛、羊胆汁中的含量可高达 6％。胆酸在水中的溶解度为 0.28g/L，乙醇中 30.56g/L，丙酮中 28.24g/L，乙醚中 1.22g/L，三氯甲烷中 5.08g/L，苯中 0.36g/L，冰醋酸中 152.12g/L，还可溶于碱液中。

胆酸的提取分离方法如下：

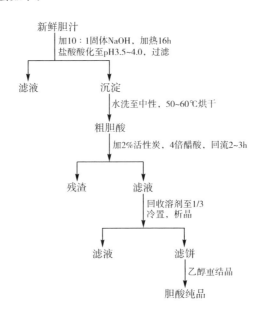

2. 去氧胆酸（deoxycholic acid）的提取分离　　去氧胆酸（3α,12α-二羟基胆甾酸）具有松弛平滑肌的作用，是牛黄镇痉的主要有效成分。去氧胆酸在胆汁中主要以牛磺胆酸、甘氨胆酸的钠盐形式存在，兔胆汁中含量较高。去氧胆酸在水中的溶解度为 0.24g/L，乙醇中 220.70g/L，丙酮中 10.46g/L，乙醚中 1.16g/L，三氯甲烷中 2.94g/L，苯中 0.12g/L，冰醋酸中 9.06g/L，还可溶于碱液中。

去氧胆酸的提取分离方法如下：

```
                        新鲜兔胆汁
                        │ 加10∶1固体NaOH，加热16h
                        │ 盐酸酸化至pH3.5~4.0，过滤
            ┌───────────┴───────────┐
          滤液                      沉淀
                                    │ 水洗至中性，50~60℃烘干
                                粗去氧胆酸
                                    │ 加10%NaOH溶液，1.5%活性炭
                                    │ 回流10min，抽滤
            ┌───────────────────────┤
          残渣                      滤液
                                    │ 酸化，析晶
            ┌───────────────────────┤
          滤液                    白色沉淀
                                    │ 水洗至中性，干燥
                                    │ 60%醋酸重结晶
                                去氧胆酸纯品
```

六、含胆汁酸的天然药物实例

1. 牛黄　　牛黄为牛科动物黄牛或水牛的胆囊结石，少数为胆管或肝管结石，为解痉、镇静、解热、解毒中药。

牛黄约含 8% 胆汁酸，主要成分为胆酸、去氧胆酸和石胆酸，此外，还含有 7% SMC（smooth muscle contractor）及胆红素、胆固醇、麦角固醇、多种氨基酸（如丙氨酸、甘氨酸、牛磺酸、精氨酸、天冬氨酸、蛋氨酸等）和无机盐等。牛黄具有解痉作用，其对平滑肌的松弛作用主要由去氧胆酸引起，而 SMC 作用相反，能引起平滑肌的收缩作用。SMC 为一肽类化合物。2015 年版《中国药典》规定，牛黄含胆酸不得少于 4.0%；含胆红素不得少于 25.0%。

2. 熊胆　　熊胆为熊科动物黑熊、棕熊的干燥胆囊和胆汁，具有清热、解痉、明目和杀虫等功效。熊胆的化学成分为胆汁酸类的碱金属盐及胆甾醇和胆红素。其主要有效成分为熊去氧胆酸，熊胆解痉作用主要由熊去氧胆酸引起，熊去氧胆酸在不同来源的熊胆中含量差异很大，高的可达 44.2%～74.5%，低的却含量甚微，甚至根本就不含该成分，故使用时应该充分注意。

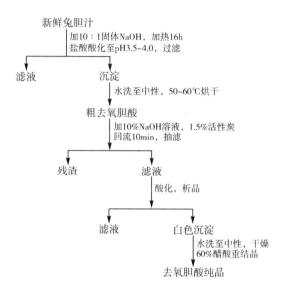

熊去氧胆酸　　　　　　　　　　　鹅去氧胆酸

第七节　昆虫变态激素

一、概述

昆虫变态激素（insect moulting hormones）可认为是甾醇的衍生物或甾醇类的代谢产物。该类化合物最初在昆虫体内发现，是昆虫蜕皮时必要的激素。最初从蚕蛹中分离到了α-蜕皮素（α-ecdysone）、β-蜕皮素（β-ecdysone），是一类具有强蜕皮活性的物质，有促进细胞生长的作用，能刺激真皮细胞分裂，产生新的表皮并使昆虫蜕皮。至今从昆虫界得到了7个蜕皮激素类化合物。20世纪60年代中期，从台湾罗汉松中发现了具有与昆虫蜕皮素类似结构的化合物，并发现具有类似的促进昆虫蜕皮的活性。之后植物蜕皮素（phytoecdysones）大量被发现，也发现分布较广的β-蜕皮素和α-蜕皮素，至今已从植物界发现了110余种这类化合物。因此，植物蜕皮素是指具有与昆虫蜕皮激素结构类似的7-烯-6-酮官能团的一类多羟基甾醇化合物。

植物蜕皮素作为典型的次生代谢产物，其较少具生理活性，但有不少生态化学家认为，植物蜕皮素在昆虫界协同进化过程，起着独特的生态化学物质作用，具体作用至今尚不明了。

植物蜕皮素在植物界分布非常广泛，迄今为止，超过了80个科植物中发现了这类化合物，而β-蜕皮素在植物界分布最广，几乎在所有含有植物蜕皮素的植物中都有发现，在蕨类、裸子植物、被子植物中都发现这类物质存在。较为集中存在的有蕨类植物和种子植物，如罗汉松科、紫杉科、苋科、菊科、石竹科、鸭跖草科、唇形科、百合科、桑科、毛茛科、旌节花科、马鞭草科、防己科等。如从牛膝 Achyranthes bidentata Blume. 中分离得的蜕皮甾酮、牛膝甾酮（inokosterone）；桑树叶也含有川牛膝甾酮和蜕皮甾酮。这类成分对人体有促进蛋白质合成、排除体内胆甾醇、降低血脂以及抑制血糖上升等生物活性。因此，昆虫变态激素是一类很有开发价值的资源，有着广泛的应用前景。

α-蜕皮素　　　　　　　　β-蜕皮素

牛膝甾酮

二、昆虫变态激素的结构特点与主要性质

昆虫变态激素的甾体母核 A/B 环大多为顺式稠合，个别为反式稠合，且反式稠合无蜕皮活性或活性减弱。甾核上带有 7 位双键（Δ^7）和 6 - 酮基，含有多个羟基，C_{17} 侧链为 8～10 个碳原子的多元醇。

由于昆虫变态激素类化合物分子中含有多个羟基，故在水中的溶解性比较大，易溶于甲醇、乙醇、丙酮，难溶于正己烷、石油醚等类溶剂提取，具有甾核的颜色反应。

知识点总结

细目	知识点
结构分类	强心苷、蟾毒配基、甾体皂苷、C_{21}甾醇、植物甾醇、胆汁酸、昆虫变态激素
理化性质	性状、溶解性、脱水反应、水解反应、颜色反应
提取方法	溶剂提取法（原生苷、次生苷）
分离方法	溶剂萃取法、逆流分溶法、色谱分离法
检识方法	理化检识、色谱检识（薄层色谱、纸色谱）
结构检测	UV、IR、^{1}H-NMR、^{13}C-NMR、MS

思考题

1. 甾体化合物按侧链结构的不同分为几种类型？

2. 强心苷按苷元结构特点分为几种类型？如何用化学方法鉴别？

3. 简述提取强心苷原生苷的注意事项。

4. 什么是植物甾醇？分为哪几类？其结构特点和主要性质有哪些？有什么生物活性？

5. 什么是胆汁酸？其结构特点和主要性质有哪些？有什么生物活性？在动物胆汁中的分布如何？含胆汁酸的中药有哪些？

主要参考文献

［1］林启寿．中草药成分化学［M］．北京：科学出版社，1977．

［2］匡海学．中药化学［M］．北京：中国中医药出版社，2003．

NOTE

［3］匡海学．中药化学专论［M］．北京：人民卫生出版社，2010.

［4］肖崇厚．中药化学［M］．上海：上海科学技术出版社，1996.

［5］陆蕴如．中药化学［M］．北京：学苑出版社，1995.

［6］石任兵．中药化学［M］．北京：人民卫生出版社，2012.

第十二章　海洋天然药物

大纲提示：

　　1. 熟悉海洋天然药物中大环内酯类、聚醚类、肽类化合物的结构特征。

　　2. 了解海洋天然药物的提取分离方法。

第一节　概　　述

　　海洋天然药物是指以海洋生物（包括海洋植物、海洋动物和海洋微生物）及海洋矿产资源为药源，运用现代方法和技术制得的有效药物。

　　占地球表面积71%的海洋是一个巨大的天然产物宝库。海洋生物约占地球生物物种的80%以上，丰富的海洋生物资源，为海洋药物的研究与开发提供了基础。处于海洋高压、高盐度、低营养、低（无）光照、缺氧等特殊生态环境中的海洋生物，在其生长和代谢过程中，产生结构独特、具有多种生物活性的海洋天然产物，已成为创新药物、药物先导化合物和功能食品的重要来源。

　　海洋天然药物的研究起始于 20 世纪 50 年代初。1955 年，Bergmann 和他的同事 Burke 从采自加勒比海域的一种海绵 *Crypthoteca crypta* 中分离得到 2 种罕见的海绵核苷（spongothymadine）及海绵尿苷（spongouridine），以此为基础研制的阿糖腺苷（Ara-A）和阿糖胞苷（Ara-C）目前仍然是活跃于临床一线的抗病毒和抗肿瘤的重要药物。1964 年日本学者研究河豚毒素（tetrodotoxin，毒性是氰化钠的 1000 倍，但局部麻醉作用是普鲁卡因的 4000 倍），到 1968 年美国国家肿瘤研究院 NCI 对海洋生物资源的抗肿瘤活性筛选使海洋药物的研究成为一个独立的领域。70 年代以后扩大到抗病毒、免疫抑制、强心、抗炎等物质的筛选，80 年代以抗菌、抗霉菌为多。随着新的生物技术如基因工程、细胞工程和酶工程的研究与应用，进一步促进了海洋药物的研究与开发，至 90 年代海洋生物学已成为一门成熟的研究学科，为海洋天然药物研究奠定了良好的基础。1994 年《联合国海洋法公约》正式生效后，美、日、英、法、俄等国分别推出包括开发海洋天然药物在内的"海洋生物技术计划""海洋蓝宝石计划""海洋生物开发计划"等，投入巨资发展海洋药物及其他海洋生物技术。海洋天然药物这一新生领域已成为世界关注的热点。

　　我国是最早将海洋生物用作药物的国家之一。早在公元前 3 世纪的《黄帝内经》中就记载有以乌贼骨为丸，饮以鲍鱼汁治疗血枯（贫血）；我国最早的药物专著《神农本草经》、李时珍的《本草纲目》以及清朝的《本草纲目拾遗》共收录了海洋药物 110 余种；《全国中草药汇编》（1975 年）、《中华本草》（1999 年）、《中草药大辞典》（2007 年）和《中华海洋本草》（2009年）亦收录了品种丰富的海洋药物。2015 年版《中国药典》一部共收载海马、海龙、昆布、海螺蛸、牡蛎、瓦楞子、石决明、珍珠、珍珠母、海藻等 10 余种海洋天然药物。已发现的活性海洋天然产物的主要结构类型和生物来源见表 12-1。

表 12-1 已发现的活性海洋天然产物主要结构类型和生物来源

生物活性	主要结构类型	主要生物来源
抗肿瘤	核苷类、酰胺类、聚醚类、萜类、多糖、大环内酯类、肽类	海绵、海鞘、软珊瑚、柳珊瑚、海兔、苔藓虫
抗心血管疾病	萜类、多糖类、高不饱和脂肪酸类、生物碱类、肽类、核苷类	藻类、鱼类、海绵、珊瑚
抗病毒	萜类、核苷类、生物碱类、多糖类、杂环类、脂肪酸类、糖酯类、丙烯酸类、苯酚类	海绵、珊瑚、海鞘、海藻
抗菌、抗炎	吲哚类、酮类、多糖类、多肽类、N-糖苷类、β-胡萝卜素类	珊瑚、海绵、细菌、真菌、海藻
镇痛、神经毒（海洋毒素）	氨基酸类、脂肪酸类、生物碱类、皂苷类、萜类、大环内酯类、聚醚类、肽类及蛋白质类	微藻、鱼类、贝类、海绵及棘皮动物

1985 年，我国第一个海洋药物藻酸双酯钠成功上市，此后甘糖酯、烟酸甘露醇、多烯康、河豚毒素和角鲨烯等海洋药物纷纷获准上市。

海洋生物资源的相对完整性、丰富的生物多样性以及次生代谢产物化学结构多样性和显著的药理活性，使之成为创新药物的重要源泉。海洋生物资源是一个巨大的潜在的未来新药来源的宝库已成为一种共识。

第二节 海洋天然药物的结构类型与生物活性

海洋天然产物结构的多样性，不仅表现在元素种类、取代基类型等特点上，更主要表现在骨架类型的特殊性方面。海洋天然产物结构的主要类型，包括糖类、氨基酸、环肽、多肽及蛋白质、无机盐、皂苷类、甾醇类、生物碱类、萜类、大环内酯类、核苷、聚醚类、不饱和脂肪酸、类胡萝卜素及前列腺素类似物。其中结构特殊、生物活性明显的化合物类型有大环内酯、聚醚、肽类、C_{15} 乙酸原化合物、前列腺素类似物等。

一、大环内酯类化合物

大环内酯类（macrolides）是海洋生物及其代谢产物中较为常见，主要存在于海洋微生物、海藻、海绵、苔藓动物、软体动物和被囊动物中。其特点是结构中含有内酯环，环的大小差别较大，由十元到六十元不等。大环内酯类化合物大多具有抗肿瘤、抗菌、抗病毒活性的作用。

根据其结构不同，主要又分为以下几种类型。

（一）简单大环内酯类

简单大环内酯类化合物结构中多数仅有 1 个内酯环，环上仅有羟基或烷基取代，为长链脂肪酸形成的内酯。如来源于软体动物和海洋微生物的 aplyolide A、B、C，为海洋动物自身的化学防御物质，有强的毒鱼活性。

aplyolide A   aplyolide B   aplyolide C

（二） 含有氧环的大环内酯类

由于大环内酯类化合物前体物长链不饱和脂肪酸的结构中常含有双键、羟基等基团，在次生代谢过程中发生氧化、脱水等化学反应，形成各种含氧环如三元氧环、五元氧环、六元氧环等。

1982 年美国 Pettit 教授所领导的小组首先从一种海洋苔藓类动物总合草苔虫 *Bugula neritana* 中分离得到一种大环内酯类化合物——草苔虫内酯（bryostatin 1），发现其对 P388 淋巴瘤白血病细胞具有很强的细胞毒活性。随后，美国、日本和中国的科学家先后从总合草苔虫中发现了 19 种草苔虫内酯。bryostatin1 单独或联合用药对多种癌症的治疗效果明显，是一种很有发展前景的新型抗癌药物。

bryostatin1

（三） 多聚大环内酯类化合物

此类化合物的特点是其内酯环上含有至少 2 个内酯键。如来源于红藻和海洋微生物的 celletodiol 异构体，具有一定的抗真菌活性。

celletodiol   isocelletodiol

海洋的中大环内酯类化合物结构类型复杂多样，除上述类型外，还有内酯环内含有氢化吡喃螺环、氮原子、硼原子、镁原子、镍原子的大环内酯类化合物。这些化合物多具有抗肿瘤活性，且不易产生耐药性。如 ecteinascidin 743（Et - 743）是从海洋被囊动物红树海鞘 *Ecteinascidia turbinata* 中发现的含有四氢异喹啉的大环内酯类生物碱，近来研究表明，它对晚期软组织癌症如直肠癌、乳腺癌、肺癌、黑色素瘤等有显著疗效。2007 年 9 月欧盟已批准该药（商品名 Yondelis）用于晚期软组织肿瘤的治疗。

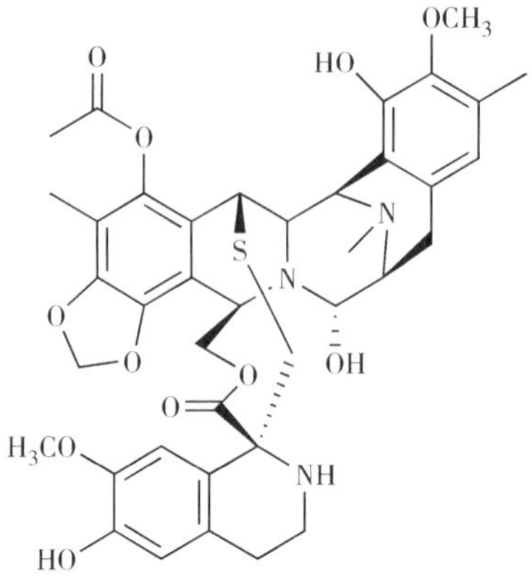

ecteinascidin 743

二、聚醚类化合物

聚醚类化合物（polyether）是海洋生物中的一类毒性成分，该类化合物的结构特点是杂原子对碳原子的比例很高；结构独特新颖、分子量大；毒性很强，并具有广泛的药理作用；多数对神经系统或心血管系统有高度特异性作用。聚醚类化合物常见的有聚醚梯、线性聚醚、大环内酯聚醚和聚醚三萜等 4 大类。其中以聚醚梯和线性聚醚因结构巨大、毒性强而著名。

（一）聚醚梯类

聚醚类化合物的结构中含有多个以六元环为主的醚环，醚环间反式骈合，稠合后聚醚的同侧为顺式结构，氧原子相间排列形成一个梯子状结构，故有"聚醚梯"之称。分子的两端大多为醛酮酯、硫酸酯、羟基等极性基团。聚醚梯上有无规则取代的甲基，极性低，为脂溶性毒素。聚醚梯类化合物以刺尾鱼毒素、短裸甲藻毒素和西甲毒素等为代表。

刺尾鱼毒素（maitotoxin）分子式为 $C_{164}H_{256}O_{68}S_2Na_2$，相对分子质量高达 3422，是目前发现的最复杂的一个聚醚梯类化合物。刺尾鱼毒素的毒性极为强烈，是非蛋白毒素中毒性最强的物质，其毒性比河豚毒素强近 200 倍。刺尾鱼毒素属于典型的 Ca^{2+} 通道激动剂，可增加细胞膜对 Ca^{2+} 的通透性，是研究 Ca^{2+} 通道药理作用的特异性工具药。

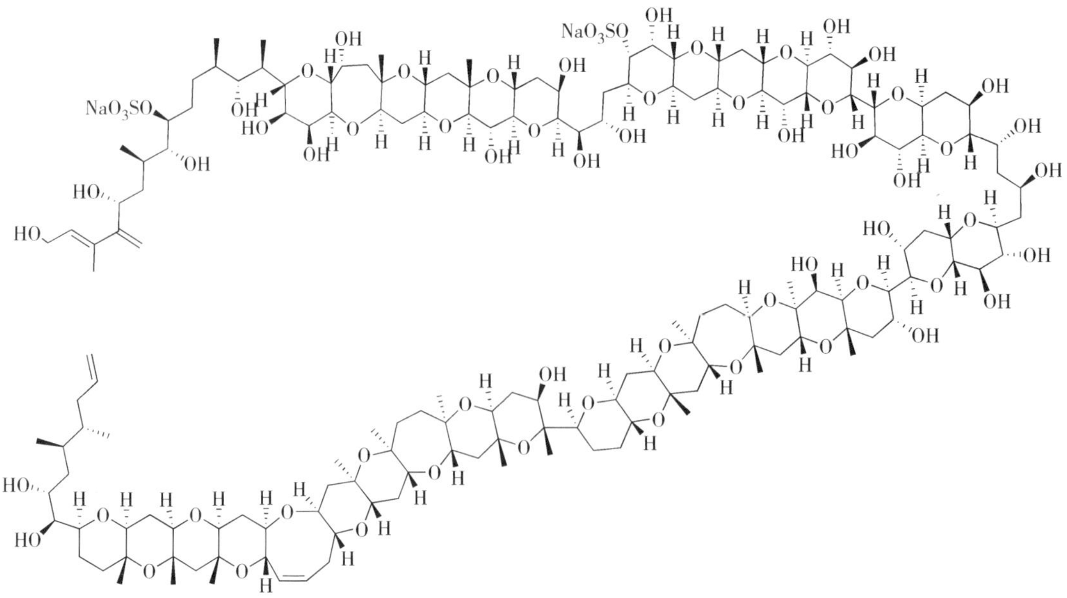

刺尾鱼毒素

短裸甲藻毒素（brevetoxin）属于神经性贝毒，可以诱导 Na^+ 内流，从而导致肌肉和神经细胞的去极化。短裸甲藻毒素 A 和 B 从在墨西哥海湾形成赤潮的涡鞭毛藻 *Karenia brevis* 中分离得到，前者是佛罗里达赤潮中最主要的毒素成分，而后者是世界范围内赤潮中最主要的毒素成分。

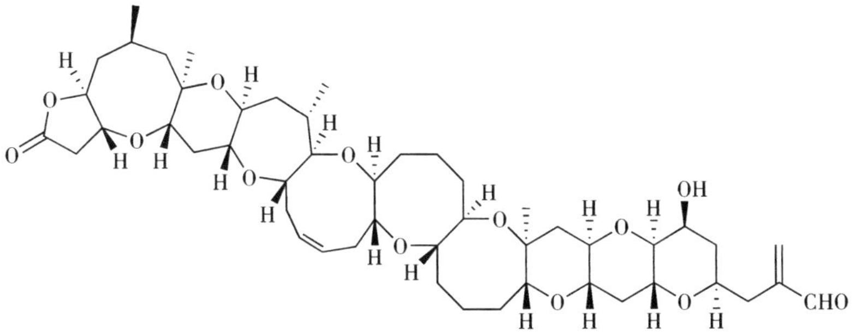

短裸甲藻毒素A

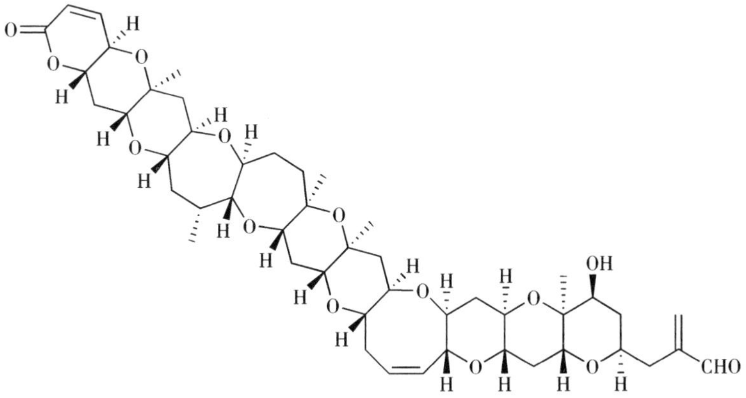

短裸甲藻毒素B

（二）线性聚醚

线性聚醚是另一类型的复杂长链聚醚类化合物，分子中同样含有高度氧化的碳链，但多数羟基呈游离状态，仅部分羟基形成醚环，属于水溶性聚醚。

岩沙海葵毒素（palytoxin）是从岸沙海葵 *Palythora toxicus* 以及 *P. vestitus*、*P. mamillosa* 和 *P. caribaeorum* 中分离得到的毒性成分，毒性极为强烈（$LD_{50} = 0.15\ \mu g/kg$），比河豚毒素高一个数量级。它也是目前发现的最强的冠脉收缩剂，作用强度比血管紧张素 Ⅱ 强 100 倍。研究还表明，岩沙海葵毒素具有显著的抗肿瘤活性，同时岩沙海葵毒素还是一种新型的溶细胞素，它能使 Na^+ 通道开放，对离子通透性的作用正好与河豚毒素相反。

岩沙海葵毒素

（三） 聚醚三萜

聚醚三萜为高度氧化物，类似于三萜，生源过程由角鲨烯（squalene）衍生而来。

如从海绵 *Siphonochalina siphonella* 中分离得到的 sipholenone B、sipholenol、sipholenone A，具有较强的抗结核活性。

sipholenone B　　　　sipholenol　　　　sipholenone A

三、肽类化合物

肽类化合物（peptides）是由氨基酸的氨基（—NH₂）和羧基（—COOH）脱水缩合形成肽键后，形成的链状（线形肽）或环状（环肽）分子。分子量段在 5000～180 之间的才能称为"肽"。

肽类化合物是海洋生物中另一大类生物活性物质，主要来自于进化程度较低的动物，如海绵、水母、海兔、海葵及芋螺等。由于海洋的特殊环境，组成海洋多肽化合物的氨基酸除常见的种类外，还有大量特殊氨基酸，如软骨藻酸（domoic acid）、海人酸（α‑kainic acid）、β‑氨基异丁酸（β‑amino isobutyric acid）等，有些氨基酸本身具有多种生物活性。

海洋肽类化合物按骨架是否成环可分为环肽和线形肽。

（一） 线形肽

线性肽是由氨基酸以肽键连接形成的链状分子。海兔中抗肿瘤的活性成分，除前面介绍的大环内酯外，还有多肽成分——海兔毒肽类。如已从海兔 *Dolabellaauricu Laria* 中分得 18 个含有特殊氨基酸的短链状肽类化合物——海兔毒肽（dolastatins-1～18），它们都具有强烈抑制肿瘤细胞生长的活性。

dolastatin-10 是一种五肽，能与微管蛋白结合在一个特殊的位点，从而抑制微管蛋白的聚合，曾用于治疗乳腺癌、肝癌、实体肿瘤和白血病等。除抗肿瘤活性外，最近又发现其具有强烈的抗真菌活性。

dolastatin-10

（二）环肽

目前已从海洋生物中分离出 300 多种环肽类化合物，如膜海鞘素类化合物（didemnin）是一组从加勒比海被囊动物 *Trididem num solidum* 中分离出来的具有抗病毒和细胞毒活性的环状缩肽化合物，其中膜海鞘素 B（didemnin B）的体内筛选结果表明其具有强烈的抗 P388 白血病和 B16 黑色素瘤活性，还可诱导 HL-60 肿瘤细胞的迅速完全凋亡以及许多转化细胞的凋亡，但对静息的正常外周血单核细胞不起作用。脱氢膜海鞘素 B（dehydrodidemnin B）是来自地中海海鞘 *Aplidium albicans* 的一种抗肿瘤环肽，对甲状腺癌、直肠癌、结肠癌、淋巴瘤、肾癌等的体内外试验中均表现出广泛的抗肿瘤活性，其特点是可以直接杀死癌细胞，活性是膜海鞘素的 20 倍、紫杉醇的 80 倍且没有心脏毒性。

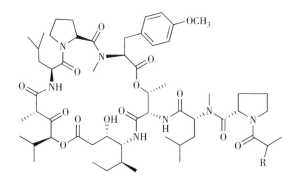

R= OH，　膜海鞘素 B
R= carbonyl，脱氢膜海鞘素 B

四、C15 乙酸原化合物

乙酸原类（acetogenins）化合物系指从乙酸乙酯或乙酰辅酶 A 生物合成的一类化合物。C15 乙酸原化合物为十六碳-4,7,10,13-四烯酸衍生而来的 15 个碳原子的非萜类化合物。主要存在于红藻属植物中。该类化合物结构比较简单，往往含有氧原子或其他卤素元素。按结构是否成环分为直链型和环状 C15 乙酸原化合物。

（一）直链型 C15 乙酸原化合物

从红藻 *Laurencia okamurai* 中分离得到的 laurencenyne、neolaurencenyne 及其氧化产物

6,7-dihydroxy laurencenyne 等，前者结构中含有较多的双键或叁键，属于高度不饱和的脂肪烃类，后者直链结构被氧化形成含有羟基或者被卤族元素取代。

laurencenyne   neolaurencenyne

6,7- dihydroxy laurencenyne

（二） 环状 C₁₅乙酸原化合物

直链型 C_{15}乙酸原化合物结构中的不饱和键在代谢过程中被氧化成不同大小的氧环，形成从三元氧环到十二元氧环不等的环状 C_{15}乙酸原化合物。此类环状 C_{15}乙酸原化合物往往有卤素原子如溴、氯的取代。

如化合物 C_{15}乙酸原化合物 bisezakyne A、B 分别含有五元氧环和六元氧环。

bisezakyne A   bisezakyne B

从红藻 *Laurencia* 属中分离得到的 E-isoprelaurefucin、laurencienyne B 和（＋）-obtusenyne 则分别具有七元、八元和九元氧环。

E-isoprelaurefucin   laurencienyne B   （＋）－obtusenyne

环状 C_{15}乙酸原化合物还包含了含有氧环同时含有碳环的化合物，如马来西亚红藻 *Laurencia majuscula* 中分离得到的 lembyne A 和 B，lembyne A 结构中含有 1 个六碳环，lembyne B 结构中则有 1 个五碳环。

lembyne A   lembyne B

五、前列腺素类似物

前列腺素（prostaglandins，PG）是存在于动物和人体中的一类不饱和脂肪酸组成的具有多种生理作用的活性物质。前列腺素在体内由花生四烯酸所合成，是一类具有五元脂肪环、带有 2 个侧链（上侧链 7 个碳原子、下侧链 8 个碳原子）的 20 个碳的不饱和脂肪酸。根据五元环上的取代类型可分为 9 组（PGA～PGI），并以数字标示侧链上双键的数目。1969 年 Weinheimer 等从海洋腔肠动物佛罗里达珊瑚 *Plexaura homomalla* 体内，首次分离到前列腺类似物 (15R)-PGA$_2$ 及其衍生物，此发现引起人们从海洋生物中寻找前列腺素类化合物的兴趣。

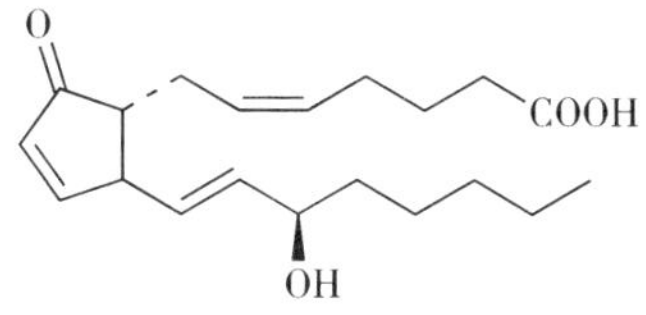

(15R)-PGA2

海洋生物中分离得到的前列腺素类化合物主要来自珊瑚特别是软珊瑚和柳珊瑚、少数海藻（如红藻）等，除表现前列腺素样活性外，还表现出一定的抗肿瘤活性，特别是含有卤素取代的化合物。如 PGA$_2$ 具有和紫杉醇相同的促进微管聚集作用机制，且细胞毒性较紫杉醇弱。

从夏威夷的八放珊瑚 *Telesto riisei* 中分得 4 个前列腺素类化合物，称为珊瑚素（punaglandin）Ⅰ～Ⅳ，并发现它们具有明显的抑制白血病细胞增殖的活性。

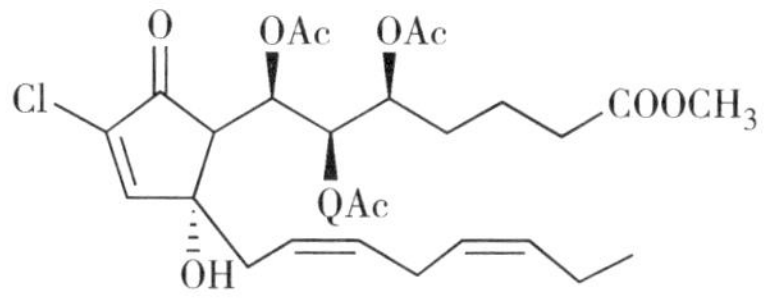

punaglandin Ⅰ

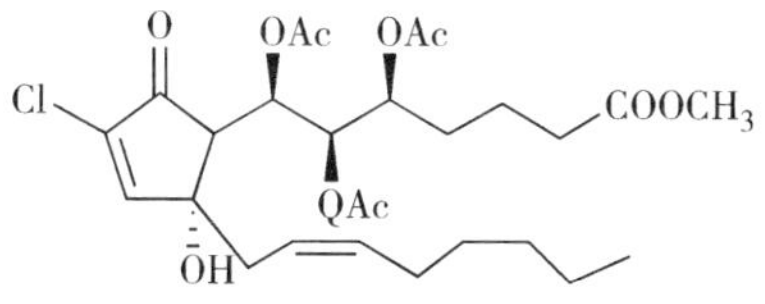

punaglandin Ⅱ

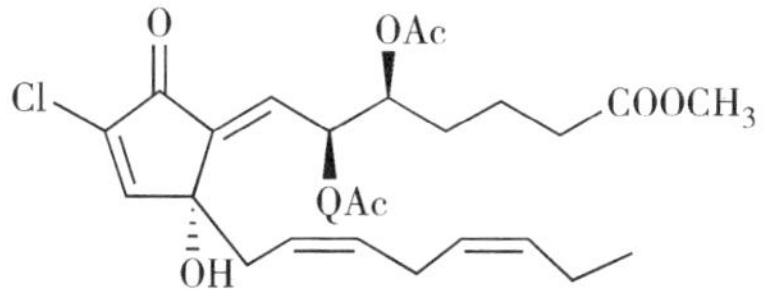

punaglandin Ⅲ

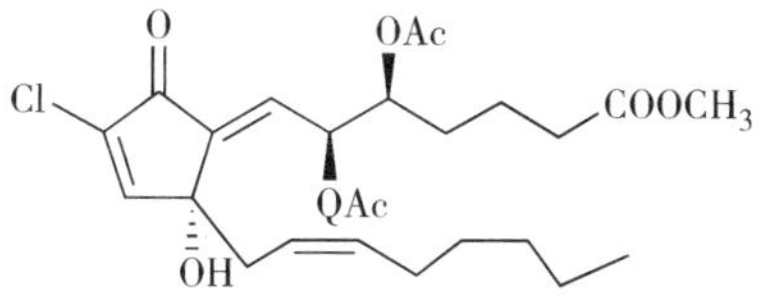

punaglandin Ⅳ

第三节　海洋天然药物的提取与分离方法

海洋天然药物的结构种类繁多，既有小分子的大环内酯类、萜类、甾体、生物碱类以及聚醚类等，又有多糖、肽类、蛋白质等大分子物质。分子量和极性差异较大，提取分离方法千差万别，但所用技术具有一定的普遍性。经常用到的技术有粉碎或匀浆，溶剂浸提，沉淀离心或微孔过滤回收，脱色，液液萃取，真空减压浓缩，柱色谱分离技术和喷雾干燥等。提取体系主要有水相提取体系，有机相提取体系和超临界 CO$_2$ 提取体系等。目前，现代分离分析技术如高效液相色谱、亲和色谱结合荧光检测、免疫化学检测等运用于海洋天然产物的分离纯化；各种核磁共振、质谱、X-射线衍射等技术运用于海洋天然产物的结构鉴定，使得化合物的分子结构和立体结构测定更加准确和快速。此外，海洋基因工程等生物技术、高通量测序技术和以酶为靶点的活性筛选技术也逐步进入海洋天然药物的研究领域。

NOTE

一、海洋天然药物的提取

海洋天然药物提取分离纯化，首先是试样的采集和保存，而后进行试样品种鉴定，最终进行天然药物的提取和分离纯化，获取单一的有机化合物。

（一） 水提取法

海洋天然药物中亲水性的物质如多糖类、氨基酸、蛋白质、苷类、有机酸盐、生物碱盐及无机盐等都可用水提取法，水提液要及时处理，注意防止发霉变质。将海洋生物原料以浸渍、渗漉或煎煮法提取，过滤或离心后，提取液减压浓缩，浓缩液喷雾干燥，得粗品。或将浓缩液以有机溶剂萃取后，水层浓缩，喷雾干燥得粗品。

由于大多数具有生物活性的多肽是在生物机体的特定发育阶段表达的，因此，在多肽蛋白类样品的采集过程中，需要考虑目标蛋白的富集问题，取特定发育阶段的样品可以提高目标产物的提取率。

（二） 有机溶剂提取法

海洋天然药物中的大环内酯类、萜类、甾类、生物碱类以及聚醚类等亲脂性化合物可用此法提取。采用系统溶剂法，极性由低到高的有机溶剂进行提取，从而得到不同极性大小的化合物。

（三） 超临界 CO_2 提取法

超临界 CO_2 提取法是运用安全无毒、不残留的 CO_2 为萃取介质，并在接近室温的条件下，通过改变温度或压力可使溶质在 CO_2 中溶解度发生较大变化，实现提取和分离。超临界 CO_2 提取法特别适用于热敏性、易挥发、易氧化成分的分离，可实现对海洋天然小分子化合物的分离和纯化。如海洋生物中二十碳五烯酸（EPA）、二十二碳六烯酸（DHA）、海洋生物毒素、萜类化合物、海洋天然色素等。

二、海洋天然药物的分离

通常海洋生物提取物是一种混合物，需要进一步分离纯化，得到单一化合物。海洋天然药物中的小分子化合物，如大环内酯类、萜类、甾类、生物碱类以及聚醚类等成分，可依据成分的极性不同，利用不同的溶剂系统加以分离。且一般需要结合各种色谱技术，如吸附柱色谱、分配柱色谱、离子交换柱色谱、凝胶柱色谱、高效液相色谱、高速逆流色谱等，将混合物进一步分离纯化。对于肽类和蛋白质等生物大分子，则可运用凝胶色谱、离子交换色谱等纯化技术，特别要注意冷热、酸碱等因素对目标化合物活性的影响。

海洋生物体内存在的一些大分子化合物，如肽类和蛋白质的分离纯化，一般是根据目标蛋白的分子量和极性等性质，采用凝胶过滤色谱、离子交换色谱以及制备电泳等方法加以分离纯化。由于这些活性多肽在生物机体内是以微量形式存在的，需根据目标产物的冷热、酸碱稳定性以及分子量大小，通过调节提取液的 pH，以及超滤等过程去除大多数杂蛋白以提高分离纯化的效率。"匀浆 - 冷或热提 - 超滤 - 凝胶过滤层析 - 离子交换层析"技术路线对于肽类和蛋白质类海洋天然药物的提取分离可以认为是一种较成熟的经典方法。

三、海洋天然药物的研究实例

（一）灰星鲨中角鲨烯的提取分离与结构鉴定

角鲨烯（squalene）在增强免疫功能、调节血脂、抗肿瘤等方面的功能已多有报道。鲨鱼肝油中角鲨烯的含量很高，采用高效液相色谱法将灰星鲨 *Mustelus griseus*（Pietschmann）肝油的烃类与甘油酯分离后，以硝酸银-硅胶薄层色谱法分离得到纯度大于 99.9% 的角鲨烯，其提取分离方法如下。

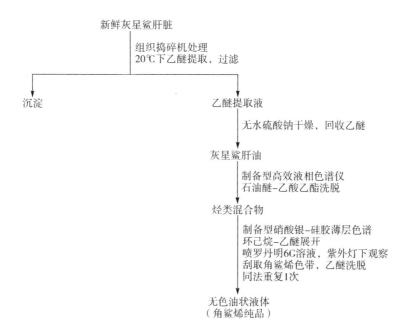

分离纯化得到的角鲨烯呈无色油状液体。经气相色谱测得角鲨烯的含量大于 99.9%。

质谱鉴定分子离子峰为 410（3%），碎片峰有 395（M-CH_3，2%），341（3%），231（4%），177（5%），149（12%），137（19%），123（17%），121（19%），81（47%），69（100%）。^{1}H-NMR 谱图中氢分为 4 组，6 个不饱和双键上的氢峰（δ5.13~5.20，6H），10 个亚甲基峰（δ2.14~2.15，20H），2 个端甲基（δ1.72，6H）和 6 个取代甲基（δ1.64，18H）。以上数据满足角鲨烯的结构特点，同质谱给出的信号吻合。^{13}C-NMR 谱图给出了 15 个碳信号，说明了角鲨烯的结构是对称的，与[1]H-NMR 谱图相似。^{13}C-NMR 谱图给出的信号，结合 DEPT-90 和 DEPT-135，角鲨烯的碳可分为 3 组：双键的碳信号出现在 δ124~135（6×2=12），亚甲基的碳信号出现在 δ26~39（5×2=10），甲基的碳信号出现在 δ16~25（4×2=8）。经 MS、^{1}H-NMR 和[13]C-NMR 谱图综合分析确定，从灰星鲨肝油分离得到的样品为 2,6,10,15,19,23-六甲基-2,6,10,14,18,22-二十四碳六烯（角鲨烯）。

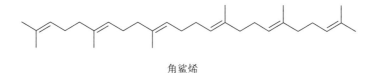

角鲨烯

（二） 海洋来源小单孢菌 *Micromonospora Rosaria* SCSIO N160 中大环内酯类化合物的分离鉴定

放线菌是发现微生物药物的一个重要源泉。在迄今报道的 13000 多个有生物活性的代谢产物中，超过 70% 来源于放线菌。微生物药物的研究主要集中于陆生放线菌，尤其是链霉菌。然而，随着研究工作的持续进行，从中分离得到的代谢产物的重复率逐年增加，开发新的微生物资源越来越具有必要性。高温、低压、寡营养的海洋环境中生活的海洋放线菌形成了独特的代谢途径，从而具备了生产新的次级代谢产物的潜力。源自南海沉积物的小单孢菌 *Micromonospora rosaria* SCSIO N160 能产生抗菌活性的次级代谢产物，对其发酵液进行分离纯化，得到了 4 个大环内酯类抗生素 rosamicin（1）、6108B（2）、M4365-A1（3）和 M4365-G1（4），具有广谱抗菌活性。

将 *Micromonospora rosaria* SCSIO N160 菌种接种至培养基上培养后，加入 XAD-16 大孔树脂，24h 后收集大孔树脂，用 4L 水洗脱盐，后用丙酮洗脱，旋转蒸发回收丙酮，水相用丁酮萃取，旋转蒸发丁酮萃取液得到 4g 粗品。粗品用三氯甲烷-甲醇溶解拌样上硅胶柱（100～200 目），线性梯度洗脱，收集馏分，结合 HPLC 分析，抑菌活性检测合并馏分，得 4 个馏分 Fr.1～Fr.4，Fr.2 上 Sephadex LH20，三氯甲烷-甲醇洗脱收集馏分，结合 HPLC 分析，抑菌活性检测合并馏分，得馏分 Fr.2-A～Fr.2-H，馏分 Fr.2-C 上中压液相柱，甲醇-水线性梯度洗脱得到 rosamicin（1），馏分 Fr.2-D 上中压液相柱，甲醇-水线性梯度洗脱得到 6108B（2），馏分 Fr.2-E 用高压液相制备，流动相为乙腈-水，制备得 M4365-A1（3），馏分 Fr.2-F 用高压液相制备，流动相为乙腈-水，制备得 M4365-G1（4）。

其中：化合物 1 白色粉末，ESI-MS m/z 582 [M+H]⁺，604 [M+Na]⁺，确定其分子量为 581。结合 ¹H-NMR 和 ¹³C-NMR 分析，确定其分子式为 $C_{31}H_{51}NO_9$。¹H-NMR（CDCl₃，500MHz）δ：9.72（1H，s，H-20），6.54（1H，d，J=16.0Hz，H-11），6.44（1H，d，J=16.0Hz，H-10），4.87（1H，m，H-15），4.22（1H，d，J=7.5Hz，H-1'），3.90（1H，br.d，J=10.0Hz，H-3），3.70（1H，br.d，J=10.0Hz，H-5），3.45（1H，m，H-5'），3.19（1H，dd，J=10.0，7.5Hz，H-2'），3.07（1H，m，H-19a），2.82（1H，d，J=9.0Hz，H-13），2.65（1H，dd，J=17.0，10.0Hz，H-2a），2.56（1H，m，H-8），2.43～2.47（3H，m，H-6，H-19b，H-3'），2.27（6H，s，H-7'，H-8'），2.09（1H，d，J=10.5Hz，H-2b），1.76～1.82（2H，m，H-16a，H-4），1.63～1.72（2H，m，H-7，H-4'a），1.48～1.54（2H，m，H-14，H-16b），1.42（3H，s，H-22），1.24（1H，m，H-4'b），1.19（3H，d，J=9.0Hz，H-6'），1.15（3H，d，J=7.0Hz，H-21），1.14（3H，d，J=2.5Hz，H-23），1.12（3H，d，J=7.5Hz，H-18），0.88（3H，d，J=7.0Hz，H-17）；¹³C-NMR（CDCl₃，125MHz）。δ：173.4（C，C-1），39.6（CH₂，C-2），66.7（CH，C-3），41.2（CH，C-4），81.1（CH，C-5），31.1（CH，C-6），31.7（CH₂，C-7），37.8（CH，C-8），200.4（C，C-9），122.7（CH，C-10），150.9（CH，C-11），59.7（C，C-12），67.9（CH，C-13），45.1（CH，C-14），76.8（CH，C-15），24.7（CH₂，C-16），8.9（CH₃，C-17），9.0（CH₃，C-18），43.7（CH₂，C-19），203.1（CH，C-20），17.4（CH₃，C-21），15.0（CH₃，C-22），14.5（CH₃，C-23），104.3（CH，C-1'），70.3（CH，C-2'），65.7（CH，C-3'），28.4（CH₂，C-4'），69.6（CH，C-5'），21.1（CH₃，C-6'），40.2（CH₃，C-7'，8'）。该化合物 1 鉴定为 rosamicin。

化合物 2 白色粉末，ESI-MS m/z 598 [M＋H]$^+$，620 [M＋Na]$^+$，提示其分子量为 597。结合 ^{1}H-NMR 和 ^{13}C-NMR 分析，确定其分子式为 $C_{31}H_{51}NO_{10}$。^{1}H-NMR (CD$_3$OD，500MHz)，δ：8.37 (1H，s，H-20)，6.73 (1H，d，$J=15.7$Hz，H-11)，6.48 (1H，d，$J=15.7$Hz，H-10)，4.86 (1H，m，H-15)，4.31 (1H，d，$J=6.6$Hz，H-1′)，3.97 (1H，br.d，$J=10.0$Hz，H-3)，3.78 (1H，br.d，$J=10.0$Hz，H-5)，3.43~3.49 (2H，m，H-19a、H-5′)，3.65 (1H，m，H-13)，2.93 (1H，m，H-2′)，2.92 (1H，m，H-6)，2.87 (1H，m，H-19b)，2.86 (6H，s，H-7′,8′)，2.67 (1H，m，H-8，H-3′)，2.38 (1H，d，$J=17.0$Hz，H-2a)，2.29 (1H，d，$J=17.0$Hz，H-2b)，2.03 (1H，d，$J=11.0$Hz，H-4)，1.84~1.97 (3H，m，H-16a、H-4′a、H-7)，1.79 (1H，m，H-14)，1.56 (1H，m，H-16b)，1.50 (3H，s，H-22)，1.47 (1H，m，H-4′b)，1.33 (3H，d，$J=6.0$Hz，H-6′)，1.20 (3H，d，$J=7.0$Hz，H-21)，1.15 (3H，d，$J=6.0$Hz，H-23)，1.10 (3H，d，$J=6.0$Hz，H-18)，0.93 (3H，$J=7.0$Hz，H-17)；^{13}C-NMR (CD$_3$OD，125MHz)，δ：174.0 (C，C-1)，41.0 (CH$_2$，C-2)，67.4 (CH，C-3)，42.7 (CH，C-4)，82.2 (CH，C-5)，32.5 (CH，C-6)，34.5 (CH$_2$，C-7)，39.1 (CH，C-8)，203.4 (C，C-9)，124.5 (CH，C-10)，152.5 (CH，C-11)，61.2 (C，C-12)，69.0 (CH，C-13)，46.6 (CH，C-14)，78.0 (CH，C-15)，25.6 (CH$_2$，C-16)，9.4 (CH$_3$，C-17)，9.6 (CH$_3$，C-18)，39.1 (CH$_2$，C-19)，174.0 (C，C-20)，17.6 (CH$_3$，C-21)，15.3 (CH$_3$，C-22)，14.7 (CH$_3$，C-23)，104.6 (CH，C-1′)，70.3 (CH，C-2′)，66.9 (CH，C-3′)，31.2 (CH$_2$，C-4′)，69.6 (CH，C-5′)，21.0 (CH$_3$，C-6′)，41.1 (CH$_3$，C-7′,8′)。化合物 2 鉴定为 6108B。

化合物 3 白色粉末，ESI-MS m/z 568 [M＋H]$^+$，590 [M＋Na]$^+$，提示其分子量为 567。结合 ^{1}H-NMR 和 ^{13}C-NMR 分析，确定其分子式为 $C_{31}H_{53}NO_8$。^{1}H-NMR (CD$_3$OD，500MHz)，δ：6.71 (1H，$J=15.6$Hz，H-11)，6.45 (1H，$J=15.7$Hz，H-10)，4.82 (1H，m，H-15)，4.36 (1H，d，$J=6.0$Hz，H-1′)，3.83 (1H，m，H-5)，3.80 (1H，m，H-3)，3.62~3.70 (2H，m，H-5′、H-2′)，3.43~3.47 (2H，m，H-19a、H-13)，2.89 (6H，m，H-7′、H-8′)，2.85 (1H，m，H-3′)，2.61~2.67 (2H，m，H-19b、H-8)，2.29 (1H，m，H-2)，2.06 (1H，m，H-2)，1.83~1.92 (4H，m，H-6、H-4′a、H-7、H-16a)，1.76 (1H，m，H-4)，1.67 (1H，m，H-14)，1.54 (1H，m，H-4′b)，1.49 (3H，s，H-22)，1.43 (1H，m，H-16b)，1.19 (3H，d，$J=7.0$Hz，H-6′)，1.14 (3H，d，$J=7.0$Hz，H-23)，1.11 (3H，$J=7.0$Hz，H-18)，0.89 (3H，t，$J=7.0$Hz，H-20)；^{13}C-NMR (CD$_3$OD，125MHz)，δ：174.4 (C，C-1)，41.3 (CH$_2$，C-2)，67.3 (CH，C-3)，46.7 (CH，C-4)，81.0 (CH，C-5)，42.3 (CH，C-6)，34.1 (CH，C-7)，49.0 (CH，C-8)，203.9 (C，C-9)，125.6 (CH，C-10)，152.1 (CH，C-11)，61.2 (C，C-12)，69.3 (CH，C-13)，40.6 (C，C-14)，78.1 (CH，C-15)，22.2 (CH$_2$，C-16)，9.5 (CH$_3$，C-17)，9.9 (CH$_3$，C-18)，25.6 (CH$_2$，C-19)，12.5 (CH$_3$，C-20)，17.0 (CH$_3$，C-21)，15.3 (CH$_3$，C-22)，14.6 (CH$_3$，C-23)，104.7 (CH，C-1′)，70.4 (CH，C-2′)，67.1 (CH，C-3′)，31.2 (CH，C-4′)，69.6 (CH，C-5′)，21.1 (CH$_3$，C-6′)，39.1 (CH$_3$，C-7′,8′)。该化合物 3 鉴定为 M-4365 A1。

R= CHO　rosamicin（化合物1）
R=COOH　6108B（化合物2）
R=CH3　M-4365 A1（化合物3）

知识点总结

细目	知识点
主要结构类型	大环内酯类、聚醚类、肽类、C_{15}乙酸原化合物、前列腺素类等
结构特点	大环内酯类结构中含有内酯环，环的大小由十元到六十元不等
	聚醚类杂原子对碳原子的比例很高，含有多个醚环
	肽类氨基酸的氨基（—NH₂）和羧基（—COOH）脱水缩合形成肽键后，形成的链状（线形肽）或环状（环肽）分子；
	C_{15}乙酸原化合物为十六碳-4,7,10,13-四烯酸衍生而来的15个碳原子的非萜类化合物
	前列腺素类含20个碳的不饱和脂肪酸衍生物，包括1个环戊烷骨架与1个七碳侧链、1个八碳侧链
提取分离	依据相应化合物的结构与性质，以水或有机溶剂进行提取，运用高效液相色谱、凝胶色谱、离子交换色谱等分离
结构鉴定	UV、IR、^{1}H-NMR、^{13}C-NMR、MS

思考题

1. 海洋天然药物的结构类型主要分为哪几类？

2. 海洋天然药物中大环内酯类、聚醚类、肽类化合物、C_{15}乙酸原化合物等的结构特点是什么？

3. 根据海洋天然药物的特点，简述其提取分离方法。

4. 海洋天然药物的发展趋势及主要的开发领域有哪些？

主要参考文献

[1] 吴立军. 天然药物化学［M］. 6版. 北京：人民卫生出版社，2013.

[2] 董小萍. 天然药物化学［M］. 北京：中国中医药出版社，2010.

[3] 董小萍，罗永明. 天然药物化学［M］. 北京：中国医药科技出版社，2015.

[4] 王长云，邵长伦. 海洋药物学［M］. 北京：科学出版社，2011.

[5] 张文. 海洋药物导论［M］. 上海：上海科学技术出版社，2012.

第十三章　天然药物的研究与开发

大纲提示：

1. 熟悉天然药物研究开发的一般程序、思路和方法。
2. 了解天然化合物的结构修饰、合成、生物转化和代谢。
3. 了解天然药物的研发实例。

天然药物是指从植物、动物、微生物以及矿物等天然资源中开发出来的药物。在中国，天然药物主要是指中草药（包括民间药、民族药）。我国中药、天然药物资源丰富，应用历史悠久，是我国具有传统文化特色和独特优势的伟大宝库，为中华民族的繁衍和健康做出了不可磨灭的贡献，并逐渐得到世界医学界的普遍认同。我国现有的中草药种类已达一万两千多种，其中植物类药物达到一万一千种之多，这些丰富的动、植物等天然资源，结合长年积累的临床用药经验，使得从中研制新药具有成功率高、投资少、周期短等特点，同时对中草药的研究能发现一些全新的药物类型，拓展医药研究的新思路。因此，创新药物研究要走中国自己的道路，中国从天然药物，特别是中药出发去研究开发创新药物应是一条捷径。

中草药以 3 种方式入药。①原生药（多为中药饮片）。中药饮片是中药材按中医药理论、中药炮制方法，经过加工炮制后可直接用于中医临床的中药。中药饮片是我国中药产业的三大支柱之一，是中医临床辨证施治必需的传统武器，也是中成药的重要原料，目前已成为中医临床防病、治病的重要手段。临床上，医生可以根据病情发展及个体差异辨证施治，故针对性强、灵活机动及效果较好，可是这种方式存在不易保存、质量难以保证、流通和使用不便等缺点。②提取物或有效部位。指采用现代科学技术，对传统中药材进行提取加工而得到的具有相对明确药效物质基础以及严格质量标准的一种中药产品，可作为中药制剂的原料药。中药提取物或有效部位具有相对明确的物质基础、特定的药理活性和明确的质量标准等特点，药品质量有一定保证，且加工生产工艺不太复杂，成本也低，比较适合我国国情。③有效成分。在明确有效成分或活性成分的基础上，采用现代科学方法从中药或天然药物中经提取、分离出有效成分，再做成适当剂型入药。其生产过程及质量监控均有严格管理措施，故可确保用药质量和临床疗效，但研究的周期较长、费用较高。

19 世纪初，法国药学家 Derosone 和德国药学家 F. A. W. Sertürner 先后从鸦片中提取分离出具有镇痛镇咳作用的有效成分吗啡，开创了现代从天然药物中提取分离有效成分的历史。此后，有效成分不断地从药用植物中被分离出来，在相当长的时期内，整个天然药物研究领域的优势一直倾向于美国、欧洲、日本等国家。我国中药及天然药物化学的近代研究和开发始于 20 世纪 20 年代，新中国成立后，特别是改革开放 30 多年来，中药及天然药物化学的研究及开发取得了丰硕成果。目前，已对 500 余种常用中药进行过系统的化学成分研究，发现了近万余种化合物，其中活性成分 600 余个，从中已成功开发出一批新药。例如从黄花蒿 *Artemisia annua* L. 中研制成功的治疗疟疾的青蒿素和衍生的蒿甲醚（artemether）、青蒿琥酯（artesunate）；从五味子中得到对治疗肝炎有活性的五味子素衍生物，抗肝炎新药联苯双脂（bifendate）和双环醇（bicyclol）；从千层塔中分离得到治疗早老性痴呆病的石杉碱甲（huperzine A）；治疗肠道感染性疾病的黄连素（berberine）；镇痛作用的延胡索乙素（tetrahydropalmatine）；改善微循环、治疗有机磷农药中毒的山莨菪碱（ansiodamine）；治疗青光眼药物包公藤甲素（baogongteng A）；治疗心血管病药物葛根素（puerarin）、银杏内酯（ginkgolides）；治疗急性、慢性肝炎和肝硬化的水飞蓟素（silymarin）；抗肿瘤药物斑蝥素（cantharidine）、β-榄香烯（β-elemene）、冬凌草甲素（oridonin）、人参皂苷 Rg$_3$（gensenoside Rg$_3$）等。研制成功由麝香酮（muscone）、芳活素、海可素Ⅰ（haikesu Ⅰ）、海可素Ⅱ（haikesu Ⅱ）等配制成的人工麝香；以及治疗自身免疫性疾病红斑狼疮的雷公藤皂苷；从银杏叶中提取分离的多种银杏黄酮苷和银杏内酯用于治疗脑缺血及外周血管病变。

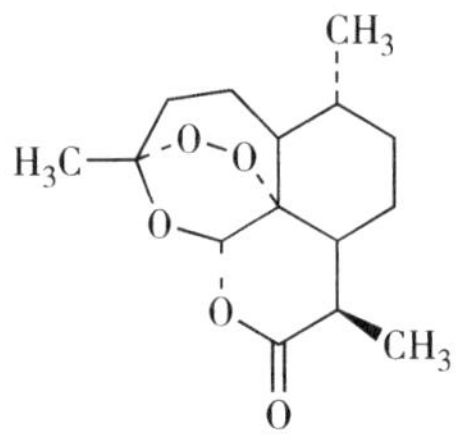

青蒿素 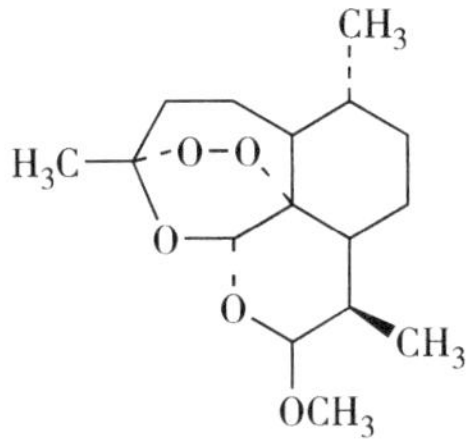　　　　　蒿甲醚 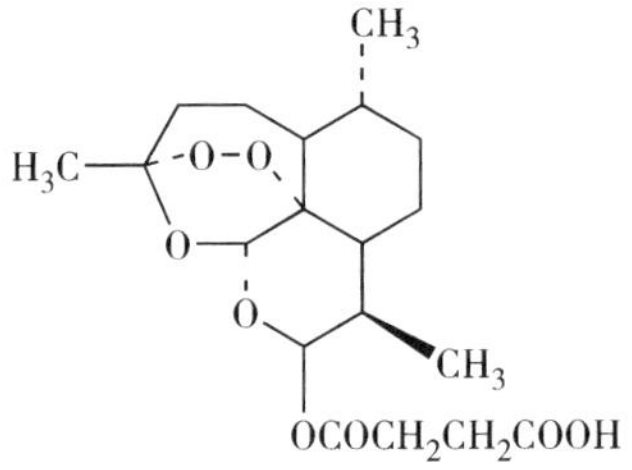　　　　　青蒿琥酯

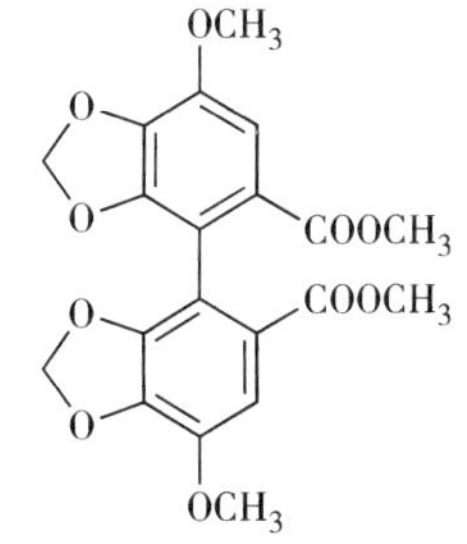

联苯双酯 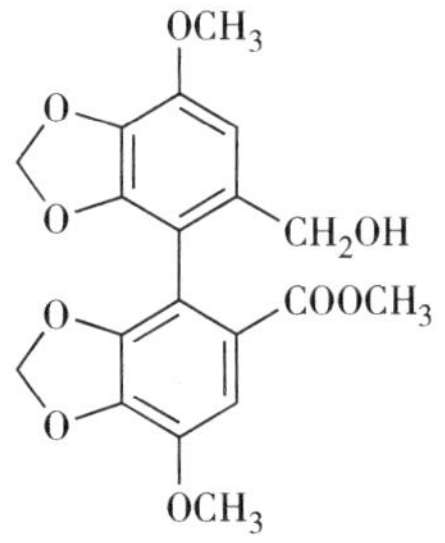　　　　双环醇 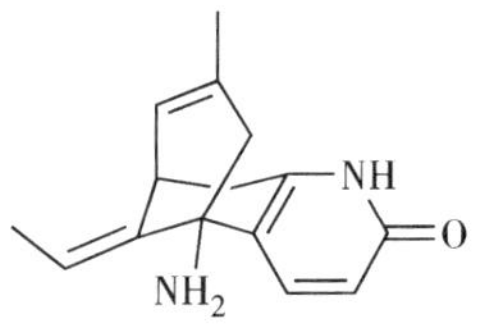　　　　　石杉碱甲

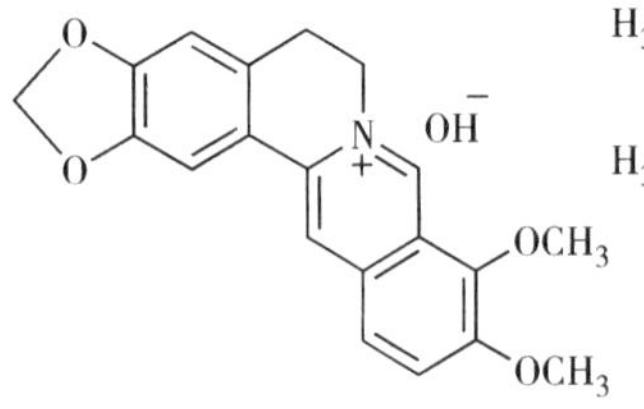

小檗碱 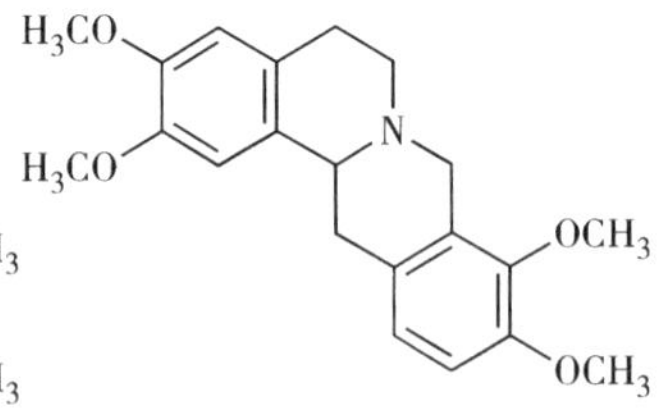　　　　　延胡索乙素 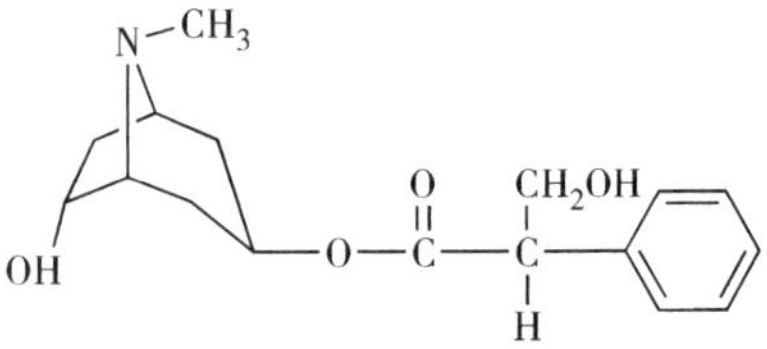　　　　山莨菪碱

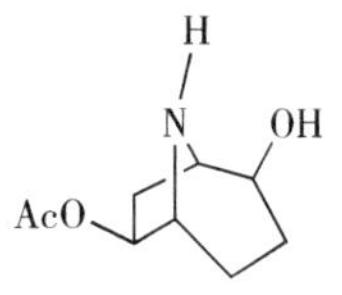

包公藤甲素 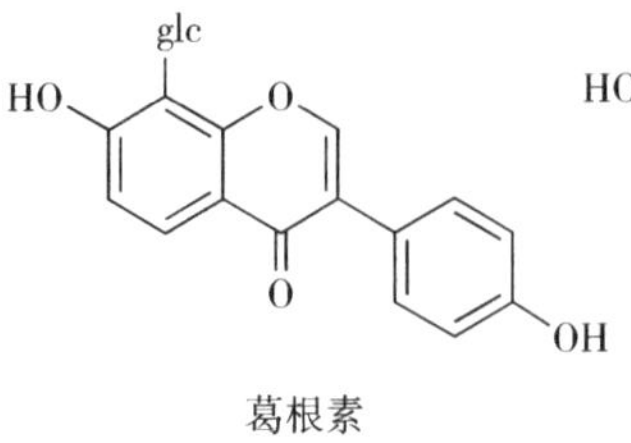　　　葛根素 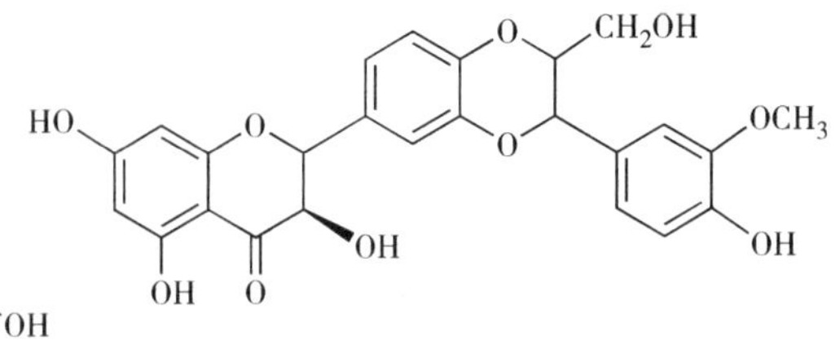　　　　　水飞蓟素

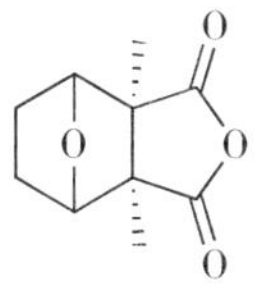

斑蝥素 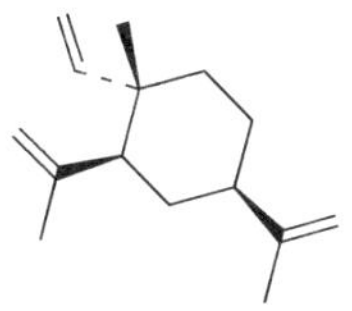　　　　　β-榄香烯 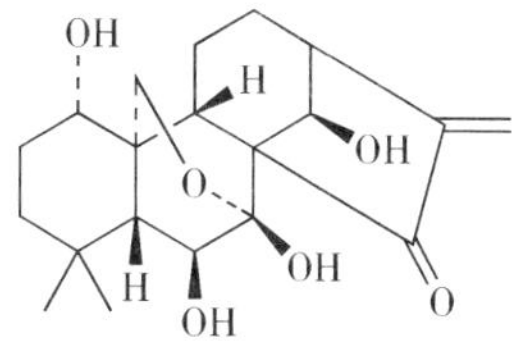　　　　　冬凌草甲素

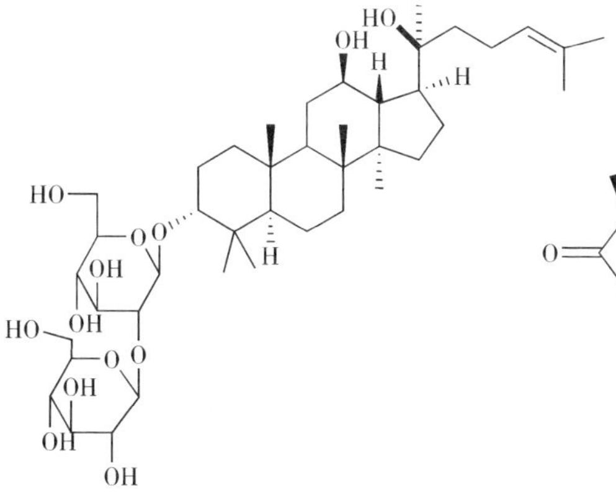

人参皂苷 Rg₃　　　　　　　　　银杏内酯 A

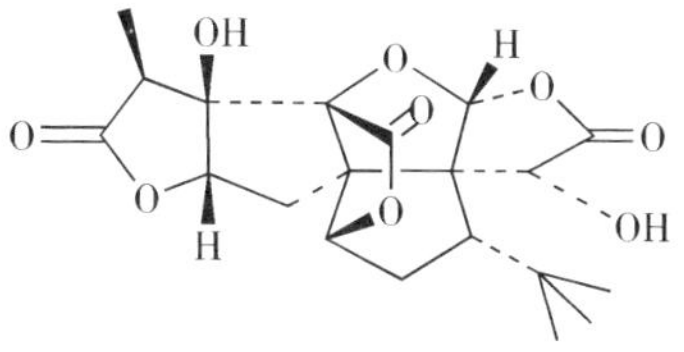

图 13-1　中草药中发现的活性化合物结构

第一节　天然药物开发的一般程序

一、新药研发的两个阶段

新药研发分为临床前研究和临床研究两个阶段。

临床前研究阶段主要包括：①基于中医方证理论等医学典籍，民间用药经验，临床实践经验等来选定研究对象。②收集原料，建立适当的体内外药效学模型进行活性筛选，分离追踪活性成分，确认结构，对活性成分进行作用机制研究。③进行系统药效试验，毒性试验（包括急性毒性试验、长期毒性试验、特殊毒性试验，即致畸、致癌、致突变、依赖性等试验）和药代动力学试验。④进行原料保障供应研究（即资源调查、栽培研究、组织培养和人工合成等）。⑤制剂工业化研究（即处方及工艺研究、临床及生产用药品质量研究、原料及制剂稳定性研究等）。

完成上述程序后可向药品管理部门申报临床研究。获得临床研究批文后开始临床研究。主要包括：Ⅰ期临床试验，即初步的临床药理学及人体安全性评价试验阶段。观察人体对于新药的耐受程度和药代动力学，为制定给药方案提供依据。Ⅱ期临床试验，即治疗作用初步评价阶段。其目的是初步评价药物对目标适应证患者的治疗作用和安全性，同时为Ⅲ期临床试验研究设计和给药剂量方案的确定提供依据。Ⅲ期临床试验，即治疗作用确证阶段。其目的是进一步验证药物对目标适应证患者的治疗作用和安全性，评价利益与风险关系，最终为药物注册申请的审查提供充分依据。申请新药证书及生产批文号后，新药开始上市销售。Ⅳ期临床试验，即上市后应用研究阶段。其目的是考察在广泛使用条件下药物的疗效和不良反应，评价在普通或者特殊人群中使用的利益与风险关系以及改进给药剂量等。最后才能进行正式生产。

二、研究对象和研究方法的确定

在上述的研发过程中，选定新药的研究对象和研究模式非常重要。在确定研究对象时，首先应进行临床调查、传统古方的调查和药材资源调查，保证研发对象的有效性和可行性，进而选择研发的模式。

目前，从天然药物或中草药中研究新药的模式主要有 6 种：①通过对中草药或其他天然药物生物活性成分的研究（包含其代谢产物等），从中发现有药用价值的活性单体或经结构修饰的活性单体，然后按上述的新药研发途径将其开发成新药。②在基本明确了中草药中有效成分和有效部位的基础上，将有效部位开发成新药。③在不明确中草药有效成分的基础上，将临床疗效明确的经典方、经验方或经药效学研究具有开发价值的复方中药开发成新药。④已知某种中草药成分或某类成分具有药用价值或已成为新药，根据动植物的亲缘关系，寻找含有这种或这类成分的动植物替代品，将其开发成新药。⑤经过文献资料或民间用药的调研或通过现代药理学的筛选研究，发现某种植物、动物、微生物或矿物质具有潜在的药用价值，将其开发成新药。⑥为了提高药物的生物利用度、稳定性，或降低毒性等原因，将现有药物改变剂型，开发为新药。

其中，模式 1 是目前国内外的新药研发过程中普遍采用的方法。模式 2～6 是根据中医药几千年的临床研究经验，是我国目前较多采用的新药研发的方法，在日本、韩国、印度等民族药有悠久使用历史的国家也较常采用。我国药品管理部门对新药的研究有严格的规定，制定了《药品注册管理办法》等法律法规来规范新药的研究。

新药研究与开发是一个多学科参与、多部门投入、多单位协作的复杂的高技术密集性系统工程，涉及化学、药理、制剂、临床医学、毒理等多个学科领域。研发新药，工程巨大。国外开发一类药物，从随机合成化合物方法开始，根据经验，平均合成与筛选 1 万个化合物才可能有希望研制成功 1 个一类创新药物上市，周期至少 10～12 年，多则 15 年。

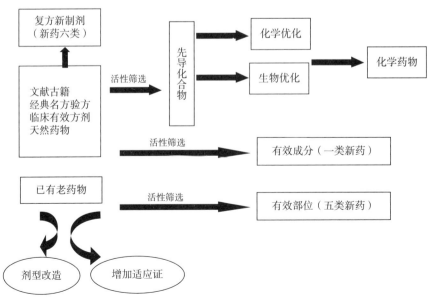

图 13-2　天然活性化合物的研究方法示意图

第二节　天然活性成分的研究方法

一、研究思路与方法

从天然药物及中药中开发创新药物的关键是能否从天然药物及中药中分离得到有药用价值或潜在药用价值的活性化合物。天然药物的研究方法既遵循一般新药的研究方法，又有其自身的一些特点，常见的研究方法有以下几种。

（一）以寻找活性成分为目标的追踪方法

传统的天然药物化学研究往往以发现新化合物为目的，一般不考虑是否具有药理活性，加上未能按生物活性导向进行分离，因而从天然产物中发现活性成分的概率很低。现代药理模型指导下的活性追踪思路和方法是在合适的体内外药理模型的指导下，对天然药物进行系统的提取、分离和结构研究，以探寻其中的有效成分，对有效成分的研究不仅包含以往经常涉及的小分子成分，同时也包含近年来研究较多的大分子和大极性成分，如皂苷、鞣质、多糖等，所采用的药理模型也包含了体外和体内试验两个方面。

体外（in vitro）测试方法主要指基于分子生物学的研究进展，观察待测样品分子与蛋白或核酸等生物大分子的相互作用，从而解释待测分子生物学活性的方法。对于分子生物作用机制明确，体外测试方法的结果能够反映整体动物疗效的，可以采用体外模型作为活性筛选的依据，但多数情况下，由于中药中成分复杂，往往存在着成分之间的相互协同作用，或某些中药的成分需经过体内代谢成代谢产物后方具有活性，因而药理筛选的模型常采用细胞或整体动物进行测试，分析药物分子在体内吸收、分布、代谢等过程中的变化，以及这些变化对其药理活性的影响，也称为体内（in vivo）测试方法。

在明确药效活性的筛选模型后，活性追踪下的提取分离一般方法是根据天然药物中化学成分的性质将其粗分成几个部分，对每个部分均进行活性测试，确定有效部位。最常用的粗分方法是根据天然药物中含有的化学成分的极性大小不同分成几个部分。如将原药材依次用石油醚、二氯甲烷、丙酮、水等提取，获得不同的粗分部位。或先采用水或一定浓度的乙醇提取，然后将水浓缩液或乙醇浓缩液依次用石油醚、三氯甲烷/二氯甲烷、乙醚/乙酸乙酯、正丁醇萃取后分成不同的粗分部位供活性筛选。如果每部位均有活性，但活性均不强，则需要重新设计粗分方法，如利用不同类型化学成分的酸碱性不同，将化学成分进行粗分等。明确化合物的活性部位后，可进一步利用各种色谱方法进行分离。注意首先选用不易引起不可逆吸附、造成样品损失的色谱分离材料，如各种交换树脂和凝胶等。将分离得到的各部分再次进行活性测试。活性部分进一步分离和活性测试，直到获得有效单体。有时中草药成分间存在协同作用，往往不能得到一个作用最强的有效单体，但可以得到一组化合物组成的有效部位。当有效单体或有效部位作为研究对象确定以后，可以按照上述的 6 个途径之一，按照新药研发的途径将其开发成新药。

（二）从体内代谢产物中发现天然药物新药

天然药物或中药的成分在体内极易发生代谢，从其代谢产物中发现活性成分，也是创新药物发现的一个重要途径。天然药物的成分虽然多种多样，但是当作为口服药物应用时，只有那些能被吸收的成分才是活性成分研究的目标。具体的研究方法是将药材的水或醇提取物给大鼠灌胃，随后在间隔一定时间后分别收集血清、尿及胆汁样品，测定它们的 HPLC 指纹图谱，比较给药前后的差别。随后分离纯化给药之后在血清、尿及胆汁样品中出现的新成分，鉴定它们的结构，探讨它们的活性，从而确定有效单体或有效部位，进而开发成新药。

（三）天然产物的结构优化

当获得的单体存在活性不够强、作用特异性低、药代动力学性质不理想或毒副作用大等缺点时，不能直接药用，可作为先导化合物通过化学法、生物转化法、组合化学等方法进行结构改造或修饰，成为原料药，进而开发成新药。

1. 化学法　通过对先导化合物中活泼反应位点的修饰得到一系列的衍生化合物，经过活性测试及构效关系研究，确定结构中的药效团，然后对药效团以外的部位进行优化使活性和生物利用度提高、毒副作用降低。对活性天然产物结构改造或优化研究中一般只在其取代基或侧链进行衍生化，如烷基化、酰化、氧化、还原等，但也有只保留活性基团，对骨架结构进行较大改动的成功事例，临床上应用的许多药物都是通过对活性天然产物进行结构改造而获得的。

2. 生物转化法　利用生物体系或其产生的酶制剂对外源性化合物进行结构修饰的生物化学过程。生物转化法具有反应条件比较温和、无需保护和脱保护、区域选择性和立体选择性高、不污染环境等化学法无可比拟的优点，能够发生一些化学方法难以进行的反应。目前，生物转化修饰结构已涉及羟基化、环氧化、甲基化、异构化、酯化、水解、重排、醇和酮之间的氧化还原、脱氢反应等多种反应类型，其中羟基化反应最常见，天然产物中甾体和萜类化合物生物转化方面的报道最多。

3. 前药原理法　将已知有生物活性而又存在某些缺点，如生物利用度差、性质不稳定、作用时间短、有异味等的药物经结构修饰制成新药即前药。前药体外无活性，在体内分解释放出原药产生药效。与原药相比，前药保持或增强原药的药效，又克服原药的缺点。按照结构修饰类型可分为将含羧基药物设计为酯类或醛类前药；含羟基药物设计为氨基酸酯或磷酸酯类前药；含羰基药物设计为希夫碱、肟、四氢噻唑、四氢噁唑或烯醇酯等前药；氨基、酰胺类药物设计为偶氮化合物、曼尼西氨甲基化、希夫碱等前药等。

4. 组合化学的方法　组合化学的兴起和发展能够合成巨大数目的化合物提供活性筛选，从而加快发现活性化合物的速度。组合化学方法是从共同的结构模板出发，选择具有相同功能基的多种组建模块，通过同种键反应实现分子多样性。以活性天然产物为模板用组合化学的方法建立天然产物类似物库，运用高通量筛选的方法对其进行构效关系的研究，实现先导化合物的优化。

二、研究与开发实例

（一）抗疟新药蒿甲醚与青蒿素

青蒿（即黄花蒿）治疟自东晋《肘后备急方》起的诸多中医药典籍中均有记载。青蒿素是我国科学工作者从传统抗疟中药黄花蒿 Artemisia annua L. 中分到的含过氧桥键的新型倍半萜内酯。它的发现打破了抗疟药必须为含氮的化合物的"框框"。青蒿素对抗氯喹原虫有明显效果，作用快，毒性低，抢救严重的恶性疟有独特的效果，对世界治疗疟疾起了巨大的作用。

2015 年，中国科学家屠呦呦获诺贝尔生理学或医学奖，成为第一个获得诺贝尔自然学奖的中国人。屠呦呦创造性地研制出抗疟新药——青蒿素和双氢青蒿素，获得对疟原虫 100%的抑制率，为中医药走向世界指明一条方向。青蒿素的分离流程见图 13-3。

青蒿叶粉 —(70%乙醇浸提)→ 乙醇提取液 —(活性炭脱色；减压浓缩至1/5)→ 浸膏 —(70%乙醇溶解；浓缩、静置析晶)→ 粗晶 —(重结晶)→ 结晶（青蒿素）

图 13-3　青蒿素的分离流程图

青蒿素在临床应用中发现一些不足的地方，包括口服吸收差，水和油均不溶，难以制成合适的制剂，临床复发率高达 48%。为了克服这些不足，需研究其体内代谢过程，构效关系和结构修饰，期望提高其疗效。

青蒿素人体口服后，大部分以原型药从大便排出，证明其口服吸收不好，部分吸收进入血液，经体内代谢后的代谢物均失去抗疟活性。这些代谢物从结构上看均无过氧基团，提示青蒿素代谢是失活化过程，过氧基团是抗疟活性基团。人体口服青蒿素后的代谢转化及其机理如图 13-4 和图 13-5 所示。

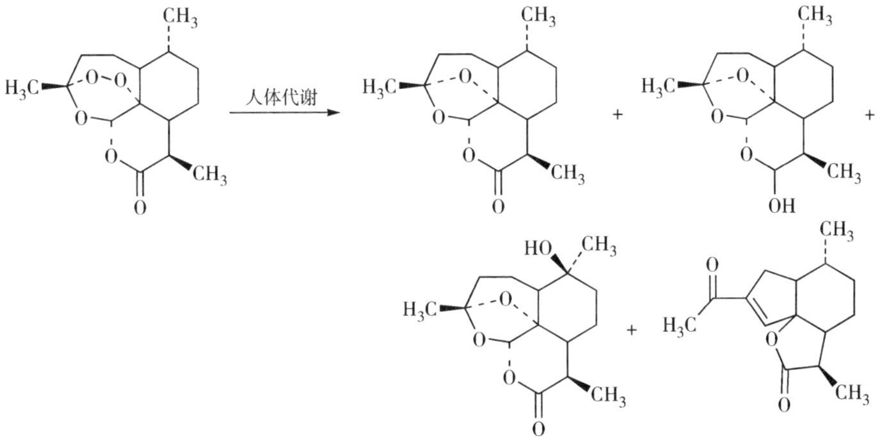

图 13-4　青蒿素人体内代谢转化方式

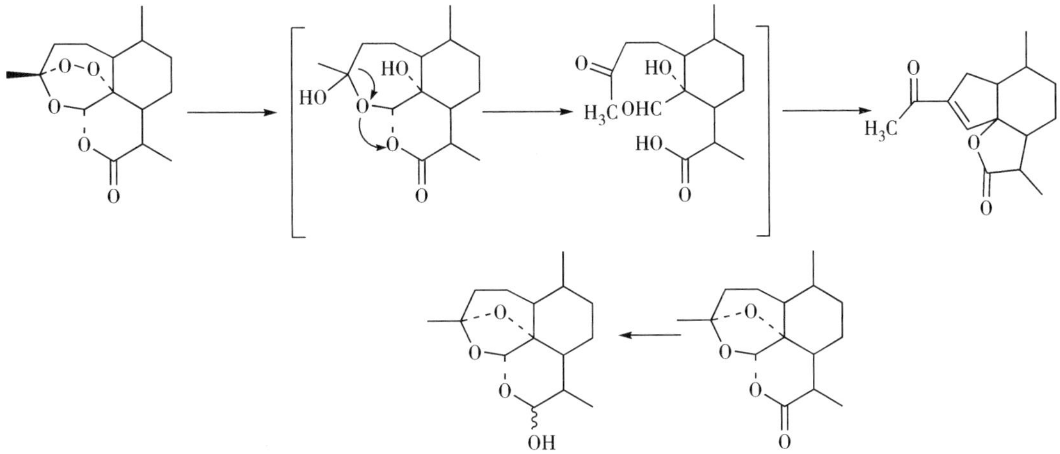

图 13-5　青蒿素体内代谢转化机理

青蒿素经接触催化氢化后得到失去过氧基的氢化青蒿素（如图 13-6），无抗疟活性，进一

NOTE

步证明过氧基团是抗疟活性基团。

青蒿素在甲醇中用硼氢化钠还原得二氢青蒿素（dihydroartemisine），抗疟效价比青蒿素高1倍。在盐酸催化下得蒿甲醚（如图13-7）。蒿甲醚比青蒿素的抗疟作用更为显著，如抗疟效果高6倍。口服青蒿素临床近期复发率为50%，而蒿甲醚复发率降为7%。

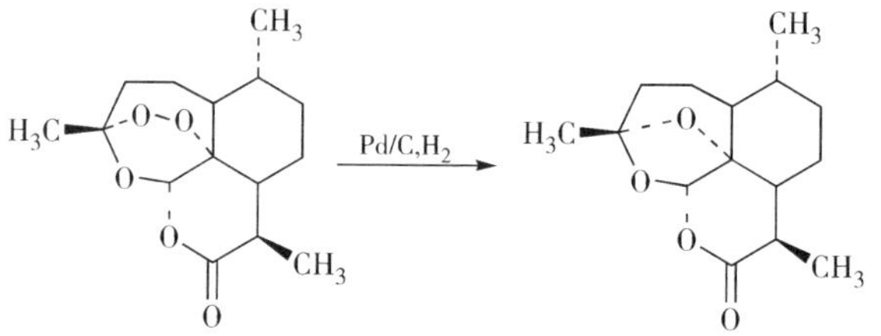

图 13-6　青蒿素催化氢化

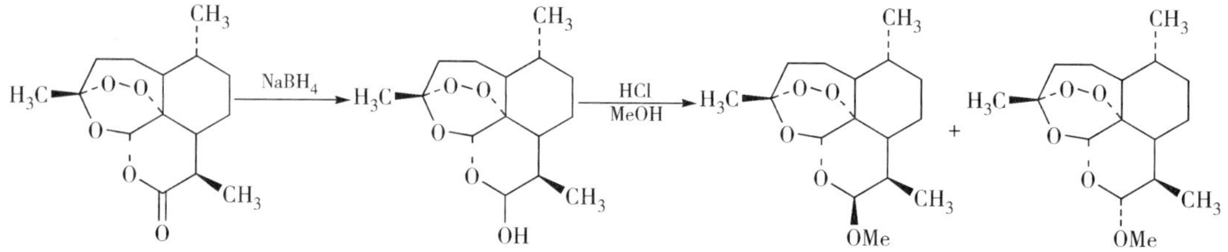

图 13-7　由青蒿素制备蒿甲醚反应路线

蒿甲醚注射剂1987年被批准为一类新药，同年9月卫生部（现国家卫生和计划生育委员会）在北京首次向全世界宣布蒿甲醚是治疗各种危重疟疾的高效、速效、低毒的新型抗疟药。1990年，世界卫生组织（WHO）出版文件向世界各国推广抗疟新药——蒿甲醚。目前该药已在二十多个国家注册，成为国际公认的我国创制的新药。1995年，其被载入国际药典，这是我国药物研究中的一项创新成果。由于我国未对青蒿素和蒿甲醚进行专利保护，瑞士诺华公司与国内合作开发了复方蒿甲醚，从而使诺华在世界抗疟疾药物市场上雄居第二，因而成为中国中药界永远的切肤之痛。

（二）　海绵中抗肿瘤活性成分研究

海绵 *Lissodendoryx isodictyalis* 是一种广泛分布于世界各大洋的海洋生物，Pettit等应用活性目标追踪的方法对此海绵进行了系统的提取分离。应用P388白血病小鼠模型存活时间延长实验筛选到具有较高抗肿瘤活性的大环内酯类成分苔虫内酯 bryostatins 4、5、6 和 8。

（三）　中药复方黄黛片治疗急性早幼粒性白血病的研究

复方黄黛片是依据中医中药理论，在辨证与辨病相结合的基础上，以祛邪扶正为治疗原则设计而成。该复方由雄黄、青黛、丹参、太子参组成，用于治疗急性早幼粒性白血病，其中雄黄为君药。虽然复方黄黛片在临床上作用较好，但此药在分子水平的作用机理一直未被揭示。经研究发现，雄黄、青黛、丹参的主要有效成分分别为四硫化四砷、靛玉红与丹参酮ⅡA。

经研究发现，在正常情况下，造血细胞由幼稚到成熟的分化过程中，促进细胞分化的基因、属"正"的因素必须逐渐增高，而抑制细胞分化的基因、属"邪"的因素必须相应减少；在细胞周期的调控方面，促进细胞周期的因子"阳"与抑制细胞周期的因子"阴"必须维持平衡。患白血病，"正"往往受到压制而"邪"盛，"阳亢"而"阴虚"，故必须用"扶正祛邪"的原则进行治疗。

对于急性早幼粒细胞性白血病的小鼠模型，单独应用四硫化四砷可延长小鼠的生存期，而四硫化四砷、靛玉红与丹参酮ⅡA联合使用可取得明显强于单独或两药联合产生的治疗效果。在分子水平上，三药联合可显著增强由硫化砷引起的对急性早幼粒细胞性白血病的致病性PML-RARα癌蛋白的降解破坏，因此具有"祛邪"的作用，硫化砷是"君药"。在药物作用下，促进细胞分化的基因表达明显增高，抑制细胞分化的基因显著降低，丹参酮在其中起重要作用；促进细胞周期的因子明显得到压制，而抑制细胞周期的因子显著增多，其中靛玉红发挥重要作用，研究证实丹参酮是"臣药"，靛玉红是"佐药"。研究还发现，丹参酮与靛玉红通过增加负责运输硫化砷的水甘油通道蛋白9的含量，促使进入白血病细胞的硫化砷明显增多，因此二者都起到"使药"的作用。复方黄黛片通过联合应用，产生协同效应。

对中药方剂复方黄黛片治疗急性早幼粒性白血病的分子机理做系统分析，用生物化学的方法，从分子水平阐明了一个完全依据中医理论研发出来的中药复方黄黛片治疗白血病的多成分多靶点作用机理，并将中药方剂"君、臣、佐、使"的配伍原则用西医学的方法阐释得淋漓尽致，从西医学、分子生物学的角度解释了复方黄黛片具有"祛邪扶正"治疗白血病的原理。

知识点总结

细目	知识点
天然药物研发程序	临床前研究和临床研究
	寻找活性成分为目标的追踪方法
天然药物研发思路和方法	从体内代谢产物中发现的方法
	天然产物结构优化的方法
天然产物的结构优化方法	化学法、生物转化法、前药原理法、组合化学法
研究实例	青蒿素的提取、分离、代谢、转化、合成等

思考题

1. 简述天然药物开发的一般程序。

2. 如何从天然药物中寻找活性成分。

3. 青蒿素制备成蒿甲醚的目的是什么？请写出反应路线。

主要参考文献

［1］匡海学．中药化学［M］．北京：中国中医药出版社，2011．

［2］董小萍．天然药物化学［M］．北京：中国医药科技出版社，2015．

［3］姚新生．中药天然药物活性成分的研究方法［J］．药学服务与研究，2003，3（4）：205．

［4］叶文才．中药及天然药物活性成分：新药研发的重要源泉［J］．药学进展，2016（10）：721．

附录　主要药用天然化合物

一、生物碱类

中文名	英文名	主要来源	作用与用途
乌头碱	aconitine	毛茛科植物乌头（*Aconitum carmichaeli*）	局部麻醉、镇痛
猕猴桃碱	actinidine	猕猴桃科植物猕猴桃（*Actinidia chinensis*）	降血糖、抗肿瘤、促进唾液分泌
腺嘌呤	adenine	车前科植物平车前（*Plantago depressa*）、豆科植物紫云英（*Astragalus sinicus*）或茄科植物茄（*Solanum melongena*）	抗病毒、拮抗粒细胞
腺苷	adenosine	冬青科植物枸骨（*Llex cornuta*）	抗心律失常、镇静
山莨菪碱	anisodamine	茄科植物唐古特山莨菪（*Scopolia tangutica*）	抗胆碱药。用于胃肠道绞痛，急性微循环障碍，有机磷中毒
白坚木辛碱	apparicine	夹竹桃科植物络石（*Trachelospermum jasminoides*）	祛风湿
槟榔碱	arecoline	槟榔科植物槟榔（*Areca catechu*）	拟胆碱药。驱绦虫、止血
阿托品	atropine	茄科植物颠茄（*Atropa belladonna*）、莨菪（*Hyoscyamus niger*）或洋金花（*Datura metel*）	抗胆碱药。可解除平滑肌痉挛，用于急性循环障碍，有机磷中毒，眼科用于散瞳
小檗碱	berberine	毛茛科植物黄连（*Coptis chinensis*）或小檗科植物台湾十大功劳（*Mahonia japonica*）	抑菌。用于肠道感染、菌痢、眼结膜炎、化脓性中耳炎
甜菜碱	betaine	藜科植物甜菜（*Beta vulgaris*）	调节细胞质渗透、抗肿瘤、降血压
肉苁蓉碱	boschniakine	列当科植物肉苁蓉（*Cistanche salsa*）	补肾、益精血
雪上一枝蒿甲素	bullatineA	毛茛科植物短柄乌头（*Aconitum brachypodum*）	祛风、抗炎、镇痛
咖啡因	caffeine	茜草科植物咖啡（*Coffea arabica*）或山茶科植物茶（*Camellia sinensis*）	兴奋中枢神经。用于中枢性呼吸及循环功能不全
喜树碱	camptothecine	珙桐科植物喜树（*Compototheca acuminate*）	抗肿瘤

续表

中文名	英文名	主要来源	作用与用途
川芎嗪	chuanxiongzine	伞形科植物川芎（*Ligusticum chuanxiong*）或姜科植物温莪术（郁金）（*Curcuma aromatica*）	解除血管平滑肌痉挛、扩张血管、改善血液循环、活血化瘀
金鸡宁	cinchonine	茜草科植物金鸡纳树（*Cinchona ledgeriana*）	抗疟、解热
可卡因	cocaine	古柯科植物古柯（*Erythroxylum coca*）	局麻
可待因	codeine	罂粟科植物罂粟（*Papaver somniferum*）	止咳
秋水仙碱	colchicine	百合科植物丽江山慈菇（*Iphigenia indica*）或秋水仙（*Colchicum autumnale*）	抗肿瘤、抗痛风
虫草素	cordycepin	麦角菌科真菌冬虫夏草（*Cordyceps sinensis*）	抗病毒、抗菌、抗癌
紫堇定	corydine	番荔枝科植物番荔枝（*Annona squamosa*）	抗癌
紫堇灵	corynoline	罂粟科植物刻叶紫堇（*Corydalis incisa*）	抑制细胞粘着、抗真菌
巴豆苷	crotonoside	大戟科植物巴豆（*Croton tiglium*）	刺激肠道蠕动
环维黄杨星 D	cyclovirobuxine D	黄杨科植物黄杨（*Buxus sinica*）或小叶黄杨（*Buxus microphylla*）	改善微循环、增强心肌收缩
蝙蝠葛碱	dauricine	防己科植物蝙蝠葛（*Menispermum dauricum*）	抗心律失常、抗高血压、抗炎、麻醉
蝙蝠葛苏林碱	daurisoline	防己科植物蝙蝠葛（*Menispermum dauricum*）	松弛肌肉
石斛碱	dendrobine	兰科植物石斛（*Herba dendrobii*）	清热、降血压
麻黄碱	ephedrine	麻黄科植物草麻黄（*Ephedra sinica*）	拟肾上腺素药。松弛支气管平滑肌、收缩血管、兴奋中枢神经
麦角新碱	ergometrine	麦角菌科麦角菌（*Claviceps purpurea*）寄生在黑麦（*Secale cereale*）子房中形成的菌核	收缩子宫。用于产后止血，加速子宫复原
毒扁豆碱	eserine 或 physostigmine	豆科植物毒扁豆（*Physostigma venenosum*）	抗胆碱酯酶，用于治疗青光眼、调节肌麻痹等
乙氧基白屈菜红碱	5-ethoxychelerythrine	芸香科植物两面针（*Zanthoxylum nitidum*）或罂粟科植物博落回（*Macleaya cordata*）	抗菌、抗炎、抗肿瘤
吴茱萸碱	evodiamine	芸香科植物吴茱萸（*Euodia rutaecarpa*）	强心、抗缺氧、抗炎、抗肿瘤、松弛血管

续表

中文名	英文名	主要来源	作用与用途
吴茱萸内酯	evodine	芸香科植物吴茱萸（Euodia rutaecarpa）	抗炎、镇痛、抗肿瘤
防己诺林碱	fangchinoline	防己科植物防己（Stephania tetrandra）	抗肿瘤、抗炎、降血压、抗血栓
加兰他敏	galanthamine	石蒜科植物黄花石蒜（Lycoris aurea）	抗胆碱酯酶药。用于重症肌无力，小儿麻痹后遗症
秦艽碱甲（龙胆碱）	gentianine	龙胆科植物秦艽（Gentiana macrophylla）	升血糖、降血压、利尿
关附甲素	guanfubase A	毛茛科植物黄花乌头（Aconitum coreanum）	抗心律不齐
去甲基乌药碱	higenamine	毛茛科植物乌头（Aconitum carmichaeli）	强心、利尿、镇痛
高三尖杉酯碱	homoharringtonine	粗榧科植物三尖杉（Cephalotaxus fortunei）	抗肿瘤
石杉碱甲	huperzine A	石松科植物千层塔（Huperzia serrata）	抗老年痴呆
莨菪碱	hyoscyamine	茄科植物颠茄（Atropa belladonna）	抑制副交感神经。药理作用似阿托品，但毒性较大，临床应用较少
次乌头碱	hypaconitine	毛茛科植物乌头（Aconitum carmichaeli）	抗炎、拮抗神经肌
依波加明	ibogamine	夹竹桃科植物狗牙花（Ervatamia hainanensis）	制备防治阿片类物质依赖性药物或镇痛药物
靛玉红	indirubin	爵床科植物马蓝（Baphicacanthuscusia）、蓼科植物蓼蓝（Polygonum tinctorium）或十字花科植物菘蓝（Isatis indigotica）	抗白血病、抗癌
异紫堇定	isocorydine	罂粟科植物块茎紫堇（Corydalis tuberosa）或防己科植物白线薯（Stephania brachyandra）	抗肾上腺素、镇痛
异钩藤碱	isorhynchophylline	茜草科植物钩藤（Uncaria rhynchophylla）	降压、舒张血管、抗惊厥、抗炎
药根碱	jatrorrhizine	毛茛科植物黄连（Coptis chinensis）或芸香科植物黄柏（Cortex phellodendri）	对鳞斑霉属真菌具有弱至中等程度的抗真菌活性、对白血病 P338 细胞系具细胞毒活性
益母草碱	leonurine	唇形科植物益母草（Leonurus eterophyllus）	收缩子宫、降血压
石松碱	lycopodine	高山扁枝石松（Diphasiastrum alpinum）或蕨类植物石松（Lycopodium japonicum）	兴奋小肠及子宫
石蒜碱	lycorine	石蒜科植物石蒜（Lycoris radiate）	抗阿米巴原虫

续表

中文名	英文名	主要来源	作用与用途
厚朴碱	magnocurarine	木兰科植物厚朴（*Magnolia officinalis*）	松弛肌肉、降血压
苦参碱	matrine	豆科植物苦参（*Sophora flavescens*）和越南槐（*Sophora tonkinensis*）	清热燥湿、杀虫、抗癌
野百合碱	monocrotaline	豆科植物凹叶野百合（*Papilionumretusa*）或紫花野百合（*Papilionum spectabilis*）	肝毒素、抗肿瘤
吗啡	morphine	罂粟科植物罂粟（*Papaver somniferum*）	镇痛
甲基莲心碱	neferine	睡莲科植物莲（*Nelumbo nucifera*）	扩血管、降血压、抗心律失常、抗血栓生成
氯化两面针碱	nitidine chloride	芸香科植物两面针（*Zanthoxylum nitidum*）	抗肿瘤、抗真菌
荷叶碱	nuciferine	睡莲科植物报春花（*Nelumbo lutea*）	抑制腺苷酸环化酶、镇静、解痉
氧化苦参碱	oxymatrine	豆科植物苦参（*Sophora flavescens*）、黄榆（*Sophora macrocarpa*）或苦豆子（*Sophora alopecuroides*）	利尿、抗病原体
盐酸巴马汀	palmatine hydrochloride	毛茛科植物黄连（*Coptis chinensis*）或防己科植物掌叶防己（*Jatrorrhiza palmate*）	杀菌、抗心律失常、抗胆碱酯酶、镇痛
罂粟碱	papaverine	罂粟科植物罂粟（*Papaver somniferum*）	血管扩张药
贝母素甲	peimine	百合科植物贝母（*Fritillaria roylei*）或浙贝母（*Fritillaria thunbergii*）	升血压
贝母素乙	peiminine	百合科植物贝母（*Fritillaria roylei*）或浙贝母（*Fritillaria thunbergii*）	局部麻醉、升血压
石榴碱	pelletierine	石榴科植物石榴（*Punica granatum*）	杀绦虫
胡椒碱	piperine	胡椒科植物胡椒（*Piper nigrum*）	抗惊厥、杀菌
原阿片碱	protopine	罂粟科植物罂粟（*Papaver somniferum*）	镇痛、解痉、扩张血管、抗心律失常、降压、抑制血小板凝聚
盐酸伪麻黄碱	pseudoephedrine hydrochloride	麻黄科植物草麻黄（*Ephedra sinica*）	激动肾上腺素受体

续表

中文名	英文名	主要来源	作用与用途
奎尼丁	quinidine	茜草科植物红金鸡纳树（*Cinchona succirubra*）或黄金鸡纳树（*Cinchona ledgeriana*）	抗心律失常
奎宁	*quinine*	茜草科植物红金鸡纳树（*Cinchona succirubra*）或黄金鸡纳树（*Cinchona ledgeriana*）	抗疟
利血平	reserpine	夹竹桃科植物萝芙木（*Rauvolfia verticillata*）	降血压
吴茱萸次碱	rutaecarpine	吴茱萸科植物吴茱萸（*Euodia rutaecarpa*）	抗血栓、抗缺氧、抗炎
血根碱	sanguinarine	罂粟科植物白屈菜（*Chelidonium majus*）	抗菌、抗锥虫、抗肿瘤、麻醉中枢神经
东莨菪碱	scopolamine	茄科植物东莨菪（*Scopolia japonica*）或莨菪（*Hyoscyamus niger*）	抗胆碱
一叶萩碱	securinine	大戟科植物一叶萩（*Securinega suffruticosa*）	用于小儿麻痹后遗症，面神经麻痹
芥子碱硫氰酸盐	sinapine thiocyanate	十字花科植物白芥（*Sinapis alba*）	抗炎、降血压
青藤碱	sinomenine	防己科植物青风藤（*Sinomenium acutum*）或金线吊乌龟（*Stephania cepharantha*）	堕胎（大剂量）、抗炎、抗风湿、抑制免疫、镇痛
茄碱	solanine	茄科植物龙葵（*Solanum nigrum*）	抗癌、抗真菌
槐定碱	sophoridine	豆科植物苦豆草（*Sophora alopecuroides*）或苦参（*Sophora flavescens*）	收缩血管、抑制肿瘤细胞生长
水苏碱	stachydrine	唇形科植物益母草（*Leonurus heterophyllus*）	祛痰、镇咳
千金藤碱	stephanine	防己科植物千金藤（*Stephania japonica*）	增多外周白细胞
士的宁	strychnine	马钱科植物马钱（*Strychnos nuxvomica*）或长籽马钱（*Strychnos wallichiana*）	兴奋中枢神经
辛弗林	synephrine	芸香科植物酸橙（*Citrus aurantium*）	升压、抗休克、减肥
紫杉醇	taxol	红豆杉科植物红豆杉（*Taxus chinensis*）	抗癌
延胡索乙素	tetrahydropalmatine	罂粟科植物延胡索（*Corydalis yanhusuo*）	止痛、镇静、抗菌
粉防己碱	tetrandrine	防己科植物粉防己（*Stephania tetrandra*）	镇痛、消炎、降压、肌肉松弛以及抗菌、抗癌

续表

中文名	英文名	主要来源	作用与用途
可可碱	theobromine	梧桐科植物可可（*Theobroma cacao*）或山茶科植物茶（*Camellia sinensis*）	扩张冠状动脉、兴奋心肌、松弛支气管平滑肌、利尿
茶碱	theophylline	山茶科植物茶（*Camellia sinensis*）	利尿、扩张冠状动脉
葫芦巴碱	trigonelline	豆科植物胡芦巴（*Trigonella foenum-graecum*）	温肾、驱寒、止痛
长春碱	vinblastine	夹竹桃科植物长春花（*Catharanthus roseus*）	抗肿瘤
长春胺	vincamine	夹竹桃科植物小蔓长春花（*Vinca minor*）	扩张脑血管、改善血液循环
长春新碱	vincristine	夹竹桃科植物长春花（*Catharanthus roseus*）	抗肿瘤

二、萜类

中文名	英文名	主要来源	作用与用途
乙酰哈巴苷	acetylharpagide	唇形科植物蜜蜂草（*Melittis melissophyllum*）或匍匐筋骨草（*Ajuga reptans*）	清热解毒、防癌抗癌
土木香内酯	alantolactone	菊科植物土木香（*Inula helenium*）根或大旋覆花（*Inula grandis*）叶	驱虫、抗菌、抗肿瘤、降血压
甘草酸铵	ammonium glycyrrhizinate	豆科植物乌拉尔甘草（*Glycyrrhiza uralensis*）	抗炎、保肝、解毒
穿心莲内酯	andrographolide	爵床科植物穿心莲（*Andrographis paniculata*）	抗菌、消炎、抗癌
芒草毒素	anisatin	木兰科植物灌木莽草（*Illicium lanceolatum*）	兴奋中枢神经、致惊厥
青蒿素	artemisinin	菊科植物黄花蒿（*Artemisia annua*）	抗疟
驱蛔素	ascaridole	藜科植物土荆芥（*Chenopodium ambrosioides*）	驱蛔虫
积雪草苷	asiaticoside	伞形科植物积雪草（*Centella asiatica*）	抗菌、抗结核、抗麻风、抗生育
川续断皂苷Ⅵ（木通皂苷D）	asperosaponin Ⅵ（akeboside D）	木通科植物木通（*Akebia quinata*）或川续断科植物川续断（*Dipsacus asperoides*）	补肝肾、止血、促进骨损伤愈合、降低子宫收缩
黄芪甲苷	astragaloside A	豆科植物黄芪（*Astragalus membranaceus*）	增强免疫、抗病毒、抗应激、改善心肺功能

续表

中文名	英文名	主要来源	作用与用途
桃叶珊瑚苷	aucubin	车前草科植物车前草（*Plantago asiatica*）	清湿热、利小便
白果内酯	bilobalide	银杏科植物银杏（*Ginkgo biloba*）	保护神经系统、抗精神病、抗菌
冰片（龙脑）	borneol	龙脑香科植物白龙脑香（*Dryobalanops aromatica*）或菊科植物艾纳香（*Blumea balsmifera*）	通诸窍、散郁火、去翳明目、消肿止痛
鸦胆子苷	brucealin	苦木科植物鸦胆子（*Brucea javanica*）	抗阿米巴原虫
樟脑	camphor	樟科植物樟（*Cinnamomum camphora*）或菊科植物菊蒿（*Tanacetum vulgare*）	抗神经痛、抗炎、强心
斑蝥素	*cantharidin*	芫青科南方大斑蝥（*Mylabris phalerata*）或黄黑小斑蝥（*Mylabris cichorii*）	皮肤发赤、发泡、生毛、合成抗癌药 N-羟基斑蝥胺的原料
β-丁香烯	β-caryophyllene	桃金娘科植物丁香（*Eugenia caryophyllata*）	抗菌、镇痛
梓醇	catalpol	玄参科植物地黄（*Rehmannia glutinosa*）	抗癌、保护神经、抗炎、利尿、降血糖、抗肝炎病毒
桉叶素	cineole	姜科植物姜花（*Hedychium coronarium*）或唇形科植物罗勒（*Ocimum basilicum*）	解热、抗炎、抗菌、平喘、镇痛
马桑毒素	coriumyrtin	马桑科植物马桑（*Coriaria sinica*）	抗精神分裂
雪胆甲素，乙素	cucurbitacin Ⅰa，Ⅱb	葫芦科植物雪胆（*Hemsleya amabilis*）	抗菌、抗炎、增加冠状动脉流量
莪术醇	curcumol	姜科植物温郁金（*Curcuma wenyujin*）或莪术（*Curcuma zedoaria*）	抗革兰阳性菌、白色念珠菌
莪术二酮	curdione	姜科植物温郁金（*Curcuma wenyujin*）或莪术（*Curcuma zedoaria*）	抗真菌、抗革兰阳性菌、革兰阴性菌、白色念珠菌
白茅素	cylindrin	禾本科植物白茅根（*Imperata cylindrica*）	利尿、止血、抗菌
α-香附酮	α-cyperone	莎草科植物香附（*Cyperus rotundus*）	抑制前列腺素生物合成
瑞香毒素	daphnetoxin	瑞香科植物狼毒（*Stellera chamaejasme*）	抗癌
脱水穿心莲内酯	dehydroandrographolide	爵床科植物穿心莲（*Andrographis paniculata*）	抗炎、抗癌、抗衰老
去氢木香内酯	dehydrocostus lactone	菊科植物木香（*Aucklandia lappa*）	促进胃排空、降血压、抗组胺、抗乙酰胆碱

续表

中文名	英文名	主要来源	作用与用途
商陆皂苷	esculentoside	商陆科植物商陆（*Phytolacca esculenta*）	促进白细胞的吞噬功能、诱生 γ‑干扰素
泽兰苦内酯	euparotin	菊科植物圆叶泽兰（*Eupatorium rotundifolium*）	抗癌
多叶唐松草皂苷 C	foetoside C	毛茛科植物多叶唐松草（*Thalictrum foliolosum*）	抗肿瘤
天人菊内酯	gaillardin	菊科植物天人菊（*Gaillardia pulchella*）	抗癌
栀子苷	gardenoside	茜草科植物栀子（*Gardenia jasminoides*）	清热泻火
京尼平苷	geniposide	茜草科植物栀子（*Gardenia jasminoides*）	清热泻火、泻下、利胆
京尼平苷酸	geniposidic acid	茜草科植物都槲子（*Genipa americana*）	防癌、抗癌、抗氧化、增强记忆、降血压
龙胆苦苷	gentiopicrin	龙胆科植物条叶龙胆（*Gentiana manshurica*）或龙胆（*Gentiana scabra*）	抗炎、抗疟原虫幼虫、促进胃液分泌
银杏内酯	ginkgolide	银杏科植物银杏（*Ginkgo biloba*）	拮抗血小板活化因子
人参皂苷 Rb₁	ginsenosideRb₁	五加科植物人参（*Panax ginseng*）或三七（*Panax notoginseng*）	中枢神经抑制、安定、增强核糖核酸聚合酶活性
人参皂苷 Rg₁	ginsenosideRg₁	五加科植物人参（*Panax ginseng*）或三七（*Panax notoginseng*）	轻度中枢神经兴奋、抗疲劳
甘草次酸	glycyrrhetinic acid	豆科植物乌拉尔甘草（*Glycyrrhiza uralensis*）	抑制疱疹性口炎病毒
甘草酸	glycyrrhizic acid	豆科植物乌拉尔甘草（*Glycyrrhiza uralensis*）	肾上腺皮质激素样作用、抗炎、抗免疫、抗肿瘤、镇咳、祛痰、利尿
棉酚	gossypol	锦葵科植物棉（*Gossypium spp*）籽	杀精子
愈创木醇	guaiol	桃金娘科植物柠檬桉（*Eucalyptus citriodora*）	镇咳、祛痰
哈巴苷	harpagide	玄参科植物玄参（*Scrophularia ningpoensis*）	促进免疫、抗关节炎、抗炎
哈巴俄苷	harpagoside	玄参科植物玄参（*Scrophularia ningpoensis*）	促进免疫、降压、抗心律失常
常春藤皂苷元	hederagenin	毛茛科植物白头翁（*Pulsatilla chinensis*）、木通科植物五叶木通（*Akebia quinata*）或五加科植物常春藤（*Hedera nepalensis*）	抗菌、抗病毒、抑制致癌物

续表

中文名	英文名	主要来源	作用与用途
α-常春藤皂苷	α-hederin	五加科植物中华常春藤（Hedera nepalensis）	抗真菌
海参皂苷A	holothurin A	刺参科动物仿刺参（Apostichopus japonicus）	溶血、抗肿瘤
异土木香内酯	isoalantolactone	菊科植物土木香（Inula helenium）	驱虫、抗菌
酸枣仁皂苷A，B	jujuboside A，B	鼠李科植物酸枣（Ziziphus jujuba）	养肝、宁心、安神、敛汗
合欢皂苷 J_1，J_9	julibroside J_1，J_9	豆科植物合欢（Albizia julibrissin）	抑制人癌 KB 细胞
奇壬醇	kirenol	菊科植物豨莶（Siegesbeckia orientalis）、腺梗豨莶（Siegesbeckia pubescens）或毛梗豨莶（Siegesbeckia glabrescens）	镇痛、抗风湿
芳樟醇	linalool	樟科植物樟（Cinnamomum camphora）	解痉、抗菌、抗病毒、镇静
乌药醚内酯	linderane	樟科植物乌药（Lindera aggregata）或丛花厚壳桂（Cryptocarya densiflora）	抗肿瘤
路路通酸	liquidambronic acid	忍冬科植物日本珊瑚树（Viburnum awabuki）或金缕梅科植物枫香树（Liquidambar formosana）	抗肝毒、抗病毒、抗炎、镇痛
紫罗兰酮	lonone	凤仙花科植物凤仙花（Impatiens balsamina）	配制高级香料和合成维生素 A 的原料
羟基积雪草苷	madecassoside	伞形科植物积雪草（Centella asiatica）	抗抑郁、抗癌、预防冠心病
薄荷脑	menthol	唇形科植物薄荷（Mentha haplocalyx）	清凉、麻醉、镇痛、止痒、防腐、杀菌
罗汉果皂苷V	mogroside V	葫芦科植物罗汉果（Siraitia grosvenorii）	镇咳、祛痰、解痉
地肤子皂苷 Ic	momordin Ic	藜科植物地肤子（Kochia scoparia）	抗瘙痒、抗炎、抗过敏
水晶兰苷	monotropein	鹿蹄草科植物水晶兰（Monotropa uniflora）或锡杖花（Monotropa hypopithys）	食品调味剂、稳定剂
甘松新酮	nardosinone	败酱科植物甘松（Nardostachys chinensis）	镇静、抗疟

续表

中文名	英文名	主要来源	作用与用途
齐墩果酸	oleanolic acid	木犀科植物齐墩果（*Olea europaea*）和女贞（*Ligustrum lucidum*）	抗炎、抗 HIV、抗过敏、抗菌、抗溃疡
冬凌草甲素	oridonin	唇形科植物毛果香茶菜（*Isodon trichocarpus*）或毛叶香茶菜（*Isodon japonicus*）	抗菌、抗肿瘤
鸡矢藤苷	paederoside	茜草科植物鸡矢藤（*Paederia scandens*）	镇痛、抗惊厥、降血压、抗微生物
芍药苷	paeoniflorin	芍药科植物芍药（*Paeonia albiflora*）	镇静、镇痛、抗炎、防治老年性痴呆
长梗冬青苷	pedunculoside	冬青科植物冬青（*Ilex oldhami*）或铁冬青（*Ilex rotunda*）	清热解毒、消肿止痛
美商陆皂苷 B	phytolaccoside B	商陆科植物美商陆（*Phytolacca americana*）	抗炎、抗风湿
美商陆皂苷 E	phytolaccoside E	商陆科植物美商陆（*Phytolacca americana*）	弱镇静、舒筋、解热、镇痛、抑制副交感神经
松醇	pinitol	松科植物糖松（*Pinus lambertiana*）、豆科植物夜门关（*Lespedeza cuneata*）或豆科植物野葛（*Pueraria lobata*）	镇咳、祛疲劳
桔梗皂苷 D_2	platycodin D_2	桔梗科植物桔梗（*Platycodon grandiflorum*）	抗炎、镇痛、祛痰镇咳
远志酸	polygalacic acid	远志科植物远志（*Polygala tenuifolia* 或桔梗科植物桔梗（*Platycodon grandiforum*）	抗念珠菌、具细胞毒性
瓜子金皂苷己	polygalasaponin F	远志科植物瓜子金（*Polygala japonica*）	抗抑郁、镇静、抗焦虑、催眠
土荆酸	pseudolaric acid	松科植物金钱松（*Pseudolarix kaempferi*）	抗真菌、抗生育
白头翁皂苷 A_3，B_4	pulchinenosideA_3，B_4	毛茛科植物白头翁（*Pulsatilla chinensis*）	抑制阿米巴原虫生长
竹节香附素 A	raddeanin A	毛茛科植物多被银莲花（*Anemone raddeana*）	抗肿瘤、抗炎
闹羊花毒素Ⅲ	rhodojuponinⅢ	杜鹃科植物黄杜鹃（*Rhododendron molle*）	减慢心率、降压
柴胡皂苷 a，d	saikosaponin a，d	伞形科植物北柴胡（*Bupleurum chinense*）或南柴胡（*Bupleurum scorzonerifolium*）	抗炎、抗病毒、抗癌、提高免疫力

续表

中文名	英文名	主要来源	作用与用途
α-山道年	α-santonin	菊科植物山道年（*Artemisia cina*）或滨蒿（*Artemisia maritime*）	驱蛔虫
七叶皂苷钠	sodium aescinate	七叶树科植物天师栗（*Aesculus wilsonii*）	抗炎、抗渗出、提高静脉张力、促进淋巴回流、改善血液循环和微循环、保护血管壁
獐牙菜苦苷	swertiamarin	龙胆科植物瘤毛獐牙菜（*Swertia pseudochinensis*）或条叶龙胆（*Gentiana manshurica*）	抗胆碱、抗溃疡、解痉、镇痛、抗肿瘤、抑制中枢
细叶远志皂苷	tenuifolin	远志科植物远志（*Polygala tenuifolia*）或美远志（*Polygala senega*）	祛痰、镇咳、降血压
川楝素	toosendanin	楝科植物川楝（*Melia toosendan*）	驱蛔虫
雷公藤酮	triptergone	卫矛科植物雷公藤（*Tripterygium wilfordii*）	抑制附睾精核蛋白生物合成
雷公藤甲素	triptolide	卫矛科植物雷公藤（*Tripterygium wilfordii*）或昆明山海棠（*Tripterygium hypoglaucum*）	抗白血病、抑制肿瘤
土贝母苷甲	tubemoside Ⅰ	葫芦科植物土贝母（*Bolbostemma paniculatum*）或盒子草（*Actinostemma lobatum*）	抗肿瘤
熊果酸（乌苏酸）	ursolic acid	杜鹃药科植物熊果（*Arctostaphylos uvaursi*）或蔷薇科植物山里红（*Crataegus pinnatifida*）	利尿、抗肿瘤、抗溃疡、抗 HIV
维生素 A	vitamin A	皱唇鲨科动物白边真鲨（*Carcharhinus albimarginatus*）或丝鲨（*Carcharhinus falciformis*）	防治夜盲症
鹰爪甲素	yingzhaosu A	番荔枝科植物鹰爪花（*Artabotrys hexapetalus*）	抗疟
芫花酯甲	yuanhuacin A	瑞香科植物芫花（*Daphne genkwa*）、瑞香（*Daphne odora*）或大戟科植物乌桕（*Stillingia sylvatica*）	中期妊娠引产、抗癌

三、苯丙素类

中文名	英文名	主要来源	作用与用途
牛蒡苷	arctiin	菊科植物牛蒡（*Arctium lappa*）	抗病毒、抗肿瘤、抗炎
亮菌甲素	armillarisin A	白蘑科真菌假蜜环菌（*Armillariella tabescens*）	促进胆汁分泌
（＋）-细辛脂素	（＋）-asarinin	马兜铃科植物华细辛（*Asarum sieboldii*）	祛风、散寒
咖啡酸	caffeic acid	菊科植物一枝黄花（*Solidago canadensis*）或蔷薇科植物山里红（*Crataegus pinnatifida*）	抗肿瘤、抗 HIV、利胆保肝、抑制中性粒细胞弹性蛋白酶
绿原酸	chlorogenic acid	忍冬科植物华南忍冬（*Lonicera confusa*）	抗菌、利胆、防癌
桂皮醛	cinnamaldehyde	樟科植物肉桂（*Cinnamomum cassia*）或土肉桂（*Cinnamomum osmophloeum*）	退热、镇静、杀虫
肉桂酸	cinnamic acid	安息香科植物安息香树（*Styrax tonkinensis*）树脂中	麻醉、驱虫
丹参素	danshensu（tanshinol）	唇形科植物丹参（*Salvia miltiorrhiza*）	耐缺氧、抗冠状动脉硬化、增加冠脉流量、抑制凝血
祖师麻甲素	daphnetin	瑞香属植物瑞香（*Daphne odora*）	扩张冠状动脉、增加冠状动脉流量、抗血栓、抗心绞痛
西瑞香素	daphnoretin	瑞香科植物了哥王（*Wikstroemia indica*）	抗真菌、抗 HIV、抑制血小板聚集
五味子甲、乙素	deoxyschizandrin、schisandrin	木兰科植物五味子（*Schisandra chinensis*）	清除体内过氧自由基、保肝、护肝
双香豆素	dicoumarin	豆科植物紫苜蓿（*Medicago sativa*）的腐草或红车轴草（*Trifolium pretense*）的鲜草	抗凝血
松果菊苷	echinacoside	菊科植物狭叶松果菊（*Asterum angustifolia*）或苍白松果菊（*Asterum pallida*）	抗氧化
刺五加苷 E	eleutheroside E	五加科植物刺五加（*Eleutherococcussenticosus*）或木犀科植物日本女贞（*Ligustrum japonicum*）	抗疲劳、提高机体适应能力、改善血液循环、双向调节血压
七叶内酯	esculetin	木樨科植物苦枥白蜡树（*Fraxinusrhynchophylla*）或小叶白蜡树（*Fraxinus bungeana*）	抗炎、抑菌
对甲氧基桂皮酸乙酯	ethyl - *p* - methoxy-cinnamate	姜科植物山奈（*Kaempferia galanga*）	抗癌、抑制谷胱甘肽

续表

中文名	英文名	主要来源	作用与用途
丁香酚	eugenol	唇形科植物丁香罗勒（*Ocimum gratissimum*）	局部止痛、防腐
阿魏酸	ferulic acid	伞形科植物阿魏（*Ferula assafoetida*）或川芎（*Ligusticum chuanxiong*）	抗衰老、降低胆固醇、防癌、延缓脑部退化
连翘苷	forsythin	木犀科植物连翘（*Forsythia suspensa*）或玄参科植物地黄（*Rehmannia glutinosa*）	清热、解毒、散结、排脓
秦皮素	fraxetin	木犀科植物苦枥白蜡树（*Fraxinus rhynchophylla*）或小叶白蜡树（*Fraxinus bungeana*）	镇静、抗氧化
吉马酮	germacrone	杜鹃花科植物兴安杜鹃（*Rhododendron dauricum*）或马兜铃科植物双叶细辛（*Asarum caulescens*）	止咳平喘、具细胞毒
和厚朴酚	honokiol	木兰科植物日本厚朴（*Magnolia obovata*）	抗菌、镇静、松弛肌肉、抗溃疡、防龋、抗肿瘤
欧前胡素	imperatorin	伞形科植物欧前胡（*Imperatoria ostruthium*）或芸香科植物山黄皮（*Imperatoria ostruthium*）	抗 HIV、抑制细胞激素释放、解痉、抗炎、抗菌
异阿魏酸	isoferulic acid	毛茛科植物小升麻（*Cimicifuga acerina*）或玄参科植物轮叶婆婆纳（*Veronicastrum sibiricum*）	抗炎、抗病毒、镇痛、降血糖、增强记忆
异嗪皮啶	isofraxidin	楝科植物印度苦楝树（*Azadirachta indica*）	抗疟、杀虫
异欧前胡素	isoimperatorin	伞形科植物兴安白芷（*Angelica dahurica*）或芸香科植物芸香（*Ruta graveolens*）	解痉、降压、抗肿瘤
异补骨脂素	isopsoralen	伞形科植物当归（*Angelica archangelica*）	镇静、抗真菌
海风藤酮	kadsurenone	胡椒科植物海风藤（*Piper futokidsura*）	抑制血小板活化因子
乙酰透骨草脂素	leptostachyolacetate	透骨草科植物透骨草（*Phryma leptostachya*）	解毒、杀虫
厚朴酚	magnolol	木兰科植物厚朴（*Magnolia officinalis*）	抗炎、镇痛、止泻、抗肿瘤
紫花前胡苷	nodakenin	伞形科植物紫花前胡（*Peucedanum decursivum*）	抗菌
连翘脂素	phillygenin	木犀科植物连翘（*Forsythia suspensa*）	抗病毒、消炎

续表

中文名	英文名	主要来源	作用与用途
叶下珠脂素	phyllanthin	大戟科植物珠子草（*Phyllanthus urinaria*）	抗病毒、抗肿瘤
大车前苷	plantamajoside	车前科植物大车前（*Plantago major*）	抗菌
鬼臼毒素	podophyllotoxin	小檗科植物盾叶鬼臼（*Podophyllum peltatum*）	抗癌、抑菌、抗病毒
白花前胡甲素	praeruptorin A	伞形科植物白花前胡（*Peucedanum praeruptorum*）	舒张肠道平滑肌、拮抗钙、具细胞毒
补骨脂内酯（补骨脂素）	psoralen	豆科植物补骨脂（*Psoralea corylifolia*）	光敏作用，增加皮肤黑色素、活血通络、抗肿瘤、止血
迷迭香酸	rosmarinic acid	唇形科植物迷迭香（*Rosmarinus officinalis*）或蜜蜂花（*Melissa officinalis*）	抗血栓、抗血小板聚集、抗炎、抗HIV、抗菌
五味子酯甲	schisantherin A	木兰科植物华中五味子（*Schizandra sphenanthera*）	保肝、降低血清谷丙转氨酶（SGPT）、治疗慢性肝炎
滨蒿内酯	scoparon	菊科植物茵陈蒿（*Artemisia capillaries*）	松弛平滑肌、解痉、利胆
芝麻脂素	sesamine	胡椒科植物荜茇（*Piper longum*）或菊科植物洋艾（*Artemisia absinthium*）	抗癌、抗病毒、杀菌、抗氧化
紫丁香苷	syringoside	木犀科植物欧丁香（*Syringa vulgaris*）或五加科植物刺五加（*Acanthopanax senticosus*）	免疫调节、抗增殖、抗血小板聚集、抗肿瘤
花椒毒内酯	xanthotoxin	芸香科植物芸香（*Ruta graveolens*）	解痉、抗菌

四、黄酮类

中文名	英文名	主要来源	作用与用途
山姜素	alpinetin	姜科植物草豆蔻（*Alpinia katsumadai*）	抗菌、抗癌、抗血栓、止吐、镇痛
穗花杉双黄酮	amentoflavone	卷柏科植物卷柏（*Selaginella tamariscina*）	拮抗缓激肽、抗HIV、抑制人体组织蛋白酶B
芹菜素	apigenin	伞形科植物旱芹（*Apiumgraveolens*）	抗肿瘤、抗病毒、镇静、抗焦虑、降血压
落新妇苷	astilbin	百合科植物光叶菝葜（*Smilax glabra*）	抗炎、利尿、镇痛

续表

中文名	英文名	主要来源	作用与用途
黄芩素	baicalein	唇形科植物黄芩（*Scutellaria baicalensis*）	抗菌、抗病毒、抗过敏、抑制炎症反应
黄芩苷	baicalin	唇形科植物黄芩（*Scutellaria baicalensis*）	清热、解毒、降压
射干苷	belamcandin（tectoridin）	鸢尾科植物鸢尾（*Iris tectorum*）、白花射干（*Iris dichotoma*）或射干（*Belamcanda chinensis*）	抗炎、降血糖、细胞毒性
灯盏花素	breviscarpin	菊科植物短亭飞蓬（*Erigeron breviscapus*）	增加脑血流量
蒙花苷	buddleoside	玄参科植物柳穿鱼（*Linaria vulgaris*）或豆科植物刺槐（*Robinia pseudoacacia*）	抗衰老、抗氧化、抗缺氧
茵陈色原酮	capillarisin	菊科植物茵陈（*Artemisia capillaries*）	增加胆汁分泌
豆蔻明	cardamonin	姜科植物草豆蔻（*Alpinia katsumadai*）	抗菌
（+）-儿茶素	（+）-catechin	豆科植物儿茶（*Acacia catechu*）	抗炎、抗溃疡、保肝、抗氧化
白杨素	chrysin	紫薇科植物木蝴蝶（*Oroxylum indicum*）	抗真菌、抗炎、抑制脂氧化酶及黄嘌呤氧化酶
大豆素（苷元）	daidzein	豆科植物红车轴草（*Trifolium pratense*）	雌激素样作用、解痉、抗缺氧
杜鹃素	farrerol	杜鹃花科植物兴安杜鹃（*Rhododendron dauricum*）	祛痰、止咳
芒柄花素	formononetin	豆科植物刺果甘草（*Glycyrrhiza pallidiflora*）或多序岩黄芪（*Hedysarum polybotrys*）	雌激素促进剂、抑制唾液酸酶
高良姜素	galangin	姜科植物高良姜（*Alpinia officinarum*）	杀菌、抑制酪氨酸酶、抗致畸、抗突变、抗病毒、抗菌、抗癌、止痉
染料木苷	genistin	豆科植物染料木（*Genistatinctoria*）或黄羽扁豆（*Lupinus luteus*）	雌激素样活性、抗肿瘤
芫花素	genkwanin	瑞香科植物芫花（*Daphne genkwa*）	催产、抑制子宫出血
银杏素	ginkgetin	银杏科植物银杏（*Ginkgo biloba*）	解痉、降压、扩张冠状动脉
橙皮苷	hesperidin	芸香科植物橘（*Citrus reticulata*）	抗炎、兴奋冠状动脉、抗螺旋状病毒、镇静、催眠
金丝桃苷	hyperoside	蔷薇科植物山楂（*Crataegus pinnatifida*）或藤黄科植物贯叶金丝桃（*Hypericum perforatum*）	舒张血管、降血压

续表

中文名	英文名	主要来源	作用与用途
淫羊藿苷	icariin	小檗科植物淫羊藿（*Epimedium brevicornu*）	刺激免疫、抑制神经损害、抗肿瘤
次野鸢尾黄素	irisflorentin	鸢尾科植物薄叶鸢尾（*Iris leptophylla*）或射干（*Belamcanda chinensis*）	抗炎、抗病毒、抗肿瘤、雌激素样作用
异芒果素	isomengiferin	漆树科植物芒果（*Mangifera indica*）	止咳祛痰
异槲皮苷	isoquercitrin	广泛分布于多种植物中	利尿剂、抗真菌
异鼠李素	isorhamnetin	胡颓子科植物沙棘（*Hippophae rhamnoides*）	保护心血管、抗肿瘤、抗炎、抗过敏、调节免疫
山奈酚	keampferol	姜科植物山奈（*Kaempferia galanga*）	抗癌、抑制生育、抗癫痫、抗炎、解痉、抗溃疡、利胆、利尿、止咳
甘草苷	liquiritin	豆科植物甘草（*Glycyrrhiza uralensis*）	抗炎、抑制消化性溃疡
木犀草素	luteolin	豆科植物落花生（*Archishypogaea*）或忍冬科植物忍冬（*Lonicera japonica*）	抗菌、抗炎、解痉、祛痰、抗癌
营实苷 A	multiflorin A	蔷薇科植物营实（*Rosa multiflora*）	致泻
杨梅苷	myricitrin	杨梅科植物杨梅（*Myrica rubra*）	抗菌、抗癌
柚皮苷	naringin	芸香科植物柚（*Citrus grandis*）	抗炎、抗菌、抗病毒
荭草苷	orientin	蓼科植物红蓼（*Polygonum orientale*）	具有细胞毒性
柳穿鱼叶苷	pectolinarin	玄参科植物柳穿鱼（*Linaria vulgaris*）和菊科植物蓟（*Cirsium japonicum*）	止血、镇咳、祛痰
乔松素	pinocembrin	松科植物瑞士五叶松（*Pinus cembra*）或桃金娘科植物桉树（*Eucalyptus robusta*）	抗菌、类固醇、抑制还原酶
葛根素 V	Puerarin V	豆科植物葛根（*Pueraria lobata*）	提高免疫力、增强心肌收缩力、保护心肌细胞、降血压、抗血小板聚集
葛根素	puerarin	豆科植物葛根（*Pueraria lobata*）	扩张冠状动脉
槲皮素	quercetin	豆科植物槐（*Sophora japonica*）	扩张冠脉、抗病毒
槲皮苷	quercitroside	七叶树科植物欧洲七叶树（*Aesculus hippocastanum*）或菊科植物一枝黄花（*Solidago canadensis*）	抗炎、抗病毒、抗癌、解痉、利尿
芦丁	rutin	豆科植物槐（*Sophora japonica*）	抗炎、抗血栓、抗低血压、解痉
红花黄色素	safflower yellow	菊科植物红花（*Carthamus tinctorius*）	抗炎、抗血小板聚集、抗肿瘤

续表

中文名	英文名	主要来源	作用与用途
水飞蓟素（宾）	silymarin	菊科植物水飞蓟（*Silybum marianum*）	抗肝炎
槐角苷	sophoricoside	豆科植物槐（*Sophora japonica*）	抗生育
斯皮诺素	spinosin	鼠李科植物酸枣仁（*Ziziphus jujuba*）	镇静
花旗松素	taxifolin	松科植物花旗松（*Pseudotsuga taxifolia*）	抗肿瘤、抗菌
香蒲新苷	typhaneoside	香蒲科植物水烛香蒲（*Typha angustifolia*）或东方香蒲（*Typha orientalis*）	低剂量可促进血管平滑肌细胞凋亡、高剂量抑制血管平滑肌细胞凋亡
王不留行黄酮苷	vaccarin	石竹科植物麦蓝菜（俗名王不留行，*Vaccaria segetalis*）	抑制艾氏腹水瘤、抑制肺癌细胞
蔓荆子黄素	vitexicarpin	马鞭草科植物蔓荆（*Vitex trifolia*）	抑制细胞凋亡、抗菌、抑制淋巴细胞增殖、细胞毒性
牡荆苷	vitexin	马鞭草科属植物牡荆（*Vitex negundo*）	抗菌
汉黄芩素	wogonin	唇形科植物黄芩（*Scutellaria baicalensis*）	抗菌、利尿、抗氧化

五、甾体类

中文名	英文名	主要来源	作用与用途
脂蟾毒配基	bufogenin	蟾蜍科动物中华大蟾蜍（*Bufo gargarizans*）或黑蟾蜍（*Bufo melanostictus*）	强心、兴奋呼吸
华蟾酥毒基	cinobufagin	蟾蜍科动物中华大蟾蜍（*Bufo gargarizans*）	强心、局部麻醉、兴奋呼吸、镇痛、抗肿瘤
铃兰毒苷	convallatoxin	百合科植物铃兰（*Convallaria keiskei*）	强心
杯苋甾酮	cyasterone	苋科植物头花杯苋（*Cyathula capitata*）	抗原感应抑制剂、防癌、昆虫蜕皮激素
去氧胆酸	deoxycholic acid	存在于鹅、猪、熊等多种动物的胆汁中	抗炎、促进胆汁分泌
去乙酰毛花洋地黄苷C（西地兰）	deslanoside C（cedilanid）	玄参科植物毛花洋地黄（*Digitalis lanata*）	强心
洋地黄毒苷	digitoxin	玄参科植物毛花洋地黄（*Digitalis lanata*）	强心
地高辛	digoxin	玄参科植物毛花洋地黄（*Digitalis lanata*）	强心

续表

中文名	英文名	主要来源	作用与用途
薯蓣皂苷	dioscin	薯蓣科植物穿龙薯蓣（*Dioscorea nipponica*）或百合科植物七叶一枝花（*Paris polyphylla*）	改善心肌缺血、降血脂、抗动脉粥样硬化、抗凝血
薯蓣皂苷元	diosgenin	薯蓣科植物黄姜（*Dioscorea zingiberensis*））	抗炎、雌激素样活性
β-蜕皮甾酮	β-ecdysterone	蚕蛾科昆虫家蚕（*Bombyx mori*）或鸭跖草科植物露水草（*Cyanotis arachnoidea*）	蜕皮激素、抗炎、抗心律失常、抗溃疡
千金子甾醇	euphorbiasteroid	大戟科植物续随子（*Euphorbia lathylris*）或血桐（*Macaranga tanarius*）	抑制黑色素生成、祛斑、美白
龙舌兰皂苷	hecogenin	龙舌兰科植物龙舌兰（*Agave americana*）	抗稻瘟霉菌、抗癌
短葶山麦冬皂苷C	liriope muscaribaily saponins C	百合科植物短葶山麦冬（*Liriope muscari*）	抗缺氧、增强免疫
薤白皂苷	macorstemonoside	百合科植物小根蒜（*Allium macrostemon*）或薤（*Allium chinense*）	抑制血小板聚集、抗癌
夹竹桃苷	oleandrin	夹竹桃科植物黄花夹竹桃（*Thevetia peruviana*）	强心、抗肿瘤
重楼皂苷Ⅰ，Ⅱ	paris saponinⅠ，Ⅱ	百合科植物云南重楼［*Paris polyphylla* Smith var. *yunnanensis*（Franch.）Hand.-Mazz］或七叶一枝花［*Parispolyphylla* Smith var. *chinensis*（Franch.）Hara］	抗肿瘤、雌激素样作用、调节免疫、治疗子宫功能性出血
杠柳苷	periplocin	萝藦科植物杠柳（*Periploca sepium*）	抗心力衰竭、抗放射、抗癌
伪原薯蓣皂苷	pseudoprotodioscin	百合科植物天冬（*Asparagus cochinchinensis*）或棕榈科植物矮叶棕榈（*Trachycarpus wagnerianus*）	细胞毒
青阳参苷Ⅰ	qing yangshensideⅠ	萝藦科植物青阳参（*Cynanchum otophyllum*）	抗惊厥
万年青苷	rhodexin	百合科植物万年青（*Rohdea japonica*）	增强心肌收缩力、减慢心率
鲁斯可皂苷元	ruscogenin	百合科植物麦冬（*Ophiopogon japonicus*）	抗炎、降低毛细血管通透性、调节前列腺功能失调
红海葱苷	scilliroside	百合科植物海葱（*Urginea maritime*）	急性杀鼠剂
β-谷甾醇	β-sitosterol	存在于多种高等植物中	降血脂、降胆固醇、雌激素样活性

NOTE

续表

中文名	英文名	主要来源	作用与用途
G-毒毛旋花子苷	G-strophanthoside	夹竹桃科植物毒毛旋花（*Strophanthus kombe*）	强心
知母皂苷 B	timosaponin B	百合科植物知母（*Anemarrhena asphodeloides*）	降血糖
知母皂苷	timosaponin	百合科植物知母（*Anemarrhena asphodeloides*）	清热泻火、生津润燥、止渴除烦

六、醌类

中文名	英文名	主要来源	作用与用途
橙黄决明素	aurantio-obtusin	豆科植物决明（*Cassia obtusifolia*）	降血脂
芦荟苷	barbaloin（aloin）	百合科植物芦荟（*Aloe vera*）	致泻
柯桠素	chrysarobin	蓼科植物羊蹄（*Rumex japonicus*）或虎杖（*Reynoutria japonica*）	致泻、治疗疥癣
隐丹参酮	cryptotanshinone	唇形科植物丹参（*Salvia miltiorrhiza*）或迷迭香（*Rosmarinus officinalis*）	抗革兰阳性菌、抑制血小板聚集、降温
大黄素	emodin	蓼科植物大黄（Rheum *officinale*）或掌叶大黄（*Rheum palmatum*）	抗菌、抑制肝癌
金丝桃素	hypericin	唇形科植物贯叶连翘（*Hypericum perforatum*）	抑制中枢神经、抗病毒、抗抑郁
胡桃醌	juglone	胡桃科植物乔木胡桃（*Juglans regia*）	抗菌、抗癌、镇静
蓝雪醌	plumbagin	茅膏菜科植物茅蒿菜（*Drosera peltata*）	抗结核杆菌
大黄酸	rhein	蓼科植物掌叶大黄（*Rheum palmatum*）或何首乌（*Polygonum multiflorum*）	抗菌、抑制肝癌
红根草邻醌	saprothoquinone	唇形科植物红根草（*Salvia prionitis*）	抗菌、对 P388 白血病细胞有细胞毒性
番泻苷	sennoside	豆科植物狭叶番泻（*Cassia angustifolia*）或尖叶番泻（*Cassia acutifolia*）	泻下、止血、抗菌
丹参酮ⅡA	tanshinoneⅡA	唇形科植物丹参（*Salvia miltiorrhiza*）	扩张血管、降压、抗血栓

七、其他类

中文名	英文名	主要来源	作用与用途
仙鹤草酚 B	agrimol B	蔷薇科植物龙芽草（*Agrimonia pilosa*）	收敛止血、截疟、止痢、解毒
鹤草酚	agrimophol	蔷薇科植物仙鹤草（*Agrimonia pilosa*）	抗菌、驱绦虫
海藻酸	alginic	海带科植物海带（*Laminaria japonica*）或翅藻科植物昆布（*Ecklonia kurome*）	抗肿瘤
大蒜素	allicin	百合科植物蒜（*Allium sativum*）	抗肿瘤、预防心脑血管疾病、抗衰老、抗微生物、抗溃疡、增强免疫力
桤木酮	alnustone	桦木科植物垂桤木（*Alnus pendula*）或姜黄科植物姜黄（*Curcuma longa*）	抗炎
苦杏仁苷	amygdalin	蔷薇科植物杏（*Armeniaca vulgaris*）	抗炎、镇咳平喘、抗肿瘤
当归内酯	angelicon	伞形科植物当归（*Angelica sinensis*）	补血、活血、调经、止痛、润肠通便
安五脂素	anwuligan	肉豆蔻科植物肉豆蔻（*Myristica fragrans*）或木兰科植物五味子（*Schisandra chinensis*）	治疗白血病、抗乙肝病毒
苍术素	atractylodin	菊科植物北苍术（*Atractylodes Chinensis*）	利胆、抗菌
苯甲酸	benzoic acid	安息香科植物安息香树（*Styrax tonkinensis*）	防腐、祛痰、抗真菌
岩白菜素	bergenin	虎耳草科植物岩白菜（*Bergenia purpurascens*）	止咳
巴西苏木素	brazilin	豆科植物苏木（*Caesalpinia sappan*）	抗癌、抗炎、消肿
瓜氨酸	citrulline	葫芦科植物西瓜（*Citrullus vulgaris*）	抗衰老、增强免疫力、防治前列腺疾病
辣椒素	capsaicins	茄科植物辣椒（*Capsicum annuum*）	杀菌
辣椒红素	capsorubin	茄科植物辣椒（*Capsicum annuum*）	抗癌、抗辐射
香荆芥酚	carvacrol	唇形科植物牛至（*Origanum vulgare*）、麝香草（*Thymus vulgaris*）或橄榄科植物橄榄（*Canarium album*）	防腐、抗菌

中文名	英文名	主要来源	作用与用途
枸橼酸	citric acid	芸香科植物柠檬（*Citrus limon*）	收敛、防腐
西红花苷	crocin	鸢尾科植物番红花（*Crocus sativus*）	降血脂、降血压、抗动脉粥样硬化
南瓜子氨酸	cucurbitine	葫芦科植物南瓜（*Cucuribita moschata*）或西葫芦（*Cucuribita pepo*）	驱虫
仙茅苷	curculigoside	仙茅科植物仙茅（*Curculigo orchioides*）	调节免疫
姜黄素	curcumin	姜黄科植物莪术（*Curcuma zedoaria*）	抗炎、抗菌、抗肿瘤
血竭素高氯酸盐	dracorhodin perchlorate	棕榈科植物麒麟竭（*Daemonorops draco*）	保护早期糖尿病肾病的肾损伤
苦地胆素	elephantopin	菊科植物地胆草（*Elephantopus scaber*）或白花地胆草（*Elephantopus tomentosus*）	抑制肿瘤
毛兰素	erianin	兰科植物玫瑰毛兰（*Eria carinata*）	抗菌、抗病毒、抗白血病、抗肿瘤
叶酸	folic acid	伞形科植物东当归（*Angelica acutiloba*）	制造红细胞和白细胞、增强免疫力
梣酮	fraxinellon	芸香科植物白鲜（*Dictamnus dasycarpus*）	抗癌
呋喃二烯	furanodiene	姜科植物莪术（*Curcuma zedoaria*）	抗革兰阳性菌和白色念珠菌
没食子酸	gallic acid	漆树科植物五倍子（*Rhus chinensis*）鞣质水解	抑菌、抗肿瘤
天麻素	gastrodin	兰科植物天麻（*Gastrodia elata*）	镇静、抗惊厥、降压
牻牛儿酮	germacrone	牻牛儿苗科植物牻牛儿苗（*Erodium stephanianum*）或杜鹃花科植物兴安杜鹃（*Rhododendron dauricum*）	抗革兰阳性菌、抗革兰阴性菌、抗白色念珠菌、镇咳、平喘
白果新酸	ginkgolic acid	银杏科植物银杏（*Ginkgo biloba*）	抗炎
鱼腥草素	houttuynin	三白草科植物蕺菜（*Houttuynia cordata*）	抗菌、消炎
对羟基苯乙酮	4-hydroxyacetophenone	菊科植物茵陈蒿（*Artemisia capillaris*）或滨蒿（*Artemisia scoparia*）	抗菌、利胆退黄、降血脂
靛玉红	indirubin	豆科植物木蓝（*Indigofera tinctoria*）或十字花科植物欧洲菘蓝（*Isatis tinctoria*）	抗肿瘤

续表

中文名	英文名	主要来源	作用与用途
凯林	khellin	伞形科植物凯刺（*Ammivisnage*）	扩张冠状动脉
藁本内酯	ligustilide	伞形科植物当归（*Angelica sinensis*）或川芎（*Ligusticum chuanxiong*）	平喘、抑制中枢神经
α-亚麻酸	α-linolenic acid	唇形科植物紫苏（*Perilla frutescens*）或亚麻科植物亚麻（*Linum usitatissimum*）	多种保健作用
党参炔苷	lobetyolin	桔梗科植物党参（*Codonopsis pilosula*）或素花党参（*Codonopsis pilosula* var. *modseta*）	清除自由基
叶黄素	lutein	禾本科植物玉米（*Zea mays*）	防衰老、防视力下降或失明
番茄红素	lycopene	茄科植物番茄（*Lycopersicon esculentum*）	抗氧化、辅助抑制肿瘤、延缓衰老、调节血脂
甘露醇	mannitol	玄参科植物轮叶婆婆纳（*Veronica spuria*）	镇咳、祛痰、平喘
茴香醛	4-methoxybenzaldehyde	伞形科植物茴香（*Foeniculum vulgare*）	杀虫
大叶茜草素	mollugin	茜草科植物茜草（*Rubia cordifolia*）或猪殃殃（*Galiuma parine*）	抗细胞增殖、防癌
麝香酮	muscone	鹿科动物林麝（*Moschus berezovskii*）、马麝（*Moschus sifanicus*）或原麝（*Moschus moschiferus*）	神经保护、抗脑缺血、抗早孕
羌活醇	notopterol	伞形科植物羌活（*Notopterygium incisum*）	镇痛
耐斯糖	nystose	七叶树科植物七叶树（*Aesculus hippocastanum*）或石蒜科植物石蒜（*Lycoris radiata*）	改善肠道菌群
柠檬苦素	obaculactone	芸香科植物柠檬（*Citrus limon*）或枳实（*Citrus aurantium*）	抗炎、镇痛、抗癌、抗焦虑、镇静
黄柏酮	obacunone	芸香科植物枸橘（*Poncirus trifoliata*）	增强细胞毒性
丹皮酚	paeonol	毛茛科植物牡丹（*Paeonia suffruticosa*）	抗菌、镇静、解热、镇痛
广藿香酮	pogostone	唇形科植物广藿香（*Pogostemon cablin*）	抗菌

NOTE

续表

中文名	英文名	主要来源	作用与用途
虎杖苷	polydatin	蓼科植物虎杖（*Reynoutria japonica*）或松科植物西伯利亚红松（*Pinus sibirica*）	抗氧化、清除自由基、镇咳、调血脂、抗休克
原儿茶酸	protocatechuic acid	唇形科植物荔枝草（*Sdviaplebeia*）或冬青科植物冬青（*Ilex chinensis*）	抗衰老、抗菌、祛痰、平喘
原儿茶醛	protocatechuic aldehyde	冬青科植物四季青（*Ilex chinensis*）或唇形科植物地瓜苗（*Lycopus lucidus*）	抗菌、扩张冠状动脉、抑制血小板凝聚、改善微循环
15-酮基前列腺素	punaglandin	软珊瑚科动物印度软珊瑚（*Sarcophyton crassocaule*）	前列腺素样活性、抗肿瘤
白藜芦醇	resveratrol	蓼科植物虎杖（*Reynoutria japonica*）	降低血液黏度、抑制血小板凝结、舒张血管、防癌
土大黄苷	rhaponticin	蓼科药用大黄（*Rheum officinale*）	治疗高血脂
水杨酸	salicylic acid	毛茛科植物升麻（*Cimicifuga foetida*）或百合科植物郁金香（*Tulipa gesneriana*）	防腐、抗真菌
红景天苷	salidroside	景天科植物大花红景天（*Rhodiola crenulata*）	抗缺氧、抗疲劳、保护心血管、保护神经细胞、抗肿瘤、抗肾损害
三白草酮	sauchinone	三白草科植物三白草（*Saururus chinensis*）	清热解毒、利尿消肿、镇痛、保肝
莽草酸	shikimicacid	木兰科植物莽草（*Illicium lanceolatum*）	抑制血小板聚集、抗炎、镇痛、合成抗病毒或抗癌药中间体
山梨醇	sorbitol	蔷薇科植物鸟梨（*Pyrus aucuparia*）	增加渗透性、利尿
五加前胡素	steganacin	伞形科植物五加前胡（*Steganotaenia araliacera*）	抗白血病 P-388
麝香草酚	thymol	唇形科植物百里香（*Thymus mongolicus*）	防腐、抑菌、抗真菌
香草酸	vanillic acid	紫葳科植物梓（*Catalpa ovata*）	抗真菌
缬草三酯	valepotriate	败酱科植物缬草（*Valeriana officinalis*）	镇静